KB166765

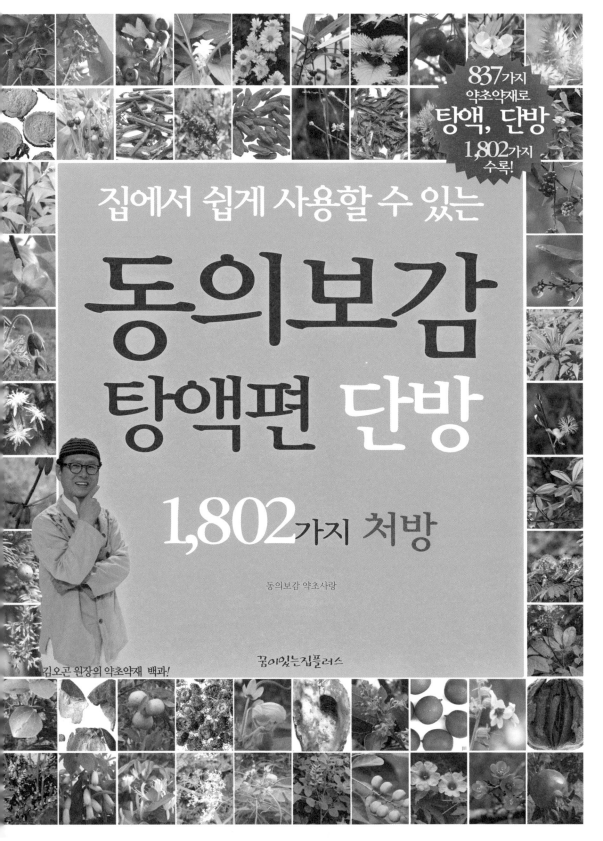

837가지 약초약재로 **탕액, 단방** 1,802가지 수록!

집에서 쉽게 사용할 수 있는

동의보감
탕액편 단방

1,802가지 처방

동의보감 약초사랑

꿈이있는집플러스

김오곤 원장의 약초약재 백과!

집에서 쉽게 사용하 수 있는
동의보감 탕액편 단방 1,802가지 처방

초판 1쇄 인쇄 – 2021년 12월 15일
지은이 – 동의보감 약초사랑
편집 제작 출판 – 행복을 만드는 세상
발행인 – 이영달
발행처 – 꿈이있는집플러스
출판등록 – 제2018-14호
서울시 도봉구 해등로 12길 44 (205-1214)
마켓팅부 – 경기도 파주시 맥금동 557-24(상골길 339)(반품처 고려물류)
전화 – 02) 902-2073
Fax – 02) 902-2074

ISBN 979-11-973405-4-3 (03510)

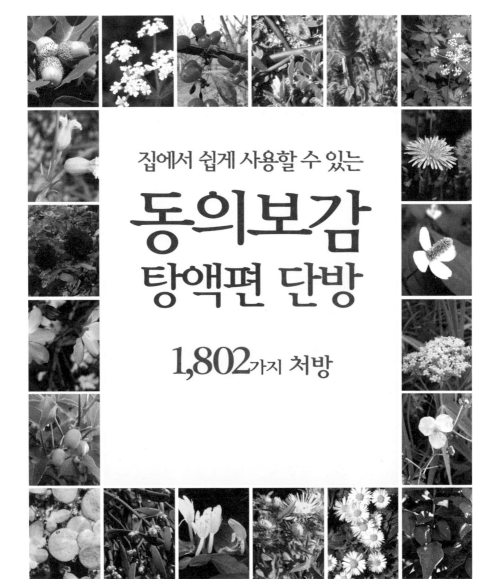

집에서 쉽게 사용할 수 있는

동의보감
탕액편 단방

1,802가지 처방

머리말

이 책에는 집에서 쉽게 활용할 수 있는 동의보감에서 나오는 탕액편과 단방 837가지 약초약재들을 위주로 1,802가지를 본초의 성미, 귀경, 효능을 분류하여 종합적인 이해를 돕기 위하여 배려를 하여 풀이해 놓았다.

동의보감 탕액편 단방은 한 가지의 약초약재로 집에서 손쉽게 활용할 수 있도록 배려한 소중한 자료이다. 각 문에서 나오는 약초약재를 한군데로 모아서 질병과 처방 내용을 알기 쉽고 누구나 보아도 쉽게 사용할 수 있도록 설명을 해 놓았다.

여기에 실린 단방에서 탕액편은 약물학을 다루며, 총론과 각종 약재를 다룬 여러 각론으로 구성되어 있다. 탕액湯液이라고 이름붙인 것은 약물을 끓여서 복용하는 것이 한의학의 약물학에서 중요한 부분을 차지하고 있기 때문이다. 이에는 약물의 채취와 가공, 약물의 처방법, 약을 달이고 먹는 방법, 약리 이론, 오장육부와 경락 각각에 상응하는 약물 등을 다룬다. 이어서 약으로 사용한 물, 흙, 곡식, 사람의 몸에서 나는 약물들, 날짐승, 들짐승, 물고기, 벌레, 과일, 채소, 초(풀), 나무, 옥玉, 돌, 금속의 순서로 정리하고 있다. 이 가운데 가장 많은 부분을 차지하고 있는 것은 초草로서 현재 사용하고 있는 한약의 대부분을 차지한다. 여기에 기록되어 있는 한약들은 우리가 매일 먹는 음식물, 과일 등도 포함하고 있기 때문에 식이요법에 활용하면 유용한 것들이 많다.

약재를 마련하는 것에서부터 가능하면 되도록 자기 스스로 정성껏 만들어 꼭 낫는다는 신념을 가지고 복용하면 효과가 더욱 나는 법이다. 끝으로 필자의 지식으론 한계가 따르기 때문에 다소 누락된 부분이 있을 수도 있다. 또한 약재의 입증과 그림은 알고 있는 분들의 가진 지식의 특성에 따라 다르게 풀이될 수 있기 때문에 독자제위께서 혹여 잘못된 내용을 발견하면 서슴없이 질타하고 고쳐주기를 감히 부탁드린다.

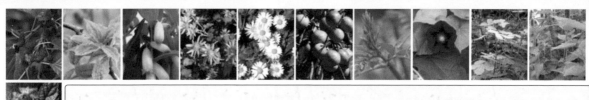

동의보감 탕액편 단방 • 차례

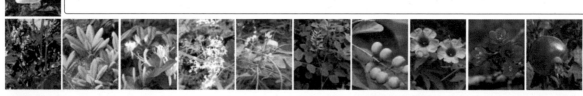

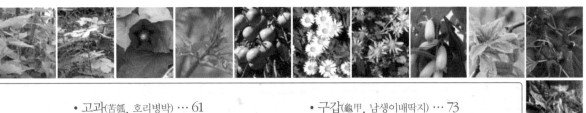

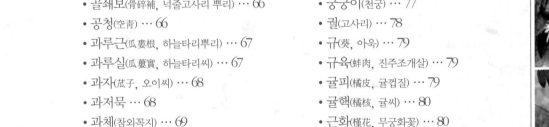

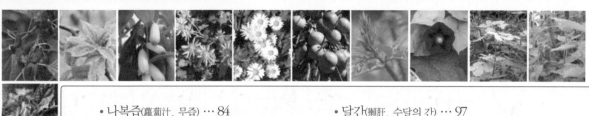

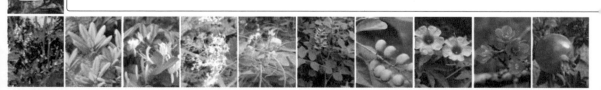

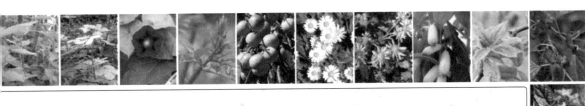

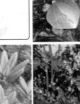

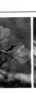

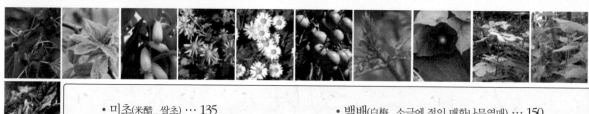

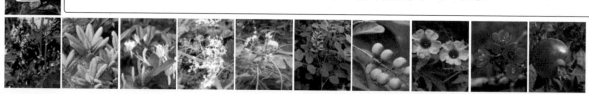

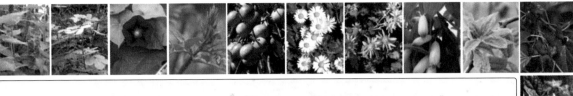

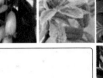

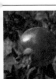
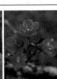

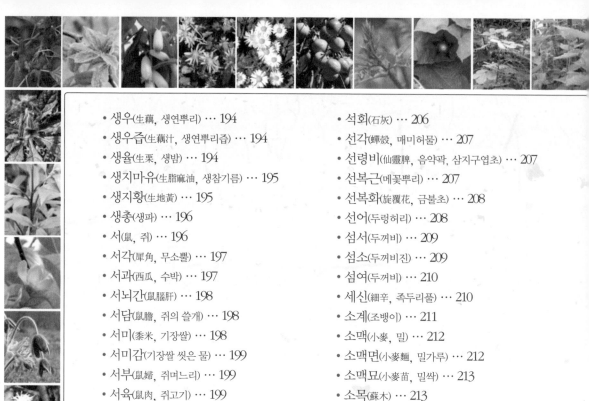

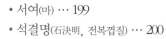
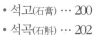
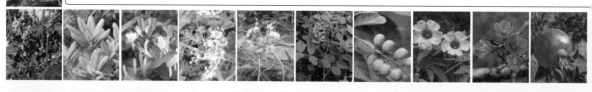

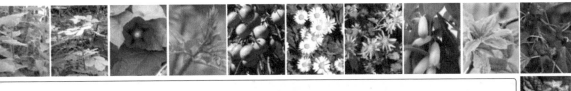

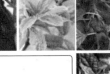

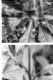

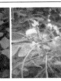

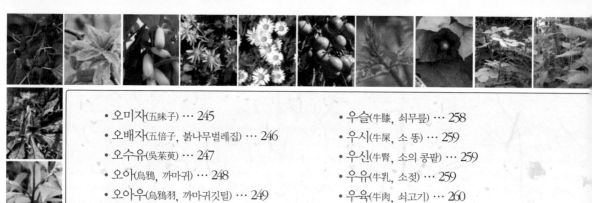

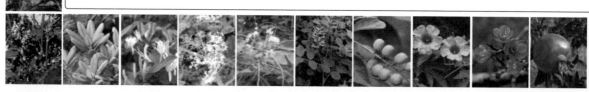

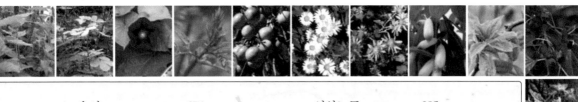

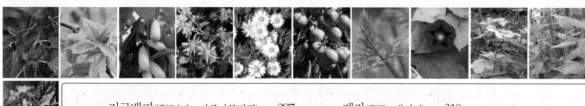

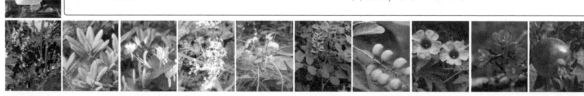

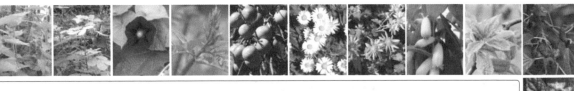

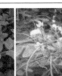

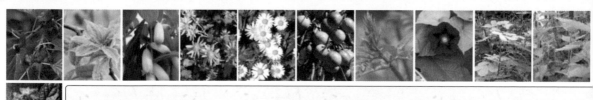

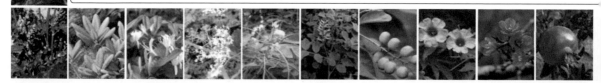

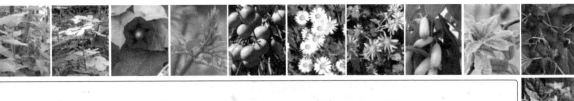

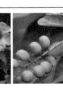

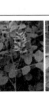

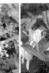

탕액서예 湯液序例

약초를 채취하는 방법

약을 캐는 시기는 대체로 음력 2월과 8월이다. 이때에 채취하는 이유는 다음과 같다. 이른 봄에는 뿌리에 있는 약물이 오르려 고는 하나 아직 가지와 잎으로는 퍼지지 않고 제대로 다 있기 때문이다. 그리고 가을에는 가지와 잎이 마르고 약물이 다 아래로 내려오기 때문이다. 실지 체험한 바에 의하면 봄에는 될수록 일찍 캐는 것이 좋고 가을에는 될수록 늦게 캐는 것이 좋다. 꽃, 열매, 줄기, 잎은 각각 그것이 성숙되는 시기에 따는 것이 좋다.

● 절기가 일찍 오고 늦게 오는 때가 있으므로 반드시 음력 2월이나 8월에 국한되어 채취하지 않아도 된다.(본초).

약초를 말리는 방법

폭건이라는 것은 햇볕에 쪼여 말린다는 것이며 음건이라는 것은 볕에 쪼이지 않고 그늘에서 말린다는 것이다. 요즘 보면 약을 채취하여 그늘에서 말려 나빠지게 하는 것이 많다. 녹용을 그늘에서 말린다고 하면서 몽땅 상하게 하는 것도 있다. 요즘은 불에 말리는데 쉽게 마르고 약의 품질도 좋다. 풀이나 나무의 뿌리와 싹도 그늘에서 말리면 나쁘다. 음력 9월 이전에 캔 것은 다 햇볕에 말리는 것이 좋고 10월 이후에 캔 것은 다 그늘에서 말리는 것이 좋다.(본초).

● 모든 약들은 음력 8월 이전에 캤으면 햇볕에 말리거나 불에 말리는 것이 좋으며 10월 이후부터 정월 사이에 캤으면 그늘에서 말리는 것이 좋다.(본초)

● 모든 고기는 음력 12월에 잡은 것이 아니면 불에 말리는 것이 좋다.(본초)

오랫동안 두면 좋은 6가지 약초

오독도기, 지실, 귤껍질, 끼무릇, 마황, 오수유 이 6가지는 오래두었다 쓰는

약이다. 이런 약들은 오랫동안 두었다가 쓰는 것이 좋으며 그 밖의 약은 그해
나는 깃이 좋다.(본초)

약초를 법제하는 방법

약이란 병을 치료하는 것이다. 대체로 병은 자주 변하고 약은 주로 치료하는
병이 있다. 약을 법제하는 것도 사람이 한다. 때문에 이 3가지에서 한 가지라
도 무시해서는 안 된다.(동원)

● 술은 약 기운을 잘 돌게 하므로 약 짓는 사람들은 술기운을 이용하여 약 기
운이 잘 돌게 하여야 한다.(본초)

● 대체로 병이 머리, 얼굴, 손, 손가락의 피부에 생겼
을 때에는 약을 술에 축여 볶아 써야 한다. 그래야
약 기운이 위로 가게 된다. 병이 목구멍 아래에서
배꼽 위에까지 생겼을 때에는 약을 술에 담갔다
가 쓰거나 씻어서 쓰고 병이 아랫도리에 생겼을
때에는 생것을 쓰며 약 기운을 오르게도 하고 내
리게도 하려면 절반을 생것으로 쓰고 절반을 익혀
서 써야 한다.(입문)

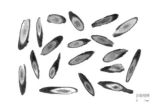

● 대황은 반드시 잿불에 묻어 구워서 써야 한다. 왜냐하면 약의 성질이 차므
로 위기가 상할 수 있기 때문이다.

● 오두와 부자를 싸서 구워 쓰는 것은 독을 없애자는 데 있다.

● 황백과 지모는 하초의 병에 쓰는 약인데 허약해진 지 오랜 사람에게 쓸 때
에는 술에 담갔다가 햇볕에 말려 써야 한다. 왜냐하면 약의 성질이 차므로 위
기를 상할 우려가 있기 때문이다.

● 찐 지황을 술에 씻어 쓰는 것도 역시 마찬가지이다.

● 당귀를 술에 담갔다가 쓰는 것은 발산하는 것을 돕게 하자는 것이다.

● 모든 약을 싸서 굽거나 더운 물에 우리거나 잿불에 묻어 굽거나 닦는 것,
혹은 볶은 것은 독을 없애자는 것이며 식초에 담그거나 생강으로 법제하거나

졸인 젖을 발라 굽는 것은 약 기운을 경락으로 가게 하자는 것이다.

● 대체로 약 기운이 폐로 가게 하려면 꿀에 법제하고 비脾로 가게 하려면 생강에 법제하며 신腎으로 가게 하려면 소금에 법제하고 간肝으로 하게 하려면 식초에 법제하며 심心으로 가게 하려면 동변童便에 법제해야 한다.(입문)

● 향부자를 법제하는 방법은 동변에 하룻밤 담가두었다가 약한 불기운에 말리는 것이다. 이와 같이 하지 않으면 약의 성질이 조하다.(정전)

● 어혈이 겹친 데는 술에 달여 쓴다.

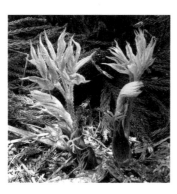

● 담에는 생강즙으로 법제하여 쓴다.
● 허한 데는 동변에 담갔다가 쓴다.
● 실한 데는 소금물에 달여서 쓴다.
● 적에는 식초에 담갔다가 물에 달여 쓴다.
● 목향을 좌약으로 쓰면 체기가 헤쳐지고 폐기가 잘 퍼지며 침향을 좌약으로 쓰면 무엇이나 다 잘 오르내리게 되며 소회향을 좌약으로 쓰면 약 기운이 경락으로 가고 소금물에 축여 볶아쓰면 신의 원기가 보해진다.(단심)

● 당귀는 술로 법제하여 써야 하는데 담이 있는 데는 생강즙에 담가 즙이 푹 밴 다음에 써야 한다. 그것은 혈을 이끌어서 병의 근원이 있는 곳으로 가게 하자는 이치이다. 찐 지황도 역시 마찬가지이다.

● 담병에는 주로 끼무릇을 쓰는데 생강즙이나 백반을 달인 물에 담갔다가 쓰는 것은 아린 맛을 없애자는 것이다. 반하국을 만들어 쓰면 더 좋다.

● 임신부의 상한에는 흔히 끼무릇을 끓인 물에 여러 번 우려서 쓰는데 그것은 태기를 상하지 않게 하기 위해서이다.(단심)

● 원지, 파극, 천문동, 맥문동, 연밥, 오약 같은 약들을 심을 버리지 않고 쓰면 속이 번조해진다.

● 측백씨, 역삼씨, 익지인, 초과 같은 약들을 껍질을 버리지 않고 쓰면 가슴이 트직해 진다.

● 저령, 흰솔풍령, 후박, 뽕나무뿌리껍질 같은 약들을 겉껍질을 버리지 않고

쓰면 원기가 소모된다.

● 당귀, 지황, 육종용은 술로 씻어서 흙을 없애고 써야 속이 트직하면서 답답한 증이 생기지 않는다.

● 복숭아씨와 살구씨는 두알 들이와 꺼풀과 끝을 버리고 써야 정절이 생기지 않는다.

● 삽주, 끼무릇, 귤껍질은 더운 물에 우려 씻어서 써야 조한 성질이 없어진다.

● 마황은 물에 달여 거품을 걷어내고 써야 답답증이 생기는 것을 막을 수 있다.

● 인삼, 도라지, 상산은 노두를 버리고 써야 구역이 나지 않는다.(입문)

● 원화는 오줌을 잘 나가게 하는 약이나 식초와 같이 쓰지 않으면 잘 나가게 하지 못한다.

● 녹두는 독을 푸는 약인데 껍질을 버리지 않고 쓰면 효과가 없다.

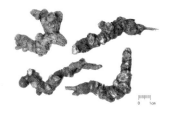

● 초과는 배가 팽팽하게 불러 오른 것을 삭게 하는 약이나 껍질째로 쓰면 도리어 배가 더 불러 오르게 된다.

● 나팔꽃 검은씨는 생것으로 써야 오줌을 잘 나가게 한다.

● 원지싹은 독이 있는 데 쓴다.

● 부들꽃가루는 생것으로 쓰면 궂은 피를 헤쳐지게 하고 닦아서 쓰면 혈을 보한다.

● 오이풀뿌리는 피가 나오는 것을 멎게 하는 약이나 잔뿌리채로 쓰면 멎게 하지 못한다.

● 귤껍질은 이기시키는 약이나 흰 속이 있는 채로 쓰면 위를 보한다.

● 부자는 음증을 치료하는 약이나 생것으로 쓰면 약 기운이 피풍으로 달아난다.

● 바꽃은 비증을 치료하는 약인데 생것으로 쓰면 정신이 아찔해진다.

● 궁궁이는 닦아서 기름을 벗겨내고 써야 한다. 그렇지 않고 생것으로 쓰면 기가 잘 돌지 못하게 되어 아프다.

● 비상은 태워서 써야 한다.

● 모든 광물성 약재는 달구어 식초에 담갔다가 보드랍게 가루 내어 써야 한다.(입문)

● 화병에는 황련을 주로 쓰는데 약간 닦아서 써야 사기를 몰아낼 수 있다.

● 실화가 있는 데는 박초를 달인 물에 축여 볶아 쓰고 가화가 있는 데는 술, 허화가 있는 데는 식초에, 담화가 있는 데는 생강즙에 푹 배게 담갔다가 볶아 써야 한다.

● 기가 몰려서 생긴 화에는 오수유를 달인 물에 축여 볶아서 쓰고 식적으로 설사하는 데는 누런 흙물에 축여 볶아 쓰며 혈담과 징 가(배 속에 덩어리가 생기는 병. 주로 여자에게 많이 생기는데 '징'은 뭉쳐서 일정한 곳에 자리하여 움직이지 않는 것을 이르고, '가' 는 이곳저곳으로 옮겨 다니며 모양도 일정 하지 않은 덩어리를 이른다)로 아픈 데는 마른 옻을 달인 물에 축여 볶아 쓰고 하초 에 화가 잠복된 데는 소금물에 담갔다가 약한 불기운에 말려 쓰며 눈병에는 젖에 담갔다가 쪄서 써야 한다.

● 하늘타리뿌리는 젖에 축여 쪄서 참대기름을 묻혀 햇볕에 말려 써야 한다. 그래야 상초의 담열을 없애고 기침을 멎게 하며 폐를 눅여 줄 수 있다.(단심)

● 솔풍령은 가루내어 물에 담그고 저어서 뜨는 것은 버리고 써야 한다. 뜨는 것은 솔풍령의 막인데 눈을 몹시 상하게 한다.(본초)

● 새삼씨는 씻어 일어서 모래와 흙을 버리고 술에 3-5일 동안 담갔다가 쪄서 햇볕에 말려야 가루내기 쉽다.(본초)

● 약누룩, 개완두싹, 쉽싸리, 참느릅, 백강잠, 마른옻, 봉방은 다 약간 닦아 써야 한다.(본초)

● 달임약에 사향, 서각, 녹각, 영양각, 우황, 부들꽃가루, 주사를 넣어 먹을 때 에는 반드시 분처럼 보드랍게 가루내어 넣고 고루 저어서 먹어야 한다.(본초)

● 등에와 반묘 같은 약들은 다 머리를 버리고 약간 닦아서 약에 넣어야 한다.

● 알약에 주사를 입힐 때에는 대체로 알약 40g에 주사 4g의 비율로 쓴다.(동원)

● 나팔꽃씨는 600g을 망에 갈아서 맏물가루 160g을 내어 쓴다.(동원)

● 파두는 8g을 꺼풀과 심을 버리고 기름을 빼서 파두상 4g을 만들어 쓰는 것이 규정된 방법이다.(영류)

● 속썩은풀, 황련, 산치자, 지모 같은 약들을 머리, 얼굴, 손, 피부 등에 생긴 병에 쓸 때에는 술에 축여 볶아 쓰고 중초에 생긴 병에 쓸 때에는 술로 씻어서 쓰며 하초에 생긴 병에 쓸 때에는 생것으로 써야 한다. 대체로 약 기운은 생것으로 쓰면 올라가고 법제하여 쓰면 내려간다.(동원)

약을 달이는 방법

환자에게 먹일 약은 사람을 택해서 달이게 하되 도덕을 지킬 줄 알고 친하여 믿을 수 있으며 성의껏 꾸준하게 약을 달일 수 있는 사람이어야 한다. 약탕관은 기름기, 때, 비리거나 누린내가 나는 것이 묻은 것은 쓰지 말고 반드시 새것이나 깨끗한 것을 써야 한다. 물은 단물이 제일이고 물량은 짐작하여 두며 약한 불에 일정한 양이 되게 달여서 비단천으로 걸러 찌꺼기를 버리고 맑은 물만 먹으면 효과가 나지 않는 일이 없다.(동원)

● 약을 달이는 방법은 다음과 같다. 은이나 돌그릇을 쓰고 약한 불에 오랫동안 달여야 한다. 불을 너무 세게 하여서는 안 된다. 땀을 나게 하는 약이나 설사시키는 약은 매번 10분의 8정도 되게 달여서 먹고 다른 병을 치료하는 약은 7분 정도 되게 달여서 먹는다. 보약은 6분 정도 되게 달여서 먹어야 한다. 지나치게 졸여도 안 되고 센 불로 갑자기 달여도 안 된다. 그것은 약 기운이 약해질 수 있기 때문이다. 그리고 약은 짜서 먹고 찌꺼기는 뒤두었다가 다시 달여 먹어야 한다.(득효)

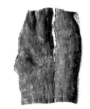

● 보약은 반드시 푹 달이고 대소변을 잘 나가게

하는 약은 약간 달인다. 보약은 물 2잔에 넣고 8분 정도 되게 달이거나 물 3잔에 넣고 1잔정도 되게 달인다. 대소변을 잘 나가게 하는 약은 물 1잔반에 넣고 1잔이 되게 달이거나 1잔에 넣고 8분 정도 되게 달여서 먹는다.(입문)

● 보약은 푹 달여야 한다는 것은 물을 많이 두고 약물이 조금 되게 졸인다는 것이다. 설사시키는 약은 슬쩍 달여야 한다는 것은 물을 적게 두고도 약물이 많게 달인다는 것이다.(동원)

● 병이 머리 같은 데 있을 때에는 술에 넣고 달이고 습증을 치료할 때에는 생강을 넣고 달이며 원기를 보하려고 할 때에는 대추를 넣고 달이고 풍한을 발산시키려고 할 때에는 파밑을 넣고 달이며 가름막 위에 생긴 병을 치료할 때에는 꿀을 넣고 달인다.(동원)

● 옛날 처방에 약 1제에는 물을 적게 둔다고 하였다. 이것은 요즘 양으로 보면 약재 20g에 물 1잔반의 비율로 둔다는 것인데 한 번에 먹는다.(활인)

● 약재 가운데서 병을 주로 치료하는 약을 먼저 달여야 한다. 즉 땀을 내야 할 때에는 마황을 먼저 1-2번 끓어오르게 달인 다음 다른 약을 넣고 달여서 먹어야 한다는 것이고 땀을 멈추어야 할 때에는 먼저 계지를 달여야 한다는 것이다. 화해시켜야 할 때에는 시호를, 풍에 상한 데는 먼저 방풍을, 더위에 상한 데는 먼저 노야기를, 습에 상한 데에는 먼저 삽주를 달여야 한다는 것이다. 그 외의 약들도 다 이와 같다.(입문)

약을 먹는 방법

● 만일 독이 있는 약을 써서 병을 치료할 때에는 처음에 기장쌀이나 좁쌀알만 한 것을 써야 하는데 병이 나으면 그만두어야 한다. 그러나 낫지 않으면 양을 곱으로 써야 한다. 그래도 낫지 않으면 처음 량의 10배 정도 쓰되 나을 때까지 써야 한다.(본초)

● 병이 가름막 위에 있을 때에는 끼니 뒤에 약을 먹어야 하고 병이 명치 밑에 있을 때에는 약을 먹은 다음 음식을 먹어야 한다. 병이 팔다리나 혈맥에 있을 때에는 아침 빈속에 약을 먹어야 하고 병이 골수에 있을 때에는 밥을 배불리 먹은 다음 밤에 약을 먹어야 한다.(본초)

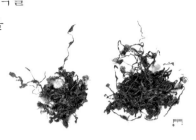

● 상초에 있는 병은 하늘과 통하므로 이때에 쓰는 약은 센 불에 연하게 달여서 천천히 먹는 것이 좋다.

● 하초에 있는 병은 땅과 통하므로 이때에 쓰는 약은 약한 불에 진하게 달여서 빨리 먹는 것이 좋다.(역로)

● 상초에 병이 있을 때에는 약을 자주 조금씩 먹는 것이 좋고 하초에 병이 있을 때에는 단번에 많이씩 먹는 것이 좋다. 조금씩 먹으면 약 기운이 상초에 퍼지고 많이 먹으면 하초를 세게 보한다.(동원)

● 대체로 약을 먹을 때에는 성질이 찬 약은 덥게 하여 먹고 더운약은 차게 하여 먹으며 중화하는 약은 따뜻하게 하여 먹어야 한다종행.

● 달임 약은 따뜻하게 하거나 덥게 하여 먹어야 쉽게 내려간다. 차게 하여 먹으면 구역이 나면서 올라온다.(본초)

● 토하기 때문에 약을 먹기가 곤란할 때에는 반드시 한 숟가락씩 천천히 먹어야 하지 너무 급하게 먹어서는 안 된다.(입문)

● 신을 보하는 약은 반드시 새벽 4시경 말하기 전에 먹어야 한다. 대체로 신기는 새벽 4시경에 처음으로 발동하였다가 말을 하거나 기침하거나 침을 뱉으면 곧 막힌다. 그러므로 반드시 약은 신기가 동할 때에 조용히 먹어야 약 효과가 아주 좋다.(직지)

여러 경락으로 인경하는 약초

- 머리가 아픈 데는 반드시 궁궁이를 써야 한다.
- 정수리가 아픈 데는 반드시 고본을 써야 한다.
- 팔다리 마디가 아픈 데는 반드시 강호리를 써야 한다.
- 배가 아픈 데는 반드시 집함박꽃 뿌리를 쓰되 오한이 있을 때에는 계피, 오열이 있을 때에는 황백을 넣어서 쓴다.
- 물을 많이 마신 데는 반드시 흰삽주, 솔풍령, 저령을 써야 한다.
- 놀라서 가슴이 두근거리고 정신이 어리둥절한 데는 반드시 복신을 써야 한다.
- 명치 밑이 트직한 데는 반드시 지실과 황련을 써야 한다.
- 살이 다는 데는 반드시 속썩은풀을 써야 한다.
- 배가 불러 오르는 데는 반드시 후박을 써야 한다.
- 옆구리가 아프면서 춥다가 열이 나는 데는 반드시 시호를 써야 한다.
- 비위에 습담이 있어서 나른한 데는 반드시 흰삽주를 써야 한다.
- 체기를 헤치는 데는 반드시 지각을 써야 한다.
- 몰린 피를 헤치는 데는 반드시 복숭아씨와 소목을 써야 한다.

- 혈이 부족한 데는 반드시 감초를 써야 한다.
- 담을 없애는 데는 반드시 끼무릇을 써야 하는데 열이 있으면 속썩은풀을 더 넣고 풍증이 있으면 천남성을 더 넣는다.
- 한담이 막힌 데는 반드시 귤껍질과 흰삽주를 써야 한다.
- 뱃속에 좁아진 데는 반드시 삽주를 써야 한다.
- 기를 고르게 하는 데는 반드시 목향을 써야 한다.
- 기를 보하는 데는 반드시 인삼을 써야 한다.
- 혈을 고르게 하는 데는 반드시 당귀를 써야 한다.

- 하초에 습열이 있고 방광에 화사가 있는 데는 반드시 술에 씻은 방기, 용담초, 황백, 지모를 써야 한다.
- 내상으로 허한이 나는 데는 반드시 단너삼을 써야 한다.
- 상초에 열이 있는 데는 반드시 속썩은풀을 써야 한다.
- 중초에 습열이 있는 데는 반드시 황련을 써야 한다.
- 체기를 없애는 데는 반드시 선귤껍질을 써야 한다.
- 갈증이 있는 데는 칡뿌리와 솔풍령을 써야 한다.
- 기침에는 반드시 오미자를 써야 한다.
- 숨이 찬 데는 반드시 갖풀을 써야 한다.
- 오랜 식체가 삭지 않는 데는 반드시 황련과 지실을 써야 한다.
- 가슴 속에 번열이 있는 데는 반드시 산치자를 써야 한다.
- 물같은 설사를 하는 데는 반드시 흰삽주, 솔풍령, 집함박꽃뿌리를 써야 한다.
- 기로 쑤시는 것같이 아픈 데는 반드시 지각을 써야 한다.
- 혈로 쑤시는 것같이 아픈 데는 반드시 당귀를 써야 한다.
- 헌데가 생겨 아픈 데는 반드시 황련, 속썩은풀, 황백을 써야 한다.
- 눈이 아픈 데는 반드시 황련과 당귀를 쓰되 다 술에 법제하여 써야 한다.
- 오줌빛이 누런 데는 반드시 황백을 써야 한다.
- 오줌이 잘 나오지 않으면서 잦은 데는 반드시 택사를 써야 한다.
- 뱃속이 다면서 아픈 데는 반드시 대황과 망초를 써야 한다.
- 아랫배가 아픈 데는 반드시 선귤껍질을 써야 한다.
- 음경속이 아픈 데는 반드시 감초잔뿌리를 써야 한다.
- 위가 아픈 데는 반드시 초두구를 써야 한다.
- 대체로 성질이 순수 찬약이나 순수 열한 약만을 쓸 때에는 반드시 감초를 함께 넣어 써서 약 기운을 완화시켜야 한다. 그리고 성질이 찬약과 더운약을 섞어서 쓸 때에도 역시 감초를 함께 넣어 써서 조화시켜야 한다.(동원)

반대(상반)가 되는 약초약재

상반약을 함께 쓰면 그 해로움이 상오약을 함께 쓰는 것보다 더하다. 상오라는 것은 그는 나를 싫어하지만 나는 좋지 않은 마음이 없다는 뜻이다. 즉 우황은 용골을 싫어하나 용골은 지황을 만나면 더 좋아지는 것을 말한다. 이것은 센 것을 제약하기 때문에 생기는 것이다. 상반이란 그와 나는 서로 원수지간이라는 뜻이다. 그러므로 반드시 함께 쓸 수 없다. 지금 그림을 그리는 사람들은 자황과 호분을 쓰는데 그것을 한데 섞어 놓으면 곧 저절로 거멓게 된다. 호분에 자황을 섞어도 곧 거멓게 되고 자황에 호분을 섞어도 역시 빛이 변한다. 이것이 상반된다는 증거이다.(본초)

• 인삼, 단삼, 너삼, 더덕, 현삼, 자삼, 족두리풀, 집함박꽃뿌리는 박새뿌리와 상반되는 약이다.

• 끼무릇, 하늘타리씨, 패모, 가위톱, 백급은 오두와 상반되는 약이다.

• 버들옻, 원화, 감수, 듬북은 다 감초와 상반되는 약이다.

• 전복껍질은 운모와 상반되는 약이다.

• 유황은 망초와 상반되는 약이다.

• 오두는 서각과 상반되는 약이다.

• 인삼은 오령지와 상반되는 약이다.

• 수은은 비상과 상반되는 약이다.

• 파두는 나팔꽃씨견우와 상반되는 약이다.

• 정향은 울금과 상반되는 약이다.

• 마아초는 삼릉과 상반되는 약이다.

• 육계는 석지와 상반되는 약이다.

• 오독도기는 밀타승을 꺼린다.

- 식초와 조갯살을 함께 먹을 수 없는데 그것은 서로 상반되기 때문이다.
- 고슴도치가죽은 도라지, 맥문동과 상오되는 약이다.
- 우유는 신맛이 나는 것이나 생선과 상반되는데 뱃속에 징벽이 생기게도 한다.
- 박새뿌리여로는 술과 상반되는 약이다.
- 파는 꿀과 상반되는 약이므로 같이 먹으면 죽을 수 있다. 혹은 구운 파를 꿀에 섞어서 먹으면 숨이 몹시 차지다가 반드시 죽는다고도 한다.
- 부추와 꿀을 같이 먹지 말아야 하는데 그것은 상반되는 약이기 때문이다.
- 자가사리는 형개와 상반되는 약이므로 같이 먹으면 죽을 수 있다. 자가사리란 바로 메기같은 종류를 말한다.(본초) .(입문)

불에가까이하지말아야할약초

- 뽕나무겨우살이 상기생는 불에 가까이 하지 말아야 한다.
- 빈랑도 불에 가까이 하지 말아야 한다. 왜냐하면 약 기운이 없어질 우려가 있기 때문이다. 그리고 이것을 법제하여 쓰면 쓰지 않는 것만 못하다.
- 더위지기 인진는 불에 가까이 하지 말아야 한다.
- 사함초는 불에 가까이 하지 말아야 한다.
- 정향은 불에 가까이 하지 말아야 한다. 그리고 여러 가지 향기가 나는 약은 다 불에 가까이 하지 말아야 한다고 한다.

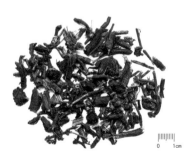

술에 약초약재를 담그는 방법

술에 약을 담글 때에는 다 잘게 썰어서 비단주머니에 넣어 가지고 담근 다음 잘 막아서 봄에는 5일, 여름에는 3일, 가을에는 7일, 겨울에는 10일 동안 두었다가 진하게 우러난 다음에 걸러서 윗술만 받아 마셔야 한다. 그리고 찌꺼기는 햇볕에 말려 거칠게 가루내서 다시 술에 담가 놓고 그 윗술을 받아 마셔야 한다.(본초)

● 술 1병에 약은 거칠게 가루내서 120g을 담그는 것이 좋다.(속방)

단방(單方)
단지 한 가지 약초나 약재만을 가지고
알약을 만들거나 가루를 내거나 달여 먹는다.
알약이나 가루약으로 먹을 때에는 한번에 8g씩 먹는다.
달여 먹을 때에는 한번에 20g씩 먹는다.

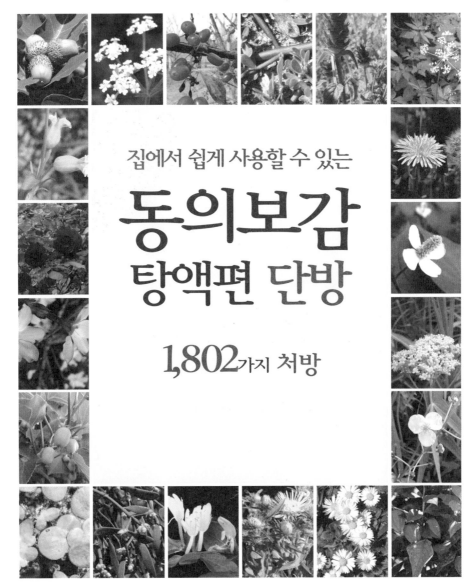

집에서 쉽게 사용할 수 있는

동의보감
탕액편 단방

1,802가지 처방

▌가압家鴨▌ 집오리

【탕액편】 오리는 털이 희다. 털이 누런 암오리가 크게 보한다. 머리가 풀빛이나 퍼런빛이 나는 것이 좋다. 검은 빛이 나는 것은 대변이 술술 나가게 하여 냉병이 생기게 한다. 대개 늙은 오리가 좋고 어린 것은 독이 있다.(입문)
보통 먹는 대로 손질하여 푹 삶아서 국물도 마시고 고기도 먹는다[본초].

大便대변 이질을 치료한다.

▌가자피 訶子皮▌ 가자

【탕액편】 성질은 따뜻하며 맛은 쓰고 시고 떫다고도 한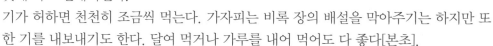
다. 독이 없다. 담을 삭이고 기를 내리며 폐기로 숨이
찬 것과 곽란, 분돈, 신기를 낫게 한다. 설사와 이질,
장풍으로 피를 쏟는 것, 붕루, 대하를 멎게 하며 기가
몰린 것을 풀어 주고 명치 밑이 불러 오르고 그득한 것
을 낫게 한다. 먹은 것을 잘 삭이고 입맛을 돋구며 열격을
낫게 하고 안태시킨다.

기가 허하면 천천히 조금씩 먹는다. 가자피는 비록 장의 배설을 막아주기는 하지만 또한 기를 내보내기도 한다. 달여 먹거나 가루를 내어 먹어도 다 좋다[본초].

氣部기부 기를 내리고 일체 기병을 치료한다.

大腸대장 대장을 수렴해서 설사를 멎게 한다. 달여서 먹거나 가루를 내어 먹는다[본초].

大便대변 설사와 적백이질을 치료한다.
　　　　가자 3개(2개는 싸서 구운 것, 1개는 날것)를 가루 내어 따뜻한 물에 타서 먹는다.
　　　　● 기리와 구리에는 잿불에 묻어 구워 껍질만 가루 내어 쓰는데 한번에 8g씩 미음에 타
서 단번에 먹는다[본초].

▌저간 猪肝▌ 돼지의 간

【탕액편】 성질이 따뜻하다. 냉설과 피곱이나 곱을 오랫동안 누는 설사를 치료하는데 습을 없앤다. 각기도 치료한다.(본초)

大便대변 냉설, 습설, 활설을 주로 치료한다.
　　　　간을 얇게 썰어서 가자피 가루(잿불에 묻어 구운 것)를 발라 약한 불에 구워 가루 내어

한번에 20g씩 빈속에 잘 씹어 미음으로 먹는대본초].

○폭설, 습설 때는 돼지의 간을 신좁쌀죽웃물에 삶아 익혀서 먹는대득효].

○기가 허하여 생긴 설사로 몹시 여윈 데는 돼지의 간 1보를 썰어서 식초 1되를 넣고 삶아 말려 빈속에 먹으면 아주 좋대입문].

■ 갈근 葛根 ■ 칡뿌리

【탕액편】 성질은 평하고 서늘하다고도 한다. 맛은 달며 독이 없다. 풍한으로 머리가 아픈 것을 낫게 하며 땀이 나게 하여 표를 풀어 주고 땀구멍을 열어 주며 술독을 푼다. 번갈을 멈추며 음식맛을 나게 하고 소화를 잘 되게 하며 가슴에 열을 없애고 소장을 잘 통하게 하며 쇠붙이에 다친 것을 낫게 한다.

津液진액 해기를 시키거나 발표시켜서 땀을 나게 하며 주리를 열어준다.

　　　　물에 달여 먹는대본초].

頭部머리 상한과 중풍으로 머리가 아픈 것을 치료한다.

　　　　달여 먹는대본초].

　　　　○양명경두통을 치료하는 약이대탕액].

汗部땀부 해기를 잘 시킨다.

　　　　○양명경병 때 땀을 나게 한다. 40g을 썰어서 달여 먹는다.

傷寒상한 상한 초기에 머리가 아프고 몸에서 열이 나는 것을 치료한다.

　　　　칡뿌리(갈근, 썬 것) 40g을 물에 달여 먹는다.

　　　　○생칡뿌리즙 1되를 마셔도 낫는대본초].

內傷내상 술독을 풀고 술에 취해서 깨지 않는 것을 치료한다.

　　　　칡뿌리를 짓찧어 즙을 낸 다음 1~2홉을 마시면 깨어난다. 칡뿌리를 먹어도 또한 좋다.

　　　　○칡뿌리를 잘 짓찧어 물을 두고 가라앉힌 가루를 받아 끓는 물에 넣으면 얼마 후에 갖풀빛이 나는데 이것을 꿀물에 타 먹는다. 생강을 조금 넣으면 더욱 좋다. 술을 마신 뒤에 생긴 갈증을 잘 치료한다.

　　　　○칡꽃(갈화)도 술독을 잘 푼대본초].

消渴소갈 소갈을 주로 치료한다.

　　　　20g을 물에 달여서 먹거나 생것으로 즙을 내어 먹어도 좋대본초].

黃疸황달 주달로 오줌이 벌거면서 잘 나오지 않는 것을 치료한다.

　　　　갈근 40g을 물에 달여서 먹는대본초].

虐疾학질 학질을 치료한다.

40g을 달여서 먹는다[본초].

瘟疫온역　돌림온역과 열병을 치료한다.

　　　　뿌리를 캐서 즙을 내어 마신다[본초].

諸傷외상　쇠붙이에 상하여 아픈 것을 치료하는데 아픈 것을 멎게 한다.

　　　　가루 내어 붙이거나 진하게 달여 즙을 받아서 먹어도 된다[본초].

犬傷견상　미친개한테 물렸을 때 치료한다.

　　　　짓찧어 즙을 내어 먹기도 하고 씻기도 한 다음 찌꺼기를 상처에 붙인다[본초].

胃腑위부　위기를 잘 통하게 하고 음식을 내려가게 하며 술독을 푼다.

　　　　물에 달여서 먹거나 농마를 내어 물에 타서 먹는다[본초].

▌갈호 蝎虎 ▌ 석룡자, 도마뱀

【탕액편】 성질이 차고 맛이 짜며 독이 약간 있다. 5가지 임병을 치료하는데 석림을 녹여 내고 오줌을 잘 나가게 한다.

○일명 석척이라고도 하는데 약으로는 반드시 냇가나 못에서 사는 5가지 빛이 다 나는 수컷이 좋다. 5가지 빛이 나지 않는 것은 암컷인데 약 효과가 덜하다. 음력 5월에 잡아서 쓴다. 혹은 3~4월이나 8~9월에 잡아서 불에 말려 쓰기도 한다.(본초)

嘔吐구토　열식과 반위증을 치료한다.

　　　　산 도마뱀 1마리를 소주에 7일 동안 담가두었다가 따뜻하게 데운다. 다음 뱀은 버리고
　　　　그 술을 마시면 곧 낫는다.

　　　　○또는 수탉을 하루 굶겼다가 도마뱀을 탕쳐서 먹인 다음 그 계시를 받아 약한 불기운
　　　　에 말려 가루 내어 한번에 4g씩 소주에 타 먹는다[회춘].

▌감각 ▌ 살조개껍질

積聚적취　냉기로 생긴 징과 벽을 치료하며 혈괴를 삭이는데 담도 삭일 수 있다.

　　　　이것을 일명 와롱자라고도 하는데 불에 달구었다가 식초에 담그기를 세 번 하여 가루
　　　　낸 다음 식초에 쑨 풀에 반죽하여 알약을 만들어 생강을 달인 물로 먹는다[입문].

▌감국화 甘菊花 ▌ 단국화

【탕액편】 성질은 평하고 맛이 달며 독이 없다. 장위를 편안하게 하고 5맥을 좋게 하며

팔다리를 잘 놀리게 하고 풍으로 어지러운 것과 두통에 쓴다. 또 눈의 정혈을 돕고 눈물이 나는 것을 멈추며 머리와 눈을 시원하게 하고 풍습비를 치료한다.

癰疽용저 옹독, 정창, 종독으로 죽을 것 같이 된 것을 치료한다.

국화잎을 짓찧어 즙을 내서 2홉 반을 마시면 효과가 좋다

○또는 국화의 잎과 줄기를 짓찧어 정종에 붙여도 효과가 있다. 이것을 도잠고라고 한다[의감].

頭部머리 풍증으로 어지럽고 머리가 아픈 것을 치료한다.

꽃을 가루를 내어 한번에 4g씩 하루 두 번 술에 타 먹는다. 많은 양의 꽃으로 술을 만들어 먹거나 술에 담가서 먹기도 한다(술을 만드는 방법은 잡방에 있다).

○또는 연한 줄기나 잎으로 국을 끓여서 먹거나 나물을 만들어 먹어도 좋다. 흰국화가 더 좋다[본초].

眼部눈부 예막을 없애고 눈을 밝게 하며 눈의 피를 보양하고 내장을 낫게 하며 바람을 맞으면 눈물이 나오는 것을 멎게 한다.

가루를 내어 먹거나 달여 먹어도 다 좋다[본초].

風部풍부 모든 풍증과 풍으로 생긴 어지럼증을 치료한다.

말려서 달여 먹거나 술에 담갔다가 먹거나 술을 빚어 먹는다. 술을 만드는 방법은 잡방에 있다[본초].

身形신형 몸이 가뿐해지고 늙지 않으며 오래 산다.

단국화의 싹, 잎, 꽃, 뿌리를 다 먹는다. 그늘에 말린 다음 가루 내어 술에 타 먹거나 꿀로 반죽하여 알약을 만들어 두고 오랫동안 먹기도 한다[본초].

○국화 술을 만드는 방법은 단국화, 생지황, 지골피 각각 5되에 물 10말을 두고 5말이 되게 달인 것과 찹쌀 5말로 지은 밥과 보드랍게 가루 내어 만든 누룩을 함께 버무려 항아리에 넣는다. 술이 익은 다음 청주만을 떠서 태워 먹으면 뼈와 힘줄이 든든해지고 골수를 보하며 오래 살게 된다. 흰 국화가 더 좋다[입문].

內傷내상 술에 취해서 깨지 않는 것을 치료한다.

좋은 단국화를 가루내어 4~8g씩 물로 먹는다[본초].

■ 감란수 甘爛水 ■ 많이 내동댕이쳐서 거품이 생긴 물

【탕액편】 몹시 휘저어서 거품이 생긴 물을 말한다. 곽란을 치료하는데 방광경으로 들어가서 분돈증도 낫게 한다.

○이 물을 만드는 방법은 다음과 같다. 물을 1말 정도 큰 동이에 부은 다음 바가지로

그 물을 퍼올렸다가는 쏟고 퍼올렸다가 쏟기를 물 위에 구슬같은 거품방울이 5~6천 개 정도 생길 때까지 하여 떠서 쓴다. 이것을 일명 백로수라고도 한다.(본초)

곽란   곽란을 치료한다.
      여기에 약을 넣어서 달여 먹으면 대단히 좋다(자세한 것은 탕액편 수부에 있다).

▌감수 甘遂 ▌
【탕액편】
성질은 차고 맛은 쓰고 달며 독이 있다. 12가지 수종을 내리고 얼굴이 부은 것과 명치 밑과 배가 창만한 것을 낫게 하며 대소변을 잘 나가게 한다.
○껍질은 붉고 살은 희며 구슬을 쭉 뀐 것 같고 단단하면서 무거운 것이 좋다. 음력 2월에 뿌리를 캐 그늘에서 말린다. 이 약은 주로 물을 몰아내는 작용만 하므로 잘 보아서 써야 한다.(본초)

耳部귀부 귀가 먹은 지 오랜 것을 치료한다.
      감수 반 치를 솜에 싸서 귓구멍을 막은 다음 감초 반치를 입에 넣고 씹으면 곧 귀가 열린다[강목].
      ○또한 감수가루를 왼쪽 귀에 불어넣고 감초가루를 오른쪽 귀에 불어넣어도 낫는다. 이 2가지 약은 두 사람이 서로 다른 장소에서 만들어야 잘 듣는다[단심].
下部설사 적취를 삭이고 대소변이 잘 나가게 한다.
      가루 내어 미음에 타서 먹거나 알약을 만들어 먹는다[본초].

▌감자 乳柑子 ▌
【탕액편】
성질은 몹시 차고 서늘하다고도 한다. 맛은 달며 독이 없다. 장위의 열독을 풀고 심한 갈증을 멎게 하며 오줌을 잘 나가게 하고 술독을 풀며 술을 마신 뒤의 갈증을 멈춘다. 유감자라고도 한다.
○이 나무는 귤나무와 비슷하고 열매는 귤처럼 둥글면서 크다. 그 껍질의 빛은 설었을 때에는 퍼렇고 익으면 누르고 붉다. 서리가 내린 다음에는 매우 달기 때문에 감자라고 한다.(본초)

婦人부인 몸 푼 뒤의 부종에는 감자피를 술에 넣고 달여 먹는다.

뇌공이 '몸 푼 뒤에 몸이 부은 데는 감자피를 술로 먹는다' 고 한 것이 이것이다[본초].

■ 감죽근 甘竹根 ■ 솜대

【탕액편】 감죽은 왕대 비슷한데 가늘고 무성하다. 즉 솜대이다. 고죽은 흰 것과 자줏빛 나는 것이 있다.(본초)

婦人부인 태동이 되어 불안한 것을 치료한다.
　　　　감죽근을 달여 그 물을 먹는다[본초].

■ 감초 甘草 ■

【탕액편】

성질은 평하고 맛이 달며 독이 없다. 온갖 약의 독을 풀어 준다. 9가지 흙의 기운을 받아 72가지의 광물성 약재와 1,200가지의 초약 등 모든 약을 조화시키는 효과가 있으므로 국로라고 한다.

脈部맥부 맥이 결대하면서 가슴이 두근거리는 것을 치료한다.
　　　　감초(닦은 것) 80g을 썰어서 물 3되에 넣고 달여 절반이 되면 세 번에 나누어 먹는다.

■ 감초초 甘草梢 ■ 감초 잔뿌리

【탕액편】

　즉 감초의 잔뿌리이다. 가늘고 단맛은 없으며 슴슴하다. 오줌이 잘 나가지 않으면서 요도가 아픈 것과 음경이 아픈 것을 치료한다.

小便오줌 맛이 슴슴한 것은 음경 속이 찌르는 것같이 아픈 것을 치료한다.
　　　　으름덩굴(목통)과 함께 달여서 빈속에 먹는다.
　　　　○오줌길이 저리고 아픈 것을 치료한다. 맛이 슴슴하면서 달지 않은 것을 쓴다[탕액].
　　　　밀감이나 감자의 껍질. 진피의 대용으로 쓰며, 대변을 부드럽게 하고 기침과 담을 다스리는 데 쓴다.

■ 감피 柑皮 ■ 감자나 밀감의 껍질

內傷내상 술독과 술을 마시고 나는 갈증을 없애며 술에 취한 것을 쉽게 깨게 한다.

감피를 약한 불기운에 말리어 가루 낸 다음 한번에 4g씩 소금을 약간 둔 끓인 물에 타 먹는다. 일명 독성탕이라고도 한다[본초].

▌강랑 ▌ 말똥구리

【탕액편】성질이 차고 맛이 짜며 독이 있다. 어린이의 경간, 배가 불러 오르고 추웠다 열이 났다 하는 것, 어른의 전광, 분돈을 치료하고 화살촉이 박힌 것을 나오게 하며 악창을 아물게 하고 유산하게 한다.

眼部눈부 모래나 먼지가 눈에 들어가서 나오지 않는 것을 치료한다.

말똥구리 한마리를 잡아 손으로 쥐고 그 등을 눈에 대면 모래나 먼지가 저절로 나온다[본초].

皮部피부 역양풍에 주로 쓴다.

길가에서 죽은 말똥구리를 짓찧어 뜨겁게 하여 붙인다[본초].

諸傷외상 화살이 뼈에 박혀서 뺄 수 없을 때 치료한다.

파두를 약간 구워 말똥구리와 함께 갈아 상처에 붙인다. 그러면 몹시 가려워지는데 이 때에 흔들어 빼면 잘 나온다. 그 다음 새살이 살아나게 하는 고약을 붙여야 한다.

○화살촉을 빼는 방법은 다음과 같다. 말똥구리(강랑, 온전한 것) 1마리를 사향 조금과 함께 가루 내어 화살대가리를 움직이면서 상처에 뿌리면 저절로 나온다[본초].

▌강활 羌活 ▌ 강호리

【탕액편】 성질은 약간 따뜻하고 맛이 쓰며 맵고 독이 없다. 주로 치료하는 것이 따두릅과 거의 같다.(본초)

○강호리는 수족태양과 족궐음과 족소음의 표리가 되는 경맥에 인경하는 약이다. 혼란해진 것을 바로잡아 원기를 회복케 하는데 주로 쓰는 약으로서 통하지 않는 것이 없고 들어가지 못하는 곳도 없다. 그러므로 온몸의 뼈마디가 아픈 데는 이것이 아니면 치료하지 못한다.(입문)

頭部머리 적풍으로 머리가 아프고 어지러운 것을 치료하는데 태양두통에 쓰는 주약이다.

또한 풍독으로 머리와 이빨이 아픈 데는 썰어서 달여 먹는다[본초].

背部등부 풍습으로 등뼈가 아프고 목이 뻣뻣하여 돌리지 못하는 것을 치료한다.

썰어서 물에 달여 먹는다[탕액].

手部팔부 팔다리의 뼈마디가 아픈 것을 치료한다.
　　　　　물에 달여 먹는다[동원].

▋개자 芥子 ▋ 겨자

【탕액편】 성질이 따뜻하고 맛이 매우며 독이 없다. 몸이 찬 것을 치료하고 5장을 편안하게 한다.

胸部가슴 가슴앓이를 치료한다.
　　　　　겨자에 술과 식초를 두고 갈아서 즙을 내어 먹는다[본초].
小兒소아 구슬이 시원히 내돋지 않거나 빛이 붉지 않고 윤택하지 못한 것을 치료한다.
　　　　　자초음을 먹이고 겉으로는 겨자가루 끓인 물로 개어 고약을 만들어 아이의 발바닥에 발라 주되 마르면 다시 발라 주면 곧 붉고 윤택해지면서 잘 내돋는다[입문].
五臟六腑 5장을 잘 통하게 한다.
　　　　　약간 닦아서 가루 내어 장을 만들어 먹는다. 연한 줄기를 삶아서 먹어도 역시 좋다.
耳部귀부 귀가 먹은 것을 치료한다.
　　　　　겨자를 짓찧어 가루를 내어 젖에 반죽한 다음 알약을 만든다. 이것을 솜에 싸서 귀를 막는데 하루에 두 번씩 갈아준다[본초].

▋개자 芥子 ▋ 흰겨자

【탕액편】 성질이 따뜻하고 맛이 매우며 독이 없다. 몸이 찬 것을 치료하고 5장을 편안하게 한다.
○서융에서 온 것인데 갓 비슷하고 잎이 허옇다. 나물을 하여 먹으면 아주 맵고 맛이 좋다.

打撲傷 타박을 받아 어혈이 생겨 아픈 데 치료한다.
타박상 생강과 함께 짓찧어 약간 따뜻하게 하여 상처에 붙이면 곧 낫는다[본초].

▋개채자 芥菜子 ▋ 겨자씨

【탕액편】 풍독증과 마비된 것, 얻어맞거나 다쳐서 어혈진 것, 요통, 신이 차고 가슴이 아픈 것을 치료한다.
○볶아서 가루내어 장을 담그어 먹으면 5장이 잘 통한다.

瘟疫온역 온역기운을 치료한다.

　　　전염된 초기 머리가 아플 때 겨자씨가루를 배꼽에 놓고 그 위에 천을 1겹 댄 다음 다리
미질하면 땀이 나고 낫는다[종행].

▌갱미 粳米 ▌ 멥쌀

【탕액편】 성질이 평하고 맛이 달면서 쓰고 독이 없다. 위기를 고르게 하고 살찌게 하며
속을 덥히고 이질을 멎게 하는데 기를 보하고 답답한 것을 없앤다.(본초)
○멥쌀이라는 '갱' 자에는 굳다는 뜻, 즉 찹쌀보다 굳기 때문이다. 이것의 기운은 수태
음경과 수소음경으로 들어간다. 기와 정은 다 쌀을 먹어서 그것이 변화되어 생긴 것이
기 때문에 '기' 자와 '정' 자에는 다 쌀 '미' 자가 들어 있다.(입문)

胃腑위부 위기를 보한다.

　　　흰죽을 쑤어 늘 먹어야 한다[본초].

▌건강 乾薑 ▌ 마른생강

【탕액편】 성질이 몹시 열하고 맛이 매우며 쓰다고도 한다. 독이 없
다. 5장 6부를 잘 통하게 하고 팔다리와 뼈마디를 잘 놀릴 수 있게
하며 풍, 한, 습비를 몰아낸다. 곽란으로 토하고 설사하는 것과 찬 기
운으로 명치가 아픈 것, 설사와 이질을 치료한다. 비위를 덥게 하고 오래된
식체를 삭히며 냉담을 없앤다.

痰飮담음 한담증을 치료하는데 담을 삭이고 기를 내린다.

　　　알약을 만들어 먹거나 달여서 먹어도 다 좋다[본초].

胃腑위부 위기를 잘 통하게 하고 위를 따뜻하게 한다.

　　　달여서 먹거나 가루를 내어 먹거나 알약을 만들어 먹어도 다 좋다[본초].

大便대변 속이 차서 생긴 설사와 냉리를 주로 치료한다.

　　　달여서 먹거나 가루 내어 먹어도 좋은데 혈리에는 약성이 남게 태워 가루내서 한번에
4g씩 미음에 타 먹는다.

鼻部코부 코가 멘 것을 치료한다.

　　　가루를 내어 꿀에 반죽해서 콧구멍을 막는다[본초].

胸部가슴 갑자기 가슴이 아픈 것을 치료한다.

　　　건강을 가루를 내어 8g씩 미음에 타 먹는다[본초].

腹部배부 비가 차서 배가 아프고 토하는 것을 치료한다.

건강(닦은 것) 12g, 감초(닦은 것) 2g을 썰어서 대추 1알과 함께 물에 넣고 달여 먹는다. 혹은 가루를 내어 미음에 타 먹는대직지].

■ 건시 乾柿 ■ 곶감

【탕액편】 감을 볕에 말린 것이다. 성질은 차다. 평하다고도 한다. 온보하며 장위를 두텁게 하고 비위를 든든하게 하며 오랜 식체를 삭히고 얼굴에 난 주근깨를 없애며 어혈을 삭히고 목소리를 곱게 한다. 일명 건시 또는 황시라고도 한다.(본초)

聲音성음 목소리를 부드럽게 하는 데 좋다.

물에 담갔다가 늘 먹어야 한대본초].

脾臟비장 비기를 든든하게 한다.

졸인 젖과 함께 꿀에 달여서 먹는다. 비가 허하여 음식을 잘 먹지 못하고 소화가 되지 않는 데 쓴대본초].

胃腑위부 위기를 잘 통하게 하고 장위를 든든하게 한다.

늘 먹어야 한대본초].

小兒소아 가을에 생기는 이질을 치료한대본초].

쌀가루에 곶감을 섞어서 떡을 만들어 먹이면 가을에 생기는 이질을 치료한대본초].

■ 건지황 乾地黃 ■ 마른지황

【탕액편】 성질은 따뜻하고 맛이 달며 약간 쓰고 독이 없다. 부족한 혈을 크게 보하고 수염과 머리털을 검게 하며 골수를 보충해 주고 살찌게 하며 힘줄과 뼈를 든든하게 한다. 뿐만 아니라 허손증을 보하고 혈맥을 통하게 하며 기운을 더 나게 하고 귀와 눈을 밝게 한다.

膽腑담부 심과 담의 기를 보한다.

달여서 먹거나 알약을 만들어 먹는대본초].

胞部포부 애기집에서 피가 조금씩 나오는 것을 치료한다.

달여서 먹거나 알약을 만들어 먹어도 다 좋대본초].

肉部살부 살찌고 건강하게 한다.

알약을 만들어 먹는다. 이 약으로 술을 빚어 오랫동안 먹으면 더욱 좋대본초].

脈部맥부 혈맥을 통하게 해주고 보한다.

알약을 만들어 먹거나 술을 빚어 먹되 오랫동안 먹으면 더욱 좋다[본초].

▌건칠 乾漆 ▌마른옻

【탕액편】 성질은 따뜻하고 맛이 매우며 독이 있다. 어혈을 삭이며 월경이 중단된 것, 산가증을 낮게 한다. 소장을 잘 통하게 하고 회충을 없애며 뜬뜬한 적을 헤치고 혈훈을 낮게 하며 3충을 죽인다. 전시노채에도 쓴다.

蟲部충부 3시충과 전시노채충을 죽인다.

　　부스러뜨려서 연기가 나지 않을 때까지 닦은 다음 가루를 내어 꿀에 반죽해서 벽오동씨 만하게 알약을 만든다. 한번에 15알씩 따뜻한 물로 먹는다. 혹 가루를 내어 한번에 4g씩 따뜻한 것을 타서 먹어도 회궐로 생긴 가슴앓이가 낫는다[본초].

胸部가슴 9가지 가슴앓이와 어혈로 가슴이 아픈 것을 치료한다.

　　마른 옻을 연기가 나지 않을 때까지 닦아서 가루를 내어 식초를 두고 쑨 풀로 반죽한 다음 벽오동씨 만하게 알약을 만든다. 한번에 5~7알씩 뜨거운 술이나 식초를 끓인 물로 먹는다[본초].

▌검인 ▌가시연밥

【탕액편】 성질은 평하고 맛은 달며甘 독이 없다. 정기를 보하고 의지를 강하게 하며 귀와 눈을 밝게 하고 오래 살게 한다. 계두실이라고 한다. 오랫동안 먹으면 몸이 가뿐해지고 배가 고프지도 않고 늙지 않으며 신선이 된다고 한다.

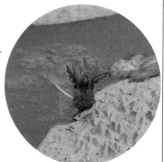

腰部허리 허리와 등뼈가 아픈 것을 치료한다.

　　가시연밥을 가루를 내어 죽을 쑤어 빈속에 먹는다[입문].

▌견간저간 犬肝猪肝 ▌개간과 돼지간

足部다리 각기병이 위로 올라간 데 쓴다.

　　회를 만들어 생강과 식초를 쳐서 먹으면 설사가 난다. 만일 약을 먹기 전에 먼저 설사가 나면 먹지 말아야 한다[본초].

▌ 견담 犬膽 ▌ 개의 쓸개

打撲傷
타박상 타박을 받았거나 칼이나 화살에 상하여 속에 어혈이 생긴 것을 치료한다. 술에 타서 먹으면 어혈이 다 빠진다[본초].

眼部눈부 눈을 밝게 하고 눈에 생긴 고름을 없앤다.

6월 초복 때 개 담즙을 받아 술에 타 먹는다. 눈이 가려우면서 피지고 깔깔한 데는 개 담즙을 눈에 넣는다[본초].

鼻部코부 코가 몹시 막힌 것과 코 안에 군살이 생긴 것을 치료한다.

참외꼭지(과체)와 족두리풀(세신)을 가루를 내어 개 담즙에 개서 코를 막으면 곧 낫는 다[본초].

▌ 견우자 牽牛子 ▌ 나팔꽃씨

【탕액편】 성질은 차고 맛은 쓰며 독이 있다. 기를 잘 내리며 수종을 낫게 하고 풍독을 없애며 대소변을 잘 나가게 하고 찬 고름을 밀어내고 고독을 없애며 유산시킨다.

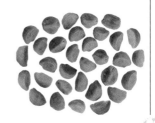

氣部기부 검은 것은 수에 속하고 흰 것은 금에 속하는데 기를 상하게 하는 약이다.

○일체 기가 막힌 것을 내린다[본초].

○나팔꽃씨(견우자)를 가루를 내어 먹거나 알약을 만들어 먹어도 다 좋다.

小便오줌 융폐로 오줌이 막힌 것을 치료하는데 오줌을 잘 나가게 한다.

맏물가루를 내어 한번에 8g씩 으름덩굴(목통)과 산치자를 달인 물에 타서 먹는다[본초].

腰部허리 허리가 아프고 고름이 나오는 것을 치료한다.

○나팔꽃씨(견우자, 절반은 생것, 절반은 닦아서 맏물가루를 낸다) 40g에 유황 0.4g을 넣고 함께 갈아서 세 번에 나누어 먹는다. 매번 먹을 때마다 밀가루 1숟가락을 물로 개어 약가루를 속에 넣고 바둑씨 만하게 만든다. 이 약을 물 1잔에 넣고 달여 익혀서 새벽에 물까지 먹는다. 한번 먹으면 통증이 멎는다[강목].

足部다리 각기병으로 다리가 퉁퉁 붓는 데 쓴다.

맏물가루를 내어 꿀로 팥알만 하게 알약을 만들어 한번에 5알씩 생강을 달인 물로 먹으면 오줌이 잘 나오면서 낫는다[본초].

積聚적취 5가지 적취와 현벽, 기괴를 치료한다.

나팔꽃검은씨 절반은 생것으로 절반은 닦은 것으로 맏물가루를 내어 꿀(봉밀)에 반죽한 다음 벽오동씨 만하게 알약을 만들어 잠잘 무렵에 생강을 달인 물로 먹으면 잘 낫는 다[본초].

浮腫부종 수기와 고창을 치료한다.

나팔꽃흰씨, 나팔꽃검은씨(맏물가루) 각각 8g과 보리쌀가루 160g을 섞은 다음 떡을 만들어 구워 잠잘 무렵에 씹어서 찻물로 넘긴다. 이 약은 기를 내리는 효과가 있는데 이기산이라고도 한대[정전].

○수는 신에 속하는데 신이 수를 잘 돌게 하는 데는 나팔꽃 검은 씨 보다 나은 것이 없다. 이것을 보드랍게 가루 내어 돼지콩팥에 넣은 다음 잿불에 묻어서 잘 구워 씹어 데운 술로 넘기면 돼지콩팥의 기운이 신으로 들어가기 때문에 궂은 물이 빠진다. 그리고 다시 붓지 않는대[직지].

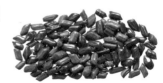

■ 결명자 決明子 ■ 결명자 씨

【**탕액편**】 성질은 평하며 약간 차다고도 한다. 맛이 짜고 쓰며 독이 없다. 청맹과 눈에 피지면서 아프고 눈물이 흐르는 것, 살에 붉고 흰 막이 있는데 쓴다. 간기를 돕고 정수를 보태어 준다. 머리가 아프고 코피나는 것을 치료하며 입술이 푸른 것을 낫게 한다.

肝臟간장 간병 때 열을 내리고 간기를 도와준다.

간의 열독도 치료하는데 가루 내어 먹는다. 연한 줄기와 잎으로 나물을 만들어 먹어도 된다[본초].

頭部머리 두풍증을 치료하는데 눈을 밝게 한다.

베개를 만들어 베고 자면 녹두보다 낫다[본초].

○편두통일 때에는 가루를 내서 물에 개어 태양혈 부위에 붙이면 아주 좋다[본초].

眼部눈부 청맹과 부예나 운예가 생기고 벌겋거나 흰 막이 끼며 붓고 아프면서 눈물이 나오는 것을 치료하는데 간열을 없앤다.

매일 아침에 좋은 것으로 1순가락씩 빈속에 먹는다. 1백일만 지나면 어두운 밤에도 물건을 보게 된다.

○눈이 보이지 않은 지 오래된 데는 결명씨(결명자) 2되를 가루를 내어 한번에 8g씩 미음에 타서 끼니 뒤에 먹으면 좋다.

○결명잎으로 나물을 만들어 늘 먹으면 눈을 밝게 하는 데 아주 좋다[본초].

○밤눈증을 치료한다. 결명씨(결명자) 40g과 댑싸리씨(지부자) 20g을 쓰는데 가루를 내어 죽에 반죽해서 알약을 만들어 먹으면 낫는다[천금].

■ 경미 粳米 ■ 입쌀

五臟六腑 5장을 편안하게 하고 고르게 한다.

5장6부 흰죽을 쑤어서 이른 새벽에 늘 먹으면 위기가 잘 통하고 진액이 생긴다[본초].

■ 경분 輕粉 ■

【탕액편】 성질은 차며 맛은 맵고 독이 있다. 대장을 잘 통하게 하며 어린이의 감질과 나력을 낫게 하며 악창과 옴과 버짐벌레를 죽이고 주사비, 풍창으로 가려운 증을 낫게 한다.

○일명 홍분, 일명 수은분 또는 이분 혹은 초분이라고도 한다. 수은을 구워 불려서 만든다. 제법은 잡방에 있다. 의사가 하격증에 가장 중요한 약으로 쓴다.

○경분은 담연을 삭이는 약으로 또는 어린이가 거품침이 나오는 증과 계종증에 많이 쓴다. 그러나 너무 지나치게 쓰지 말아야 한다. 많이 쓰면 사람이 상한다.(본초)

○비록 모든 헌데를 잘 낫게 하지만 위를 상하고 이를 흔들리게 하거나 심지어 유산시킬 수도 있다.(의감)

鼻部코부 술을 마셔서 코가 벌겋게 된 것을 치료한다.

경분과 유황을 가루를 내어 물에 개서 문지른다. 또한 경분, 유황, 유향, 족두리풀(세신)을 가루를 내어 물에 개어 붙이기도 한다[강목].

■ 경천 景天 ■ 꿩의 비름

【탕액편】 성질은 평하며 서늘하다고도 한다 맛이 쓰고 시며 독이 없다. 독이 조금 있다고도 한다. 가슴에 번열이 있어서 발광하는 것과 눈에 피지고 머리가 아픈 것, 유풍으로 벌겋게 부은 것과 센 불에 덴 것, 부인의 대하, 어린이의 단독 등을 치료한다.

○싹과 잎은 쇠비름마치현과 비슷한데 크게 층을 지어 난다. 줄기는 몹시 연약하며 여름에 붉은 자줏빛의 잔꽃이 핀다. 가을에는 말라 죽는다. 음력 4월과 7월에 뜯어서 그늘에 말린다.

○지금 사람들은 화분에 심어 지붕에 올려 놓으면 불이 붙지 않게 한다고 하여 신화초라고도 한다.(본초)

皮部피부 은진으로 몹시 가려운 데 치료한다.

짓찧어 낸 즙을 바른다[본초].

▌ 계곡대 ▌ 닭의 모이 주머니

嘔吐구토 목이 메는 것을 치료한다.

사낭속에 있는 것은 하나도 버리지 않고 쓰는데 진흙에 싸서 불에 약성이 남게 굽는다.
사낭 한 개분을 생강즙에 닦은 향부자 가루 20g과 섞어서 약누룩으로 쑨 풀에 반죽한
다음 벽오동씨 만하게 알약을 만들어 생강을 달인 물로 빈속에 먹는다[강목].

▌ 계관화 ▌ 개맨드라미꽃

【탕액편】 성질은 서늘하고 독이 없다. 장풍으로 피를 쏟는 것과 적백이질, 부인의 봉루,
대하를 멎게 한다. 약에 놓을 때는 볶아서 사용한다.

後陰(후음 혈치를 치료 한다.

꽃을 따서 적당한 양을 진하게 달여 빈속에 1잔씩 마신다.

▌ 계두실 鷄頭實 ▌ 가시연밥

【탕액편】 성질은 평하고 맛은 달며 독이 없다. 정기를 보하고 의지를 강하게 하며 귀와
눈을 밝게 하고 오래 살게 한다.

○일명 계두실 또는 계옹이라고도 하는데 못 가운데서 자라며
잎은 연잎 크기만 하다. 주름과 가시가 있다. 그 꽃은 주먹 크
기만 하고 생김새가 닭의 머리 같다고 하여 계두실이라고 하
였다. 열매는 석류와 비슷한데 껍질은 검푸르고 살은 희다.
음력 8월에 따서 찐 다음 볕에 말리면 껍질이 터진다. 또한 가
루내어 쓸 수도 있는데 마름보다 사람에게 더 유익하다.(본초)
○가시연밥은 부족한 정을 잘 보하므로 수류황이라고도 한다.(입문)
○가루내어 금앵자즙으로 알약을 만든다. 이것을 수륙단이라고 하는데 정액이 저절로
나가지 않게 한다.(일용)

身形신형 오랫동안 먹으면 몸이 가뿐해지고 배고프지 않으며 늙지 않는다.

선방에는 이것을 따서 연밥(연실)과 같이 먹는 것이 퍽 좋다고 하였다. 가루내서 먹으
면 효과가 아주 좋다. 이 약은 장수하는 약이므로 먹으면 오래 산다.

精部정부 ○가시연밥 죽은 흰쌀 1홉에 가시연밥 2홉을 섞어서 죽을 쑨 것인데 빈속에 먹으면 정
기를 보하고 귀와 눈이 밝아지며 오래 산다[본초].

精部정부 정기를 보하고 정기를 굳건히 간직하게 한다.

　　가시연밥을 가루 내어 그대로 먹거나 알약을 만들어 먹거나 죽을 쑤어 먹기도 한다.

■ 계란 鷄卵 ■ 달걀

胸部가슴 가슴앓이를 치료한다.

　　달걀 1개를 깨어 좋은 식초 2홉과 함께 잘 섞어서 따뜻하게 하여 단번에 먹으면 곧 낫는 다[본초].

皮部피부 자전풍과 백전풍을 치료한다.

　　달걀(생것) 1개를 식초에 하룻밤 담갔다가 바늘로 찔러서 흰자위를 뺀 다음 비상과 녹두가루를 조금씩 넣어 고루 섞어서 돌로 전풍을 문질러 껍질이 벗겨진 다음 쪽물 들인 천에 약을 묻혀 문지르면 낫는다[득효].

■ 계시 鷄屎 ■ 닭똥

浮腫부종 수종, 기종, 습종을 치료하면 다 효과를 본다.

　　마른 계시 1되를 누렇게 닦아서 좋은 청주 3사발에 넣고 1사발이 되게 달인 다음 찌꺼기를 버리고 먹으면 좀 있다가 배가 몹시 끓으면서 설사가 난다. 그러면 다리와 배꼽의 아래위가 먼저 쭈글쭈글해지면서 부종이 점차 내린다. 병이 완전히 낫지 않으면 다시 1제를 더 먹은 다음 골뱅이 2개를 술에 넣고 끓여서 그 술을 마셔야 낫는다. 이것을 계례음이라고도 한다[의감].

脹滿창만 곡창과 여러 가지 창만을 치료한다.

　　계시백을 누렇게 되도록 닦아서 끓인 물에 담그고 맑은 즙만 받아서 먹는다[본초].

■ 계심 桂心 ■ 계피

【탕액편】 9가지 가슴앓이를 낫게 하며 3충을 죽인다. 어혈을 헤치고 뱃속이 차고 아픈 것을 멈추며 모든 풍기를 없앤다. 5로 7상을 보하고 9규를 잘 통하게 하며 뼈마디를 잘 놀릴 수 있게 한다. 정을 돕고 눈을 밝게 하며 허리와 무릎을 덥게 하고 풍비를 없앤다.

○이것은 비늘처럼 된 겉껍질을 긁어 버린 다음 그 밑층에 있는 매운 맛을 가진 부분이다. 계피 600g에서 계심 200g을 얻는 것이 기준이다. (본초)

婦人부인 몸 푼 뒤에 혈가로 배가 아파 숨이 끊어지는 것 같은 것을 치료한다.

계심을 가루 내어 개열물로 반죽한 다음 앵두알 만하게 알약을 만든다. 한번에 2알씩 따끈한 술에 갈아 먹는대본초].

聲音성음 한사에 감촉되어 목이 쉰 것을 치료한다.

보드랍게 가루내서 입에 물고 녹여 먹는다.

○ 목구멍이 가렵고 아프며 목이 쉬어 말을 못하는 데는 계심과 살구 씨(행인) 각각 40g 씩을 가루 내어 꿀에 반죽한 다음 앵두알 만하게 알약을 만들어 쓰는데 솜에 싸서 입에 물고 녹여 먹는대본초].

▌ 계자 鷄子 ▌ 달걀

【탕액편】 성질이 평하고 맛이 달다. 불에 데서 생긴 헌데, 간질, 경병을 치료하는데, 마음을 진정시키고 5장을 편안하게 한다. 안태시키고 목이 쉰 것을 트이게 하며 임신부의 돌림열병도 치료한다.(본초)

○생것을 휘저어서 약에 넣는다. 깨뜨려서 약간 익혀 먹으면 담이 덜리고 성대가 부드러워진다.(입문)

○달걀은 누런 암탉이 낳은 것이 좋은데 특히 살 검은 닭의 알이 더 좋다.(본초)

心臟심장 마음을 진정시킨다.

그리고 흰자위는 명치 아래에 잠복해 있는 열을 없앤다. 생것으로 1알씩 먹는대본초].

火部화부 가슴에서 번열이 나는 데 치료한다.

달걀 흰자위(생것) 한 개를 먹는다.

○ 열독이 발작하면 달걀 흰자위 3개에 꿀 1홉을 타서 단번에 먹으면 곧 낫는대본초].

聲音성음 많이 먹으면 목소리가 잘 나온다.

물에 두 번 끓어오르게 삶아서 그 물과 같이 먹는대본초].

大便대변 오래된 적백이질을 치료한다.

식초에 삶아 익혀서 빈속에 먹는다. 혹은 달걀 1알에 황랍 4g을 녹여 넣고 고루 저어서 볶아 먹기도 한다. 혹은 노른자위에 연분을 섞은 다음 태워서 가루 내어 한번에 4g씩 술로 먹기도 한대본초].

咳嗽기침 효천을 치료한다.

10알을 속껍질이 상하지 않게 겉껍질을 약간 깨뜨린 다음 슬쩍 삶아서 날마다 잠잘 무렵에 먹는다. 이것은 풍담을 없앤대단심].

小兒소아 어린이의 감리와 휴식리를 치료한다.

달걀과 황랍을 섞어서 전병을 만들어 먹인다.

○머리와 몸에 생긴 온갖 헌데에 달걀 껍데기를 가루를 내어 돼지기름으로 반죽한 다음 바른다[본초].

咽喉인후 목구멍이 막힌 것을 열어 주므로 막힌 것을 치료한다.

생달걀 1알을 노른자위는 버리고 흰자위만 쌀초에 넣고 겻불에 뜨겁게 되도록 끓여서 식초까지 먹는데 한두 번 먹으면 곧 낫는다[강목].

婦人부인 몸 푼 뒤에 혈훈과 풍치로 몸이 뻣뻣해지면 입과 눈이 비뚤어진 데 치료한다.

달걀 3개의 흰자위에 형개 가루 8g을 타서 하루에 세 번 먹는다[본초].

○난산과 태반이 나오지 않을 때에는 달걀 3개를 깨어 식초에 넣고 저어서 먹으면 곧 나온다[본초].

▌계자백 鷄子白 ▌ 달걀 흰자위

【탕액편】 성질이 약간 차고 맛이 달며 독이 없다. 눈이 달면서 피지고 아픈 것을 치료하는데 황달도 낫게 한다. 그리고 번열을 낮게 하고 명치 밑에 잠복된 열을 없애며 해산을 쉽게 하게 하고 태반을 잘 나오게 하며 기침이 나면서 기운이 치미는 것을 멈춘다.(본초)

肺臟폐장 폐를 눅여 주고 열을 내려준다.

생것을 먹는다[본초].

▌계장 ▌ 닭 창자

小便소변 오줌이 나오는 줄 모르거나 나오는 곳을 알면서 참지 못하는 것을 치료한다.

검정수닭의 장을 보통 국을 끓이듯이 끓인 다음 데운 술을 타서 먹는다.

혹은 태워서 가루내어 한번에 4g씩 데운 술에 타서 먹어도 좋다.

▌계장초 ▌ 닭의장풀

小兒소아 어린이의 적백이질을 치료한다.

계장초를 짓찧어 낸 즙 1홉을 꿀에 타 먹으면 아주 좋다[본초].

大便대변 어린이의 적백이질을 주로 치료한다. 즙 1홉을 짜서 꿀을 타 먹으면 좋다[본초].

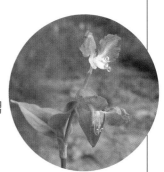

▌계지 桂枝 ▌

【탕액편】 계지라는 것은 가는 가지이고 굵은 줄기가 아니다. 대체로 가지에 붙은 껍질의 기운을 이용하는 것인데 이것은 가벼워 뜨는 성질이 있어 발산하는 작용이 있기 때문이다. 내경에 '맵고 단것은 발산하므로 양에 속한다' 고 하였는데 이것과 뜻이 맞는다.
○족태양경에 들어가며 혈분의 한사를 헤친다.(본초)
○표가 허하여 절로 나는 땀은 계지로 사기를 발산시켜야 한다. 그리하여 위기가 고르게 되면 표가 치밀해지므로 땀이 저절로 멎게 된다. 계지가 땀을 거두는 것은 아니다.

津液진액 땀이 나는 것을 멎게 하는데 표가 허하여 저절로 땀이 나는 데 쓴다.
가을과 겨울에 달여서 먹어야 한다[동원].

▌계피 桂皮 ▌ 육계나무 껍질

【탕액편】 성질은 몹시 열하며 맛을 달고 매우며 조금 독이 있다. 속을 따뜻하게 하며 혈맥을 잘 통하게 하고 간, 폐의 기를 고르게 하며 곽란으로 쥐가 이는 것을 낫게 한다. 온갖 약 기운을 고루 잘 퍼지게 하면서도 부작용을 나타내지 않고 유산시킬 수 있다.
○계피는 파를 만나면 부드러워진다. 파 달인 물로 계피를 달이면 물이 되게 할 수 있다.
○남방에서 나며 음력 3월, 4월에 수유와 꼭 같은 꽃이 피고 음력 9월에 열매가 익는다. 음력 2월, 8월, 10월에 껍질을 벗겨 그늘에서 말린다. 쓸 때에 겉껍질을 긁어 버린다.

腹部배부 뱃속이 차서 참을 수 없이 아픈 것을 치료한다.
계피를 달여 먹거나 가루를 내어 먹어도 다 좋다. 가을과 겨울에 배가 아픈 데는 계피가 아니면 멈출 수 없다[탕액].

▌계포란각 鷄抱卵殼 ▌ 병아리가 까서 나간 달걀껍질

耳部귀부 귀 안에 고름이 있고 참을 수 없이 아픈 것을 치료한다.
이 달걀껍질을 누렇게 닦아 가루를 내서 참기름에 개어 귀 안에 넣으면 아픈 것이 곧 멎는다[종행].

▌고거 ▌ 씀바귀, 시화

【탕액편】 성질이 차고 맛이 쓰며 독이 없다. 독이 약간 있다고도 한다. 5장의 사기과 속의 열기를 없애고 마음과 정신을 안정시키며 잠을 덜 자게 하고 악창을 낫게 한다.

○밭이나 들에 나며 겨울에도 죽지 않는다. 일명 유동이라고도 한다. 잎은 들부루와 비슷하면서 가는데 꺾으면 흰진이 나온다. 꽃은 국화처럼 노랗다. 음력 3월 3일에 캐어 그늘에서 말린다.

○줄기에서 나오는 흰 진을 사마귀에 바르면 사마귀가 저절로 떨어진다.(입문)

脈部맥부 12경맥을 고르게 한다.

늘 먹는 것이 좋다[본초].

▌고과 苦瓠 ▌ 호리병박

吐部토부 토하게 하는데 썰어서 달여 먹는다.

많이 먹지 말아야 한다. 그것은 독이 있기 때문이다[본초].

▌고련근 苦練根 ▌ 멀구슬나무 뿌리 껍질

蟲部충부 여러 가지 충과 회충, 촌백충을 다 죽인다.

5가지 기생충증을 치료한다. 뿌리속껍질을 가루 내어 한번에 8g씩 미음에 타서 먹는다.

○회궐로 생긴 가슴앓이에는 뿌리속껍질을 잘게 썰어서 진하게 달여 1잔을 천천히 마신다. 혹 달인 물에 쌀죽을 쑤어 먹기도 한다.

○촌백충이나 여러 가지 기생충을 몰아내는 데는 뿌리속껍질을 잘게 썰어서 40g을 검정콩(흑두) 20알과 함께 물에 넣고 콩이 거의 익을 때까지 달인 다음 사탕 8g을 타서 먹는다. 그러면 충이 곧 나온다[입문].

▌고본 藁本 ▌

【탕액편】 성질은 약간 따뜻하고 약간 차다고도 한다. 맛은 맵고 쓰며 독이 없다.

○160가지의 악풍을 낫게 하고 풍으로 두통을 낫게 하며 안개와 이슬독을 받지 않게

하고 풍사로 손발을 쓰지 못하는 것을 낮게 한다. 또 쇠붙이에 다친 데 쓰며 살을 살아 나게 하고 얼굴빛을 좋게 하며 주근깨, 주사비, 여드름을 없애며 목욕하는 약과 얼굴에 바르는 기름을 만들 수 있다.

○잎은 구릿대 백지와 비슷하며 또 궁궁이 천궁과도 비슷하나 고본의 잎은 가늘다. 그 뿌리 위에선 싹이 돋아나지만 밑으로는 마른 것 같기 때문에 고본이라 한다. 음력 정월 2월에 뿌리를 캐 햇볕에 30일 동안 말리면 된다.(본초)

○태양본경의 약이다. 안개나 이슬의 사기가 침범하였을 때는 반드시 이 약을 써야 한다. 한사가 태양경에 들어가 머리와 속골이 아픈 것과 모진 추위가 뇌에 침범하여 속골이 아프면서 이빨까지 아픈 데 쓴다. 약 기운이 몹시 세므로 속골이 아픈 것을 낮게 한다. 목향과 같이 쓰면 안개와 이슬의 사기를 없앤다. 노두를 버리고 쓴다.(탕액)

頭部머리 풍으로 머리가 아픈 것을 치료하고 두풍을 없앤대[본초].

이 약은 정수리와 이마가 아프고 속골과 이빨이 아픈 것을 치료하며 여러 가지 약 기운을 머리로 끌어 올린다. 달여 먹거나 가루를 내어 먹어도 다 좋대[단심].

面部얼굴 기미, 여드름, 주사비, 분독으로 생긴 뾰두라지를 낮게 하고 얼굴이 윤택해지게 한다.

이 약으로 얼굴을 씻거나 크림처럼 만들어 쓰는 것이 좋대[본초].

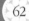
62

風部풍부 160가지 풍병과 두풍을 치료한다.

고본 40g을 썰어서 물에 달여 먹는대[본초].

▌고삼 苦蔘 ▌ 도둑놈의 지팡이 뿌리

【탕액편】성질은 차고 맛은 쓰며 독이 없다. 열독풍으로 피부와 살에 헌데가 생기고 적라로 눈썹이 빠지는 것을 치료한다. 심한 열을 내리고 잠만 자려는 것을 낮게 하며 눈을 밝게 하고 눈물을 멎게 한다. 간담의 기를 보하고 잠복된 열로 생긴 이질과 오줌이 황색이면서 적색인 것을 낮게 한다. 치통과 악창과 음부에 생긴 익창을 낮게 한다.

瘟疫온역 돌림병으로 열이 몹시 나는 것을 치료한다.

40g을 썰어서 식초에 달여 먹으면 곧 토하고 낮는대[본초].

肝臟간장 간과 담의 기운을 도와준다.

달여서 먹는대[본초].

蟲部충부 악충을 죽인다.

이것을 술에 담그고 그 술을 마신대[본초].

牙齒이빨 이빨이 벌레가 먹어 아픈 것을 치료한다.

매일 이것을 달인 물 3되로 양치하면 5~6일 만에 낮는다.

그다음 열결혈에 뜸을 떠야 한다[한사].

皮部피부 풍열로 온몸에 아주 작은 두드러기가 돋아서 참을 수 없이 가렵고 아픈 데 쓴다.

너삼가루 40g, 주염열매(조각) 80g을 물 1되에 넣고 비벼서 즙을 내어 은그릇이나 돌그릇에 넣고 고약처럼 졸인 다음 벽오동씨 만하게 알약을 만든다. 30~50알씩 따뜻한 물로 끼니 뒤에 먹으면 다음날에는 낫는다[본초].

吐部토부 잘 토하게 한다.

가슴에 열이 몰렸을 때에 이것을 가루 내어 한번에 8g씩 식초를 넣고 끓인 물에 타 먹으면 곧 토한다[본초].

▌고양각 ▌ 수양의 뿔

【탕액편】 성질이 따뜻하고 약간 차다고도 한다. 맛이 짜며 독이 없다. 청맹을 치료하는데 눈이 밝아지게 한다. 놀란 것처럼 가슴이 두근거리는 것을 멎게 하며 헛것에 들린 병을 낫게 하고 범과 승냥이가 물러가게 하고 자궁출혈과 궂은 피가 나오는 것을 낫게 한다. 그리고 풍증도 치료하는데 열을 내린다.(본초)

○ 이것이 바로 숫양의 뿔인데 퍼런 숫양의 뿔이 좋다. 아무 때나 잘라서 쓰는데 습기를 받지 않게 해야 한다. 습기를 받으면 독이 생긴다.(본초)

사수 악귀와 사매, 범, 이리를 물러가게 한다.

태워 가루 내어 한번에 4g씩 술에 타 먹으면 곧 귀태(鬼胎)가 나간다[본초].

▌고양담 ▌ 숫양의 쓸개

【탕액편】 성질이 평하다. 청맹을 치료하는데 눈이 밝아지게 한다. 눈에 넣으면 적장과 흰막이 없어진다.(본초)

○ 퍼런 양의 담즙이 좋다.(본초)

面部얼굴 얼굴에 참새알 빛깔 같은 기미가 많이 생긴 것을 치료한다.

술에 타서 끓여 발랐다가 씻어 버리기를 하루에 세 번 하면 곧 없어진다[본초].

▌고죽엽 苦竹葉 ▌ 오죽잎

【탕액편】 성질은 서늘하며 맛이 쓰고 독이 없다. 잠 못자는 것을 낫게 하며 소갈을 멈추고 술독을 풀며 번열을 없애고 땀을 낸다. 중풍으로 말을 못하는 것도 낫게 한다.

夢部꿈부 허번으로 잠을 자지 못하는 것을 치료한다.
　　　　삶아서 먹는다[본초].
聲音성음 갑자기 목이 쉬거나 목소리가 막혀서 나오지 않는 것을 치료한다.
　　　　진하게 달여서 먹는다[본초].

▌고죽엽죽력 ▌ 오죽잎과 오죽력

口部구부 입안이 허는 것을 치료 한다.
　　　　고죽엽을 달인 물로 양치한 다음 고죽력을 바른다.

▌고채 苦菜 ▌ 씀바귀

【탕액편】 성질이 차고 맛이 쓰며 독이 없다고도 하며 독이 약간 있다고도 한다. 5장의 사기과 속의 열기를 없애고 마음과 정신을 안정시키며 잠을 덜 자게 하고 악창을 낫게 한다.
○밭이나 들에 나며 겨울에도 죽지 않는다. 일명 유동이라고도 한다. 잎은 들부루와 비슷하면서 가는데 꺾으면 흰진이 나온다. 꽃은 국화처럼 노랗다. 음력 3월 3일에 캐어 그늘에서 말린다.(본초)
○줄기에서 나오는 흰 진을 사마귀에 바르면 사마귀가 저절로 떨어진다.(입문)

心臟심장 정신을 안정시킨다.
　　　　늘 먹어야 좋다[본초].
火部화부 열로 생긴 담을 없앤다.
　　　　씀바귀로 나물을 만들어 늘 먹는다[본초].
夢部꿈부 잠이 오지 않게 하는데 쓴다.
　　　　오랫동안 먹으면 잠이 적어진다[본초].

▌고채와 고거 ▌ 쓴나물과 쓴 상추

夢部몽부 모두 잠이 오지 않게 하는데 오랫동안 먹으면 잠이 적어진다.

▌고호 苦瓠 ▌ 호리병박

【탕액편】 성질이 차고 맛이 쓰며 독이 있다. 박 속은 수종병으로 얼굴과 팔다리가 부은 것을 치료하는데 수기를 내린다. 쓴 박은 토하게 하는데 이것을 먹고 토하는 것이 멎지 않을 때에는 기장짚 잿물을 마셔야 멎는다.(본초)

黃疸황달 황달을 치료한다.
달여서 즙을 내어 콧구멍에 떨구어 넣으면 누런 물이 나오고 낫는다[본초].

▌고호양 ▌ 호리병박의 속

浮腫부종 부종을 치료하는데 물을 빠지게 한다.
흰박속을 콩알만큼씩 하게 떼서 솜에 싼 다음 한번 끓여서 7개를 빈속에 먹으면 물이 저절로 계속 빠지면서 몹시 여위고 낫는다. 3년 동안 음식을 가려야 한다[본초].
○쓴박은 발이 가늘고 깨끗한 것으로 골라서 써야 한다. 그렇지 않은 것은 독이 있다.

▌곡목피 ▌ 떡갈나무껍질

【탕액편】 성질은 평하며 맛은 쓰고 독이 없다. 물 같은 설사를 멎게 하고 나력을 삭히며 악창과 헌데가 바람이나 이슬을 맞은 후 부어오르며 아픈 것을 낫게 한다.

癰疽용저 유옹, 여러 가지 헌데를 씻으면 아주 좋다[본초].
물에 달여서 그 물로 진물이고 헤쳐진 헌데와 유옹, 여러 가지 헌데를 씻으면 아주 좋다.

▌곤포 昆布 ▌ 다시마

【탕액편】 성질이 차고 맛이 짜며 독이 없다. 12가지 수종을 치료하는데 오줌을 잘 나가게 하고 얼굴이 부은 것을 내리게 한다. 또한 누창과 영류, 기가 뭉친 것도 치료한다.
○동해에서 난다. 바다에서 나는 약들은 짠 맛을 씻어 버리고 써야 한다.(본초)

膀胱방광 방광이 켕기면서 오줌이 잘 나오지 않는 것을 치료한다.
160g을 썰어서 파 밑(총백) 3대와 함께 물에 진하게 달인 다음 생강, 조피열매(천초), 소금가루를 넣어 섞어서 먹는다[본초].

기를 내리기 때문에 오랫동안 먹으면 여윈다.

다시마국을 끓이거나 나물을 무쳐 늘 먹는 것이 좋다[본초].

[註] 당시 다시마에 대한 성분을 모른 데서 한 말이다. 다시마는 먹을수록 좋다.

■ 골쇄보 骨碎補 ■ 넉줄고사리 뿌리

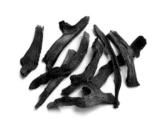

【탕액편】 성질은 따뜻하고 평하다고도 한다. 맛은 쓰며 독이 없다. 어혈을 헤치고 피를 멈추며 부러진 것을 이어지게 하고 악창이 썩어 들어가는 것을 낫게 하고 충을 죽인다.

○생강과 비슷한데 가늘고 길다. 쓸 때에 털을 뜯어 버리고 잘게 썰어 꿀물에 축여 쪄서 말려 쓴다.(본초)

牙齒이빨 이빨이 아프고 흔들리면서 피가 나오는 것을 치료한다.

80g을 썰어서 거멓게 되도록 볶은 다음 가루를 내어 양치한다. 다음 이뿌리를 문지르고 한참 있다가 뱉어 버린다[강목].

○골쇄보를 구리칼로 썰어서 구리그릇에 담고 홰나무가지로 저으면서 약간 거멓게 되도록 닦은 다음 불을 끄고 식힌다. 이것을 다시 아주 거멓게 되도록 닦아서 가루를 내어 때때로 이빨을 문지르면 이빨이 든든해진다. 그리고 이빨이 다시 아프지도 않다. 이빨이 흔들리면서 빠지려고 할 때에 자주 이 약을 쓰면 흔들리던 것이 멎어서 다시는 흔들리지 않게 된다[의감].

■ 공청 空靑 ■

【탕액편】 성질은 차며 맛은 달고 시며 독이 없다. 청맹과 귀머거리를 낫게 하며 간기를 보하고 눈에 열기로 피가 지고 아픈 것을 낫게 하며 부예를 없애며 눈물이 나는 것을 멈춘다. 내장과 예장을 치료하는 데 매우 중요한 약이다. 눈동자가 상한 것도 다시 볼 수 있게 한다.

○공청은 빛이 푸르며 큰 것은 달걀만하거나 양매만 하다. 때문에 별명을 양매청이라고 하였다. 그 껍데기는 두껍기가 여지껍질 같고 속에는 물이 있는데 맛이 시고 달다. 오래된 청맹과 내장 때에 눈에 넣어 낫게 한다. 그 껍데기는 또한 예를 갈아서 없앨 수 있다.

○그 속은 비었는데 깨뜨려 보아 속에 물이 들어 있는 것은 매우 얻기 어렵다.(본초)

肝臟간장 간기를 보한다.

공청은 나무의 기운을 받아 빛이 퍼런데 간으로 들어간다. 보드랍게 갈아서 수비(水飛)하여 조금씩 먹거나 약에 섞어서 먹는대본최.

眼部눈부 청맹을 낮게 하는데 눈을 밝게 하고 예막을 없어지게 한다.

은빛이 푸르므로 나무를 상징하는데 그 약 기운은 간으로 들어간다. 이 약의 겉부분을 긁어서 마예고에 넣어 쓰면 효과가 좋대본최.

■ 과루근 瓜蔞根 ■ 하눌타리 뿌리

【탕액편】 성질은 차고 맛은 쓰며 독이 없다. 소갈로 열이 나고 가슴이 답답하면서 그득한 것을 낮게 하며 장위 속에 오래된 열과 8가지 황달로 몸과 얼굴이 누렇고 입술과 입 안이 마르는 것을 낮게 한다. 소장을 잘 통하게 하며 고름을 빨아내고 종독을 삭게 하며 유옹, 등창, 치루, 창절을 치료한다. 월경을 잘하게 하며 다쳐서 생긴 어혈을 삭아지게 한다.

○일명 천화분이라고도 한다. 벌판과 들에서 자라는데 곳곳에 다 있다. 일명 과라 또는 천과라고도 한다. 그 뿌리가 여러 해 되어 땅 속 깊이 들어간 것이 좋다. 음력 2월, 8월에 뿌리를 캐어 겉껍질을 긁어 버리고 햇볕에 30일 동안 말려 쓴다.(본초)

○천화분은 소갈을 낮게 하는 데 매우 좋은 약이다. (단심)

面部얼굴 얼굴이 고와지게 하고 손과 얼굴에 생긴 주름살을 없앤다.

분처럼 만들어 늘 바르면 좋대본최.

消渴소갈 소갈을 치료하는 좋은 약이다.

이것이 바로 천화분이다. 물에 달여 즙을 받아 마음대로 먹으면 아주 좋대본최.

黃疸황달 8가지 황달로 몸과 얼굴이 누렇게 되는 것을 치료한다.

물에 달여서 먹는대본최.

■ 과루실 瓜蔞實 ■ 하눌타리 열매

【탕액편】 성질은 차고 맛은 쓰며 독이 없다. 흉비를 낮게 하며 심과 폐를 눅여 주고 손과 얼굴에 주름이 진 것을 없게 한다. 피를 토하는 것, 뒤로 피를 쏟는 것, 장풍, 적리, 백리를 치료하는 데 다 닦아 쓴다.

○하눌타리의 열매를 과루라고 하며 민간에서는 천원자라고 한다.(본초)

○하눌타리 열매로 가슴 속에 있는 담을 씻어 낸다고 한 것은 껍질 속에 있는 물, 씨를 다 쓴다는 것을 말한 것이다.(단심)

○열매는 숨이 찬 것, 결흉, 담이 있는 기침을 낫게 한다.(의감)

○하눌타리 속 말린 것을 달여 먹으면 담을 삭이며 기를 내린다. 하눌타리 속이 젖은 것은 폐가 마르는 것, 열로 목이 마른 것과 변비를 낫게 한다.(입문)

咳嗽기침　담수를 치료하는데 가슴을 시원하게 한다.

잘 여물고 큰 것으로 쪼개어 씨를 빼서 깨끗하게 씻어 썬 다음 약한 불기운에 말린다. 다음 끼무릇(반하) 49개를 끓는 물에 열 번 씻어서 썰어 약한 불기운에 말려 가루 낸다. 그 다음 하눌타리(과루)를 씻은 물에 하눌타리씨와 속을 넣고 고약이 되게 달인다. 여기에 끼무릇(반하)가루를 넣고 반죽하여 벽오동씨 만하게 알약을 만든다. 한번에 20알씩 생강을 달인 물로 먹는다[본초].

○하눌타리씨는 맛이 달고 폐를 보하며 눅여 주고 기를 잘 내리기 때문에 기침을 치료한다. 중요하게 쓰이는 약이다[단심].

胸部가슴　가슴이 더부룩하고 아파서 눕지 못하며 명치가 아픈 것이 잔등까지 뻗친 것을 치료한다.

누른 하눌타리 열매1개, 염교흰밑 120g, 끼무릇(반하, 법제한 것) 160g 등을 썰어서 소주 7되에 넣고 달여 2되가 되면 짜서 두 번에 나누어 먹는다[강목].

○가슴이 아픈 것과 담이 많아서 기침하는 것을 치료한다. 하눌타리씨(과루인, 껍질째로 닦은 것)를 보드랍게 가루를 내어 밀가루풀로 반죽한 다음 벽오동씨 만하게 알약을 만든다. 한번에 50알씩 미음으로 먹는다[본초].

痰飮담음　열담, 주담, 노담, 조담을 치료한다.

폐를 눅여 주고 담을 삭이며 기를 내리고 가슴 속에 있는 굳은 것을 씻어낸다. 알약을 지어 먹어도 좋고 달여 먹어도 좋다[단심].

■ 과자 苽子 ■ 오이씨

內傷내상　소주독을 잘 푼다.

오이씨를 생것으로 먹는다. 혹은 오이나 오이덩굴을 짓찧어 낸 즙을 먹는다[속방].

■ 과저묵 ■ 가마솥 밑 검댕이

곽란을 치료하는데 8g을 끓는 물 1잔에 타 먹으면 토하고 설사를 한 뒤에 곧 낫는다.

▌과체▐ 참외꼭지

【탕액편】 성질이 차고 맛이 쓰며 독이 있다. 온몸이 부은 것을 치료하는데 물을 빠지게 하며 고독을 죽인다. 코 안에 생긴 군살을 없애고 황달을 치료하며 여러 가지 음식을 지나치게 먹어서 체했을 때 토하게 하거나 설사하게 한다.

○이것이 첨과체 인데 일명 고정향이라고도 한다. 참외는 퍼런 것과 흰 것 2가지가 있는데 반드시 퍼런 참외꼭지를 써야 한다. 음력 7월에 참외가 익어서 저절로 떨어진 꼭지를 쓰는데 덩굴에서부터 약 반치 정도 되게 잘라서 그늘에 말려 밀기울 과 함께 누렇게 되도록 볶아 쓴다.(본초)

코부鼻部 코 안에 생긴 군살을 없앤다.

　　가루를 내어 솜에 싸서 코를 막는다. 양기름이나 족두리풀(세신)과 섞어서 써도 잘 듣는다[본초].

吐部토부 주로 여러 가지 오이나 과실을 먹고 가슴 속에 병이 생겼을 때에 다 토하게 하고 설사하게 한다.

　　또한 목구멍에 담연이 막혀서 내려가지 않는 데는 과체산을 쓴다[본초].

　　○당나라 재상 왕탁이 회창 절도사가 되어 애첩이 수백 명이나 되었는데 그들이 모두 난초와 사향을 넣은 주머니를 차고 다녔다. 그런데 그들이 지나가는 곳마다 10리 밖에 있는 오이까지 다 열매 맺지 못하였다. 그러니 사향이 오이 독을 잘 푼다는 것을 알 수 있다[의설].

▌곽향 藿香▐ 배초향, 광곽향

【탕액편】 성질은 약간 따뜻하며 맛은 맵고 독이 없다. 풍수와 독종을 낫게 하며 나쁜 기운을 없애고 곽란을 멎게 하며 비위병으로 오는 구토와 구역질을 낫게 하는 데 가장 필요한 약이다.(본초)

○수족태음경에 들어가며 토하는 것을 멎게 하고 풍한을 헤치는데 제일 좋은 약이다.(탕액)

○영곽은 퍼석퍼석하고 바짝 마르므로 옛사람들이 피우는 향 만드는 데 썼다.(본초)

○약으로는 물로 씻어 흙과 줄기를 버리고 잎을 쓴다.(입문)

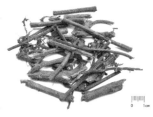

脾臟비장 비를 도와주고 따뜻하게 한다.

　　달여서 먹거나 가루 내어 먹어도 다 좋다[본초].

▌관골▐ 황새뼈

【탕액편】성질이 몹시 차고 맛이 달며 독이 없다. 다리뼈와 주둥이는 후비, 비시, 고독, 여러 가지 주독과 뱀한테 물린 데, 어린이가 섬벽으로 배가 몹시 불어 오른 데 쓴다. 달여서 그 물을 먹는 다. 또는 태워 가루내어 술에 타 먹는다.(본초)

○독이 좀 있어서 나무를 죽게 하고 머리털을 빠지게 한다.(본초)

○황새는 머리에 붉은 점이 없고 목에 검은 띠가 없으며 몸통은 두루미와 비슷한데 잘 울지 못한다.(본초)

사수   5가지의 시주독을 치료한다.
　　　다리뼈나 주둥이를 태워서 가루 내어 데운 술에 타 먹는다(본초).

▌관동화▐

【탕액편】맛은 맵고 달며 성질은 따뜻하다. 폐경으로 들어가 폐를 촉촉이 하고 기를 내리며 담을 없애고 기침을 멈춘다.

咳嗽해수 오랜 해수에는 관동화와 오미자를 사용하고 기천에는 소자와 상백피를 사용한다.

▌관중 貫衆▐ 쇠고비

【탕액편】성질은 약간 차고 맛은 쓰며 독이 있다. 모든 독을 풀리게 하며 3충을 죽이고 촌백충을 없애며 징가를 삭인다.

○곳곳에서 자라는데 뿌리의 모양, 빛깔, 털 할 것 없이 모두 늙은 수리개 머리와 비슷하기 때문에 초치두라고 부르며 일명 흑구척 이라고도 한다. 음력 3월에 뿌리를 캐 햇볕에 말린다.(본초)

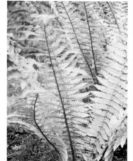

蟲部충부 3시충과 촌백충을 죽인다.
　　　　달이거나 가루를 내어 빈속에 먹으면 좋다(본초).

▌괴목이 槐木耳▐ 회화나무 버섯

【탕액편】5가지 치질과 풍증을 치료하는데 어혈을 헤치고 기력이 더 나게 한다.(본초)

蟲部충부 회충으로 가슴앓이가 생긴 것을 치료한다.
　　　　약성이 남게 태워 가루 내어 물에 타 먹는다. 그래도 통증이 멎지 않으면 더운물 1되를 마셔야 한다. 그러면 회충이 곧 내려간다[본초].

▌괴실 槐實 ▌ 회화나무열매

【탕액편】 성질은 차며 맛은 쓰고 시며 짜고 독이 없다. 5가지
치질, 불에 덴 데 주로 쓰며 높은 열을 내리고 난산을 낫게 한
다. 유산시키며 벌레를 죽이고 풍증도 낫게 한다. 남녀의 음창과
음부가 축축하며 가려운 증, 장풍 등을 낫게 하며 해산을 헐하게 한다.
○음력 10월 초순에 열매와 꼬투리를 따서 새 동이에 담고 우담즙을 넣고서 축축해지
도록 버무린 다음 아구리를 막고 틈 사이를 진흙이긴 것으로 발라 둔다. 그리하여 백
일 지나서 꺼내면 껍질이 물크러져 물이 되고 씨는 검은 자줏빛을 띤 콩처럼 된다. 이
것은 풍열을 잘 헤친다. 약에 넣을 때는 약간 볶는다. 오래 먹으면 뇌가 좋아지며 머리
털이 희어지지 않고 오래 살 수 있게 한다. 일명 괴각이라고도 하는데 이것은 꼬투리
를 말한다.(본초)
○홰나무는 허성의 정기로써 잎이 낮에는 맞붙고 밤에는 펴지기 때문에 일명 수궁이
라고도 한다.(입문)

眼部눈부 눈을 밝게 하고 눈이 잘 보이지 않는 것을 낫게 한다.

    음력 10월 상사일에 1백일 동안 두었다가 꺼낸다. 이것을 첫날에는 1알을 빈속에 먹고
    두 번째 날에는 2알을 먹으며 세 번째 날에는 3알을 먹고 열흘이 되는 날에는 10알을 먹
    는다. 그 다음 날부터는 다시 1알부터 먹기 시작하는데 오래 먹으면 낫는다[본초].

毛髮모발 오랫동안 먹으면 수염과 머리털이 희어지지 않는다.

    먹는 방법은 신형문에 자세하게 있다[본초].

身形신형 오랫동안 먹으면 눈이 밝아지고 수염과 머리털이 검어지며 오래 산다.

    홰나무는 허성의 정기인데 음력 10월 첫 사일에 열매를 따먹으면 온갖 병이 없어지고
    오래 산다[본초].

▌괴화 槐花 ▌ 화회나무 꽃

【탕액편】 5가지 치질과 가슴앓이를 낫게 하며 뱃속에 벌레를 죽이고 장풍으로 피똥을
누는 것, 적백이질을 낫게 하며 대장의 열을 내린다. 약간 닦아서 쓴다. 일명 괴아라고
도 한다.(본초)

血部혈부 피를 서늘하게 하여 각혈, 타혈과 하혈하는 것을 멎게 한다.

닦아서 가루를 내어 8g씩 뜨거운 술에 타 먹는다. 또한 피가 잇몸에서 나오거나 혀에서 나올 때에도 이 약 가루를 뿌린다[단심].

닦아서 달여 먹는 것도 역시 좋다.

癰疽옹저 여러 가지 창독을 치료한다.

홰나무꽃 160g을 고소한 냄새가 나게 닦아서 술 2사발에 넣고 두세 번 끓어오르게 달여 찌꺼기를 버리고 다 먹으면 곧 삭는다[입문].

▌교맥 蕎麥 ▌ 메밀

【탕액편】 성질이 평하면서 차고 맛이 달며 독이 없다. 장위를 든든하게 하고 기력을 돕는다. 그리고 여러 가지 병을 생기게 한다고는 하나 5장에 있는 더러운 것을 몰아내고 정신을 맑게 한다.(본초)

○오랫동안 먹으면 풍이 동하여 머리가 어지럽다. 돼지고기나 양고기와 같이 먹으면 풍라, 문둥병가 생긴다.(본초)

五臟六腑 5장에 있는 더러운 것을 녹여서 없앤다.

5장6부 국수를 해서 먹거나 죽을 쑤어 먹으면 좋다[본초].

▌교맥면 蕎麥麵 ▌ 메밀가루

【탕액편】 여러 가지 헌데가 생기게 한다. 그러므로 끓여서 먹는 것이 좋다.(직지)

○민간에서는 위장 속에 적이 있어서 1년 동안 시름시름 앓을 때 메밀가루를 먹으면 적이 삭는다고 한다.

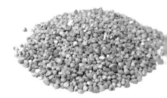

胞部포부 벌겋고 흰이슬이 흐르는 것을 치료한다.

적당한 양을 달걀 흰자위에 반죽하여 알약을 만들어 한번에 30~50알씩 빈속에 끓인 물로 먹으면 낫는다[회춘].

▌구 ▌ 부추

【탕액편】 성질이 따뜻하다고도 한다.. 맛이 매우면서 약간 시고 독이 없다. 이 약 기운은 심으로 들어가는데 5장을 편안하게 하고 위胃 속의 열기를 없애며 허약한 것을 보하고 허리와 무릎을 덥게 한다. 흉비증도 치료한다.(본초)

○부추는 가슴 속에 있는 굳은 피와 체한 것을 없애고 간기를 든든하게 한다.(단심)

○부추는 매운 냄새가 특별히 나기 때문에 수양하는 사람들은 꺼린다.

○즙을 내어 먹거나 김치를 담가 먹어도 다 좋다.(본초)

肝臟간장 간기를 든든하게 한다.

　　　　김치를 만들어 늘 먹으면 좋다[본초].

胃腑위부 위 속의 열을 없애준다.

　　　　늘 먹어야 좋다[본초].

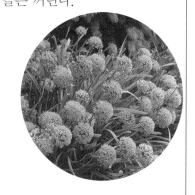

■ 구간 狗肝 ■ 개의 간

大便대변 설사를 하면서 배꼽 둘레가 아픈 것을 치료한다.

　　　　개의 간 1보를 잘게 썰어 쌀 1되와 함께 죽을 쑤어서 파, 후추(호초), 소금, 장을 쳐 먹는
　　　　다[본초].

■ 구갑 龜甲 ■ 남생이 배딱지

【탕액편】 성질과 맛을 남생이 등딱지와 같다.

○등딱지는 귀갑이라고 하고 배딱지는 귀판이라고 한다. 이것은 다음이 허하거나 식적으로 열이 나는 것을 치료한다.(입문)

○남생이 배딱지는 음을 보하고 뼈가 이어지게 하며 어혈을 몰아낸다.(의감)

○남생이는 음 가운데서 음이 많은 동물인데 북쪽의 기운을 받아서 생긴 것이기 때문에 음을 세게 보한다.(단심)

心臟심장 심을 보한다.

　　　　남생이는 영리한 동물이기 때문에 심을 보하는 데는 효과가 크다. 가루 내어 물에 조금
　　　　씩 타서 먹는 것이 좋다[단심].

■ 구기자 枸杞子 ■

【탕액편】 성질은 차고 평하다고도 한다. 맛은 쓰며 달다고도 한다.
독이 없다. 내상으로 몹시 피로하고 숨쉬기도 힘든 것을 보하며
힘줄과 뼈를 든든하게 하고 양기를 세게 하며 5로 7상을 낫게 한
다. 정기를 보하며 얼굴빛을 젊어지게 하고 흰머리를 검게 하며 눈

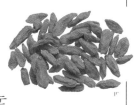

을 밝게 하고 정신을 안정시키며 오래 살 수 있게 한다.
○일명 지선 또는 선인장이라고도 한다. 곳곳에 있는데 봄과 여름에는 잎을 따고 가을
에는 줄기와 열매를 딴다. 오래 먹으면 다 몸을 가볍게 하고 기운을 나게 한다.

정부(精部) 정기를 보한다.
　　　알약을 만들어 먹기도 하고 혹은 술에 담갔다가 먹기도 하는데 다 좋다[본초].

▌구뇨 龜尿▌ 거북이오줌

耳部귀부　귀가 먹은 지 오래된 것을 치료한다.
　　　거북이오줌을 파잎속에 넣어서 귀 안에 떨어뜨리어 넣는다. 거북이의 오줌을 받는 방
법은 다음과 같다. 거울로 거북이를 비추어 주면 성이 나서 오줌을 싼다. 또한 뜸쑥으
로 거북이 꽁무니에 뜸을 떠주어도 오줌을 싼다[단심].

▌구담 狗膽▌ 개열

嘔吐구토　반위증으로 누런 거품을 토하는 것을 치료한다.
　　　주사 40g, 대황 80g을 가루 내어 구담에 2일 동안 담가두었다가 말려서 다시 가루 낸다.
이것을 밀가루 풀에 반죽하여 벽오동씨 만하게 알약을 만들어 한번에 30알씩 빈속에
소금 끓인 물로 먹는다[종행].

▌구두골회 狗頭骨灰▌ 개대가리뼈

鼻部코부　코가 몹시 막힌 것과 코 안에 군살이 생긴 것을 치료한다.
　　　태워 가루를 낸 다음 망사를 조금 섞어서 코 안에 밀어 넣으면 군살이 저절로 삭는다[단
심].
　　　○약성가에는 '개대가리뼈 태운 가루 4g에 정향 2g을 섞어서 보드랍게 가루를 내어 코
안에 불어넣으면 군살이 삭아 물이 된다.' 고 씌어 있다[유취].

▌구맥 瞿麥▌ 패랭이꽃

【탕액편】 성질은 차며 맛은 쓰고 매우다고도 한다. 독이 없다. 관격된 것을 낫게 하며

여러 가지 융폐와 오줌이 나가지 않는 데 쓰고 가시를 나오게 한다.
옹종을 삭이고 눈을 밝게 하며 예막 을 없애고 유산시킨다. 심
경을 통하게 하며 소장을 순조롭게 하는 데 매우 좋다.
○줄기와 잎은 쓰지 않고 다만 씨의 껍질을 쓴다.(입문)
○관격과 여러 가지로 오줌이 막혀 나가지 않는 병을 낫게
한다. 오줌이 나가지 않는 것을 잘 나가게 하며 방광의 사열
을 몰아내는 데 주약으로 쓰인다.(탕액)

婦人부인 유산하게 한다.

난산으로 하루가 지나도록 낳지 못하거나 태아가 뱃속에서 죽어서 산모가 죽을 듯한 데
는 패랭이꽃을 진하게 달여 먹는다(본초).

小腸소장 심경을 잘 통하게 하고 오줌을 잘 나오게 하는 데는 제일 좋은 약이다.

물에 달여서 먹는다(본초).

膀胱방광 방광에 있는 사기를 몰아내고 오줌을 잘 나가게 한다.

물에 달여서 먹는다(본초).

小便오줌 5가지 임병과 여러 가지 원인으로 오줌이 나오지 않는 것과 관격이 된 것을 치료한다.

물에 달여 먹는다.

○석림을 치료한다. 패랭이꽃씨(구맥자)를 쓰는데 가루 내어 한번에 4g씩 술에 타서 먹
으면 돌 같은 것이 곧 나온다(본초).

▌구육 狗肉▌ 개고기

腹部배부 비위가 차고 약하여 뱃속이 찌르는 듯이 아픈 것을 치료한다.

살찐 개의 고기 300g에 후추, 생강, 소금, 간장 등을 두고 끓여 먹으면 좋다(본초).

五臟六腑 5장을 편안하게 한다.
5장6부　푹 삶아 양념을 쳐서 빈속에 먹는다. 누렁개의 고기가 더 좋다(본초).

▌구음경 狗陰莖▌ 개의 음경

腎臟신장 신을 보하는데 음위중으로 음경이 일어나지 않는 것을 치료한다.

센 불에 구워서 가루 내어 먹거나 알약 만드는 데 넣어 쓴다.

▌구인▐ 지렁이

【탕액편】 성질이 차고 맛이 짜며 독이 없다. 독이 약간 있다고도 한다.

○사가(식적과 충적으로 배에 뱀 비슷한 징가(배 속에 덩어리가 생기는 병. 주로 여자에게 많이 생기는데 징가가 생겨서 때로 가슴으로 치밀어 올라 답답하고 음식을 먹지 못하는 증)와 고독을 치료하고 3충을 없애며 회충을 죽인다.

○일명 지룡이라고도 한다. 목에 흰 테를 두른 것은 늙은 것인데 이것을 약으로 쓴다. 음력 3월에 잡아서 흙을 뺀 다음 햇볕에 말려 약간 닦아서 가루내어 쓴다. 산것을 잡아 흙을 뺀 다음 소금을 치면 곧 물로 되는데 이것을 지렁이즙이라고 한다.

○길가던 사람이 밟아서 죽은 것을 천인답이라고 하는데 이것을 불에 구워서 약으로 쓴다.(본초)

○성질이 차서 열독을 잘 푸는데 신장풍과 하주병에 없어서는 안 될 약이다. 반드시 소금 끓인 물에 타서 먹어야 한다.(단심)

小兒소아   어린이의 단독이 번져 나가면서 붓는 것과 월식창을 치료한다.
        지룡분을 물로 개어 바르면 좋다(본초).

咽喉인후   후폐증을 치료한다.
        즙을 내서 먹으면 목구멍이 열린다(본초).

▌구인즙▐ 지렁이 즙

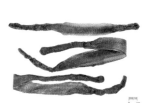

小便오줌   오줌이 나오지 않는 것을 낫게 한다.
        빈속에 반 사발씩 먹으면 곧 오줌이 나온다(본초).

耳部귀부   귀가 먹은 것을 치료한다.
        지렁이(구인)를 잡아서 파 잎에 넣어 두면 녹아 물이 된다.
        그것을 귀에 떨어뜨리어 넣는다(본초).

瘟疫온역   돌림열병을 주로 치료한다.
        지렁이(지룡, 산 것)에 소금을 뿌려두면 물이 되는데 그 물을 마신다(본초).

▌구자▐ 부추씨

【탕액편】 성질이 따뜻하다. 몽설과 오줌에 정액이 섞여 나오는 것을 치료하는데 허리와 무릎을 덥게 하고 양기를 세게 한다. 유정과 몽설을 치료하는 데 아주 좋다. 약으로 쓸 때에는 약간 닦아서 쓴다.(본초)

精部정부 몽설을 치료하고 정액이 절로 나오는 것을 멈춘다.

　　　　부추 씨를 사마귀알집(상표초), 용골과 함께 쓰면 주로 누정을 치료한다. 부추 씨를 약
간 닦아서 가루 내어 그대로 먹거나 알약을 만들어 먹는대[본초].

■구즙■ 부추즙

血部혈부 피를 토하는 것, 코피가 나오는 것, 각혈, 타혈하는 것을 멈추고 가슴속에 뭉친 어혈을
　　　　잘 푼다.

　　　　이 약즙을 찬 것으로 3~4잔을 먹으면 반드시 가슴 속이 번조해지면서 편안치 않다가 그
다음 저절로 낫는대[단심].

胸部가슴 가슴이 더부룩하고 명치가 몹시 아프며 혹 아픈 것이 잔등에까지 뻗쳐서 죽을 것 같은
　　　　것을 치료한다.

　　　　위의 약을 짓찧어 즙을 내어 떠 넣으면 곧 가슴 속에 있는 굳은 피를 토하고 낫는다.

　　　　○식울이 오래되어 위 속에 어혈이 생겨서 아픈 것을 치료한다. 먼저 복숭아씨(도인) 10
여 알을 씹은 다음 부추즙 1잔으로 넘긴대[정전].

　　　　○부추즙은 가슴 속의 굳은 피와 뭉친 기를 없앤대[강목].

■구채■ 부추

大便대변 여러 가지 이질을 치료한다.

　　　　적리이면 부추즙에 술을 타서 따뜻하게 하여 1잔 먹고 수곡리면 국이나 죽을 만들어 먹
는다. 혹은 데쳐서 임의대로 먹기도 하며 백리에는 삶아서 먹는대[본초].

■구해■ 부추와 염교

肉部살부 모두 살찌고 건강하게 한다.

　　　　2가지를 다 나물을 무쳐 늘 먹는 것이 좋대[본초].

■궁궁이■ 천궁

【탕액편】 성질은 따뜻하고 맛이 매우며 독이 없다. 모든 풍병, 기병, 노손, 혈병 등을 치

료한다. 오래된 어혈을 헤치며 피를 생겨나게 하고 피를 토하는 것, 코피, 피오줌, 피똥 등을 멎게 한다. 풍한사가 뇌에 들어가 머리가 아프고 눈물이 나는 것을 낫게 하며 명치 밑과 옆구리가 냉으로 아픈 것을 치료한다.

○어느 곳에나 다 심는다. 음력 3월, 9월에 뿌리를 캐어 볕에 말린다. 오직 죽은 것은 덩이져 무거우면서 속이 딴딴하고 참새골처럼 생겼다. 이것을 작뇌궁이라 하는데 제일 약효가 좋다.(본초)

○관궁은 소양경 두통이 심한 것을 낫게 한다. 또한 약 기운이 위로는 머리와 눈에 가고 아래로는 자궁에까지 간다. 두면풍을 치료하는 데 없어서는 안 된다. 그러므로 정수리와 속골이 아픈 데는 반드시 궁궁이를 써야 한다.(탕액)

胞部포부 붕루를 치료한다.

달여서 먹거나 가루를 내어 먹어도 다 좋다[본초].

○혈붕을 치료한다. 궁궁이(천궁) 40g을 썰어서 술 5잔에 넣고 1잔이 되게 달여 찌꺼기를 버린 다음 생지황즙 1잔을 넣고 다시 두세 번 끓어오르게 달여 세 번에 나누어 먹는다[양방].

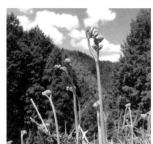

鼻部코부 콧물이 많이 나오는 것을 치료한다.

달여서 먹거나 가루를 내어 먹어도 좋다[본초].

血部혈부 피를 잘 돌게 하는데 피를 토하는 것, 코피가 나오는 것, 피똥이나 피오줌을 누는 것 등 여러 가지 피나오는 증상을 다 치료한다.

달여 먹거나 가루를 내어 먹어도 좋다[본초].

▌궐▐ 고사리

【탕액편】 성질이 차고 활하며 맛이 달다. 갑자기 나는 열을 내리고 오줌을 잘 나가게 한다.

○어느 지방에나 다 있는데 산언덕과 들판에 난다. 많이 꺾어다가 삶아서 먹으면 맛이 아주 좋다. 그러나 오랫동안 먹어서는 안 된다. 양기가 줄어들게 되고 다리가 약해져서 걷지 못하게 되며 눈이 어두워지고 배가 불러 오른다. (본초)

火部화부 갑자기 나는 열을 없앤다.

고사리로 나물을 만들어 먹는다[본초].

夢部꿈부 잠을 자지 못하는 것을 치료한다.

먹으면 잠이 온다[본초].

▌규 葵▐ 아욱

脾臟비장 비기를 든든하게 한다.

　　　　국을 끓여서 먹거나 절였다 먹어도 좋다[본초].

五臟六腑 5장의 막힌 기운을 통하게 한다.

5장6부　1달에 한 번씩 아욱을 먹으면 장부가 잘 통한다. 이것이 나물 중에서는 좋은 것이다.

瘟疫온역 돌림병을 앓은 뒤에 쓴다.

　　　　아욱을 먹으면 곧 눈이 멀게 된다[본초].

▌규육 蚌肉▐ 진주조개살

火部화부 답답한 증을 없애며 열독을 푼다.

　　　　먹는 법은 위와 같다[본초].

▌귤피 橘皮▐ 귤껍질

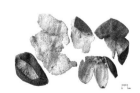

【탕액편】 성질이 따뜻하며 맛은 쓰고 매우며 독이 없다. 가슴에 기가 뭉친 것을 치료한다. 음식맛이 나게 하고 소화를 잘 시킨다. 이질을 멈추며 담연을 삭히고 기운이 위로 치미는 것과 기침하는 것을 낮게 하고 구역을 멎게 하며 대소변을 잘 통하게 한다.

○비위를 보하려면 흰 속을 긁어 버리지 말아야 한다. 만일 가슴에 막힌 기를 치료하려면 흰 속을 긁어 버리고 써야 한다. 그 빛이 벌겋기 때문에 홍피라고 한다. 오래된 것이 좋은데 이것을 진피라고 한다.

○흰 속이 그대로 있는 것은 위胃를 보하고 속을 편안하게 한다. 흰 속을 버린 것은 담을 삭히고 체기를 푼다.

○흰삽주 백출와 함께 쓰면 비위를 보하고 흰삽주와 함께 쓰지 않으면 비위를 사한다. 감초와 함께 쓰면 폐를 보하고 감초와 함께 쓰지 않으면 폐를 사한다.(단심)

聲音성음 갑자기 목이 쉬어 목소리가 나오지 않는 것을 치료한다.

　　　　진하게 달여 즙을 짜서 자주 먹는다[본초].

脾臟비장 비가 음식을 잘 소화시키지 못하는 것을 치료한다.

　　　　달여서 먹거나 가루 내어 먹어도 다 좋다[본초].

肺臟폐장 폐기를 잘 돌게 하는데 기가 치밀어 오르는 것을 치료한다.

달여서 먹거나 가루 내어 먹는다[본초].

위기를 잘 통하게 한다.

차처럼 달여서 마시거나 가루를 내어 조금씩 생강을 달인 물에 타 먹는다[본초].

嘔吐구토 반위증으로 토하는 것을 치료한다.

귤껍질(귤피)과 해가 늘 비치는 서쪽 벽의 흙을 가루 낸 것과 함께 고소한 냄새가 나도록 닦는다. 다음 귤껍질(귤피)만 가루내서 한번에 8g씩 연하게 달인 생강 물에 달여 먹는다[직지].

咳嗽기침 기침이 나고 기가 치밀어 오르는 것을 치료한다.

귤홍 160g과 감초(닦은 것) 40g을 가루 내어 한번에 8g씩 끓는 물에 타서 하루 세 번 먹는다.

○또한 딸꾹질에는 귤껍질 40g을 진하게 달여서 뜨겁게 하여 단번에 마신다[본초].

▌귤핵 橘核 ▌ 귤씨

【탕액편】요통과 방광기(산증의 한 가지인데 아랫배가 아프고 오줌을 누지 못하는 병)와 신기가 찬 것을 치료한다. 귤씨를 닦아 가루내어 술에 타먹는다.(본초)

腰部허리 요통을 치료한다.

약간 닦아서 꺼풀을 버리고 가루를 내어 한번에 8g씩 술로 빈속에 먹는다[본초].

▌근화 槿花 ▌ 무궁화꽃

【탕액편】성질은 서늘하며 독이 없다. 적백이질과 장풍으로 피를 쏟는 것을 낫게 하는데 닦아 쓰는 것이 좋다.
○달여서 차 대신 마시면 풍증을 낫게 한다.

大便대변 적백이질을 주로 치료한다.

가루 내어 미음에 타서 먹기도 하고 밀가루에 섞어서 전병을 만들어 먹기도 한다[본초].

▌금박, 은박 金箔, 銀箔 ▌

心臟심장 2가지가 다 마음을 진정시킨다.

약에 넣어서 먹는다[본초].

▌금선와 金線蛙 ▌ 노란 줄이 있는 개구리

蟲部충부 노채충과 회충을 죽인다.

굽거나 달여서 늘 먹는다[본초].

虛勞허로 등에 누런 줄이 있는 것인데 열로로 몸이 여윈 것을 치료하며 열독을 푼다.

개구리로 국을 끓여 먹거나 구워 먹어도 다 좋다[본초].

▌금앵자 金櫻子 ▌

【탕액편】성질은 평하고 따뜻하며 맛은 시고 떫으며 독이 없다. 비설로 오는 설사, 오줌이 너무 많이 나가는 것을 낫게 하고 정액이 잘 나오지 못하게 하며 유정과 몽설을 멎게 한다.
○열매에는 가시가 있고 노라발간 빛이며 생김새는 작은 석류 비슷하다. 음력 9월, 10월에 절반쯤 누렇게 익었을 때 딴다. 벌겋게 익으면 본래의 약효가 떨어진다.(본초)

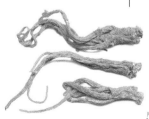

精部정부 정액을 나가지 않게 하고 유정을 멎게 한다.

금앵자를 가시연밥(검인)과 섞어서 수륙단(처방은 정전에 있다)을 만들어 먹으면 진기를 보하고 정을 굳건히 간직하게 하는 데 매우 좋다[본초].

▌길경 桔梗 ▌ 도라지

【탕액편】성질이 약간 따뜻하며 하다고도 한다. 맛이 매우면서 쓰고 독이 약간 있다. 폐기로 숨이 찬 것을 치료하고 모든 기를 내리며 목구멍이 아픈 것과 가슴, 옆구리가 아픈 것을 낫게 하고 고독을 없앤다.
○어느 지방에나 다 있는데 산에 있다. 음력 2월과 8월에 뿌리를 캐어 햇볕에 말린다.(본초)
○요즘은 채소로 4철 늘 먹는다.(속방)

肺臟폐장 폐기를 고르게 하는데 폐열로 숨이 몹시 찬 것을 치료한다.

가루 내어 먹거나 달여서 먹어도 다 좋다[본초].

咽喉인후 목구멍이 아픈 것과 후비증을 치료한다.

도라지와 감초를 같은 양으로 해서 물에 달여 조금씩 먹는다.

○후비증이 심해져서 뺨까지 붓고 메스꺼운 증상이 자주 생기는 것

을 마후비라고 한다. 이런 데는 도라지(길경) 80g을 썰
어서 물 3되에 넣고 1되가 되도록 달여 세 번에 나누어
먹는다(본초).

腹部배부 뱃속이 그득하고 아픈 것을 치료한다.
　　　　썬 도라지를 진하게 달여 먹는다(본초).

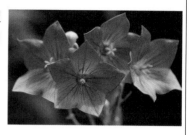

▌나마초 蘿摩草 ▌ 새박넝굴

皮部피부 백전풍에 쓴다.
　　　　줄기 속의 흰 즙을 세 번만 바르면 낫는다(본초).

▌나미 ▌ 찹쌀

【탕액편】 성질이 차고 약간 차다고도 하고 서늘하다고도 한다. 맛이 달면서 쓰고 독이
없다. 중초를 보하고 기를 생기게 하여 곽란을 멎게 한다. 그러나 열을 많이 생기게 하
여 대변을 굳어지게 한다.(본초)

○여러 경락을 막히게 하여 팔다리를 잘 쓰지 못하게 하며 풍을 일으키고 기를 동하게
하며 정신이 얼떨떨하게 하여 자게 하므로 많이 먹어서는 안 된다. 오랫동안 먹으면
몸이 약해진다. 고양이나 개가 먹으면 다리가 굽어 들어 잘 다니지 못하게 된다. 그리
고 사람은 힘줄이 늘어지게 된다.(본초)

○찹쌀은 성질이 차지만 술을 만들면 성질이 열해진다. 그리고 술지게미는 성질이 따
뜻하고 평하다. 이것은 마치 약전국과 장의 성질이 같지 않은 것과 같다.(본초)

곽란　　곽란으로 번갈이 나는 것을 치료한다.
　　　　물에 갈아 즙을 내어 마음대로 먹는다(본초).

消渴소갈 소갈을 주로 치료한다.
　　　　씻은 물을 받아 마신다. 또는 물에 갈아서 흰 즙을 받아 나을 때까지 먹어도 된다(본초).
　　　　○찰볏짚 잿물을 받아 마시면 아주 좋다. 어떤 사람이 소갈로 거의 죽게 되었을 때 한

사람이 알려주기를 찰 볏짚에서 이삭과 뿌리는 버리고 볏짚의 가운데 것만 깨끗한 그릇에 담고 태워 재를 내어 한번에 1홉씩 끓인 물 1사발에 담가 가라앉힌 다음 찌꺼기를 버리고 윗물만 단번에 먹으라고 하였다. 그리하여 그대로 하였는데 곧 신기하게 효과가 났다[담료].

脾臟비장 맛이 달며 비에 속한 곡식이므로 비병에 쓰는 것이 좋다.

죽을 쑤어 먹는다[본초].

大便대변 설사를 멈춘다.

절반은 생것으로, 절반은 닦아서 죽을 쑤어 먹으면 효과가 아주 좋다[의감].

▌나복 蘿蔔 ▌ 무

【탕액편】 성질이 따뜻하고 차다고도 하고 평하다고도 한다. 맛이 매우면서 달고 독이 없다. 음식을 소화시키고 담벽을 헤치며 소갈을 멎게 하고 뼈마디를 잘 놀릴 수 있게 한다. 5장에 있는 나쁜 기운을 씻어 내고 폐위로 피를 토하는 것과 허로로 여윈 것, 기침하는 것을 치료한다.

○아무 곳에나 심는데 늘 먹는 채소이다. 무가 기를 내리는 데서는 제일 빠르다. 오랫동안 먹으면 영, 위가 잘 돌지 못하게 되고 수염과 머리털이 빨리 희어진다.

○민간에서는 나복 또는 노복이라고 한다. 메밀국수의 독을 푼다. 일명 내복이라고도 한다. (본초)

頭部머리 편두통을 치료하는데 즙을 내어 콧구멍에 넣는다.

숯냄새를 맡아서 머리가 아픈 데는 생무 즙을 내어 먹는데 무가 없으면 무씨를 갈아서 즙을 내어 먹어도 좋다[득효].

內傷내상 음식을 소화시키며 국수 독을 푼다.

또한 보리나 밀 독들도 푼다. 날무를 썰어 먹으면 좋다.

氣部기부 기를 잘 내린다.

풀이나 나무 가운데서 오직 무만이 기를 내리는 데 가장 빠르다. 그것은 맵기 때문이다. 생강은 비록 맵지만 기를 헤칠 뿐이다. 그러나 무는 맵고 또 달기 때문에 기를 천천히 헤치는 동시에 빨리 내리는 성질이 있다. 무씨(나복자)는 기를 더 잘 내린다. 무씨를 닦아서 달여 먹거나 가루를 내어 먹어도 다 좋다[본초].

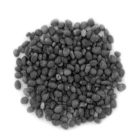

▌나복근 蘿蔔根▌ 무

^{枕傷장상} 매맞은 자리가 헐어 곪았으나 터지지는 않고 속으로만 상한 것을 치료한다.
짓찧어 상처에 붙이면 좋다[종행].

▌나복자 蘿蔔子▌ 무씨

[탕액편] 배가 팽팽하게 불러 오르는 것과 적취를 치료하는데 5장을 고르게 하고 대소변을 잘 나가게 한다. 또한 가루내어 미음에 타서 먹으면 풍담을 토하게 되는데 효과가 아주 좋다.

○배추씨는 거멓고 순무씨는 자줏빛이 나면서 붉은데 크기는 비슷하다. 그러나 무씨는 누러면서 벌건 빛이 나고 배추씨보다 몇 배나 크며 둥글지 않다.(본초)

^{吐部토부} 식적담을 잘 토하게 한다.
무씨 5홉을 닦아 짓찧어 신좁쌀죽웃물에 탄 다음 걸러서 즙을 받는다. 여기에 기름과 꿀을 조금씩 넣고 저어서 따뜻하게 하여 먹는다[단심].

^{脹滿창만} 창만을 치료한다.
닦아 갈아서 물에 달여 찻물처럼 늘 먹으면 좋다.
○무씨나 봄에 장다리무를 달여 먹어도 또한 좋다[속방].

▌나복즙 蘿蔔汁▌ 무즙

^{咽喉인후} 후비증으로 음식을 넘기지 못하는 것을 치료한다.
즙을 내어 천천히 마시면 곧 낫는다[강목].

^{血部혈부} 코피가 나오는 것, 피를 토하는 것, 기침할 때 피가 나오는 것, 타혈, 가래에 피가 섞여 나오는 것을 치료한다.
즙을 내서 소금을 조금 넣어 먹거나 좋은 술에 타서 마시면 곧 멎는다. 대체로 기가 내려가면 피가 멎는다[종행].

▌난발 亂髮▌

[탕액편] 성질이 약간 따뜻하고 맛이 쓰다. 피를 흘리는 것을 주로 치료하는데 코피를 멎게 하고 골저와 여러 가지 헌데를 낫게 한다.(본초)

○어혈을 삭히고 관격된 것을 통하게 하며 오줌이 잘 나가게 하고 5림과 대소변이 나가지 않는 것을 낫게 한다. 또한 전포증도 치료한다.(본초)

○갓잘라 낸 머리털이나 떨어진 지 오랜 것도 다 모아서 쓴다. 그리고 자기의 머리털이나 병없는 다른 사람의 것이나 갓난 남자아이의 머리털을 물론하고 어느 것이나 다 주염열매를 달인 물에 깨끗하게 씻어서 철판 위에 놓고 약성이 남게 태워 가루내어 쓴다.(입문)

○일명 혈여회 또는 인중혈회라고도 한다. 약성이 남게 태워야지 지나치게 재가 되게 태워서는 안 된다.(본초)

大便대변 대소변이 나오지 않는 것을 주로 치료한다.

불에 태워 재를 내어 한번에 4g씩 따뜻한 물에 타서 먹는데 하루에 세 번 쓴다.

○적백이질에는 위의 방법과 같이 먹거나 알약을 만들어 먹기도 한다[본초].

口舌입혀 입에서 냄새가 나서 가까이 할 수 없는 것을 치료한다.

난발회 4g을 깨끗한 물에 타서 빈속에 먹는다[의설].

○혀가 부은 데는 난발회를 물에 타 먹는다[강목].

血部혈부 9규에서 피가 나오는 것도 다 치료한다.

일체 피가 나오는 것, 피를 토하는 것, 코피가 나오는 것, 피똥이나 피오줌을 누는 것을 멎게 하는데 9규에서 피가 나오는 것도 다 치료한다. 가루를 내어 한번에 8g씩 식초 끓인 물이나 새로 길어온 물에 타먹는다. 알약을 지어 먹어도 좋다[본초].

小便오줌 5가지 임병을 치료한다. 또한 전포증으로 오줌이 나오지 않는 것도 낫게 한다.

난발 태운 재를 가루 내어 한번에 8g씩 식초 끓인 물에 타서 먹는다[강목].

○혈림에는 난발 태운 재 8g을 띠뿌리(모근)와 길짱구(차전초)를 달인 물에 타서 먹는다[단심].

○난발 태운 재는 음을 보하는 데 효과가 아주 빠르다[단심].

▌남엽즙 藍葉汁 ▌쪽잎즙

【탕액편】 여러 가지 약독을 없애고 낭독의 독, 사망독, 독약의 독, 화살독, 광물성 약재들의 독을 풀어 주며 돌림병으로 발광하는 것, 유풍, 열독과 종독, 코피를 흘리는 것, 피를 토하는 것, 쇠붙이에 상하여 피를 흘려 정신이 아찔해지는 것 등을 치료한다. 번갈을 멎게 하고 벌레와 뱀에 물린 독, 산후의 혈훈과 어린이에게 나는 높은 열과 열감을 낮게 한다.

○쪽생것의 줄기와 잎으로 푸른 물을 들일 수 있다.(본초)

○궂은 피를 헤쳐서 해당한 경락으로 가게 한다.(단심)

瘟疫온역 돌림병으로 열이 나고 미친 데 주로 쓴다.

잎을 짓찧어 즙을 내어 1잔씩 마신다[본초].

諸傷외상 쇠붙이에 상하여 피가 나면서 답답한 때 마신다[본초].

小兒소아 감충을 죽인다.

어린이가 감질로 열이 몹시 나는 것을 치료한다. 쪽잎즙을 먹인다. 단독이 속으로 들어
간 것도 치료한다[본초].

皮部피부 풍진과 단독을 치료한다.

마시거나 바르거나 다 좋다[본초].

▌남청즙 藍靑汁 ▌ 청대즙

蟲部충부 모든 기생충을 죽여서 물이 되게 하는데 1되를 마시면 좋다.

노채충도 죽여서 물이 되게 한다. 생청대즙 큰 잔으로 1잔에 석웅황(웅황), 백반(구운
것), 안식향, 강진향가루 각각 2g과 사향 0.4g을 갈아서 넣고 고루 섞어서 월초 새벽(4~5
시)에 빈속으로 먹어야 한다[직지].

▌남 蠟 ▌ 황랍

大便대변 이질로 피곱이 나오는 것을 주로 치료한다.

황랍 적당한 양을 은빗치개에 꿰어 참기름 등불에 녹여서 물 사발 안에 떨어뜨리기를
일곱 번 하여 무씨(나복자)만하게 알약을 만든다. 한번에 30알씩 쓰는 백리에는 감초를
달인 물로 먹고 적리에는 오매를 달인 물로 먹는다[강목].

▌남설수 臘雪水 ▌ 섣달 납향에 온 눈 녹은 물

【탕액편】 성질은 차며 맛은 달고 독이 없다. 돌림열병, 온역, 술을 마신 뒤에 갑자기
열이 나는 것, 황달을 치료하는 데 여러 가지 독을 푼다. 또한 이 물로 눈을 씻으면 열
기로 눈에 피가 진 것이 없어진다.(본초)

○납설수는 대단히 차다. 눈이란 내리던 비가 찬 기운을 받아 뭉쳐서 된 것이다. 눈은
꽃같이 생기고 6모가 났으며 이것은 하늘과 땅 사이의 정기를 받았다.(입문)

○이 물에 모든 과실을 담가서 보관하면 좋다.

○봄의 눈 녹은 물에는 벌레가 있기 때문에 쓰지 말아야 한다.(본초)

內傷내상 술독으로 몹시 열이 나는 것을 치료한다.

　　　　　납설수(납일에 온 눈녹인 물) 이 물을 마신다[본초].

瘟疫온역 돌림온역으로 열이 몹시 나는 것을 치료한다.

　　　　　그 물을 마신다[본초].

小兒소아 어린이가 열로 난 간질로 미친 것처럼 우는 것을 치료한다.

　　　　　납일에 온 눈 녹인 물을 약간 데워서 먹인다.

　　　　　○적유단독에 이 물을 발라 준다[본초].

瘟疫온역 태우면 나쁜 기운이 없어진다.

　　　　　정월 초하룻날 아침에 거처하고 있는 곳에 묻으면 온역기운이 없어진다[본초].

■ 낭아 狼牙 ■ 짚신나물

【탕액편】 성질은 차고 맛은 쓰며 시고 독이 있다. 옴으로 가려운 것과 악창, 치질을 낫게 하고 촌백충 및 뱃속의 모든 충을 죽인다.

○싹은 뱀딸기와 비슷한데 두텁고 크며 진한 풀빛이고 뿌리는 검고 짐승의 어금니와 같기 때문에 낭아라 했다. 일명 아자라고도 한다. 음력 2월, 8월에 뿌리를 캐 햇볕에 말린다. 누기가 차고 썩어서 곰팡이가 생긴 것은 사람을 죽인다.(본초)

蟲部충부 뱃속에 있는 여러 가지 기생충을 다 죽인다.

　　　　　촌백충을 죽이려면 가루 내어 꿀에 반죽한 다음 삼씨만 하게
　　　　　알약을 만들어 한번에 4~8g씩 빈속에 미음에 풀어먹는다.

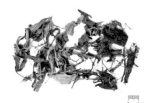

■ 노감석 爐甘石 ■

【탕액편】 눈병을 낫게 하는 데 주약으로 쓰인다.

○가볍고 희며 양의 골 같은데 돌이 섞이지 않는 것이 좋다. 사기약탕관에 넣고서 뚜껑을 덮고 숯불에 달구어 빨갛게 된 뒤에 동변에 담그기를 아홉 번 반복한 다음 보드랍게 가루내서 수비하여 쓴다.(입문)

眼部눈부 풍안으로 눈물이 멎지 않고 나오는 것을 치료한다.

　　　　　노감석과 오징어뼈(오적골) 각각 같은 양에 용뇌를 조금 넣어 보드랍게 가루를 내어 눈
　　　　　에 넣으면 나오던 눈물이 멎는다[입문].

■ 노근 蘆根 ■ 갈대 뿌리

【탕액편】 성질은 차고 맛은 달며 독이 없다. 소갈과 외감열을 낮게 하고 음식맛이 나게 하며 목이 메는 것, 딸꾹질하는 것을 멎게 한다. 임신부의 심열과 이질, 갈증을 낮게 한다.

○물 속에서 자라는데 잎은 참대와 비슷하고 꽃은 희다. 큰 갈대는 잔 갈대보다 좀 큰데 큰 갈대나 잔 갈대나 같이 쓴다.

○약에 쓸 때에는 역수로가 좋은데 이것은 뿌리가 물이 흐르는 방향과 반대로 난 것이다. 또한 물 밑에 들어 있는 달고 매운 것을 쓰고 뿌리가 드러나 물에 뜬 것은 쓰지 못한다.(본초)

嘔吐구토 헛구역과 딸꾹질, 5열로 안타깝게 답답해하는 것을 치료한다.
갈뿌리(노근) 200g을 물에 달여 2홉 반을 단번에 먹는데 7홉 반을 먹지 않아 곧 낫는대본초].

■ 노봉방 露蜂房 ■ 말벌집

【탕액편】 성질이 평하고 맛이 쓰며 독이 없다. 약간 독이 있다고도 한다. 경간, 계종 , 옹종이 낫지 않는 것과 유옹, 이빨이 쏘는 것을 치료한다.

○나무 위에 붙어 있는 크고 누런 벌집을 말한다. 마을에 있는 것은 약 효과가 약하기 때문에 쓰지 못한다. 산 속에서 바람과 이슬을 맞은 것이 좋다. 음력 7월이나 11월, 12월에 뜯어다가 볶아서 말린 다음 가루내어 쓴다.

○땅벌집은 옹종이 삭아지지 않을 때 식초에 개어 바른다.(본초)

○자금사란 바로 말벌집의 꼭지이다. 대소변이 막혔을 때 볶아 가루내어 쓴다.

小兒소아 어린이의 적백이질을 치료한다.
노봉방을 불에 태워 가루 낸 다음 미음에 타 먹인다.
○대소변이 나오지 않는 데는 노봉방을 태워 가루를 낸 것 4g씩 하루 두 번씩 술에 타 먹인대본초].

大便대변 적백이질과 대소변이 나오지 않는 것을 치료한다.
말벌집의 꼭지를 가루 내어 한번에 4g씩 데운 술에 타서 먹으면 효과가 있다. 일명 자금사라고도 한대유취].

皮部피부 풍으로 계속 가려운 것을 치료한다.
말벌집(구운 것)과 매미허물(선태)을 같은 양으로 가루를 내어 한번에 4g씩 술에 타서 하루 두세 번 먹는대본초].

牙齒이빨 이빨이 아픈 것을 치료한다.

　　　　말벌집(노봉방)을 달인 물로 양치하면 낫는다[본초].

　　　　○벌레가 먹은 이빨이 아프고 구멍이 뚫린 데는 말벌집(노봉방)과 족두리풀(세신)을 달인 물로 양치한다[본초].

▮ 노자시 ▮　가마우지 똥

【탕액편】 성질이 차고 독이 있다. 약간 독이 있다고도 한다. 주근깨, 검, 사마귀, 주사비와 얼굴에 생긴 흠집과 불에 데서 생긴 흠집을 없앤다. 또한 정창을 낫게 한다.(본초)

○일명 촉수화라고도 한다. 흔히 물가의 돌 위에 시를 누는데 자줏빛이 나고 꽃같이 생겼다. 이것을 긁어서 돼지기름에 개어 바른다.(본초)

○어린이의 감질과 거위가 있는 데 노자시를 가루내어 돼지간에 묻혀서 먹으면 특별한 효과가 있다.(본초)

脹滿창만 창만을 치료한다.

　　　　누렇게 되도록 닦아서 가루 내어 한번에 4g씩 따뜻한 물에 타 먹으면 곧 낫는다.

　　　　○뇌공이 몸이 차고 배가 몹시 불러 오른 것은 노자로만 치료할 수 있다고 한 것이 이것을 두고 한 말이다[본초].

小兒소아 어린이의 회감을 치료한다.

　　　　노자시를 보드랍게 가루를 내어 구운 돼지고기에 묻혀 먹이면 신기한 효과가 있다.

面部얼굴 얼굴에 생긴 기미와 검은 사마귀, 흠집, 여드름, 주근깨를 없앤다.

　　　　노자시백을 저지에 개서 바른다[본초].

▮ 노화 蘆花 ▮　갈꽃

【탕액편】 이름을 봉농이라고 한다. 곽란을 잘 낫게 한다. 달여서 물을 먹는다.(본초)

곽란　　곽란으로 숨쉬기가 힘든 것을 치료한다.

　　　　일명 봉농이라고도 한다. 1줌을 달여서 그 물을 단번에 먹으면 곧 낫는다[본초].

▮ 녹각 鹿角 ▮　사슴뿔

【탕액편】 성질이 따뜻하고 맛이 짜며 독이 없다. 옹저, 창종을 치료하며 궂은 피, 중악과 주병으로 가슴과 배가 아픈 것과 뼈가 부러져서 생긴 상처, 허리나 등뼈가 아픈 것

을 치료한다.(본초)

○사슴은 천년 동안 사는데 5백년 동안 털이 희어진다고 한다. 나이 먹은 사슴의 뿔이 굳고 좋다. 그러므로 약으로 쓰면 좋다.(본초)

○동지에 양기가 처음 생길 때 누렁이의 뿔이 떨어지고 하지에 음기가 처음 생길 때 사슴의 뿔이 떨어진다. 음기와 양기가 바뀜에 따라 각각 이렇게 떨어지는데 최근 사람들은 아무 것이나 약에 쓰니 아주 경솔한 행동이다. 누렁이뿔과 사슴의 뿔이 돋기 시작한 때부터 완전히 굳어질 때까지의 기간은 2달도 걸리지 않는다. 그 동안에 큰 것은 12kg이나 되며 굳기가 돌같다. 하룻밤낮 동안에 몇십 그램씩 자란다. 뼈 가운데서 이것보다 빨리 자라는 것은 없다. 풀이나 나무가 잘 자란다고 하여도 이것을 따르지 못한다. 그러니 어찌 다른 뼈나 피에 비할 수 있겠는가.(본초)

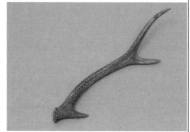

○약으로는 저절로 떨어진 것을 쓰지 않는다.(본초)

○식초에 달여서 썰어 쓰거나 누렇게 되도록 구워 쓰거나 태워 가루내어 쓴다.(입문)

사수   남자나 여자가 꿈에 헛것과 방사하는 것을 치료한다.
       녹각가루 4g을 술에 타 먹으면 헛것의 정기가 곧 나온다(본초).

婦人부인   죽은 태아가 나오지 않을 때 치료한다.
       녹각(보드랍게 가루 낸 것) 40g, 파밑(총백) 5개, 약전국 반 홉을 함께 물 1잔에 넣고 달여 먹으면 죽은 태아가 나온다(본초).

面部얼굴   오래 먹으면 얼굴빛이 고와진다.
       구워서 가루를 내어 한번에 8g씩 하루 두 번 술로 먹는다.
       ○신좁쌀죽웃물에 진하게 갈아 얼굴에 바르면 주름살이 생기지 않는다. 겸하여 헌데, 여드름도 없어지게 하며 얼굴이 윤택해지고 고와지게 한다.
       ○기운이 왕성한 청년시기 얼굴에 여드름이 돋았을 때에는 사슴의 기름을 바르면 곧 없어진다(본초).

乳部젖부   투유를 치료한다.
       녹각을 돌에다 갈아서 흰죽을 내어 바른다. 마르면 또 바르는데 빨아서 노란 물이 나오면 곧 삭는다(본초).

腰部허리   허리와 등뼈가 아픈 것을 치료한다.
       녹각을 누렇게 구워서 가루를 내어 한번에 4g씩 하루 두 번 데운 술 1잔에 타 먹는다(본초).

▌녹각교 鹿角膠 ▌

虛勞허로 허로를 치료하고 골수를 보충해 주며 사람을 살찌게 하고 튼튼하게 한다.

　　　녹각교를 구워 가루를 낸 다음 한번에 8~12g씩 하루 2번 술로 먹는다[본초].

胞部포부 붕루와 벌겋고 흰이슬이 흐르는 것을 치료한다.

　　　닦아서 가루를 내어 한번에 8g씩 술에 타 먹거나 알약을 만들어 먹거나 달여 먹어도 다
　　　좋다[본초].

腎臟신장 신기가 쇠약하여 허손된 것을 치료한다.

　　　구슬같이 되게 볶아서 가루 내어 먹는다[본초].

婦人부인 태아를 편안하게 하고 복통을 멎게 한다.

　　　녹각교를 구슬처럼 되게 닦아서 가루 내어 한번에 8g씩 타 먹는다[본초].

▌녹두 菉豆 ▌

【탕액편】 성질이 차고 평하다고도 하고 싸늘하다고도 하다. 맛이 달며 독이 없다. 일체
단독, 번열, 풍진과 광물성 약 기운이 동한 것을 치료하는데 열을 내리고 부은 것을 삭
히며 기를 내리고 소갈증을 멎게 한다.(본초)

○이것으로 베개를 만들어 베면 눈이 밝아지고 두풍, 두통이 낫는다.(본초)

○알은 빛이 퍼렇고 둥글면서 잔 것이 좋다. 약으로 쓸 때에는 껍질을 버리지 않고 써
야 한다. 껍질을 버리고 쓰면 기를 약간 막히게 한다.(입문)

消渴소갈 소갈을 치료한다.

　　　달여 즙을 내서 마시거나 갈아서 즙을 내어 마셔도 다 좋다[본초].

頭部머리 두풍증과 머리가 아픈 것을 치료한다.

　　　베개를 만들어 베고 자면 좋다[본초].

脈部맥부 12경맥을 잘 돌아가게 한다.

　　　녹두를 물에 넣고 달여 먹는다. 죽을 쑤어 먹기도 한다[본초].

火部화부 열을 내린다. 녹두를 삶아 먹는다.

　　　녹두죽을 쑤어 먹어도 좋다.

　　　○녹두가루는 열독을 없앤다[일용].

▌녹두분 菉豆粉 ▌ 녹두가루

【탕액편】 성질이 차고 평하다고도 한다. 맛이 달며 독이 없다. 기를 보하고 열독을 없애

는데 발배와 옹저, 창절을 치료하며 술독, 식중독을 푼다.(일용)

○녹두를 물에 담갔다가 갈아서 걸러 가라앉힌 다음 윗물을 치워버리고 말려서 가루를 내어 쓴다. 이것이 녹두가루이다.(일용)

內傷내상 술독이나 식중독을 치료한다.
　　　　 국수를 만들어 먹으면 좋대일용].

▐ 녹두죽 菉豆粥 ▐

傷寒상한 상한과 열병으로 번갈이 나는 것을 치료한다.
　　　　 녹두죽을 쑤어 늘 먹는대속방].

▐ 녹수 鹿髓 ▐ 사슴의 골수

【탕액편】 성질이 따뜻하고 맛이 달며 독이 없다. 남자나 여자가 내장이 상하여 맥이 끊어지고 힘줄과 뼈가 약하며 팔다리를 가누지 못하는 것을 치료한다. 양기를 세지게 하고 아이를 낳게 한다. 술에 타서 먹는다.

○사슴의 골수로는 술을 만들 수 있다.(본초)

筋部힘줄 힘줄이 땅기면서 아픈 것을 치료한다.
　　　　 데운 술에 타 먹는대본초].

▐ 녹수지 鹿髓脂 ▐ 사슴의 골수와 기름

手部팔부 팔다리를 잘 쓰지 못하는 데 쓴다.
　　　　 술에 타서 먹으면 좋대본초].

▐ 녹생육 鹿生肉 ▐ 생사슴고기

風部풍부 중풍으로 입과 눈이 비뚤어진 것을 치료한다.
　　　　 사슴의 고기에 후추를 두고 함께 짓찧어 붙이는데 비뚤어졌던 것이 바로 서면 떼버려
　　　　 야 한다. 뼈를 넣어 빚은 술(처방은 탕액편 곡식문에 있다)은 풍증을 치료하고 약한 것
　　　　 을 보한대본초].

■ 녹두육 鹿頭肉 ■ 사슴의 머리고기

夢部꿈부 안타깝게 답답하고 꿈이 많은 것과 밤에 잘 때 꿈에 헛것이 나타나는 것을 치료한다.
　　　　삶아 국물을 마시고 고기도 먹는대[본초].

■ 녹용 鹿茸 ■

【탕액편】 성질이 따뜻하고 맛이 달면서 시고 쓰면서 맵다고도 한다. 독이 없다. 허로로 몸이 여위는 것과 팔다리와 허리, 등뼈가 시글고 아픈 것을 치료하며 남자가 신기가 허랭하여 다리와 무릎에 힘이 없는 것을 보한다. 또한 몽설과 붕루, 적백대하를 치료하며 안태시킨다.(본초)

○음력 5월에 뿔이 갓 돋아서 굳어지지 않은 것을 잘라 불에 그슬려서 쓰는데 생김새가 작은 가지처럼 되지 않은 것이 제일 좋다. 가지처럼 된 녹용은 매우 연하고 혈기가 온전하지 못하여 말안장처럼 가닥이 난 것보다도 약 기운이 못하다고도 한다.(본초)

○졸인 젖을 발라 불에 그슬려 솜털을 없애고 약간 구워서 약으로 쓴다.(본초)

○코로 냄새를 맡지 말아야 한다. 그것은 녹용 가운데 작은 벌레가 있어서 해롭기 때문이다.(본초)

精部정부 몽설을 치료하고 정액이 절로 나오는 것을 멈춘다.
　　　　약을 만들어 먹는 방법녹용을 구워 솜털을 훔쳐 버리고 가루 내어 그대로 먹거나 알약을 만들어 먹어도 다 좋대[본초].
腎臟신장 신이 허한 것을 보하는데 허리와 신이 허약한 것을 치료한다.
　　　　졸인 젖을 발라 구운 다음 가루 내어 약에 넣어 알약을 만들어 쓰거나 가루로 먹어도 된다.
胞部포부 붕루와 벌겋고 흰 이슬이 흐르는 것을 치료한다.
　　　　구워서 가루를 내어 한번에 4g씩 술에 타 먹거나 알약을 만들어 먹는대[본초].
　　　　녹각을 태워 가루를 내어 먹는 것도 좋다.
牙齒이빨 이빨이 나오게도 하고 든든하게도 한다.
　　　　사람을 늙지 않게도 하는데 가루를 내어 먹거나 알약을 만들어 먹어도 좋대[본초].
腰部허리 허리와 등뼈가 아픈 것을 치료한다.
　　　　녹용(솜털을 훔쳐 버리고 졸인 젖을 발라 자줏빛이 나도록 구운 것)을 가루를 내어 한번에 4g씩 날마다 따뜻한 술로 빈속에 먹는대[본초].
骨部뼈부 힘줄과 뼈를 든든하게 한다.
　　　　구워 가루를 내어 술에 타 먹는대[본초].

▌녹육 鹿肉 ▌ 사슴고기

【탕액편】 성질이 따뜻하고 맛이 달며 독이 없다. 허해서 여윈 것을 보하고 5장을 든든하게 하며 기력을 돕고 혈맥을 고르게 한다.(본초)

○산짐승 가운데서 노루와 사슴의 고기를 생것으로 먹을 수 있는데 먹어도 노리지도 비리지도 않다. 또한 12지와 8괘에 속하지도 않는다. 또한 사람에게 유익하기만 하고 생명에는 아무런 해로움이 없다. 그밖에 소, 양, 개, 닭고기도 원기를 보하고 살과 피부를 든든하게 하지만 후에 나쁘기 때문에 적게 먹어야 한다.(본초)

虛勞허로 허손된 것을 보한다.

푹 삶아서 양념을 두고 먹는다.

○녹용은 허로로 몸이 여위고 학질같이 오싹오싹하는 것을 치료한다. 녹용(졸인 젖을 발라 구운 것)을 가루 내어 술에 타 먹는다.

○사슴의 뼈는 허로를 치료한다. 그 뼈를 썰어서 달인 물로 술을 빚어 먹는다.

○사슴의 골수는 중기가 상하였거나 맥이 약하면서 힘줄이 켕기는 것을 치료하는데 술에 타 먹는 것이 좋다[본초].

五臟六腑 5장을 든든하게 한다.

5장6부 푹 삶아서 먹는다. 노루고기도 역시 5장을 보하므로 늘 먹으면 좋다[본초].

▌녹제육 鹿蹄肉 ▌ 사슴발족고기

足部다리 다리와 무릎이 시고 아파서 땅을 밟을 수 없는 것을 치료한다.

사슴발족 4개를 보통 먹는 것처럼 손질한 다음 양념을 두고 삶아 익혀서 먹는다[본초].

▌뇌환 雷丸 ▌

【탕액편】 성질은 차며 맛은 쓰고 짜며 조금 독이 있다. 3가지 충과 촌백충을 죽이고 고독을 없앤다. 참대뿌리에 생긴 혹이다.

○흰 것이 좋은데 식초에 담갔다가 싸서 구워 검은 껍질을 버리고 약한 불기운에 말려 쓴다.(입문)

蟲部충부 3시충과 회충, 촌백충을 죽인다.

물에 담갔다가 껍질을 버리고 썰어서 약한 불기운에 말린 다음 가루를 내어 한번에 4g 씩 쓰는데 월초 새벽(4~5시)에 미음에 타서 먹어야 한다[본초].

▮누고▮ 도루래

【탕액편】 성질이 차고 서늘하다고도 한다. 맛이 짜며 독이 없다고도 하고 독이 있다고도 한다. 난산에 쓴다. 옹종을 삭히고 목구멍에 걸린 것을 내려가게 하며 악창을 낫게 하고 가시를 나오게 하며 부은 것을 내린다.(본초)

○이 약은 소장이나 방광의 병에 효과가 아주 빠르다.(강목)

○일명 곡이라고도 하는데 민간에서는 토구, 하늘밥도둑라고 한다. 어느 곳에나 다 있는데 두엄더미 밑의 흙에 구멍을 뚫고 산다. 밤에 나오는 것이 좋은데 하지가 지난 다음에 잡아서 햇볕에 말려 닦아서 쓴다. 허리에서부터 앞부분은 조여들게 하여 대소변이 지나치게 나가는 것을 멎게 하고 허리에서부터 뒤쪽 부분은 대소변을 잘 나가게 하는 약으로 쓴다.(본초)

浮腫부종 10가지 수종병으로 퉁퉁하게 붓고 숨이 몹시 찬 것을 치료한다.

발이 온전하고 생것으로 1마리를 보드랍게 갈아 사인가루와 같은 양으로 하여 섞어서 오랜 술에 타 먹는다[직지].

○또 한 가지 처방은 다음과 같다. 음력 5월 5일에 도루래를 잡아서 적당한 양을 햇볕을 보이지 않고 약한 불기운에 말려서 쓴다. 한 환자에게 7마리씩 쓰는데 먼저 대가리를 먹어서 상초를 치료하고 다음 몸뚱이를 먹어서 중초(中焦)를 치료하며 다음 발을 먹어서 하초를 치료해야 한다. 모두 가루 내어 빈속에 좋은 술에 타서 먹어야 한다[단심].

諸傷외상 화살이 목이나 가슴에 박혀서 빠지지 않을 때 치료한다.

도루래를 짓찧어 즙을 짜서 화살이 박힌 곳에 3~5번 떨구면 저절로 나온다.

○또한 바늘이 살에 들어가서 나오지 않는 데는 도루래의 골을 유황과 함께 갈아붙인다. 그러면 가려우면서 바늘이 저절로 나온다[본초].

小便오줌 석림으로 생긴 돌과 오줌을 잘 나오게 한다.

7마리를 잡아서 소금 80g과 섞은 다음 새 기왓장 위에 놓고 약한 불기운에 말려 가루 낸다. 한번에 4g씩 데운 술에 타서 먹으면 곧 낫는다[본초].

○오줌이 나오지 않아 여러 가지 약을 썼으나 효과가 없는 데는 1마리를 산채로 잡아서 쓰는데 생것으로 갈아 사향 조금과 섞어서 빈속으로 깨끗한 물에 타 먹으면 곧 오줌이 나온다[유취].

口舌입혀 입 안이 허는 것을 치료한다.

참먹물에 잘 갈아서 입 안에 바르면 곧 낫는다. 대체로 도루래의 약 기운은 소장과 방광으로 들어가므로 효과가 대단히 빠르다[강목].

咽喉인후 목구멍이 막힌 것과 여러 가지 물건이 목에 걸려 내려가지 않는 것을 치료한다.

도루래의 골을 먹으면 낫는다[본초].

▌능소화 ▌

皮部피부 온몸이 풍으로 가렵거나 은진이 돋은 것을 치료한다.

능소화를 보드랍게 가루를 내어 한번에 4g씩 술에 타 먹으면 낫는다[단심].

▌다 茶 ▌ 작설차

【탕액편】 작설차는 머리와 눈을 맑게 하고 시원하게 한다.
달여서 늘 먹는다. 차싹과 잎도 효과가 같다[본초].

胸部가슴 오래된 가슴앓이로 참을 수 없이 아플 때 치료한다.

찻물에 식초를 타 먹으면 매우 효과가 좋다[본초].

肉部살부 오랫동안 먹으면 사람의 기름이 빠져서 여위게 된다.

그러므로 몹시 살찐 사람이 먹는 것이 좋다[본초].

吐部토부 잘 토하게 한다.

달여서 많이 마신 다음 목구멍에 무엇을 넣고 자극하여 토하게 해야 한다[본초].

內傷내상 음식에 체한 것을 내려가게 한다.

차를 따뜻하게 데워 마신다. 좋은 차도 역시 좋다[속방].

▌단웅계관혈 丹雄鷄冠血 ▌ 붉은 수탉볏의 피

【탕액편】 목을 매고 죽은 것과 귀에 온갖 벌레가 들어간 것을 낫게 한다. 또한 백전풍과
역양풍 도 치료한다. (본초)

皮部피부 백전풍과 역양풍을 치료한다.

그 피를 바른다[본초].

▌단육▐ 오소리고기

【탕액편】 성질이 평하고 맛이 달며 시다고도 한다. 독이 없다. 수창이 오래되어 해진 것을 치료한다.

○일명 환돈이라고도 하는데 개와 비슷하면서 좀 작고 주둥이가 뾰족하며 발이 검고 털은 갈색이며 살이 몹시 쪘다. 쪄서 먹으면 맛이 좋다.(본초)

○오소리고기는 맛이 달고 좋다. 국을 끓여서 먹으면 수종水腫이 내린다. 여원 사람이 먹으면 살이 허옇게 찐다. 오랜 이질에 아주 잘 듣는다.(입문)

○민간에서는 이것을 토저라고 한다.(속방)

咳嗽기침 기가 치밀어 오르고 기침이 나는 것을 치료한다.

구워서 가루 내어 한번에 8g씩 데운 술에 타 먹는다. 하루 2번 쓴다.

○폐위증으로 기가 치밀어 올라 숨이 찬 데는 오소리기름 1홉을 데운 술에 타서 먹는다 [본초].

浮腫부종 10가지 수종병이 낫지 않아 죽게 된 것을 치료한다.

오소리고기 300g을 썰어서 멥쌀 3홉과 함께 물 3되를 넣은 다음 파, 후추(호초), 생강, 약전국을 넣고 죽을 쑤어 먹는다.

○또는 국을 끓여 먹어도 물이 빠지고 낫는다[본초].

▌달간 獺肝▐ 수달의 간

【탕액편】 성질이 약간 열하고 평하다. 맛이 달며 짜다고도 한다. 독이 있다. 독이 없다고도 한다. 귀주, 한집안 식구가 다 앓게 되는 전염병, 전시노채를 치료하는데 오랜 기침도 멎게 하고 고독도 낫게 한다.

○일명 수구라고 하는 것이 바로 수달이다.

○수달의 5장이나 고기는 다 성질이 차지만 간의 성질만은 따뜻한데 전시노채를 치료한다. 또한 산후에 허해진 것도 낫게 한다. 여러 짐승의 간은 다 몇 개의 엽으로 되어 있다. 그러나 오직 수달의 간은 음력 1월에는 1엽이고 12월에는 12엽이다. 그러나 그 사이에 엽의 수가 줄어든다. 생김새를 보아 이와 같이 생기지 않은 것은 대체로 가짜이다.(본초)

사수
(헛것이
보이는병) 5가지 시주와 귀주가 서로 전염되어 온 집안이 다 병든 것을 치료한다.

간 1보를 그늘에서 말려 한번에 4g씩 하루 2번 물로 먹으면 좋다. 또는 헛것한테 홀린 것도 치료한다[본초].

蟲部충부 전시노채가 심해져서 몸이 여위는 것을 치료한다.

수달의 간 1보를 빨리 그늘에 말려 가루 내어 한번에 4g씩 하루 세 번 더운물에 타 먹으면 효과가 있다[본초].

▌달담 獺膽▐ 수달의 쓸개

【탕액편】 눈에 예막이 생긴 것, 눈앞에 검은 꽃무늬 같은 것이 나타나거나 파리가 오르내리는 것 같은 것이 나타나는 것과 눈이 똑똑히 보이지 않는 것을 치료한다.

○멍울이 진 것과 나력 에 제일 잘 든다.(속방)

○옛말에 수달의 쓸개는 잔을 갈라지게 한다고 하였다. 그러나 시험해보니 그렇지 않다. 이것을 잔에 바르면 오직 술이 약간 떠올라올 뿐이다.(본초)

眼部눈부 눈에 내장과 예막이 생기고 물건이 똑똑히 보이지 않는 것을 치료한다.
　　　　 담즙을 받아 눈에 넣거나 또는 눈에 넣는 약에 섞어 써도 좋다[본초].

▌달육 獺肉▐ 수달의 고기

【탕액편】 성질이 차고 평하다고도 한다. 독이 없다. 골증노열과 혈맥이 잘 통하지 못하는 것, 월경이 중단된 것, 대소변이 잘 나오지 않는 것을 치료한다. 이것은 양기를 줄어들게 하기 때문에 남자에게는 좋지 않다. 그러나 조금씩 먹으면 좋다.

○수창과 열창을 내리게 하여 낫게 한다. 그러나 냉창에 쓰면 더 심해진다. 그 이유는 이것이 열은 치료하나 냉은 치료하지 못하기 때문이다.

○온역과 돌림병을 치료한다. 소나 말이 전염병에 걸렸을 때에는 수달의 똥을 달여서 그 물을 떠먹이면 좋다.

火部화부 골증과 열로를 치료한다.
　　　　 수달을 푹 삶아서 하룻밤 이슬을 맞힌 다음 이튿날 아침에 초장을
　　　　 두고 먹으면 곧 낫는다. 오소리고기도 같다[본초].

瘟疫온역 온역기운과 온병을 주로 치료한다.
　　　　 고기를 삶아서 즙을 내어 식혀 마신다[본초].

▌달조 獺爪▐ 수달의 발톱

蟲部충부 노채충이 폐엽 속에서 폐줄을 파먹기 때문에 각혈하고 목이 쉬는 것은 치료하기 어렵다.
　　　　 그러나 수달의 발톱을 가루 내어 데운 술에 타서 먹으면 효과가 있다[본사].

98

▌담채 淡菜 ▌ 섭조개, 홍합

【탕액편】 홍합을 섭조개라고도 한다. 성질이 따뜻하고 맛이 달며 독이 없다. 5장을 보하고 허리와 다리를 든든하게 하며 음경이 일어서게 하고 허손되어 여위는 것과 몸푼 뒤에 피가 뭉쳐서 배가 아픈 것, 징가(배 속에 덩어리가 생기는 병. 주로 여자에게 많이 생기는데 붕루, 대하 등을 치료한다.

○바다에서 나는데 한쪽이 뾰족하고 가운데 잔털이 있다. 일명 각채 또는 동해부인이라고 한다. 생김새는 아름답지 못하나 사람에게 매우 좋은데 삶아서 먹으면 좋다. 아무 때나 잡아서 써도 좋다.(본초)

○바다에서 나는 것은 다 맛이 짜지만 이것만은 맛이 슴슴하기 때문에 담채라고 한다. 민간에서는 홍합이라고 한다.(입문)

婦人부인 몸 푼 뒤에 피가 뭉쳐서 배가 아픈 것을 치료한다.

혹 몸 푼 뒤에 몹시 여위고 혈기로 적취가 생긴 데는 섭조개를 삶아서 오랫동안 먹는 것이 좋다[본초].

口舌입혀 입이 허는 것을 치료한다.

담반을 불에 달구었다가 가루를 내서 허는데 붙이면 침이 나오고 곧 낫는대[본초].

○담반 1덩어리를 끓인 물에 타서 양치하여도 곧 낫는대[강목].

牙齒이빨 이빨을 파먹는 벌레를 죽인다.

이빨이 아프다가 빠지려 할 때에는 담반을 가루를 내어 젖에 개서 병든 이빨에 문지르는데 파먹은 구멍 속에까지 닿도록 하루 세 번 문지르면 통증이 멎는다. 그리고 빠진 이빨도 다시 돋는데 1백일이면 전과 같이 된대[본초].

▌당귀 當歸 ▌

【탕액편】 성질은 따뜻하며 맛은 달고 매우며 독이 없다. 모든 풍병, 혈병, 허로를 낫게 하며 궂은 피를 헤치고 새 피를 생겨나게 한다. 징벽과 부인의 붕루와 임신 못하는 것에 주로 쓰며 여러 가지 나쁜 창양과 쇠붙이에 다쳐서 어혈이 속에 뭉친 것을 낫게 한다. 이질로 배가 아픈 것을 멎게 하며 온학을 낫게 하고 5장을 보하며 살이 살아나게 한다.

○산과 들에서 자라는 데 심기도 한다. 음력 2월, 8월에 뿌리를 캐어 그늘에 말린다. 살이 많고 여위지 않은 것이 제일 좋다. 또는 살이 많고 눅신눅신하면서 빳빳하게 마르지 않은 것이 좋다고 한다. 또는 말꼬리와 같은 것이 좋다고도 한다.

○어혈을 헤치려 할 때는 머리쪽에서 단단한 것, 한마디를 쓰고 통증을 멎게 하거나

출혈을 멈추려고 할 때는 잔뿌리를 쓴다.(본초)

○머리를 쓰면 어혈을 헤치고 잔뿌리를 쓰면 출혈을 멈춘다. 만일 전체를 쓰면 한편으로는 피를 헤치고 한편으로는 피를 멈추므로 즉 피를 고르게 하는 것으로 된다. 수소음경에 들어가는데 그것은 심이 피를 주관하기 때문이다. 족태음경에도 들어가는데 그것은 비가 피를 통솔하기 때문이다. 족궐음경에도 또한 들어가는데 이것은 피를 저장하기 때문이다.(탕액)

○기혈이 혼란된 때에 먹으면 곧 안정된다. 그것을 각기 해당한 곳으로 가게 하는 효과가 있기 때문에 몸웃도리병을 낫게 하려면 술에 담갔다 쓰고 겉에 병을 낫게 하려면 술로 씻어서 쓰며 혈병에 쓸 때에는 술에 축여 쪄서 담이 있을 때에는 생강즙에 축여 볶아서 쓴다.(입문)

○술에 담가 쓰는 것이 좋다.(동원)

血部혈부 일체 피가 나오는 증을 치료하는데 피를 고르게 하고 잘 돌아가게 하며 피를 보충하기도 한다.

궁궁이(천궁)와 당귀를 섞은 것을 궁귀탕이라고 하는데 혈약 가운데서 제일 좋다.

胞部포부 붕루와 달거리가 고르지 못한 것을 치료한다.

달여서 먹거나 가루를 내어 먹어도 다 좋다[본초].

○혈적에는 당귀 16g과 마른 옻(건칠) 12g을 가루를 내어 꿀에 반죽한 다음 알약을 만들어 한번에 15알씩 술로 먹는다[양방].

頭部머리 혈이 허해서 머리가 아픈 것을 치료한다.

잘게 썰어서 술에 달여 먹는다[본초].

虛勞허로 허로로 추웠다 열이 났다 하는 것을 치료하는데 부족한 것을 보하고 혈을 보하면서 고르게 하고 잘 돌아가게 한다.

당귀를 썰어서 달여 먹거나 알약을 만들어 먹거나 가루를 내어 먹어도 다 좋다[본초].

婦人부인 부인의 여러 가지 병과 몸 푼 뒤의 복통을 치료한다.

당귀가루 12g을 물에 달여 먹는데 독성탕이라고도 한다[양방].

○궂은 피로 찌르는 듯이 아픈 데는 당귀를 쓴다. 이것은 혈을 고르게 하는 약이기 때문이다. 만일 혈적으로 쑤시는 것처럼 아플 때에는 복숭아씨(도인), 잇꽃(홍화), 당귀(머리)를 쓴다[단심].

▌대계▌ 엉겅퀴

【탕액편】 성질은 평하고 맛은 쓰며 독이 없다. 어혈이 풀리게 하고 피를 토하는 것, 코피를 흘리는 것을 멎게 하며 옹종과 옴과 버짐을 낫게 한다. 여자의 적백대하를 낫게 하고 정을 보태 주며 혈을 보한다.
ㅇ곳곳에서 자라는데 음력 5월에 금방 돋아난 잎을 뜯고 9월에 뿌리를 캐 그늘에서 말린다.(본초)
ㅇ지정이 즉 엉겅퀴이다. 꽃이 누른 것은 황화지정이라 하고 꽃이 자줏빛인 것을 자화지정이라 하는데 다 같이 옹종을 낫게 한다.(정전)

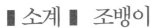

▌소계▌ 조뱅이

【탕액편】 성질은 서늘하고 독이 없다. 열독풍을 낫게 하고 오래된 어혈을 헤치며 출혈을 멎게 하고 갑자기 피를 쏟거나 혈붕, 쇠붙이에 다쳐 피가 나오는 것을 멈춘다. 거미, 뱀, 전갈의 독을 풀어 준다.
ㅇ엉겅퀴나 조뱅이는 다 같이 어혈을 헤치는데 다만 조뱅이는 힘이 약하므로 부은 것을 잘 삭히지 못한다.
ㅇ엉겅퀴나 조뱅이는 다 비슷한데 다만 엉겅퀴는 키가 3~4자가 되고 잎사귀는 쭈글쭈글하며 조뱅이는 키가 1자쯤 되고 잎이 쭈글어지지 않았다. 이와 같이 다르므로 효과도 다르다. 엉겅퀴는 어혈을 헤치는 이외에 옹종을 낫게 하고 조뱅이는 주로 혈병에만 쓴다. 일명 자계라고도 한다.(본초)

胞部포부 붕루와 벌겋고 흰 이슬이 흐르는 것을 다 치료한다.
　　　　　짓찧어 즙을 내어 먹는다[본초].
　　　　　ㅇ혈붕에는 엉겅퀴(대계)와 조뱅이뿌리 200g과 띠뿌리(모근) 120g을 술에 달여서 먹는다.

▌대극 大戟▌ 대극의 뿌리

脹滿창만 창만을 치료하는데 대추 1말과 함께 냄비에 담아서 달인다.
　　　　　다음 버들 옻을 버리고 대추만 아무 때나 먹는데 그 대추를 다 먹으면 곧 낫는다[역로].
下部설사 징결을 삭이고 대소변이 잘 나가게 한다.
　　　　　썰어서 한번에 12g씩 물에 달여서 먹는다. 혹은 알약이나 가루약을 만들어 먹어도 된다.

▌대두 大豆 ▌ 콩

【탕액편】 성질이 평하고 맛이 달며 짜다 고도 한다 독이 없다. 5장을 보하고 중초와 12 경맥을 좋게 하고 중초를 고르게 하며 장위를 따뜻하게 한다. 오랫동안 먹으면 몸무게가 늘어난다.(본초)

○ 콩에는 검은 것과 흰 것 2가지 종류가 있는데 검은 것을 약으로 쓴다. 흰 것은 약으로 쓰지 않고 오직 먹기만 한다.(본초)

胃腑위부 위에 생긴 열증을 없앤다.

개완두싹은 위기를 고르게 한다. 달여서 먹거나 가루를 내어 한번에 8g씩 물에 타 먹는다.

▌대두황말 大豆黃末 ▌ 대두 콩가루

肉部살부 허로로 몸이 여윈 것을 보하고 살찌고 건강하게 한다.

졸인 돼지기름(저지)에 섞어서 알약을 만들어 먹는다. 또 기러기 기름으로 반죽한 다음 알약을 만들어 먹는 것도 좋다[본초].

▌대료 大蓼 ▌ 털여뀌의 전초

暑部서부 더위를 먹어 정신을 잃고 넘어지며 가슴이 답답한 것을 치료한다.

홍초이다. 대료를 진하게 달여 먹는다.

○ 여름철에 더위를 먹어 정신을 잃고 죽게 된 데도 또한 먹인다[본초].

▌대마근 大麻根 ▌ 역삼뿌리

婦人부인 아이를 쉽게 빨리 낳게 하는 데 치료한다.

역삼뿌리를 진하게 달여서 단번에 먹으면 곧 몸 풀기하게 된다. 태반이 나오지 않는 데도 쓰면 좋다[본초].

▌대마인 大麻仁 ▌ 역삼씨

大便대변 대소변이 나오지 않는 것과 풍비, 열비, 혈비를 치료한다.

갈아서 즙을 내어 죽을 쑤어 먹거나 차조기와 함께 즙을 내어서 죽을 쑤어 먹기도 하는데 이것을 소마죽이라고 한다[본초].

下部설사 장위에 열이 몰린 것을 치료하는데 대소변이 잘 나가게 한다.

짓찧어 짜낸 즙으로 죽을 쑤어 먹는다[본초].

▌대맥 大麥 ▌ 보리

【탕액편】 성질이 따뜻하고 약간 차다고도 한다. 맛이 짜고 독이 없다. 기를 돕고 중초를 조화시키며 설사를 멎게 하고 허한 것을 보한다. 또는 5장을 든든하게 하는데 오랫동안 먹으면 살이 찌고 건강해지며 몸이 윤택해진다.(본초)

○몸을 덥히는 데는 5곡 가운데서 제일이다.(본초)

○오랫동안 먹으면 머리털이 희어지지 않고 풍이 동하지 않는다. 그러나 갑자기 많이 먹으면 다리가 약간 약해지는데 그것은 기를 내리기 때문이다. 잘 익혀 먹으면 사람에게 이롭지만 약간 설어도 성질이 차지므로 사람을 상하게 한다.(본초)

○보리는 밀과 같이 가을에 심은 것이 좋다. 봄에 심은 것은 약 기운이 부족하기 때문에 효과가 적다.(본초)

○침사, 몰석자와 함께 넣어서 달인 물로 수염에 물들이면 아주 거멓게 된다.(입문)

五臟六腑 5장을 든든하게 한다.
5장6부   밥이나 국수를 만들어 먹거나 죽을 쑤어 먹으면 좋다.

胃腑위부 위기를 고르게 하고 잘 통하게 한다.
        밥을 지어 먹거나 죽을 쑤어 늘 먹는 것이 좋다. 보리길금
        (맥아)은 위기를 잘 통하게 하고 음식을 잘 소화시킨다.

肉部살부 살과 피부를 좋아지게 하여 살찌고 건강하게 한다.
        밥을 지어 먹거나 죽을 쑤어 먹되 오랫동안 먹으면 좋다.

▌대맥면 大麥麵 ▌ 보리쌀가루

【탕액편】 위를 편안하게 하고 갈증을 멎게 하며 음식을 소화시킨다. 창만증을 치료하는데 성질이 열하지도 조하지도 않아서 밀보다 낫다.(본초)

○떡을 만들어 먹으면 기를 동하지 않게 한다. 만일 갑자기 많이 먹으면 기가 동하는 것 같지만 오랫동안 먹으면 이롭다.(본초)

脹滿창만 창만을 치료하는데 늘 먹으면 아주 좋다.

보리밥을 지어 먹는 것도 또한 좋다[속방].

咽喉인후 전후풍으로 음식을 넘기지 못하는 것을 치료한다.

보릿가루로 죽을 묽게 쑤어 먹는다. 보릿가루 죽은 위기를 돕는데 미끄러워서 넘기기도 쉽다[본초].

■ 대맥묘 大麥苗 ■ 보리싹

黃疸황달 황달을 치료한다.

즙을 내어 먹는다[본초].

■ 대맥아 大麥芽 ■ 보리길금

【탕액편】 성질이 약간 따뜻하다. 맛이 달면서 짜고 독이 없다. 소화가 잘 되게 하여 오랜 체기를 없애고 명치 아래가 불러 오르면서 그득한 것을 치료하며 속을 따뜻하게 하고 기를 내린다. 입맛이 나게 하고 곽란을 멎게 하며 징결을 파한다. 또한 해산을 빨리하게 하고 유산하게 한다. 오랫동안 먹으면 신기가 소모되기 때문에 많이 먹어서는 안 된다.(본초)

○땅에 묻지 않고 싹을 낸 것이 길금이다.(입문)

○보리길금은 상초에 머물러 있는 피를 잘 돌게 하고 오랜 체기와 배가 끓는 것을 치료하는데 속을 따뜻하게 하고 음식이 소화되게 한다.(의감)

○약으로는 노랗게 닦아서 절구에 짓찧은 다음 가루내어 쓴다.(탕액)

脾臟비장 비를 보하고 음식을 잘 소화시킨다.

달여서 먹거나 가루 내어 먹어도 다 좋다[본초].

■ 대맥얼 大麥蘖 ■ 보리길금

內傷내상 기가 허약한 사람에게 쓰면 비위를 도와 음식을 소화시킨다.

맥아이다. 보리길금을 가루 내어 먹거나 달여 먹어도 다 좋다[본초].

婦人부인 아이를 빨리 낳게 하며 유산시키기도 한다.

보리길금(맥아) 40g을 물에 달여 먹으면 곧 낳는다.

○또는 임신부에게 병이 있어서 유산시키려고 할 때 먹으면 곧 유산된다[본초].

▌대맥즙 大麥汁 ▌ 보리 달인 물

眼部눈부 보리가시랭이가 눈에 들어가서 나오지 않는 것을 치료한다.

보리를 달여서 그 물로 눈을 씻으면 곧 나온다[본초].

▌대부 大斧 ▌ 큰 도끼

婦人부인 몸 푼 뒤에 혈가로 배가 아픈 것을 치료한다.

도끼를 벌겋게 달구어 술에 담갔다가 그 술을 마시든가 쇠방망이나 저울추 같은 것을
벌겋게 달구어 술에 담갔다가 그 술을 마시는 것도 다 좋다[본초].

▌대산 大蒜 ▌ 마늘

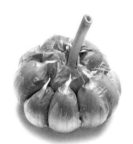

【탕액편】 성질이 따뜻하다 맛이 매우며 독이 있다. 옹종을 헤
치고 풍습과 장기를 없애며 현벽을 삭히고 냉과 풍증을 없애
며 비를 든든하게 하고 위를 따뜻하게 하며 곽란으로 쥐가 이
는 것, 온역, 노학을 치료하며 고독과 뱀이나 벌레한테 물린 것
을 낫게 한다.

○밭에는 다 심을 수 있는데 가을에 심어서 겨울난 것이 좋다. 음력 5월 5일에 캔다.
○마늘은 냄새가 나는 채소이다. 요즘은 6쪽 마늘만 보고 마늘이라고 하는데 몹시 냄
새가 나서 먹을 수 없다. 오랫동안 먹으면 간과 눈이 상한다.
○한 톨로 된 것은 통마늘이라고 하는데 헛것에 들린 것을 낫게 하고 아픈 것을 멎게
한다. 이것은 옹저에 뜸을 뜰 때에 많이 쓴다.
○오랫동안 먹으면 청혈작용을 하여 머리털을 빨리 희게 한다.(본초)

積聚적취 현벽을 삭이는데 치료한다.

늘 먹어야 좋다[본초].

▌대저제 大猪蹄 ▌ 큰 돼지의 족발

面部얼굴 늙은이의 얼굴을 윤택해지게 한다.

돼지발굽 1마리 분을 먹을 때처럼 손질하여 끓여 갖풀(아교)같이 만들어 잠잘 무렵에
발랐다가 새벽에 신좁쌀죽웃물로 씻어 버리면 얼굴의 피부가 팽팽해진다[본초].

■ 대적 代赤 ■ 대자석

【탕액편】 성질은 차며 평하다고도 한다. 맛은 쓰고 달며 독이 없다. 헛것과 꿈에 성교하는 것을 낫게 하며 여자의 누하, 적백대하와 온갖 병을 낫게 하며 피를 토하는 것과 코피를 멎게 하고 장풍, 치루, 월경이 멎지 않는 증, 붕루를 낫게 한다. 또한 혈비, 어혈, 설사, 이질, 오줌에 피가 섞여 나오는 것, 오줌 나가는 줄 모르는 것을 낫게 하며 음위증을 낫게 하고 쇠붙이에 다친 것을 낫게 한다. 또 살이 살아나게 하며 유산시킨다.
○수소음경, 족궐음경에 들어간다. 이것은 지금의 좋은 적토, 빛이 붉은 흙이다. 불에 달구어 식초에 담그기를 일곱 번 반복하여 가루 낸 다음 수비하여 햇볕에 말려 쓴다.

사수　 나쁜 정기를 없애고 헛것을 물리친다.
　　　 늘 몸에 품고 있거나 가루 내어 물에 타 먹는다[본초].

■ 대조 大棗 ■ 대추

【탕액편】 성질은 평하고 따뜻하다고도 한다. 맛은 달며 독이 없다. 속을 편안하게 하고 비를 영양하며 5장을 보하고 12경맥을 도와주며 진액을 돋게 하고 9규를 통하게 한다. 의지를 강하게 하고 여러 가지 약을 조화시킨다.
○일명 건조라고 하는데 어느 곳에나 다 있다. 음력 8월에 따서 볕에 말린다.
○대추살은 허한 것을 보하기 때문에 달임약에는 모두 쪼개 넣어야 한다.(본초)
○단맛으로 부족한 경락을 보하여 음혈을 완화시킨다. 혈이 완화되면 경맥이 살아나기 때문에 12경맥을 도울 수 있다.(입문)

五臟六腑 5장을 보한다.
5장6부　 달여서 물을 마시면 좋다[본초].
脾臟비장 비를 보하고 중초를 편안하게 하는데 달여서 먹는다.
　　　　 또는 삶아서 살만 발라 알약을 만들어 비위를 고르게 하는 데 쓰면 더 좋다[탕액].
胃腑위부 위기를 고르게 하고 장위를 든든하게 한다.
　　　　 늘 먹어야 좋다[본초].
脈部맥부 12경맥을 도와준다. 대추를 달여 늘 먹는 것이 좋다.
　　　　 그 맛이 달아서 경맥의 기가 부족한 것을 보하면서 음혈을 완화하게 한다. 음혈이 완화해져서 맥에 생기가 나기 때문에 12경맥을 도울 수 있는 것이다[탕액].

■ 대황 大黃 ■ 장군풀 뿌리

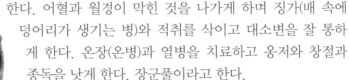

【탕액편】 성질은 몹시 차고 맛은 쓰며 독이 없다. 독이 있다고도 한다. 어혈과 월경이 막힌 것을 나가게 하며 징가(배 속에 덩어리가 생기는 병)와 적취를 삭이고 대소변을 잘 통하게 한다. 온장(온병)과 열병을 치료하고 옹저와 창절과 종독을 낫게 한다. 장군풀이라고 한다.

○곳곳에서 자라는데 음력 2월과 8월에 뿌리를 캐 검은 껍질을 버리고 불에 말리는데 비단무늬 같은 것이 좋다.(본초)

○실열을 빨리 내리고 묵은 것을 밀어내며 새로운 것을 생기게 하는 것이 마치 난리를 평정하고 평안한 세상이 오게 하는 것 같다고 해서 장군풀이라 했다.(탕액)

○수족양명경에 들어간다. 술에 담그면 태양경에도 들어가고 술에 씻으면 양명경에 들어간다. 다른 경에 들어가게 하려면 술을 쓰지 말아야 한다. 술에 한참 동안 담가 두면 그의 맛이 좀 약해지나 술의 힘을 빌어 가장 높은 부위까지 올라가며 술에 씻으면 또한 세게 설사하지 않게 하기 때문에 승기탕에도 다 술에 담갔다가 쓴다. 다만 소승기탕에는 생것을 쓰거나 밀가루떡에 싸서 잿불에 묻어 구워 쓰거나 술에 담갔다가 쪄서 쓰는데 허하고 실한 것을 보아서 쓴다.(입문)

○술에 축여 볶아 쓰면 위로 머리끝까지 올라가고 술에 씻으면 위로 가며 생것을 쓰면 아래로 내려간다.

下部설사 음식이 잘 내리게 하고 장위를 깨끗하게 씻어낸다.

한번에 20g씩 물에 달여 먹거나 알약을 만들어 먹어도 다 좋다(본초).

火部화부 실열과 혈열, 장부에 쌓인 열을 치료한다.

또는 풍열로 헌데가 난 것을 치료한다. 대황 80g과 형개 160g을 물에 달여 먹는데 이것을 형황탕이라고 한다(득효).

積聚적취 징가와 적취를 없애며 묵은 것을 몰아내고 새것을 생기게 하는 데는 제일 효과가 있다.

대황을 가루 내어 식초에 넣고 고약이 되게 달인 다음 꿀(봉밀)을 넣고 다시 달여서 벽오동씨 만하게 알약을 만든다. 한번에 30알씩 생강을 달인 물로 먹는다.

○풍열을 헤치고 적체를 없애는 데는 대황과 나팔꽃검은씨(견우자, 절반은 생것으로 절반은 닦은 것으로 맏물가루 낸 것)를 같은 양으로 하여 꿀에 반죽해서 벽오동씨 만하게 알약을 만든다. 한번에 15알씩 빈속에 찻물로 먹는다.

癰疽옹저 옹저와 열독을 치료한다.

대황(술에 씻어 썬 것) 8g과 감초 4g을 달여서 먹는다. 맥이 실하고 기름진 음식을 먹은 환자에게 쓰는 것이 좋다[강목].

婦人부인 몸 푼 뒤에 궂은 피가 속으로 치밀거나 태반이 나오지 않거나 뱃속에 덩어리가 생긴 것을 치료한다.

대황 40g을 가루 내어 식초 5홉과 함께 달여 고약처럼 되면 벽오동씨 만하게 알약을 만든다. 한번에 5알씩 따뜻한 식초에 풀어먹으면 한참 있다가 피가 나오고 곧 낫는다[본초].

大腸대장 대소장을 잘 통하게 한다.

달여서 먹거나 알약을 만들어 먹어도 다 좋다[본초].

胞部포부 달거리가 막혀 배가 붓는 것과 여러 가지 원인으로 피가 오랫동안 몰려 있어서 징가가 생긴 것을 치료한다.

달여서 먹거나 알약을 만들어 먹어도 다 좋다[본초].

大便대변 대소변을 잘 나오게 하는데 열리로 피곱이 나오는 것도 치료한다.

대변을 나오게 하려면 물에 달여 먹고 열리에는 술에 달여 먹는다[강목].

▌도교 桃膠 ▌ 복숭아나무

【탕액편】 석림을 몰아내고 어혈을 헤치며 중악과 시주, 객오를 치료한다.(본초)

小便오줌 석림으로 생긴 돌이 부스러져 나오게 한다.

대추씨만한 것을 하루 세 번 쓰는데 여름에는 찬물로, 겨울에는 따뜻한 물로 빈속에 먹으면 돌이 반드시 나온다[본초].

▌도근 桃根 ▌ 복숭아 뿌리

黃疸황달 황달로 몸과 얼굴이 금빛 같이 된 것을 치료한다.

동쪽으로 뻗었던 뿌리 1줌을 잘게 썰어서 물 2종지에 넣고 절반이 되게 달여 빈속에 단번에 먹는다. 그러면 3~5일이 지나서 누렇게 되었던 것이 구름이 사라지듯 없어진다. 그러나 눈이 노랗게 된 것은 나중에 없어지는데 때때로 술 1잔씩 먹으면 빨리 낫는다. 열이 나게 하는 음식, 국수, 돼지고기, 물고기를 먹지 말아야 한다[본초].

▌도노 桃奴 ▌ 나무에 달린 마른 복숭아

【탕액편】 성질은 약간 따뜻하며 맛은 쓰다. 온갖 헛것에 들린 것과 5가지 독을 없애며

나쁜 기운에 감촉되며 명치 밑에 아픈 것을 치료하고 피를 헤친다. 또한 악기, 독기에 감촉된 것과 고주를 없앤다.

○일명 도노라고도 한다. 복숭아가 나무에 달려 말라서 겨울이 지나도록 떨어지지 않는 것을 도효라고 한다. 음력 정월에 따며 속이 실한 것이 좋다. 혹 음력 12월에 딴다고도 한다.

○일명 귀촉루라고도 하는데 이는 여러 겹 둘러싸인 복숭아꽃이 피는 나무에 달려 마른 것을 음력 12월에 따서 쓴다.(본초)

○술에 버무려 쪄서 구리칼로 살을 긁어 내서 약한 불기운에 말려 쓴다.(입문)

胸部가슴 가슴앓이와 주심통을 치료한다.

　　　위의 약을 가루를 내어 한번에 8g씩 데운 술로 빈속에 먹는다. 일명 반도주라고도 한다.

積聚적취 복량의 기가 명치 밑에 몰려 뭉쳐서 헤쳐지지 않는 것을 치료한다.

　　　나무에서 떨어지지 않고 마른 복숭아를 따서 120g을 가루 내어 한번에 8g씩 빈속에 술에 타 먹는다[본초].

■ 도엽 桃葉 ■　복숭아나무잎

【탕액편】 시충과 헌데의 벌레를 죽이며 어린이의 중악, 객오 등을 치료한다.(본초)

瘟疫온역 돌림병 때에 땀이 나오지 않는 데 주로 쓴다.

　　　복숭아나무 잎을 많이 따서 달여 침대 밑에 두고 그 위에 누워 이불을 덮고 땀을 내면 곧 낫는다. 복숭아나무 가지를 썰어서 달인 물에 목욕을 해도 된다[본초].

蟲部충부 3시충증을 치료하는데 시충을 없앤다.

　　　잎을 짓찧어 즙 1되를 내서 마신다[본초].

頸項목부 풍으로 목이 뻣뻣하여 잘 돌리지 못하는 것을 치료한다.

　　　생복숭아 나뭇잎을 뜨겁게 쪄서 주머니에 넣어 목에 찜질한다[본초].

大便대변 대소변이 나가지 않는 것을 치료한다.

　　　짓찧어 즙을 내어 반 되 가량 먹으면 대변이 곧 나온다[본초].

■ 도인 桃仁 ■ 복숭아씨

【탕액편】 성질은 평하며 따뜻하다고도 한다. 맛이 달고 쓰며 독이 없다. 어혈과 월경이 막힌 것을 치료하며 징가를 헤치고 월경을 통하게 하며 가슴앓이를 멎게 하고 3충을 죽인다.

○어느 곳에나 있으며 음력 7월에 따서 씨를 깨뜨려 받은 알맹이를 그늘에 말려 쓴다.(본초)

○피가 막힌 것을 헤치고 새로운 피가 생기게 하며 어혈을 몰아내고 피를 잘 돌게 한다.(의감)

○간은 혈이 모이는 곳인데 혈에 사기가 있으면 간기가 건조해진다. 내경에 간이 몹시 조여들면 빨리 단것을 먹어서 완화하게 하라고 하였는데 복숭아씨 도인은 맛이 쓰고 달며 매워서 피를 헤치고 간을 완화시킨다.(강목)

○수, 족궐음경에 들어가는데 끓는 물에 담갔다가 두알들이와 꺼풀과 끝을 버리고 찰지게 갈아서 쓴다.(탕액)

大便대변 혈결, 혈비와 혈조로 변비가 되어 나오지 않는 것을 치료한다.
　　　　갈아서 즙을 내어 죽을 쑤어 먹는대탕액].

胸部가슴 가슴앓이를 낫게 한다.
　　　　복숭아씨(도인, 꺼풀과 끝을 버린 것) 7개를 잘 갈아서 1홉의 물에 탄 다음 단번에 마시면 좋다. 30년이나 된 가슴앓이도 치료한다[본초].

사수 10가지 주와 5가지 시주와 귀사병을 치료한다.
　　　　50알(껍질과 끝을 버린 것)을 달여서 단번에 먹으면 토한다. 토하지 않으면 다시 먹는다.
　　　　○복숭아씨로 죽을 쑤어 늘 먹어도 좋다[본초].

婦人부인 몸 푼 뒤의 온갖 병을 치료한다.
　　　　복숭아씨(도인) 1,200개(껍질과 끝과 두알 들이를 버린 것)를 볶은 다음 짓찧어 보드랍게 가루를 낸다. 이것을 청주 1말 5되와 보리죽과 함께 갈아서 항아리에 넣고 아가리를 꼭 봉한 다음 2시간 이상 중탕(重湯)으로 끓인다. 이것을 꺼내어 1숟가락씩 데운 술에 타서 하루에 두 번씩 먹는다. 이것을 도인전이라고 한다[천금].
　　　　○몸 푼 뒤에 음부가 붓고 아플 때에는 복숭아씨를 보드랍게 갈아서 고약처럼 만들어 바른다. 또는 오배자와 백반(구운 것)을 가루 내어 간 복숭아씨와 합해서 고약을 만들어 바른대정전].

▌도 桃▐ 복숭아

_{肺臟폐장} 폐의 병에 먹으면 좋다[본초].

폐의 병에 먹으면 좋다[본초].

▌도지 桃枝▐ 복숭아나뭇가지

_{胸部가슴} 갑자기 가슴이 아픈 것을 치료한다.

복숭아 나뭇가지 한 줌을 썰어서 술 1되에 넣고 달여 반 되쯤 되면 단번에 먹으면 매우 효과가 있다[본초].

▌도화 桃花▐ 복숭아꽃

【탕액편】 성질은 평하고 맛이 쓰며 독이 없다. 석림을 치료하며 대소변을 잘 나가게 하고 3충을 밀어내며 시주와 악귀를 죽이고 얼굴빛을 좋게 한다.

○꽃받침은 적취를 치료한다. 꽃이 떨어질 때 대바구니에 주어 담아 그늘에서 말려 밀가루로 반죽한 다음 떡을 만든다. 이것을 빈속에 먹으면 오래된 적취를 몰아낸다.

○음력 3월 3일에 꽃을 모아 그늘에서 말린다. 여러 겹 둘러싸인 꽃은 쓰지 못한다.(본초)

_{大便대변} 대소변을 잘 나오게 한다.

꽃이 떨어질 때 주워서 그늘에 말려 가루 내어 물에 타 먹거나 전병을 만들어 먹는다. 그러면 대소변이 나오지 않던 것이 나오는 데 곧 효과가 난다[자화방].

_{大腸대장} 대소장을 잘 통하게 한다.

꽃이 떨어질 무렵에 따다가 밀가루에 반죽하여 증병을 만들어 먹으면 좋다[자화].

_{面部얼굴} 얼굴을 고와지게 하고 명랑하게 한다.

술에 담가 두고 그 술을 마시는 것이 좋다.

○얼굴에 생긴 헌데에서 누런 진물이 나오는 데는 복숭아꽃을 가루를 내어 쓰는데 한번에 4g씩 하루 세 번 물에 타서 먹는 것이 좋다[본초].

▌도화악▐ 복숭아꽃받침

_{下部설사} 적취를 삭이고 대소변이 잘 나가게 한다.

꽃이 질 때 꽃받침을 따서 밀가루에 반죽한 다음 전병을 만들어 먹어도 된다[본초].

積聚적취 적취를 없앤다.

꽃이 질 때에 받침을 따서 밀가루와 섞은 다음 떡을 만들어 구워 먹는다[자화].

■ 도효 桃梟 ■ 나무에서 마른 복숭아

【탕액편】 성질은 약간 따뜻하며 맛은 쓰다. 온갖 헛것에 들린 것과 5가지 독을 없애며 나쁜 기운에 감촉되며 명치 밑에 아픈 것을 치료하고 피를 헤친다. 또한 악기, 독기에 감촉된 것과 고주를 없앤다.

○일명 도노라고도 한다. 복숭아가 나무에 달려 말라서 겨울이 지나도록 떨어지지 않는 것을 도효라고 한다. 음력 정월에 따며 속이 실한 것이 좋다. 혹 음력 12월에 딴다고도 한다.

○일명 귀촉루라고도 하는데 이는 여러 겹 둘러싸인 복숭아꽃이 피는 나무에 달려 마른 것을 음력 12월에 따서 쓴다.(본초)

○술에 버무려 쪄서 구리칼로 살을 긁어내서 약한 불기운에 말려 쓴다.(입문)

사수   여러 가지 사귀와 여러 가지 독, 나쁜 기운을 없애준다.
       가루 내어 데운 술에 타 먹는다[본초].

■ 독두산 獨頭蒜 ■ 통마늘

大便대변   대변이 나오지 않는 것을 치료한다.
       1개를 잿불에 묻어 구워 익혀서 껍질을 벗겨 버리고 솜에 싸서 항문에 넣는데 식으면 바꾸어 넣는다. 그러면 곧 대변이 나온다[본초].

■ 독활 獨活 ■ 따두릅

【탕액편】 성질은 평하고 약간 따뜻하다고도 한다. 맛이 달고 쓰며 맵다고도 한다. 독이 없다. 온갖 적풍과 모든 뼈마디가 아픈 풍증이 금방 생겼거나 오래되었거나 할 것 없이 다 치료한다. 중풍으로 목이 쉬고 입과 눈이 비뚤어지고 팔다리를 쓰지 못하며 온몸에 전혀 감각이 없고 힘줄과 뼈가 저리면서 아픈 것을 치료한다.

○따두릅은 산이나 들에서 자라는데 음력 2월과 3월, 9월과 10월에 뿌리를 캐어 볕에 말린다. 이 풀은 바람불 때 흔들리지 않으며 바람이 없을 때는 저절로 움직이므로 독요초라고도 한다.(본초)

○줄기는 하나로 곧게 서서 바람에도 흔들리지 않으므로 독활이라 하며 족소음경으로 들어가는 약이다. 따두릅은 기운이 약하고 강호리 강활는 기운이 웅장하다.(입문)

○풍을 치료하는 데는 따두릅을 써야 하는데 부종을 겸하였을 때에는 강호리 강활를 써야 한다. 지금 사람들은 자줏빛이고 마디가 빽빽한 것을 강호리 강활라고 하며 빛이 누르고 덩어리로 된 것을 따두릅이라고 한다.(본초)

○따두릅은 기운이 약하고 빛이 희면서 족소음경에 잠복된 풍을 치료하므로 두 다리가 한습으로 생긴 비증에 의하여 움직이지 못하는 것은 이것이 아니면 치료할 수 없다.(탕액)

風部풍부 아랫도리에 생긴 풍증을 치료한다.

강호리(강활)는 윗도리에 생긴 모든 풍증을 치료한다. 또한 여러 가지 풍증과 백절풍도 치료한다. 강호리(강활) 40g을 썰어서 술에 달여 먹는다.

○중풍으로 이를 악물고 정신을 차리지 못하는 데는 따두릅(독활) 40g을 쓰는데 썰어서 술 2되에 넣고 절반이 되게 달인다. 다음 여기에 검정콩(흑두) 5홉을 뜨겁게 닦아서 놓고 한참동안 뚜껑을 덮어 두었다가 따뜻하게 된 것을 먹는대본초].

背部등부 습에 상하여 목을 들기 힘들어 하는 것을 치료한다.

썰어서 술과 물을 섞은 데 달여 먹는대본초].

筋部힘줄 힘줄과 뼈가 가느라드는 것을 치료한다.

물에 달여 먹는대본초].

▌동과 冬瓜 ▌ 동아

【탕액편】 성질이 약간 차고 서늘하다고도 한다. 맛이 달며 독이 없다. 3가지 소갈병을 치료하고 몰린 병을 풀며 대소변을 잘 나가게 하고 광물성 약재의 독을 없앤다. 수창과 가슴이 답답한 것을 낫게 한다.

○일명 지지라고도 하는데 덩굴이 뻗는다. 열매가 달리는데 처음에는 청록색이고 서리가 온 뒤에는 껍질이 분을 칠한 것처럼 허옇게 된다. 그러므로 백동과라고도 한다. 열이 있을 때 먹으면 좋으나 냉이 있을 때 먹으면 여위게 된다.(본초)

○오래된 병이 있을 때와 음이 허한 사람은 먹지 말아야 한다.(단심)

火部화부 쌓인 열을 없애며 열독을 풀고 번조증을 멎게 한다.

동아김치를 만들어 먹는다. 혹은 짓찧어 즙을 내어 먹는대본초].

浮腫부종　수종병이 처음 생겨 위급하게 되었을 때 마음대로 먹으면 효과가 있다.
　　　　혹 즙을 내서 먹기도 한다. 오랜 병에는 쓰지 말아야 한다[강목].

消渴소갈　3가지 소갈을 주로 치료한다.
　　　　즙을 내어 마신다. 또는 국을 끓이거나 김치를 담가 먹어
　　　　도 좋다[본초].

大腸대장　대소장을 잘 통하게 한다.
　　　　국이나 김치를 만들어 늘 먹는다[본초].

小便오줌　5가지 임병을 치료하는데 오줌을 잘 나오게 한다.
　　　　즙을 내서 1잔씩 마신다[본초].

肉部살부　너무 살쪄서 몸을 좀 여위게 하고 가볍게 하면서 건강하
　　　　게 하려면 동아 국을 끓여 먹거나 나물을 무쳐 오랫동안 먹
　　　　는 것이 좋다.
　　　　살찌는 것을 원하면 먹지 말아야 한다[본초].

■ 동과인 冬瓜仁 ■　동아씨

面部얼굴　얼굴이 윤택해지며 고와지게 하고 검버섯과 기미를 없어지게 한다.
　　　　크림처럼 만들어 늘 바르면 좋다. 동아 씨 3~5되를 껍질을 버리고 가루를 내서 꿀에 반
　　　　죽하여 알약을 만들어 한번에 30알씩 빈속에 먹는다. 오랫동안 먹으면 얼굴이 옥같이
　　　　깨끗해지고 고와진다[본초].

小兒소아　만경풍을 치료한다.
　　　　동아 씨를 가루를 내어 먹이거나 달여 먹여도 좋다[득효].

■ 동과즙 冬瓜汁 ■　동아즙

小腸소장　소변을 잘 나오게 한다.
　　　　오줌을 잘 나오게 하려고 할 때에 마시면 좋다[본초].

■ 동규 冬葵 ■　돌아욱

黃疸황달　돌림황달을 치료하는데 달여서 먹는다.
　　　　또는 국을 끓이거나 김치를 담가 늘 먹는다[본초].

■ 동규자 冬葵子 ■ 돌아욱씨

【탕액편】성질이 차고 맛이 달며 독이 없다. 5가지 임병을 치료하고 오줌을 잘 누게 하며 5장 6부에 있는 한열증과 부인의 젖줄이 막혀서 아픈 것을 치료한다.
○서리가 내린 뒤의 돌아욱은 먹지 못한다. 그것은 담을 동하게 하고 물을 토하게 하기 때문이다. 씨는 약간 볶아 부스러뜨려서 쓴다.(본초)

婦人부인 난산을 치료한다.

　　　　돌아욱씨 1홉을 잘 짓찧어 물에 달여 먹으면 곧 태아가 나온다. 또는 죽은 태아가 나오지 않을 때에는 돌아욱씨를 짓찧어 가루 낸 다음 술에 타 먹는대본초].

小便오줌 5가지 임병을 치료하는데 오줌을 잘 나오게 한다.

　　　　뿌리로도 역시 임병을 치료하는데 오줌을 잘 나오게 한다. 모두 물에 달여서 빈속에 먹는대본초].

大便대변 소변이 나오지 않고 배가 그득하여 죽을 것같이 된 것을 치료한다.

　　　　이 약 2되를 물 4되에 넣고 1되가 되게 달인다. 다음 여기에 돼지기름(저지) 1홉을 타 먹으면 곧 대변이 나온대본초].

■ 동청 銅靑 ■ 구리에 녹이 슨 것

【탕액편】성질은 평하며 약간 독이 있다. 눈을 밝게 하고 피부가 벌개지고 군살이 살아나는 것을 없애며 부인이 혈기로 명치가 아픈 것을 낫게 한다.
○일명 동록이라고도 하는데 생구리나 제련한 구리나 다 녹이 슨다. 녹은 즉 구리의 정기인데 구리그릇 위에 푸른빛이 나는 것이 이것이다. 담연을 토하게 한다.(본초)
○물에 깨끗이 씻어 보드랍게 가루내어 수비하고 약한 불에 볶아 말려 쓴다.(입문)

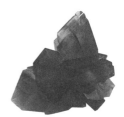

眼部눈부 동록인데 눈을 밝게 하고 벌건 군살이 돋아나는 것을 없앤다.

　　　　또한 난현풍도 치료한다. 백반(달군 것) 40g과 동청 12g을 함께 보드랍게 갈아 한번에 2g씩 끓인 물 1홉에 담가 가라앉힌 다음 그 물을 따뜻하게 하여 눈을 씻는다. 그러면 처음에는 눈이 깔깔한데 눈을 감고 앉아있으면 깔깔한 것이 없어지고 저절로 눈이 뜨이면서 효과가 난다. 하루에 네다섯번씩 씻는대득효].

▌두시 ▌ 약전국

津液진액 땀을 나게 한다.

식은땀이 오랫동안 나는 데는 약전국 1되를 쓰는데 약간 닦아서 술 3되에 3일간 담가 두었다가 차게 하여 먹거나 데워서 먹되 마음대로 쓴다. 낫지 않으면 다시 만들어 먹어야 한다[본초].

▌두충 ▌

【탕액편】 성질은 평하고 따뜻하며 맛이 맵고 달며 독이 없다. 신로로 허리와 등뼈가 조여들고 아프며 다리가 시글면서 아픈것을 낫게 하고 힘줄과 뼈를 든든하게 하며 음낭 밑이 축축하고 가려운 것, 오줌이 방울방울 떨어지는 것 등을 낫게 한다. 정기를 돕고 신의 찬 증과 갑자기 오는 요통을 낫게 한다.

○겉껍질을 긁어 버리고 썰어 졸인 젖 또는 꿀에 축여 볶거나 또는 생강즙에 축여 실이 끊어질 정도로 볶아서 쓴다.

腰部허리 허리와 등뼈가 아픈 것과 허리가 갑자기 아픈 것을 치료한다.

또한 신로로 허리와 등뼈가 오그라드는 것도 치료한다[본초].

○생강즙으로 축여 볶아서 가루를 내어 한번에 4g씩 술로 빈속에 먹는다.

○또한 두충 40g을 실이 없어지도록 닦아서 술 2되에 담가 두고 그 술을 한번에 3홉씩 하루 세 번 마신다[강목].

힘줄과 뼈를 든든하게 한다.

筋部힘줄 두충을 달여 먹거나 알약을 만들어 먹어도 다 좋다[본초].

신에 냉기가 있는 것을 치료한다.

腎臟신장 신로로 허리와 다리가 차고 아픈 것도 낫게 한다. 달여서 먹거나 알약을 만들어 먹는데 닦아서 써야 한다.

▌등심초 燈心草 ▌ 골풀

【탕액편】 성질은 차고 맛은 달며 독이 없다. 5림과 후비를 낫게 한다.

○이것으로 지금 사람들이 돗자리를 짜는데 쪼개고 속살을 꺼내어 쓴다. (본초)

小便오줌 5가지 임병을 치료하는데 오줌을 잘 나가게 한다.

물에 달여서 빈속에 먹는다[본초].

■마근 麻根 ■ 삼뿌리

【탕액편】 난산과 태반이 나오지 않는 것을 치료한다. 어혈을 헤치고 석림이 나오게 한다. 달여서 그 물을 마신다.(본초)

打撲傷
타박상 언어맞았거나 떨어져 상하여 발목이 부러지고 어혈이 생겨 참을 수 없이 아픈데 주로 쓴다.

　　뿌리와 잎을 짓찧어 즙을 내어 마시거나 달여 먹는다. 퍼런 삼이 없는 철에는 마른 삼을 달여서 그 물을 먹는다[본초].

■마두골 馬頭骨 ■ 말 대가리뼈

夢部꿈부 주로 잠자기를 좋아하는 것을 낫게 하는데 쓴다.

　　이것으로 베개를 만들어 베면 졸리지 않는다[본초].

■마두령 馬兜鈴 ■ 쥐방울

【탕액편】 성질은 차고 평하다고도 한다. 맛은 쓰며 독이 없다. 폐에 열이 있어서 기침하고 숨찬 것을 낫게 하고 폐를 시원하게 하며 기를 내린다.

○음력 8월~9월 사이에 열매를 따서 햇볕에 말린다.

○다만 속에 있는 씨만 받고 껍질과 속꺼풀은 버리며 약간 닦아서 쓴다.(본초)

咳嗽기침 기침이 나고 숨이 차며 숨결이 밭아서 앉아 숨쉬기 힘들어 하는 것을 치료한다.

　　마두령 80g(껍질은 버리고 속의 씨만 빼서 동변에 버무려 볶는다)과 감초(닦은 것) 40g을 가루 낸다. 한번에 4g씩 물에 달여 따뜻하게 해서 먹거나 가루를 입에 머금고 침으로 넘겨도 좋다[본초].

　　○마두령은 폐열을 없애고 폐를 보한다[정전].

肺臟폐장 폐를 보하고 열을 없애며 숨이 몹시 찬 것을 치료한다.

　　달여서 먹는다[본초].

■마린근 馬藺根 ■ 타래붓꽃뿌리

咽喉인후 후폐로 죽을 것같이 된 것을 치료한다.

　　뿌리를 캐어 짓찧어 즙을 내서 조금씩 먹는다. 입을 벌리지 못할 때에는 떠넣어 주어야 한다. 잎이나 씨도 효과가 같다. 씨를 쓸 때에는 49알을 가루를 내어 물에 타 먹고 잎을 쓸 때에는 80g을 물에 달여서 먹는다[본초].

■ 마린자 馬藺子 ■ 타래붓꽃씨

【탕액편】 성질은 평하며 따뜻하고 차다고도 한다. 맛은 달며 독이 없다. 위열을 내리며 가슴이 답답한 것을 멎게 하고 오줌을 잘 나가게 한다. 부인의 혈훈과 붕루, 대하를 치료하고 창절과 종독을 삭게 하며 술독을 풀어 주고 황달을 낫게 한다.

○음력 3월에 꽃을 따고 5월에는 열매를 따서 모두 그늘에서 말린다.(본초)

○지금 사람들은 이것으로 급후비를 치료하고 소와 말고기를 먹고 정종이 생긴 것을 치료하는 데 아주 잘 듣는다.(속방)

大便대변 물 같은 설사를 하는 이질을 치료한다.

누렇게 닦아 가루 낸 다음 밀가루와 각각 같은 양으로 하여 섞어서 한번에 8g씩 미음에 타 먹는다[본초].

■ 마박아 馬剝兒 ■ 쥐참외

嘔吐구토 열격과 반위증을 치료한다.

일명 마도아라고도 하는데 즉 쥐참외이다. 약성이 남게 태워 가루내어 한번에 4g씩 쓰는데 평위산 8g과 함께 대추살에 버무려서 데운 술에 풀어먹는다. 그러면 먹은 것이 내려간다. 그 다음 증상에 맞게 조리해야 한다.

○어떤 처방에는 약성이 남게 태워서 한번에 8g씩 미음에 타 먹게 되어 있다[정전].

■ 마발 馬勃 ■ 말버섯

【탕액편】 성질은 평하며 맛은 맵고 독이 없다. 목구멍이 메고 아픈 것과 악창을 낫게 한다.

○습지나 썩은 나무 위에서 나는데 푹석푹석한 것이 자줏빛 나는 솜 비슷하다. 큰 것은 말만하고 작은 것은 되박만하다. 튕기면 자줏빛 먼지가 난다.(본초)

咽喉인후 후폐로 목구멍이 아픈 것을 치료한다.

꿀에 개서 조금씩 물에 타 먹는다[본초].

○또는 백반과 같은 양으로 하여 가루를 내서 게사니깃관으로 목 안에 불어넣어도 가래를 토하고 낫는다[강목].

▌마분▐ 삼꽃가루

【탕액편】 성질이 평하고 맛이 매우며 독이 있다. 적을 헤치고 비증을 낫게 한다. 가루로 먹는데 많이 먹으면 미친다.(본초)
○일명 마발이라고도 하는데 삼꽃에서 날리는 꽃가루를 말한다. 음력 7월초에 받은 것이 좋다.(본초)

手部팔부 열독이 손발에 침범하여 손발이 붓고 빠져 나오는 것같이
　　　 아픈 데 쓴다.
杖傷장상 물에 달여 즙을 짜내서 따뜻하게 한 다음 거기에 손발을 담근다
　　　 [본초].
　　　 매맞은 상처에 풍사가 들어가서 아픈 것을 치료한다.
　　　 말이나 나귀의 습한 분을 뜨겁게 하여 천에 싸서 찜질하는데 하루 50여 번씩 갈아 대면서 하면 아주 좋다[본초].

▌마아초 馬牙硝▐

【탕액편】 성질은 몹시 차며 맛은 달고 독이 없다. 5장에 쌓인 열, 잠복된 기를 없애며 눈에 피가 지면서 부은 것과 예장이 생겨서 깔깔하고 아픈 것을 낫게 한다.
○역시 박초를 달여 법제한 것이며 깨뜨리면 4~5개의 모가 나고 빛은 희고 투명하며 그 생김새가 말의 이빨과 비슷하다고 하여 마아초라고 하고 또 영초라고도 한다.(본초)

眼部눈부 눈이 피지고 부은 것과 예장이 생겨 깔깔하고 눈물이 나오며 아픈 것을 치료한다.
　　　 가루를 내어 눈에 넣는 것이 좋다[본초].
　　　 ○백룡산은 눈을 밝게 하고 예막을 없앤다. 마아초를 두터운 종이에 싸서 가슴에 품고 있는데 살에 닿게 하고 120일 동안 있는다. 다음 이것을 분처럼 보드랍게 갈아 용뇌 조금과 섞어서 쌀 2알만큼씩 떼어 눈에 넣는다. 이 약은 눈이 잘 보이지 않고 예막이 생긴 데 쓰는데 눈동자만 상하지 않으면 다 치료할 수 있다[본초].
口舌입혀 중설을 치료한다.
　　　 가루를 내어 혀 밑에 하루 세 번 바른다[본초].

■ 마야안 ■ 말의 앞종아리 안쪽에 있는 티눈 같은 것

牙齒이빨 풍으로나 벌레가 먹어 이빨이 아픈 것을 치료한다.

칼로 마야안(말의 앞종아리 안쪽에 있는 티눈 같은 것)을 쌀알만큼 긁어서 벌레가 먹은 구멍에 넣거나 아픈 곳에 물고 있는다. 그러면 침이 나오는데 그 침을 삼키지 말아야 한다. 이와 같이 하면 곧 완전히 낫는대득효].

■ 마인 麻仁 ■ 삼씨

【탕액편】 성질은 평하고 차다고도 한다. 맛이 달며 독이 없다. 허로증을 보하고 5장을 눅여 주며 풍기를 없앤다. 대장에 풍열이 몰려 대변이 잘 나가지 않는 것을 치료한다. 그리고 오줌을 잘 나가게 하고 열림을 낫게 한다. 대소변을 잘 나가게 하는데 많이 먹지는 말아야 한다. 정기를 잘 나가게 하고 양기를 약해지게 한다.(본초)

○이른 봄에 심은 것을 춘마자라고 하는데 알이 작고 독이 있다. 늦은 봄에 심은 것을 추마자라고 하는데 약으로 쓰면 좋다.(본초)

○삼씨는 껍질을 벗기기가 아주 어렵다. 물에 2~3일 동안 담가 두었다가 껍질이 터진 다음 햇볕에 말려 새기왓장 위에 놓고 비벼서 씨알을 받아쓴다. 또 한 가지 방법은 다음과 같다. 천에 싸서 끓인 물에 담가 두었다가 물이 식은 다음 꺼내서 우물 가운데 하룻밤 달아 매두되 물에 닿지 않게 한다. 그 다음날 낮에 꺼내서 햇볕에 말려 새기왓장 위에 놓고 비벼서 키로 까부려 껍질을 버리고 씨알만 받는다. 이와 같이 하면 옹근알만 받을 수 있다.(본초)

消渴소갈 소갈을 멎게 한다.

삼씨는 1되를 짓찧어 물 3되에 넣고 달인 다음 즙을 받아서 따뜻하게 하여 먹거나 차게 하여 먹는대본초].

大腸대장 대장에 풍열이 있어서 대변이 몹시 굳어져 잘 나오지 않는 것을 치료한다.

물에 갈아 낸 즙에 죽을 쑤어 먹는대본초].

■ 마치현 ■ 쇠비름

【탕액편】 성질이 차고 맛이 시며 독이 없다. 여러 가지 헌데와 악창을 낫게 하고 대소변을 잘 나가게 하며 징결을 헤친다. 쇠붙이에 다쳐서 생긴 헌데와 속에 누공이 생긴 것을 치료한다. 갈증을 멎게 하며 여러 가지 벌레를 죽인다.

○어느 지방에나 다 있는데 2가지 종류가 있다. 잎이 큰 것은 약으로 쓰지 못한다. 잎

이 작고 마디와 잎 사이가 수은빛 같은 것을 약으로 쓰는데 이것을 말리기가 매우 어렵다. 홰나무방망이로 짓찧어서 해가 돋는 동쪽에 시렁을 매고 2~3일 동안 햇볕에 말려야 마른다. 약으로는 줄기와 마디를 버리고 잎만 쓴다.

○이것을 비름이라고는 하나 참비름과는 전혀 다르다. 또한 오행초라고도 하는데 그것은 잎이 퍼렇고 줄기가 붉으며 꽃이 누렇고 뿌리가 허여며 씨가 거멓기 때문이다.(본초)

○잎의 생김새가 말 이빨 같기 때문에 마치현이라고도 한다.(입문)

大腸대장 모든 충과 촌백충을 죽인다.

생것을 짓찧어 즙을 내거나 삶아서 소금과 식초에 무쳐 빈속에 먹으면 충이 저절로 나온대본초].

婦人부인 몸 푼 뒤에 혈리로 배가 아픈 데 치료한다.

쇠비름을 짓찧어 3홉의 즙을 받아 한번 끓어오르게 달인 다음 꿀 1홉을 섞어서 먹는다.

小兒소아 어린이의 감리를 주로 치료한다.

쇠비름을 익혀서 양념을 두고 빈속에 먹인다.

○또한 마마를 앓은 뒤에 딱지가 떨어진 자리와 백독창에 쇠비름 즙을 졸여 고약을 만들어 바르면 좋대본초].

大便대변 대소변을 잘 나오게 하는데 쌀가루를 섞어 양념을 해서 국을 끓여 먹는다.

적백이질에는 짓찧어 즙 3홉을 짜서 달걀 1알의 흰자위와 고루 섞어 따뜻하게 하여 먹는데 두 번만 먹으면 곧 낫는다. 혹은 쇠비름을 삶아서 소금, 장, 생강, 식초를 넣어 고루 섞어서 먹기도 한다.

○어린이의 혈리에는 즙 1홉에 꿀 1숟가락을 타서 쓴대본초].

▌마통 馬通 ▌

【탕액편】 음력 섣달에 눈 마분을 말린 것인데 물에 달여 마시면 일체 서병을 치료한다.[속방]

屎部서부 음력 섣달에 눈 마분을 말린 것인데 물에 달여 마시면 일체 서병을 치료한다.[속방]

■ 마황 麻黃 ■

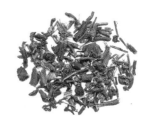

【탕액편】 성질은 따뜻하고 평하다고도 한다. 맛은 쓰며 달다고도 한다 독이 없다. 중풍이나 상한으로 머리가 아픈 것과 온학을 낫게 하며 발표시켜 땀을 내며 사열을 없앤다. 한열과 5장의 사기도 없애고 땀구멍을 통하게 하며 온역을 낫게 하고 산람장기를 미리 막는다.

○입추시기에 줄기를 뜯어 그늘에 말려서 퍼런 것을 쓴다. 먼저 뿌리와 마디는 버린다. 뿌리와 마디는 땀을 멎게 하기 때문이다. 먼저 40g을 달이는데 끓으면 위에 뜬 거품을 걷어 버린다. 거품을 걷어 버리지 않고 쓰면 답답한 증이 생긴다.(본초)

汗部땀부　표증 때 땀이 나게 한다.

　　　　뿌리와 마디는 땀을 멎게 한다[본초].

　　　　○마황은 파밑(총백)과 같이 쓰지 않으면 땀을 나게 하지 못한다[입문].

　　　　○인삼은 마황을 보조한다. 마황은 표가 실하여 땀이 나지 않을 때 한번만 먹어도 곧 효과가 난다[입문].

傷寒상한　상한 때 해기시키기 위해 땀을 내는 데 제일이다.

　　　　마황(마디를 버린 것) 20g을 물에 달여 먹는다[본초].

虐疾학질　온학 때 땀이 나지 않는 것을 치료한다.

　　　　달여서 먹은 다음 땀이 나면 낫는다[본초].

津液진액　마디를 버린 것은 땀을 나게 하여 표를 푼다.

　　　　뿌리와 마디는 표를 든든하게 하여 땀나는 것을 멎게 한다. 물에 달여 먹는다[본초].

頭部머리　풍한으로 머리가 아픈 것을 치료한다.

　　　　마디를 버리고 달여 먹는다[본초].

■ 마황근 麻黃根 ■ 마황뿌리

津液진액　저절로 땀이 나는 것과 식은땀이 나는 것을 멎게 한다.

　　　　물에 달여서 먹는다. 그리고 굴 조개껍질(모려)과 섞어서 몸에 발라도 땀이 멎는다.[본초].

▌만리어 ▌ 뱀장어

【탕액편】 성질이 차고 평하다고도 한다. 맛이 달고 독이 없다. 약간 있다고도 한다. 5가지 치질과 누공이 생긴 헌데를 치료한다. 여러 가지 충을 죽이는데 악창과 부인의 음문이 충으로 가려운 것을 낫게 한다.

○두렁허리 비슷하면서 배가 크고 비늘이 없으며 퍼러면서 누런빛이 나는데 뱀 종류이다. 강과 호수에는 다 있는데 5가지 빛이 나는 것이 효과가 더 좋다.(본초)

皮部피부 풍으로 가려운 것과 백철, 역양풍을 치료한다.

　　　뱀장어를 구워 늘 먹는다. 또는 불에 구워 기름을 내어 바르기도 한대[본초].

　　　여러 가지 기생충으로 가슴앓이가 생겨 담연을 많이 토하는 것을 치료한다.

胸部가슴 고기를 슴슴하게 구워 먹는다. 이렇게 세 번에서 다섯 번 먹으면 낫는대[본초].

　　　열로와 골증열을 치료하며 허손을 보한다.

　　　그 고기로 국을 끓여 양념을 두고 먹으면 아주 좋대[본초].

虛勞허로 부인의 이슬과 여러 가지 병을 치료한다.

　　　국을 끓여 먹거나 구워 먹어도 다 좋대[본초].

胞部포부 전시노채충과 여러 가지 기생충을 다 죽인다.

　　　오랫동안 노채를 앓아서 여윈 데는 뱀장어를 익도록 끓여서 양념을 하여 늘 먹거나 햇

蟲部충부 볕에 말려 고소하게 구워서 늘 먹어도 역시 좋다.

　　　○옛날에 어떤 여자가 노채병에 걸렸는데 집안사람들이 그를 관 속에 넣어서 강물에 띄워 보냈다. 어부가 그것을 건져 내서 보니 아직 살아 있었다. 그래서 뱀장어를 많이 끓여서 먹였는데 병이 다 나아서 어부의 처가 되었다고 한대[본초].

▌만청 蔓菁 ▌ 순무

【탕액편】 성질이 따뜻하고 맛이 달며 독이 없다. 5장을 좋아지게 하고 음식을 소화시키며 기를 내리고 황달을 치료한다. 몸을 가벼워지게 하고 기를 도와준다.

○여러 가지 채소 가운데서 이롭기만 하고 해로운 것이 없는 것이 이것이다. 늘 먹으면 참으로 좋다.(본초)

乳部젖부 유옹으로 아프고 추워하다가 열이 나는 것을 치료한다.

　　　순무와 그 잎을 깨끗하게 씻어서 소금을 넣고 짓찧어 붙인다. 더워지면 바꾸어 붙이는 데 세 번에서 다섯 번 하면 낫는대[본초].

■ 만청자 蔓菁子 ■ 순무씨

【탕액편】 성질이 따뜻하다. 기를 내리고 눈을 밝게 하며 황달을 치료한다. 또한 오줌을 잘 나가게 한다. 쪄서 햇볕에 말려 쓴다. 늘 먹으면 오랫동안 살 수 있다.(본초)

身形신형 오랫동안 먹으면 곡식을 먹지 않고도 살 수 있고 오래 살 수 있다.

아홉 번 쪄서 아홉 번 햇볕에 말려 가루 낸 다음 한번에 8g씩 하루 두 번 물로 먹는다[본초].

黃疸황달 급황, 황달, 황달이 속으로 들어가 배에 뭉쳐 잘 통하지 못하는 것을 치료한다.

보드랍게 가루 내어 8~12g씩 물에 타 먹으면 반드시 설사가 나면서 궂은 것, 누런 물, 모래, 풀, 털 같은 것들이 나오고 낫는다[본초].

脹滿창만 명치 아래가 불러 오르는 것을 치료한다.

1홉을 잘 짓찧어 물 1되에 넣고 간 다음 걸러서 즙 1잔을 받아 단번에 먹는다. 그러면 저절로 토하거나 설사하거나 땀이 나고 뱃속이 시원해진다[본초].

毛髮모발 눌러서 기름을 내어 머리에 바르면 마늘뿌리처럼 희어졌던 머리털도 검어진다.

요즘 사람들이 반발이라고 하는 것은 산발을 말한다[본초].

肉部살부 살찌고 건강하게 한다.

순무씨를 쪄서 햇볕에 말려 가루를 낸 다음 8~12g씩 술이나 미음으로 먹는다. 순무로 국을 끓여 늘 먹는 것이 좋다[본초].

眼部눈부 청맹을 치료하는데 눈이 밝아지게 하며 환히 볼 수 있게 한다.

눈동자가 상하지 않았으면 열에 아홉은 나을 수 있다. 순무씨 6되를 찐 다음 그 가마의 더운물을 쳐서 햇볕에 말리기를 세 번 하여 가루를 낸다. 한번에 8g씩 하루 두 번 술로 끼니 뒤에 먹는다. 또는 순무씨 3되를 식초 3되에 넣고 삶아 햇볕에 말려 가루를 내서 한 번에 4~8g씩 하루 세 번 깨끗한 물로 먹는데 다 먹고 나면 밤에도 볼 수 있게 된다[본초].

面部얼굴 기름을 짜서 면지에 섞어 바르면 검은 기미가 없어진다.

또한 보드랍게 가루를 내어 면지9얼굴에 바르는 크림의 일종인데 거기에 들어간 조성과 만든 방법에 따라 여러 가지가 있다)에 섞어서 얼굴에 늘 바르면 주름살이 없어진다[본초].

■ 만형자 蔓荊子 ■ 순비기열매

頭部머리 풍으로 머리가 아프고 속골에서 소리가 나는 것 같은 것을 치료한다.

달여 먹는다[본초].

○태양경두통에 쓰는 약인데 풍사를 없애고 머리가 흐릿하며 눈앞이 캄캄한 것을 치료한다[단심].

▌ 망초 芒硝 ▌ 분초

【탕액편】 성질은 몹시 차며 맛은 짜고 조금 독이 있다. 5장의 적취와 징가를 헤치며 5림을 낫게 하고 대소변을 잘 나가게 하며 뱃속에 담이 찬 것, 상한에서 속에 열이 있는 것, 위가 막힌 증과 황달을 낫게 한다. 또한 나력, 옻이 오른 것을 낫게 하고 어혈을 헤치며 유산시키고 월경이 중단된 것을 하게 한다.

○박초를 더운물로 녹여 걸러서 그 물을 절반쯤 졸여 그릇에 담아 하룻밤 두면 가는 결정체로 된다. 이것이 즉 망초이다. 또한 분초라고도 한다.(본초)

皮部피부 일체 반진을 치료한다.

　　　망초를 물에 달여 바른다. 염초도 좋다[본초].

下部설사 적취를 삭이고 대소변이 잘 나가게 한다.

　　　한번에 4~8g씩 따뜻한 물에 타서 먹거나 알약이나 가루약에 섞어 먹는대[본초].

▌ 망초 芒硝 ▌ 박초

【탕액편】 성질은 몹시 차고 맛은 쓰며 조금 독이 있다. 배가 팽팽하게 불러 오른 것, 대소변이 나오지 않는 것, 월경이 중단된 것을 낫게 한다. 5장의 온갖 병과 6부의 적취를 치료할 때 설사시킨다.

○72가지 돌을 녹여 물이 되게 하기 때문에 초석이라고 한다.(본초)

○초석이라 하는 것은 초의 총칭이다. 불에 법제하지 않은 것을 생초, 박초라고 하고 불에 법제한 것을 분초, 망초라고 한다. 옛사람들은 매운 것을 알고 썼고 지금 사람들은 짠 것으로 알고 쓴다.(탕액)

胞部포부 이것은 달거리가 나오지 않고 중단된 것과 징가를 치료한다.

　　　가루 내어 4g씩 빈속에 식초 끓인 물로 먹는대[본초].

▌ 맥문동 麥門冬 ▌

【탕액편】 성질은 약간 차고 평하다고도 한다. 맛이 달며 독이 없다. 허로에 열이 나고 입이 마르며 갈증이 나는 것과 폐위로 피고름을 뱉는 것, 열독으로 몸이 검고 눈이 누른 것을 치료하며 심을 보하고 폐를 시원하게 하며 정신을 진정시키고 맥기를 안정케 한다.

○음력 2월과 3월, 9월과 10월에 뿌리를 캐어 그늘에서 말린

다. 살찌고 큰 것이 좋으며 쓸 때에는 끓는 물에 불리어 심을 **빼버린다**. 그렇게 하지
않으면 답답증이 생긴다.(본초)

○수태음경으로 들어가는데 경락으로 가게 하려면 술에 담갔다가 쓴다.(입문)

乳部젖부 젖을 나오게 한다.

　　　맥문동(심을 버린다)을 가루를 내어 한번에 8g씩 서각 4g(술로 간다)에 타 먹으면 두 번
　　　을 넘지 않아 젖이 나온다[득효].

虛勞허로 5로 7상을 치료하며 5장을 편안하게 한다.

　　　먹는 법은 천문동과 같다[본초].

消渴소갈 소갈과 입이 마르고 갈증이 나는 것을 치료한다.

　　　심을 버리고 달여서 먹는다[본초].

心臟심장 심열을 없애고 심기가 약한 것을 보한다.

　　　심을 빼버리고 달여서 먹으면 아주 좋다[본초].

肺臟폐장 폐열을 치료한다.

　　　맥문동, 인삼, 오미자로 된 약을 생맥산이라고 하는데 폐에 열이 잠복되어 있어서 폐기
　　　가 끊어질 것같이 된 것을 치료한다[탕액].

126

▍맹충 ▍ 등에

【탕액편】 성질이 차고 맛이 쓰며 독이 있다. 어혈과 혈적, 징가(배 속에 덩어리가 생기
는 병. 주로 여자에게 많이 생기는데 '징' 은 뭉쳐서 일정한 곳에 자리하여 움직이지
않는 것을 이르고, '가' 는 이곳저곳으로 옮겨 다니며 모양도 일정하지 않은 덩어리를
이른다)를 주로 몰아내고 혈맥을 잘 통하게 한다.

○어혈로 월경이 막힌 것을 치료하고 징결을 삭히며 뭉친 고름을 없애고 유산하게 한
다.(본초)

○피가 몰린 것을 헤친다.

胞部포부 처녀가 달거리가 없는 것을 치료하는데 어혈을 몰아내고 몰린 피를 흩어지게 하며 달
　　　거리가 막힌 것을 통하게 한다.

　　　날개와 발을 떼버리고 닦아서 가루를 내어 식초 끓인 물에 타 먹거나 알약을 만들어 먹
　　　는다[본초].

■ 명로(명사) ■ 명자나무 열매

【탕액편】성질은 따뜻하고 맛은 시다. 담을 삭히고 갈증을 멈추며 술을 많이 먹을 수 있게 한다. 그 생김새는 모과와 거의 비슷하나 좀 작다. 구별하는 데서 꼭지 사이를 보면 따로 겹꼭지가 있는데 젖꼭지와 같은 것은 모과이고 그렇지 않은 것은 명자이다. 약의 효능은 모과와 거의 비슷하다. 또한 곽란으로 쥐가 이는 것을 치료하며 술독을 풀어 주고 메스꺼우며 생목이 괴고 누런 물을 토하는 것 등을 낫게 한다. 냄새가 맵고 향기롭기 때문에 옷장에 넣어 두면 벌레와 좀이 죽는다.(본초)

內傷내상 음식을 소화시키고 술독을 풀며 탄산을 멈추고 주담과 누런 물이 나오는 것을 없앤다.
　　　　명사를 늘 씹어 먹는다. 모과와 같다[본초].

■ 모과 木瓜 ■ 모과

【탕액편】성질은 따뜻하며 맛이 시고 독은 없다. 곽란으로 몹시 토하고 설사하며 계속 쥐가 이는 것을 치료하며 소화를 잘 시키고 이질 뒤의 갈증을 멎게 한다. 또한 분돈, 각기, 수종, 소갈, 구역, 담연이 있는 것 등을 치료한다. 또한 힘줄과 뼈를 든든하게 하고 다리와 무릎에 힘이 없는 것을 낫게 한다.
○불에 말려 쓰는데 아주 향기롭다. 음력 9월에 딴다.
○열매는 작은 참외 같으며 시큼하기는 하나 먹을 수 있다. 그러나 이와 뼈를 상하기 때문에 많이 먹지 말아야 한다.
○이것은 간에 들어가기 때문에 힘줄과 혈을 보한다.
○쇠붙이에 대지 말고 구리칼로 껍질과 씨를 긁어 버리고 얇게 썰어서 볕에 말린다.

곽란　　곽란으로 토하고 설사하며 힘줄이 뒤틀리는 것이 멎지 않는 것을 치료한다.
　　　　달여 먹는다. 가지나 잎도 효과가 같다.
　　　　　○명사도 모과와 같은 효과가 있다[본초].
嘔吐구토 토하기를 멎게 하는데 달여서 그 물을 마시면 좋다. 생강과 함께 달여 먹으면 더 좋다.
　　　　명사는 메스껍고 헛구역이 나는데 달여서 먹는다[본초].

■ 모려분 牡蠣 ■ 굴 껍질

【탕액편】성질이 평하고 약간 차다고도 한다. 맛이 짜며 독이 없다. 대소장을 조여들게 하고 대소변이 지나치게 나가는 것과 식은땀을 멎게 하며 유정, 몽설, 적백대하를 치

료하며 온학을 낫게 한다.

○동해에 있는데 아무 때나 잡는다. 음력 2월에 잡은 것이 좋다. 배쪽의 껍질을 남쪽으로 향하게 들고 보았을 때 주둥이가 동쪽으로 돌아가 있는 것을 좌고모려라고 한다. 혹 머리가 뾰족한 것을 좌고모려라고도 하는데 이것을 약으로 쓴다. 대체로 큰 것이 좋다.

○먼저 소금물에 2시간 정도 끓인 다음 불에 구워 가루내어 쓴다.

胞部포부 붕루와 벌겋고 흰 이슬이 흐르는 것을 치료한다.
　　　　가루 내어 식초에 반죽하여 알약을 만든다. 이것을 다시 불에 구워 보드랍게 가루 낸 다음 식초에 달여 만든 약쑥고약에 반죽하여 알약을 만든다. 한번에 50알 씩 식초와 약쑥(애엽)을 달인 물로 먹는다.

虛勞허로 허로로 몹시 허손된 것을 주로 보한다.
　　　　그 살을 발라서 끓여 먹는다[본초].

內傷내상 술을 마신 뒤에 번열이 나는 것을 치료한다.
　　　　굴조개살에 생강과 식초를 넣어 날것으로 먹는다[본초].

火部화부 번열을 없앤다.
　　　　굴조개의 살을 발라 회를 만들어 생강과 식초를 두고 먹는다[본초].

腎臟신장 신을 보한다.
　　　　구워서 가루 내어 알약에 넣어 쓴다. 굴 조개살을 삶아 먹어도 좋다[본초].
　　　　꿈에 헛것과 성교하면서 정액이 나오는 것과 정액이 절로 나오는 것을 치료한다.
　　　　굴 조개껍질을 불에 달구어 식초에 담갔다 내기를 일곱 번 반복한 후 가루 내어 식초를 두고 쑨 풀로 반죽한 다음 벽오동씨 만하게 알약을 만든다. 한번에 50알씩 소금 끓인 물로 빈속에 먹는다. 이것을 고진환이라고 한다[동원].

大便대변 대소변을 멎게 하는데 오줌이 나가는 줄을 모르는 것도 치료한다.
　　　　굴 조개껍질과 백반(구운 것)을 각각 같은 양으로 하여 가루내서 한번에 8g씩 하루에 세 번 술에 타 먹는다. 또한 유뇨증도 치료한다[강목].

小便오줌 오줌이 술술 자주 나오는 것을 멎게 한다.
　　　　가루 내어 먹거나 알약을 만들어 먹는다[본초].

大腸대장 대소장을 수렴한다.
　　　　가루를 내어 미음에 타서 먹거나 알약을 만들어 먹는다[본초].

津液진액 땀이 나는 것을 멎게 한다.
　　　　두충과 함께 쓰면 식은땀이 나는 것을 멈추는데 마황뿌리와 함께 가루 내어 몸에 발라도 식은땀이 나는 것이 멎는다[본초].

▌모려육 牡蠣肉▐ 굴조개살

【탕액편】 먹으면 맛이 좋은데 몸에 아주 좋다. 또한 살결을 곱게 하고 얼굴빛을 좋아지게 하는데 바다에서 나는 식료품 가운데서 가장 좋은 것이다.

消渴소갈 주갈을 치료한다.

　　생것으로 생강과 식초를 넣어서 먹는다. 민간에서는 굴을 석화라고 한다[본초].

▌모서 牡鼠▐ 숫쥐

뼈가부러지
고 힘줄이　힘줄이 끊어지고 뼈가 부러진 것을 치료하는데 짓찧어 상처에 붙인다.
끊어진 것　3일에 1번씩 새 것으로 갈아붙이면 힘줄과 뼈가 붙게 된다[본초].

▌모서분 牡鼠糞▐ 숫쥐똥

【탕액편】 성질은 약간 차다. 상한, 노복을 전문적으로 치료하며 또 어린이의 간질을 치료한다. 양두첨이라는 것이 바로 모서분이다.

傷寒상한 노복을 치료한다.

　　모서분을 파, 약전국과 함께 물에 넣고 달여 먹는다[본초].

▌모서시 牡鼠屎▐ 무서시

胞部포부 처녀가 달거리가 없는 것을 치료한다.

　　불에 태워 가루 내어 한번에 4g씩 술에 타서 먹이되 환자가 알지 못하게 해야 한다[본초].

▌모서육 牡鼠肉▐ 숫쥐고기

【탕액편】 성질이 약간 따뜻하고 서늘하다고도 한다. 맛이 달며 독이 없다. 뼈마디가 어긋난 것, 뼈가 부러진 것을 치료하는데 힘줄과 뼈를 이어지게 한다. 짓찧어 붙인다.
○어린이가 감질로 배가 커지고 먹으려고만 하는 데는 구워서 먹인다. 또한 골증, 노극으로 팔다리가 몹시 여윈 것도 치료하며 벌레를 죽인다. 뼈를 버리고 술에 졸여서 약으로 쓴다. (본초)

小兒소아 어린이의 정해감, 포로감을 주로 치료한다.

　　　숫쥐고기를 누런 진흙에 싸 발라서 구운 다음 뼈를 발라 버리고 고기에 양념을 두고 국을 끓여 먹인다. 뼈를 먹이면 몹시 여윈다[본초].

▌모정향母丁香▌ 정향나무 꽃봉우리

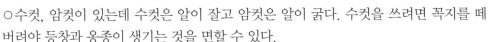

【탕액편】 성질은 따뜻하며 맛은 맵고 독이 없다. 비위를 따뜻하게 하고 곽란, 신기, 분돈기와 냉기로 배가 아프고 음낭이 아픈 것을 낫게 한다. 또한 성기능을 높이고 허리와 무릎을 덥게 하며 반위증反胃을 낫게 하고 술독과 풍독을 없애며 여러 가지 종기를 낫게 한다. 치감을 낫게 하며 여러 가지 향기를 낸다.
○수컷, 암컷이 있는데 수컷은 알이 잘고 암컷은 알이 굵다. 수컷을 쓰려면 꼭지를 떼 버려야 등창과 옹종이 생기는 것을 면할 수 있다.
○생김새가 못과 같으며 수태음, 족양명, 소음경에 들어간다. 오미자, 봉출과 같이 쓰면 분돈기를 낫게 한다.(탕액)

毛髮모발 생강즙에 갈아서 희어진 수염을 뽑아 버린 다음 털구멍을 바르면 곧 검은 털이 나온다.
　　　꿀을 털구멍에 발라도 검은 털이 나온다[본초].

▌모침茅鍼▌ 띠순

【탕액편】 악창이 부어서 터지지 않은 것을 터뜨려 고름이 나오게 한다.(본초)

癰疽옹저 옹저나 악창 때 끝이 생기지 않은 것을 치료한다.
　　　띠순을 술에 달여 즙을 내서 먹는다. 1개를 먹으면 1개의 구멍이 뚫어지고 2개를 먹으면 반드시 2개의 구멍이 뚫어진다[본초].

▌목과木瓜▌ 모과

【탕액편】 성질은 따뜻하며 맛이 시고 독은 없다. 곽란으로 몹시 토하고 설사하며 계속 쥐가 이는 것을 치료하며 소화를 잘 시키고 이질 뒤의 갈증을 멎게 한다. 또한 분돈, 각기, 수종, 소갈, 구역, 담연이 있는 것 등을 치료한다. 또한 힘줄과 뼈를 든든하게 하고 다리와 무릎에 힘이 없는 것을 낫게 한다.

담음 담을 삭이고 가래침이 나오는 것을 멎게 한다[본초].

모과를 달인 물은 담을 치료하는데 비위를 보한다. 모과를 푹 쪄서 살만 내어 간다. 이것을 채에 걸러서 찌꺼기는 버린다. 여기에 졸인 꿀과 생강즙과 참대기름을 적당히 넣고 달여서 한 번에 큰 숟가락으로 하나씩 먹는데 하루에 서너 번 쓴다[속방].

○불에 말려 쓰는데 아주 향기롭다. 음력 9월에 딴다.

○쇠붙이에 대지 말고 구리칼로 껍질과 씨를 긁어 버리고 얇게 썰어서 볕에 말린다.

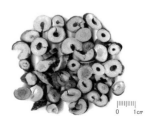

足部다리 각기병과 각기병이 위로 올라간 것을 치료한다.

　　　　1개를 진하게 달여서 마신다[본초].

筋部힘줄 간으로 가는 약이기 때문에 힘줄을 좋게 하며 힘줄과 뼈를 튼튼하

　　　　게 한다.

　　　　모든 힘줄의 병을 다 치료할 수 있다. 물에 달여 먹거나 알약을 만들어 먹어도 다 좋다.

肝臟간장 간으로 들어가서 힘줄과 피를 보한다.

　　　　달여서 먹는다[본초].

131

▌목근 木槿 ▌ 무궁화

【탕액편】 성질은 평하며 독이 없다. 장풍으로 피를 쏟는 것과 이질 앓은 뒤에 갈증이 있는 것을 멈춘다.

○곳곳에 있으며 달여 먹으면 잠을 자게 한다. 아무 때나 껍질을 벗긴다.(본초)

夢部꿈부 잠을 자지 못하는 것을 치료한다.

　　　　달여서 먹으면 잠이 온다[본초].

▌목단피 牧丹皮 ▌ 모란껍질

胞部포부 달거리가 나오지 않는 것을 치료한다.

　　　　달여서 먹거나 가루를 내어 먹어도 다 좋다[본초].

▌목적 木賊▌ 속새

【탕액편】 성질은 평하고 맛은 달며 약간 쓰고 독이 없다. 간, 담을 보하고 눈을 밝게 하며 예막을 없애고 장풍으로 피를 쏟는 것을 낮게 하며 혈리를 멎게 한다. 그리고 풍을 몰아내며 월경이 멎지 않는 것과 붕루, 적백대하를 낮게 한다.

○곳곳에서 나는데 마디를 버리고 쓴다. 눈약으로 쓸 때에는 흔히 동변에 하룻밤 담갔다가 햇볕에 말려서 쓴다.(본초)

○이 약은 땀을 아주 쉽게 낸다. 마디를 버리고 썰어서 물로 축여 불에 쪼여서 쓴다.(단심)

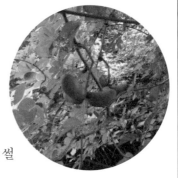

汗部땀부　땀이 잘 나게 한다.

　　　　　마디는 버리고 쓴다[단심].

眼部눈부　간담을 보하고 눈을 밝게 하며 눈병을 낮게 하고 예막을 없앤다.

　　　　　동변에 하룻밤 담갔다가 햇볕에 말린 다음 마디를 버리고 가루를 내어 조금씩 먹거나 달여 먹어도 좋다[본초].

▌목통 木通▌ 으름덩굴

小腸소장　소장을 잘 통하게 하고 오줌을 잘 나오게 한다.

　　　　　물에 달여서 먹는다[본초].

小便오줌　5가지 임병을 치료하는데 관격이 된 것을 열어 준다.

　　　　　그리고 오줌이 자주 나오면서 몹시 아픈 것을 치료한다. 썰어서 달여 빈속에 먹는다.

　　　　　○통초도 효능이 같다[본초].

▌목향 木香▌

【탕액편】 성질은 따뜻하고 맛이 매우며 독이 없다. 가슴과 배가 온갖 기로 아픈 것, 9가지 심통, 여러 해 된 냉기로 불러 오르면서 아픈 것, 현벽, 징괴 등을 치료한다. 또한 설사, 곽란, 이질 등을 멈추며 독을 풀어 주고 헛것에 들린 것을 낮게 하며 온역을 방지하고 약의 정기가 목적한 곳으로 잘 가게 한다.

○즉 청목향인데 생김새가 마른 뼈와 같은 것이 좋다.(본초)

○기를 잘 돌게 하려면 불빛을 보이지 말고 생으로 갈아 먹는다. 설사를 멎게 하고 대장을 실하게 하려면 목향을 젖은 종이로 싸서 잿불에 묻어 구워 쓴다.(입문)

氣部기부 명치 밑과 배에 생긴 일체 기병을 치료한대본초].

　　　○속에서 생기는 기병에는 반드시 목향을 써서 기가 돌아가게 해야 한대입문].

　　　○목향은 중초와 하초의 기를 잘 돌아가게 하는데 빈랑을 사약으로 하여야 한다. 또한 목향은 맛이 매운데 만일 기울이 되어 잘 돌아가지 못하면 반드시 써야 한다. 만약 음화 (신화. 음분에서 생기는 화)가 치밀어 오르면 황백, 지모를 쓰면서 목향을 좌약으로 조금씩 넣어 쓴다.

　　　○탕액편에는 모든 기를 고르게 하고 막힌 기를 헤치며 뱃속에 기가 잘 돌아가지 못하는 것을 치료한다. 목향을 가루를 내어 먹거나 달여 먹어도 다 좋다.

胸部가슴 9가지 가슴앓이를 치료한다.

　　　목향을 가루를 내어 술에 타 먹는다.

　　　○목향은 가슴과 배에 몰려 있는 냉기를 주로 몰아낸다. 귤껍질, 육두구, 생강을 서로 엇바꾸어 가면서 좌약으로 해서 같이 쓰면 더 좋대본초].

大便대변 여러 가지 설사와 이질을 치료한다. 다 좋다.

　　　달여 먹거나 가루 내어 먹어도 다 좋다. 또한 황련가루와 섞어서 알약을 만들어 쓰면 적백이질과 여러 가지 이질이 잘 낫는대본초].

▌몰약 沒藥▐ 몰약나무 수지

【탕액편】 성질은 평하며 따뜻하다고도 한다. 맛은 쓰고 맵다고도 한다. 독이 없다. 결과 어혈을 헤치고 통증을 멈춘다. 타박상, 뼈와 힘줄이 상하거나 부러져서 어혈이 지고 아픈 것, 쇠붙이에 다친 것, 매맞아 생긴 상처, 여러 가지 악창과 치루를 낫게 한다. 또한 종독을 삭이고 갑자기 하혈하는 것을 멎게 하며 눈에 예장이 생기면서 어지럽고 아프고 그 둘레가 피지는 것을 낫게 한다.

○안식향과 비슷한데 그 덩어리의 크기가 고르지 않고 빛이 검다. 보드랍게 갈아 약에 넣어 쓰거나 또는 데운 술에 타서 먹는다.(본초)

○파사국페르시아에 있는 소나무진이다. 어혈을 헤치고 부은 것을 가라앉히며 통증을 멎게 한다. 종창 치료에 신기한 약이다.(입문)

杖傷장상 주로 매맞은 상처가 붓고 참을 수 없이 아픈데 쓴다.

　　　보드랍게 갈아 한번에 4g씩 따끈한 술에 타서 먹으면 좋대본초].

▌묘간 猫肝▌ 고양이간

蟲部충부　노채충을 죽인다.

　　　검은 고양이의 간을 날것으로 볕에 말려서 가루를 내어 월초 새벽(4~5시) 빈속에 데운
　　　술에 타먹는다[직지].

▌묘두골 猫頭骨▌ 고양이대가리 뼈

咳嗽기침　효천으로 잠을 잘 자지 못하는 것을 치료한다.

　　　고양이대가리 뼈를 태워 가루내어 한번에 8g씩 데운 술에 타서 먹으면 곧 멎는다[입문].

婦人부인　난산을 치료하며 아이를 빨리 낳게 하는데 아주 잘 듣는다.

　　　고양이대가리 뼈와 토끼대가리 뼈 각각 1개를 불에 태워 가루 낸 다음 한번에 8g씩 궁
　　　귀탕 달인 물에 타 먹으면 곧 아이를 낳는다. 삵대가리 뼈가 더욱 좋다[정전].

▌묘아모 猫兒毛▌ 고양이털

乳部젖부　허로를 겸한 유옹으로 젖 몸이 헤져서 속이 들여다보이는 것을 치료한다.

　　　고양이의 배 밑 털을 약성이 남게 태워 가루를 낸 것에 경분을 조금 넣고 참기름에 개
　　　어 바른다[입문].

▌묘태의 猫胎衣▌ 고양이태

嘔吐구토　반위증을 치료한다.

　　　고양이태를 그늘에서 말린 다음 태워 가루내서 술에 타 먹으면 효과가 아주 좋다. 고양
　　　이가 새끼를 낳을 때 빨리 빼앗지 않으면 고양이가 그것을 먹어 버린다[종행].

▌무이 蕪荑▌ 참느릅

【탕액편】 성질은 평하며 맛은 맵고 독이 없다. 장풍, 치루, 악창, 옴과 버짐 등을 낫게
하며 3충과 촌백충을 죽인다.

○이것은 산에서 자라는 느릅나무의 열매이다. 누린내가 나는 것이 좋다. 음력 3월에
열매를 따서 그늘에 말린다. (본초)

蟲部충부 3시충을 없애고 촌백충을 몰아내는데 모든 충을 다 죽인다.

80g을 밀가루와 섞어서 누렇게 되도록 볶아 가루를 낸다. 한번에 8g씩 미음에 타 먹는다[본초].

▌무환자 無患子▐ 무환자나무

사수 귀사와 악기를 물리친다.

태우거나 씨를 따서 먹는다[본초].

▌문합 蚊蛤▐ 붉나무벌레집

消渴소갈 진액을 잘 생기게 하고 갈증을 잘 멈춘다.

이것이 바로 오배자이다. 가루내어 한번에 8g씩 끓는 물로 먹으면 아주 좋다[입문].

▌미초 米醋▐ 쌀초

咽喉인후 목구멍이 헌 것을 아물게 하고 후비증을 낫게 한다.

쌀초로 입을 가셔서 가래를 토하게 하면 좋다[회춘].

▌미후도 ▐ 다래

【탕액편】 성질은 차며 맛이 시고 달며 독이 없다. 심한 갈증과 번열을 멎게 하며 석림을 치료한다. 또 비위를 차게 하고 열기에 막힌 증과 반위를 치료한다.

火部화부 번열을 풀고 실열을 내린다.

다래의 속을 파내어 꿀에 타서 달여 늘 먹는다[본초].

嘔吐구토 열이 몰려서 반위증이 생긴 것을 치료한다.

즙을 내서 생강즙에 타 먹는다.

○다래넝쿨의 즙은 몹시 미끄럽기 때문에 주로 위가 막혀 토하는 것과 구역하는 것을 치료하는데 달여서 생강즙에 타 먹으면 아주 좋다[본초].

消渴소갈 소갈을 멎게 하는데 서리 맞고 잘 익은 것을 따서 늘 먹어야 한다.

또는 꿀에 넣어 정과(과실이나 연뿌리, 동아, 인삼, 살구씨 등 약재를 물엿이나 꿀에 재우든가 거기에 넣고 졸여서 만든 음식을 말한다)를 만들어 먹으면 더 좋다[속방].

小便오줌 석림으로 생긴 돌을 나오게 하는데 익은 것을 따서 먹어야 한다.

다래덩굴즙은 미끄럽기 때문에 석림으로 생긴 돌을 잘 나오게 하는데 생강즙을 조금 타서 먹어야 한다[본초].

▌밀蜜▌ 꿀

【탕액편】 성질이 평하고 약간 따뜻하다. 맛이 달며 독이 없다. 5장을 편안하게 하고 기를 도우며 비위를 보하고 아픈 것을 멎게 하며 독을 푼다. 여러 가지 병을 낫게 하고 온갖 약을 조화시킨다. 또한 이질을 멎게 하고 입이 헌것을 치료하며 귀와 눈을 밝게 한다.

○산 속의 바위틈이나 나무통 안에서 2~3년 묵은 것이라야 성질과 냄새, 맛이 좋다. 양봉한 꿀은 1년에 두 번 뜨는데 자주 뜨면 성질과 맛이 좋지 못하다. 때문에 묵어서 허옇게 된 것이 좋다.(본초)

○황랍은 새것을 쓰고 꿀은 묵은 것을 쓴다. 꿀은 반드시 다음과 같이 졸여야 한다. 불에 녹여서 하룻밤 종이를 덮어 두었다가 황랍이 종이 위에 다 올라붙은 다음 건져 버리고 다시 빛이 변하도록 졸여야 한다. 대체로 600g을 360g이 되게 졸이면 좋다. 지나치게 졸이면 안 된다.(입문)

大便대변 이질을 치료한다. 아주 좋다.

꿀과 생강즙 각각 1홉을 더운물에 타서 단번에 먹는다[본초].

面部얼굴 늘 먹으면 얼굴이 꽃과 같이 된다.

오랫동안 먹는 것이 좋다[본초].

口舌입혀 입술과 입 안이 허는 것을 치료한다.

늘 머금고 있어야 낫는다[본초].

가슴[胸部] 갑자기 가슴이 아픈 것을 치료한다.

꿀과 생강즙을 각각 1홉씩 물에 타서 단번에 먹으면 곧 멎는다[본초].

脾臟비장 비기를 보하고 비를 고르게 하는 데는 제일 좋은 약이다.

미음에 타서 늘 먹는 것이 좋다[본초].

五臟六腑 5장을 편안하게 하고 기가 부족한 것을 보한다.

5장6부 죽에 타거나 약에 섞어서 오랫동안 먹으면 좋다[본초].

火部화부 만일 열이 나면서 기분이 좋지 못한 때 치료한다.

　　　깨끗한 물에 꿀을 타서 한 사발 먹으면 곧 낫는다[본초].

■ 밀타승 密陀僧 ■

【탕액편】 성질은 평하고 맛은 짜고 매우며 조금 독이 있다. 오랜 이질, 5가지 치질, 쇠붙이에 다친 데, 얼굴에 생긴 흠집과 주근깨를 낫게 한다.

○은광석을 제련한 잿무더기 가운데 있으며 망치로 깨뜨리면 금빛 같은 것이 좋다.(본초)

○외용에는 생것을 쓰고 내복에는 불에 달구어 누렇게 된 것을 보드랍게 가루내어 쓴다.

面部얼굴 얼굴에 생긴 기미와 얼룩점을 치료하는데 보드랍게 가루를 내어 젖에 개어 밤마다 바른다.

　　　얼굴에 윤기가 돌게 하며 얼굴이나 코에 벌건 뾰두라지가 생긴 것을 치료한다[본초].

■ 박초 朴硝 ■

【탕액편】 성질은 몹시 차고 맛은 쓰며 조금 독이 있다. 배가 팽팽하게 불러 오른 것, 대소변이 나오지 않는 것, 월경이 중단된 것을 낫게 한다. 5장의 온갖 병과 6부의 적취를 치료할 때 설사시킨다.

○72가지 돌을 녹여 물이 되게 하기 때문에 초석이라고 한다.(본초)

○초석이라 하는 것은 초의 총칭이다. 불에 법제하지 않은 것을 생초, 박초라고 하고 불에 법제한 것을 분초, 망초라고 한다. 옛사람들은 매운 것을 알고 썼고 지금 사람들은 짠 것으로 알고 쓴다.(탕액)

婦人부인 죽은 태아가 나오지 않는 것을 치료한다.

　　　박초를 보드랍게 갈아서 20g을 물에 타 먹으면 곧 나온다. 염초도 쓸 수 있다[단심].

咽喉인후 후비증을 치료한다. 잘 듣는다.

　　　입에 머금고 천천히 물을 빨아먹으면 곧 낫는다. 마아초나 염초도 효과가 같다[본초].

　　　○목 안이 헐고 부은 것은 박초 4g과 껍질을 버린 아주까리씨(피마자) 1알을 함께 갈아서 깨끗한 물에 타 먹으면 곧 낫는다[강목].

▌박하 薄荷 ▌ 박하의 줄기나 잎

【탕액편】 성질이 따뜻하고 평하다. 맛이 매우면서 쓰며 독이 없다. 모든 약 기운을 영위로 이끌어 간다. 땀이 나게 하여 독이 빠지게 하는데 상한, 두통, 중풍, 적풍, 두풍을 치료한다. 그리고 뼈마디가 잘 놀려지게 하며 몹시 피로한 것을 풀리게 한다.

○밭에 심는데 생으로 먹을 수 있다. 또는 김치를 만들어 먹는다. 여름과 가을에 줄기와 잎을 따서 햇볕에 말려서 쓴다.

○성질이 서늘하고 맛이 맵다. 머리와 눈을 아주 시원하게 하고 골증을 낫게 한다. 수태음과 수궐음경으로 들어가는데 약 기운이 위上로 올라가는 약이다.(탕액)

○고양이가 박하를 먹으면 취한다.

火部화부 골증열과 열로를 치료한다.

박하를 달여 먹거나 생것을 짓찧어 즙을 내어 먹는다. 또는 즙을 졸여 고약을 만들어 여러 가지 약에 섞어서 먹는대단심].

傷寒상한 상한 때의 음독과 양독을 치료한다.

박하잎을 달여 따뜻한 것을 먹고 땀을 내면 낫는대본초].

風部풍부 중풍으로 목이 쉬고 말을 하지 못하는 것과 열풍으로 안타깝게 답답한 것을 치료한다.

박하 즙을 내서 먹는데 달여 먹기도 한다[본초].

汗部땀부 땀이 나게 하여 독기를 내보낸다.

또한 풍열을 땀이 나게 해서 치료한대본초].

耳部귀부 귀에 물이 들어간 것을 치료한다.

즙을 내어 귀에 떨어뜨리어 넣으면 곧 낫는대경험].

頭部머리 두풍증을 치료한다. 또한 풍열로 머리가 아픈 것도 치료한다.

상초를 시원하게 하는데 좋은 약이다. 달여 먹거나 가루를 내어 먹어도 다 좋대본초].

津液진액 독을 풀고 땀을 나게 하며 피로를 풀리게 하고 머리와 눈을 시원하게 한다.

물에 달여 먹는다.[본초].

小兒소아 어린이의 경풍과 열이 심한 데 주로 쓴다.

또한 풍담을 치료한다. 꼭 필요한 약이다. 물에 달여 먹인대본초].

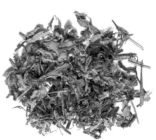

▌박하즙 薄荷汁 ▌

心臟심장 심열을 없앤다.

　　　　즙을 내서 마신다[본초].

▌반천하수 半天河水 ▌ 나뭇구멍이나 왕대그루에 고인 빗물

【탕액편】 성질이 평하고 혹은 약간 차다. 맛이 달며 독이 없다. 심병과 귀주, 미친 병을 낫게 하는데 독한 사기와 귀정을 없앤다. 정신이 얼떨떨하고 헛소리하는 증도 낫게 한다. 이것은 참대울타리 윗 끝이나 큰 나무의 구새먹은 구멍에 고인 빗물을 말하는데 먹을 수도 있고 여러 가지 헌데를 씻을 수도 있다.(본초)

사수　　사귀의 기운으로 미친 것을 치료한다.

　　　　환자가 무슨 물인지 모르고 마시게 해야 한다[본초].

皮部피부 백철을 치료한다.

　　　　이 물로 그곳을 씻고 계피를 가루를 내어 물로 갠 다음 하루에 두 번씩 백철이 난 곳에 바른다[본초].

▌반하 半夏 ▌ 끼무릇

【탕액편】 성질은 평하고 생것은 약간 차고 익히면 따뜻하다. 맛은 매우며 독이 있다. 상한데 추웠다 열이 났다 하는 것을 낫게 하고 명치 아래에 담열이 그득하게 몰린 것과 기침하고 숨이 찬 것을 낫게 하며 담연을 삭이며 음식을 잘 먹게 한다. 비를 든든하게 하고 토하는 것을 멎게 하며 가슴 속에 담연을 없앤다. 또 학질을 낫게 하며 유산시킨다.

○곳곳에 있으며 밭과 들에서 자라는데 음력 5월, 8월에 뿌리를 캐 햇볕에 말린다. 둥글고 희며 오래 묵은 것이 좋다.(본초)

○끓는 물에 담갔다가 조각이 나게 썰어 일곱 번을 씻어 침 같은 진이 다 없어진 다음 생강즙에 담가 하룻밤 두었던 것을 약한 불기운에 말려 쓴다.(본초)

○족양명경과 태음경, 소양경에 들어간다. 음력 12월에 물에 우려서 밖에 내놓아 얼군다. 이렇게 일곱번 우려 오래 두었던 것이 가장 좋다.(입문)

○3가지 소갈과 혈허한 사람, 목구멍이 마르면서 아픈 사람, 장이 말라 대변을 보기 힘든 사람, 땀이 많은 사람에게는 모두 쓰지 말아야 한다.(단심)

胸部가슴 가슴이 트직한 것을 없애며 담을 삭이고 또 명치 아래가 몹시 아프고 단단하면서 트직
한 것을 치료한다.

끼무릇을 가루를 내어 참기름을 두고 볶아 익혀서 생강즙에 불린 증병으로 반죽한 다
음 알약을 만든다. 한번에 30~50알씩 생강을 달인 물로 먹는다. 또 숨이 차면서 가슴이
아픈 것도 치료한다[강목].

頭部머리 어지럼중을 치료한다[본초].

족태음의 담궐로 생긴 두통은 이 약이 아니면 치료할 수 없다. 달여 먹는다[동원].

痰飮담음 한담을 치료하는데 비위의 습을 억눌러서 담을 삭게 한다.[탕액]

○담연을 잘 삭이고 가슴에 담이 차있는 것을 없앤다[본초].

○기름에 볶은 끼무릇(반하)은 습담을 잘 삭인다[단심].

○담을 없애는 데는 반드시 끼무릇(반하)을 써야 하는데 열이 있으면 속썩은풀(황금)
을 더 넣고 풍이 있으면 천남성을 더 넣으며 더부룩하면 귤껍질과 흰삽주(백출)를 더
넣어 써야 한다[입문].

○반하환은 담으로 생긴 숨찬 증과 가슴앓이를 낫게 하는데 끼무릇(반하)을 참기름에
볶아서 가루 낸 다음 죽에 반죽하여 벽오동씨 만하게 알약을 만든 알약이다. 한번에
30~50알씩 생강을 달인 물로 먹는다[입문].

○반하국과 법제한 끼무릇(반하)은 모두 아래에 있다.

虐疾학질 담학을 치료한다.

40g을 달여서 생강즙을 타 먹는다[본초].

咳嗽기침 담수로 기가 치밀어 오르는 것과 몸이 찬 데 또 찬 것을 마셔서 폐가 상하여 기침이 나
는 것을 치료한다.

끼무릇(법제한 것), 생강(썬 것) 각각 20g을 물에 달여서 먹으면 낫는다[역로].

嘔吐구토 토하는 것과 딸꾹질에 쓰는데 그것은 이 약이 몰린 기운을 헤치기 때문이다.

반위와 토하는 데는 끼무릇(반하, 법제한 것) 40g과 생강 80g을 썰어서 2첩으로 나누어
물에 달여 먹는다[본초].

○토하는데 끼무릇(반하)을 쓰는 것은 물을 없애려는 것이다. 물이 없어지면 토하는
것이 저절로 멎는다[금궤].

毛髮모발 눈썹과 머리털이 빠져서 나오지 않는 것을 치료한다.

먼저 생강으로 세 번 문지른 다음 끼무릇(반하)을 가루내서
참기름에 개어 바르면 털이 곧 나온다[입문].

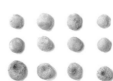

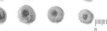

▌반하국 半夏麴▌

痰飮담음 담으로 생긴 병에는 끼무릇(반하)을 기본으로 쓰는데 반드시 누룩을 만들어 써야 한다. 또한 하천고에 넣어 쓰기도 한다. 누룩은 흰 겨자, 생강즙, 백반, 끓인 물, 참대 기름과 함께 반죽하여 만든다. 이것은 담적으로 생긴 중한 병도 치료하는 담적이 스스로 썩어서 대소변을 따라 나가게 한다. 그러나 혹 헤쳐져서 헌데가 되기도 한다. 이것이 반하국의 묘한 효과이다.

o 천남성을 좌약으로 하여 풍담증을 치료한다.

o 생강즙, 속썩은풀(황금, 술에 담갔다가 볶은 것), 황련, 하눌타리씨(과루인), 약누룩(신국, 참기름에 버무려 약간 볶은 것)을 좌약으로 하여 화담을 치료한다.

o 지실(밀기울과 함께 닦은 것), 해분(생강즙에 담갔다가 찐 것)을 좌약으로 하여 노담을 치료한다.

o 삽주와 흰삽주(백출, 이것은 다 쌀 씻은 물이나 생강즙에 담갔다가 볶은 것)을 좌약으로 한 것이나 심지어는 건강과 오두를 좌약으로 한 것도 모두 습담을 치료한다.

o 만드는 방법은 잡방에 자세하게 씌어 있다[단심].

141

▌발합 ▌ 집비둘기

【탕액편】 성질이 따뜻하고 독이 없다. 악창과 옴, 풍으로 가려운 것을 치료한다. 또한 여러 가지 약독을 풀고 백전풍과 역양풍도 낫게 한다. 또한 나귀나 말의 옴도 낫게 한다.(본초)

皮部피부 풍으로 가려운 것, 백전풍, 역양풍을 치료한다.

집비둘기 고기를 구워 먹는다[본초].

▌납설수 ▌ 밥설수, 납일에 내린 눈이 녹은 물

【탕액편】 성질은 차며 맛은 달고 독이 없다. 돌림열병, 온역, 술을 마신 뒤에 갑자기 열이 나는 것, 황달을 치료하는 데 여러 가지 독을 푼다. 또한 이 물로 눈을 씻으면 열기로 눈에 피가 진 것이 없어진다.(본초)

o 납설수는 대단히 차다. 눈이란 내리던 비가 찬 기운을 받아 뭉쳐서 된 것이다. 눈은 꽃같이 생기고 6모가 났으며 이것은 하늘과 땅 사이의 정기를 받았다.(입문)

o 이 물에 모든 과실을 담가서 보관하면 좋다.

o 봄의 눈 녹은 물에는 벌레가 있기 때문에 쓰지 말아야 한다.(본초)

黃疸황달 황달을 치료한다.

　　　　　약간 따뜻하게 하여 먹는대본최].

■ 방기 防己 ■

【탕액편】 성질은 평하고 따뜻하며 맛은 맵고 쓰며 독이 없다. 풍, 습으로 입과 얼굴이

비뚤어진 것, 손발이 아픈 것, 온학과 열기를 낮게 하며 대소변을 잘 나가게 하고 수종, 풍종, 각기를 농한다. 방광열을 없애며 옹종에 심하게 멍울이 진 것을 삭히고 여러 가지 와창, 옴과 버짐, 충창에 쓴다.

○방기는 본래 한중에서 나는데 수레바퀴살을 만든다. 열매는 노랗고 여물면 향기롭다. 음력 2월, 8월에 뿌리를 캐 그늘에서 말린다. 푸르면서 흰빛이고 무게가 가뿐한 것을 목방기라 하며 전혀 쓰지 못한다.(본초)

○태양경 본경의 약으로서 12경맥을 잘 통하게 한다. 술에 씻어 껍질을 버린다.

○폐의 병을 낫게 하는 데는 생것을 쓴다. 화주에서 나는 것은 한쪽 끝으로 불어서 공기가 속대를 따라 나가는데 으름덩굴목통의 종류와 같다.(입문)

○방기는 혈속의 습열을 사한다.(동원)

脈部맥부 12경맥을 통하게 해준다.

　　　　　방기를 물에 달여 먹는대탕액].

膀胱방광 방광에 있는 열을 없앤다.

　　　　　썰어서 물에 달여 먹는대본초].

■ 방풍 防風 ■

【탕액편】 성질은 따뜻하며 맛이 달고 매우며 독이 없다. 36가지 풍증을 치료하며 5장을 좋게 하고 맥풍을 몰아내며 어지럼증, 통풍, 눈에 피지고 눈물이 나는 것, 온몸의 뼈마디가 아프고 저린 것 등을 치료한다. 식은땀을 멈추고 정신을 안정시킨다.

○산과 들에서 자라는데 어느 곳에나 다 있다. 음력 2월, 10월에 뿌리를 캐어 볕에 말린다. 뿌리가 실하면서 눅진눅진하고 머리 마디가 딴딴하면서 지렁이 머리처럼 된 것이 좋다. 노두와 머리가 두 가닥진 것, 꼬리가 두 가닥진 것들은

버린다. 머리가 가닥진 것을 쓰면 사람이 미치고 꼬리가 두가
닥진 것을 쓰면 고질병이 생기게 된다.(본초)

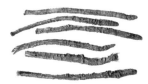

○족양명, 족태음경에 들어가는 약이며 족태양의 본경약이
다. 풍을 치료하는 데 두루 쓴다. 몸 윗도리에 있는 풍사에
는 노두를 버리고 쓰며 몸 아랫도리에 있는 풍사에는 잔뿌
리를 버리고 쓴다.(탕액)

○상초의 풍사를 없애는 데 아주 좋은 약이다.(입문)

脇部협부 풍으로 옆구리가 아픈 것을 치료한다.
　　　　물에 달여 먹는다[본초].

頭部머리 대풍으로 머리가 어지럽고 아픈 것을 주로 치료한다.
　　　　또한 머리와 얼굴에 풍이 왔다 갔다 하는 것도 낫게 한다. 달여 먹거나 가루를 내어 먹
　　　　어도 다 좋다[본초].
　　　　○상초에 풍가 있는 것을 치료하는 좋은 약이다[탕액].

津液진액 땀이 나는 것을 멎게 하는데 식은땀이 나는 것도 멈춘다.
　　　　물에 달여서 먹는다. 잎도 또한 좋다[본초].

風部풍부 노두, 몸통, 잔뿌리는 각기 상부, 중부, 하부에 생긴 풍증을 치료한다.
　　　　36가지 풍증을 치료하므로 풍증을 치료한다. 없어서는 안 될 약이다. 40g을 썰어서 물
　　　　과 술을 섞은 데 넣고 달여 먹는다[본초].

手部팔부 팔다리에 경련이 일어 가느라드는 것을 치료한다.
　　　　달여 먹거나 알약을 만들어 먹는다[본초].

■ 방합 蚌蛤 ■ 진주조개

【탕액편】 성질이 차고 맛이 달며 독이 없다. 눈을 밝게 하고 소갈증을 치료하며 열독과
술독을 풀며 눈에 피가 진 것을 삭히고 부인의 허로와 혈붕, 대하증을 낫게 한다. 이것
은 조갯살의 효과이다.

○조개껍데기를 가루낸 것이 방분인데 반위와 가슴에 담음이 있어 아픈 것과 옹종을
치료한다.

嘔吐구토 반위증과 열격을 치료한다.
　　　　방합을 깨끗하게 씻어 병에 넣고 물을 4손가락 너비 정도 올라오도록 부은 다음 여기에
　　　　참기름 1술잔을 넣어서 또 2손가락 너비 정도 올라오게 한다. 다음 여기에 밀가루를 뿌
　　　　리면 우렁이가 침을 곧 뺄다. 다음날 방합을 버리고 물채로 햇볕에 말려서 밀가루를

가루 낸다. 한번에 2g씩 주정이 약한 소주에 타서 먹으면 낫는다[의감].

消渴소갈 소갈을 멎게 하는데 삶아서 먹거나 생것으로 생강과 식초를 넣어서 먹어도 다 좋다.

內傷내상 술독을 풀고 술에 취한 것을 깨게 한다.

조개살에 생강과 식초를 두고 날 것으로 먹거나 끓여 먹는다[본초].

■ 방합분 蚌蛤粉 ■ 대합조개가루

嘔吐구토 반위증으로 토하는 것을 치료한다.

가루 내어 한번에 4~8g씩 미음에 타서 먹는다. 가막조개껍질, 말조개껍질, 우렁이껍질
은 다 반위증에 주로 쓰는 약인데 태워 가루내서 미음에 타 먹는다[본초].

■ 방해 ■ 방게

乳部젖부 취유를 치료한다. 잘 낫는다.

방게(다리는 버리고 딱지를 쓴다)를 약성이 남게 태워 가루를 낸 다음 한번에 8g씩 황
주에 타 먹는다[의감].

■ 백강잠

【탕액편】성질이 평하고 맛이 짜면서 매우며 독이 없다. 독이 약간 있다
고도 한다. 어린이의 경간을 치료하고 3가지 충을 죽이며 주근
깨와 여러 가지 헌데의 흠집과 모든 풍병, 피부가 가렵고 마
비된 것을 낫게 하며 부인이 붕루로 아래로 피를 쏟는 것
을 멎게 한다.

○누에가 저절로 죽어서 빛이 허옇게 되고 꼿꼿한 것이 좋
다. 음력 4월에 수집해서 쓰는데 누기가 차지 않게 해야 한
다. 누기가 차면 독이 생긴다.

○찹쌀 씻은 물에 담가 두었다가 침 같은 것과 주둥이는 버리고
생강즙에 볶아서 쓴다.(본초)

咽喉인후 급성후폐증을 치료한다.

보드랍게 가루를 내어 생강즙에 개서 먹으면 곧 낫는다[본초].

○또는 백강잠(닦은 것)과 백반을 같은 양으로 하여 가루를 내서 소금에 절인 매화열매

살에 반죽한 다음 주염열매 만하게 알약을 만들어 솜에 싸서 입에 머금고 녹여 먹어도 낫는다[직지].

面部얼굴 기미와 흠집을 없애며 얼굴빛이 좋아지게 한다.

가루를 내어 늘 바른다. 또한 옷좀과 웅시백을 같은 양으로 하여 가루를 낸 다음 젖에 개서 흠집에 바르면 곧 없어진다[본초].

小兒소아 어린이의 객오, 제풍, 촬구, 구금을 치료한다.

백강잠 2개를 가루를 내어 꿀로 개어 입술 안쪽에 바르면 곧 낫는다[본초].

▌백개자(白芥子, 흰겨자)

【탕액편】 기운이 치미는 것을 낮게 하고 땀이 나게 하며 가슴에 담이 있고 냉하여 얼굴이 누렇게 된 것을 치료한다.

○씨는 알이 굵고 희어서 백량미 같은데 약으로 쓰면 아주 좋다. 담이 피부 속 힘줄막 밖에 있을 때 이것을 쓰지 않으면 약 기운이 그곳까지 도달하지 못한다. 약간 닦아서 가루내어 쓴다.(입문)

痰飮담음 가슴에 냉담이 있는데 주로 쓴다[본초].

옆구리 아래에 있는 담은 흰 겨자가 아니면 치료하지 못한다. 가루 내어 먹거나 달여서 먹어도 다 좋다[단심].

▌백갱미 白粳米▌ 멥쌀

【탕액편】 성질이 평하고 맛이 달면서 쓰고 독이 없다. 위기를 고르게 하고 살찌게 하며 속을 덥히고 이질을 멎게 하는데 기를 보하고 답답한 것을 없앤다.(본초)

○밥이나 죽을 만들어 먹는데 약간 설익어도 비장에 좋지 못하다. 잘 익혀 먹어야 좋다.(본초) 멥쌀은 늦벼쌀이 제일 좋다. 올벼쌀은 이것만 못하다.(본초)

○이것은 바로 늦벼쌀을 말하는데 서리가 온 뒤에 가을한 것이 좋다.(일용)

瘟疫온역 온역기운을 치료한다.

5홉을 뿌리 달린 파 20대와 함께 넣고 죽을 쑨다. 여기에 좋은 식초 반 사발을 넣어 다시 한 번 끓여서 먹고 땀을 내면 곧 낫는다[종행].

■ 백경구인 ■ 흰띠가 있는 지렁이

積聚적취 사가를 치료한다.

　　　즙을 내어 먹는대입문].

蟲部충부 3시충과 복시를 없애고 장충과 회충을 죽인다.

　　　흰 테가 있는 지렁이를 불에 말려 가루 내어 미음에 타 먹거나 즙을 내어 먹는대(본초).

■ 백규화 白葵花 ■

虐疾학질 해학의 치료에 좋다.

　　　꽃을 따서 그늘에 말린 다음 가루 내어 술에 타 먹는다(본초).

■ 백급 ■ 자란 뿌리

【탕액편】 성질은 평하고 약간 차다. 맛은 쓰고 매우며 독이 없다.
옹종, 악창, 패저, 등창, 나력, 장풍, 치루와 칼이나 화살에 상
한 것, 다쳐서 상한 것, 끓는 물이나 불에 덴 것 등을 낫게
한다.
○뿌리는 마름열매와 비슷하고 3모가 졌으며 희다. 음력 2
월, 8월, 9월에 뿌리를 캐 햇볕에 말린다.(본초)
○가위톱 백렴과 백급을 옛날이나 지금의 보약처방에는 쓴 데
가 적고 헌데를 아물게 하는 처방에 많이 썼는데 대개 2가지를 서
로 배합해서 썼다.(입문)

血部혈부 코피가 나오는 것, 피를 토하는 것과 해혈, 타혈, 각혈 등을 치료한다.

　　　찬물에 백급가루를 12g씩 타서 먹으면 효과가 많다. 미음에 타서 먹어도 좋대(강목).
　　　○백급이 피가 나오는 구멍에 닿으면 그 구멍이 막히기 때문에 피가 멎는다. 옛날에 어
떤 죽을죄를 진 죄수가 고문을 받아 온몸이 상해서 피를 토하기도 하고 코피가 나오기
도 하였고 겸하여 피를 겉으로 흘리기도 하였다. 그래서 늘 백급가루를 먹였는데 피가
갑자기 멎곤 하였다. 그 후에 극형에 처하게 된 다음 모였던 사람들이 가슴을 째고 보
니 백급가루가 폐의 구멍을 다 막고 있었다고 한대(의설).

▌백나복 白蘿蔔▐ 흰무

大便대변 오래된 이질을 치료한다.

　　　무즙 1종지에 꿀 1종지를 섞어서 따뜻하게 하여 먹으면 곧 낫는대회춘.

▌백두구▐

【탕액편】 성질은 몹시 더우며 맛은 맵고 독이 없다. 냉적을 낮게 하고 구토와 반위증을 멎게 하며 음식을 삭게 하고 기를 내리게 한다.

○포도송이와 같은 씨가 달리며 생것은 푸르고 익으면 희다. 음력 7월에 따서 껍질을 버리고 쓴다.(본초)

○폐에 몰린 기를 발산시키고 주로 폐경에만 들어간다. 눈 흰자위에 생긴 예막을 없앤다.(탕액)

○수태음경과 수태양경으로 들어간다. 이 약에는 청고한 기가 따로 있어서 상초에 원기를 보한다. 껍질은 버리고 갈아서 쓴다.(입문)

內傷내상 위가 찬 것을 치료하는데 음식을 소화시킨다.

　　　짓찧어 달여서 먹거나 가루를 내어 먹어도 다 좋대본초.

氣部기부 기를 내린대본초.

○단계는 '상초의 원기를 보하며 그 향기로운 냄새와 맛은 위기를 올라가게 한다. 백두구를 가루를 내어 먹는 것이 좋다.' 고 하였다.

▌백랍 ▐ 충랍

【탕액편】 새살을 살아나게 하며 지혈과 통증을 멎게 한다. 또 힘줄과 뼈를 잇고 허한 것을 보하며 설사와 기침을 낮게 한다. 또한 폐를 눅여 주고 장위를 든든하게 하며 노채충을 죽인다.

○일명 충랍이라고도 하는데 동청나무에 있는 작은 벌레가 나무진을 먹고 된 것이다. 금金에 속하기 때문에 주로 아물게만 하고 단단히 엉키는 힘을 가지고 있어서 외과에 좋은 약으로 쓰인다. 자귀나무껍질과 배합하면 좋다. 살을 살아 나오게 하는 고약에 넣으면 아주 효과가 좋다.(입문)

○곳곳에 있으며 제주도에서 더욱 많이 난다. 초를 만들어 쓰면 밝고 깨끗하여 좋은데 황랍보다도 좋다. (속방)

骨筋골절 금에 속하는 약인데 수렴하는 성질이 있고 굳으면 엉키게 하는 기운이 있으므로 외과에서 긴요하게 쓰는 약이다.

새살을 살아나게 하고 피를 멎게 하며 아픈 것을 없애고 뼈나 힘줄을 붙게 하며 허한 것을 보하는데 합환피와 같이 쓰면 효과가 좋대[단심].

▌백랍진 ▌ 물푸레나무 진

蟲部충부 채충을 잘 죽인다.

알약이나 가루약에 넣어 쓴다.

○달걀과 함께 볶은 백랍진을 술에 쑨 풀에 반죽하여 알약을 만들어 먹으면 촌백충 증을 치료할 수 있대[정전].

▌백모근 白茅根▌ 띠뿌리

【탕액편】 성질은 차고 약간 서늘하다. 맛은 달고 독이 없다. 어혈로 월경이 막히고 추웠다 열이 났다 하는 것을 없애고 오줌을 잘 나가게 하며 다섯 가지 임병을 낫게 한다. 외감열을 없애고 소갈과 피를 토하는 것, 코피가 나는 것을 멎게 한다. 즉 백모근이 다 곳곳에서 자라는데 음력 6월에 뿌리를 캐 햇볕에 말린다. (본초)

血部혈부 피를 멎게 하는데 피를 토하는 것, 코피가 나오는 것, 피똥이나 피오줌을 누는 것 등 여러 가지 피나는 증을 치료한다.

물에 달여 먹는다. 띠꽃도 효과가 같대[본초].

▌백반 白礬▌

小兒소아 어린이의 배꼽이 헐거나 배꼽에서 진물이 계속 나오는 데는 고백반가루를 뿌려 준다.

갓난아이에게 석류막 같은 막이 혀에 덮여 있는 데는 손톱으로 터뜨려 피를 내고 고백반가루를 뿌려 준다. 만일 그것을 그대로 두면 벙어리가 될 수 있대[본초].

犬傷견상 미친개한테 물렸을 때 치료한다.

가루 내어 물린 상처 속에 넣으면 아픈 것이 멎고 빨리 낫는대[본초].

吐部토부 담을 토하게 하고 물기를 없앤다.

위에 있는 회연산이 이것이다[본초].

胸部가슴 가슴앓이를 치료한다.

백반을 보드랍게 가루를 내어 한번에 4g씩 찻물에 타 먹는다[강목].

○또 한 가지 방법은 백반가루 8g을 식초 반잔에 넣고 끓여 녹여서 따뜻하게 하여 먹으면 곧 통증이 멎는다. 이것은 열담을 삭게 하는 효과가 있다[단심].

咽喉인후 목구멍이 막힌 것을 치료한다.

백반가루 4g과 파두살 1알을 함께 넣고 볶아서 말린 다음 백반가루만 다시 보드랍게 가루를 내어 목 안에 불어넣으면 가래가 나오고 저절로 낫는다[직지].

○전후풍에는 백반가루 2g을 살 검은 닭의 알 1개의 흰자위에 고루 타서 쓰는데 목 안에 떠 넣으면 곧 낫는다[강목].

牙齒이빨 이빨이 붓고 아픈 것을 치료한다.

백반(구운 것)과 말벌집(노봉방)을 같은 양으로 하여 한번에 8g씩 물에 달인 다음 따뜻하게 해서 아픈 쪽으로 물었다가 식으면 뱉어 버린다.

口舌입혀 입이 허는 것을 치료한다.

뜨거운 물 반 사발에 백반을 한자 만 푼 다음 따뜻하게 하여 몇 번 양치하면 낫는다.

○생백반을 가루를 내서 붙여도 낫는다[단심].

鼻部코부 코 안에 생긴 군살을 없앤다.

백반가루(구운 것)를 돼지기름(저지)에 개어 솜에 싸서 코를 막으면 아주 잘 낫는다.

耳部귀부 귀에서 고름이 나오는 것을 치료한다.

구워 가루를 내어 사향 조금과 섞은 다음 솜에 싸서 귓구멍을 막는다[본초].

눈부眼部 눈에 예막이 생겼거나 군살이 나온 것을 치료한다.

백반을 기장쌀알만큼씩 떼어 눈에 넣고 눈물이 나오면 씻어 버린다. 오랫동안 하면 예막이나 군살이 저절로 없어진다[본초].

面部얼굴 분독으로 생긴 뾰두라지를 치료한다.

가루를 내서 술에 개어 바른다[득효].

○얼굴에 적자색이 나는 뾰두라지나 두드러기에는 백반과 유황을 각각 같은 양으로 하고 여기에 황단을 조금 섞어서 쓰는데 가루를 내서 침에 개어 바른다[입문].

痰飮담음 가슴 속에 있는 담음을 토하게 한다.

40g을 물 2되에 넣고 절반이 되게 달인 다음 굴 반 홉을 넣어서 단번에 먹으면 조금 있다가 곧 토한다. 토하지 않으면 뜨거운 물을 조금씩 마시는 것이 좋다[본초].

▮ 백배 白梅 ▮ 소금에 절인 매화나무열매

口舌입혀 입 안에서 냄새가 나는 것을 치료한다.
　　　　늘 물고 있으면 입 안이 향기롭다[본초].

▮ 백백합 白百合 ▮ 나리

【탕액편】 성질은 평하고 맛은 달며 독이 있다고도 한다. 상한
의 백합병을 낫게 하고 대소변을 잘 나가게 하며 모든 사기
와 헛것에 들려 울고 미친 소리로 떠드는 것을 낫게 한다.
고독을 죽이며 유옹, 등창, 창종을 낫게 한다.
○산과 들에서 자라는데 두 가지 종류가 있다. 한 종류는 잎
이 가늘며 꽃이 홍백색이다. 다른 한 종류는 잎이 크고 줄기가
길며 뿌리가 굵고 꽃이 흰데 이것을 약에 쓴다. 또 한 종류는 꽃
이 누르고 검은 얼룩점이 있으며 잎이 가늘고 잎 사이에 검은 씨가 있다. 이것은 약으
로 쓸 수 없다.
○뿌리는 통마늘과 같이 생겼는데 수십 쪽이 겹겹 붙어 있다. 음력 2월, 8월에 뿌리를
캐 햇볕에 말린다.
○꽃이 붉은 것은 산단이라고 하는데 아주 좋지는 못하다.(본초)
○나리의 뿌리는 백조각이 서로 합하여 되는데 오줌을 순하게 내보내는 좋은 약이다.
꽃이 흰 것이 좋다.(입문)

膽腑담부 담을 안정시킨다.
　　　　물에 달여 먹는다[본초].

▮ 백복령 ▮ 흰솔풍령

津液진액 저절로 땀이 나는 것과 식은땀이 나는 것을 멎게 한다.
　　　　가루 내어 한번에 8g씩 오매와 묵은 약쑥을 달인 물에 타서 먹는다[득효].
面部얼굴 기미와 몸푼 부인의 얼굴에 참새알빛 같은 검버섯이 생긴 것을 없앤다.
　　　　보드랍게 가루를 내어 꿀에 반죽해서 늘 얼굴에 바르면 좋다[본초].
精部정부 술에 담갔다가 주사와 같이 쓰면 정을 굳건히 간직하게 한다[동원 탕액].
　　　　○심이 허하여 몽설하는 것을 치료한다. 흰솔풍령을 보드랍게 가루 내어 한번에 16g씩
　　　　하루 세 번 미음에 타 먹는다[직지].

▌백봉선화 白鳳仙花 ▌ 흰 봉선화

癰疽옹저 옹저와 발배를 치료한다.

꽃, 뿌리, 잎을 통째로 짓찧어 먼저 쌀초[米醋]로 헌데를 씻은 다음 붙인다. 날마다 한 번씩 갈아 붙이면 잘 낫는대[회춘].

▌백부자 白附子 ▌ 노랑돌쩌귀

【탕액편】 성질은 따뜻하고 맛은 달며 맵고 조금 독이 있다. 중풍으로 목이 쉰 것, 모든 냉과 풍기를 낫게 하고 가슴앓이를 멈춘다. 음낭밑이 축축한 것을 없애고 얼굴에 난 모든 병을 낫게 하며 흠집을 없앤다.

○색은 희고 싹은 검은 부자와 같다. 음력 3월에 뿌리를 캐 햇볕에 말린다. 약에 넣어 쓸 때에는 싸 구워서 쓴다.(본초)

○신농본초경에는 신라에서 난다고 씌어 있는데 이것은 우리나라에서 난다는 것을 말한 것이다. 지금 곳곳에서 난다.(속방)

胸部가슴 가슴앓이를 치료한다.

위의 약을 싸서 구워 가루를 내어 한번에 8g씩 따뜻한 물에 타 먹으면 곧 낫는대[본초].

面部얼굴 얼굴에 생긴 온갖 병을 치료하는데 기미와 흠집, 주근깨도 없앤다.

크림에 넣어서 얼굴에 바르거나 가루비누처럼 만들어 쓰는 것이 좋대[본초].

▌백설조 白舌鳥 ▌ 꾀꼬리

【탕액편】 가슴과 위가 아픈 것을 치료하는데 구워 먹는다. 또한 어린이가 오랫동안 말을 못하는 데도 효과가 있다. 이것이 바로 요즘 꾀꼴새 라고 하는 것이다.(본초)

小兒소아 어린이가 크도록 말하지 못하는 것을 치료한다.

꾀꼬리고기를 구워 먹인대[본초].

○지금은 앵이라고 한다. 일명 반설이라고도 한대[강목].

▌백아 白鵝 ▌ 흰 거위

火部화부 5장의 열을 내린다.

흰 거위를 삶아 국을 마시고 나서 고기도 먹는대[본초].

消渴소갈 소갈을 주로 치료한다.

끓여서 국물을 마신다[본초].

小兒소아 어린이가 열로 생긴 경간과 머리에 헌데가 나서 부은 것을 치료한다.

흰오리고기를 파(총), 약전국과 함께 고아 먹인다[본초].

火部화부 번열을 내리며 열독을 없앤다.

흰 오리고기에 파와 약전국을 두고 끓여 국물을 마시고 나서 고기도 먹는다[본초].

▍백양목 白楊木▍ 사시나무

積聚적취 징벽으로 돌같이 단단한 것이 생겨 여러 해 동안 낫지 않는 것을 치료한다.

동남쪽으로 뻗은 가지를 쓴다. 잘게 썰어서 5되를 노랗게 되도록 볶아 술 5되에 담그고 아가리를 잘 막아 2일밤 동안 두었다가 한번에 1홉씩 하루 세 번 먹는다[본초].

▍백양수지 白楊樹枝▍ 백양나무 가지

口舌입혀 입 안이 허는 것을 치료한다.

신좁쌀죽웃물에 달여 소금을 타서 양치한다[본초].

▍백양수피 白楊樹皮▍ 백양나무 껍질

【탕액편】성질은 서늘하며 맛은 쓰고 시다. 독이 없다. 독풍과 각기로 부은 것과 풍비를 낫게 하며 다쳐서 어혈이 지고 아픈 것, 부러져서 피가 뚝뚝 떨어지면서 아픈 것을 낫게 한다. 달여서 고약을 만들어 쓰면 힘줄이나 뼈가 끊어진 것을 잇는다.

牙齒이빨 이빨이 아픈 것을 치료하는데 식초에 달여서 양치하고 뱉어 버린다[본초].

이빨이 아픈 데는 백양나무의 껍질이나 잎을 달인 물로 양치하고 뱉아 버린다[유취].

打撲傷 타박을 받아 어혈이 생겨서 참을 수 없이 아픈 것을 치료한다.

타박상 술에 우려서 먹는다[본초].

▍백염 白鹽▍ 소금

牙齒이빨 이뿌리가 드러나고 이빨이 흔들리는 것을 치료한다.

소금을 가루를 내서 이빨을 닦은 다음 더운 물로 100여 번 양치하면 5일이 지나지 않아 이빨이 든든해진다[본초].

○잇몸에서 피가 나올 때에는 소금 끓인 물로 양치하면 곧 멎는다[본초].

○백하염가루로 이빨을 닦으면 이빨을 든든하게 하는 데 아주 좋다.

鼻部코부 술을 마셔서 코가 벌겋게 된 것을 치료한다.

물에 개어 코를 늘 문지르면 잘 낫는다[득효].

■ 백오계 白烏 ■ 흰털이 난 뼈 검은 닭

黃疸황달 상한으로 생긴 황달로 가슴이 몹시 답답하고 정신을 차리지 못하여 곧 죽을 것 같이 된 데 좋다.

흰털이 난 뼈 검은 수탉 1마리를 털과 내장을 버리고 짓찧어 심장 부위에 붙이면 곧 낫는다[의감].

■ 백자인 柏子仁 ■ 측백씨

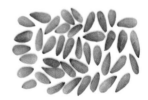

【탕액편】 성질은 평하며 맛은 달고 독이 없다. 경계증을 낮게 하며 5장을 편안하게 하고 기운을 돕는다. 풍증을 낮게 하고 피부를 윤택하게 하며 풍습비와 허손으로 숨을 겨우 쉬는 것을 낮게 한다. 음경을 일어서게 하며 오래 살게 한다.
○이것은 측백나무씨인데 음력 9월 열매가 익은 다음에 따쪄서 말려 껍질을 버리고 쓴다.(본초)
○피부를 윤택하게 하며 얼굴을 곱게 하고 귀와 눈을 밝게 하며 신을 충실하게 하는 약이다.(탕액)
○열매껍질을 버리고 알맹이만 골라서 약간 닦아 기름을 빼고 쓴다.(입문)

膀胱방광 방광에 있는 찬 고름과 오래된 물을 없앤다.

가루를 내어 먹거나 알약을 만들어 먹어도 다 좋다[본초].

腎臟신장 신장을 눅여 주는데 신이 찬 것을 치료한다.

알약을 만들어 먹거나 약에 넣어 먹는다[본초].

■ 백작약 白芍藥 ■ 집함박꽃 뿌리

大便대변 설사와 이질을 치료한다.

달여 먹거나 가루 내어 먹거나 알약을 만들어 먹어도 좋다. 신맛은 수렴하고 단맛은 늦추어 주므로 이질에는 이 약을 반드시 써야 한다[탕액].

■ 백죽 白粥 ■ 흰죽

身形신형 하루 종일 마음을 상쾌하게 하며 보하는 힘이 적지 않다.

새벽에 일어나서 죽을 먹으면 가슴이 시원하고 위를 보하며 진액을 생기게 하고 하루 종일 마음을 상쾌하게 하며 보하는 힘이 적지 않다. 저녁에 흰쌀을 푹 퍼지게 끓여 먹는대[입문].

■ 백지 白芷 ■ 구릿대

【탕액편】 성질은 따뜻하고 맛은 매우며 독이 없다. 풍사로 머리가 아프고 눈 앞이 아찔하며 눈물이 나오는 것을 멎게 한다. 부인의 적백대하, 월경을 하지 못하는 것, 음부가 부은 것에 쓰며 오래된 어혈을 헤치고 피를 생겨나게 하며 임신하혈로 유산되려는 것을 안정시킨다. 유옹, 등창, 나력, 장풍, 치루, 창이, 옴과 버짐을 낫게 한다. 통증을 멎게 하고 새살이 나게 하며 고름을 빨아내거나 삭혀 버리며 얼굴에 바르는 기름을 만들어 쓰면 얼굴빛을 부드럽게 하며 얼굴에 기미와 주근깨, 흉터를 없앤다.

○곳곳에 다 자라는데 음력 2월과 8월에 뿌리를 캐어 햇볕에 말린다. 누르고 윤기가 있는 것이 좋다.(본초)

癰疽옹저 발배, 유옹을 치료하는데 아픈 것을 멈추고 새살이 살아나게 하며 고름을 멎게 한다.

고름이 없어지지 않는 데는 구릿대를 넣어 써야 곧 없어진다[단심].

面部얼굴 기미와 주근깨, 흠집을 없애며 얼굴이 윤택해지게 한다.

크림처럼 만들어 늘 바른다[본초].

頭部머리 열이나 풍으로 머리가 아픈 것을 치료한다.

또한 풍중으로 어지러운 것도 낫게 하는데 알약을 만들어 먹는다. 일명 도량환이라고도 한다[본사].

○양명두통으로 이마가 아픈 것을 치료한다. 달여 먹거나 가루 내어 먹어도 다 좋다.

胞部포부 붕루와 벌겋고 흰 이슬이 흐르는 것을 치료한다.

달여서 먹거나 가루를 내어 먹어도 다 좋다[본초].

○벌겋고 흰 이슬이 흐르는 데는 구릿대(백지) 40g, 오징어뼈(오적어골, 불에 태운 것) 2개, 태발 1뭉치(불에 태운 것) 등을 가루 내어 한번에 8g씩 빈속에 술에 타 먹는다[양방].

■ 백질려 ■ 남가새 열매

【탕액편】성질은 따뜻하며 맛이 쓰고 매우며 독이 없다. 여러 가지 풍증, 몸이 풍으로 가려운 것, 두통, 폐위로 고름을 뱉는 것, 신이 차서 오줌을 많이 누는 분돈, 신기와 퇴산 등을 치료한다.

○벌판과 들에서 자라는데 땅에 덩굴이 뻗으며 잎은 가늘고 씨에는 삼각으로 된 가시가 있어 찌르며 모양이 마름 비슷한데 작다. 음력 7월, 8월, 9월에 씨를 받아 볕에 말린다.

○질려에는 2가지 종류가 있다. 두질려는 씨에 가시가 있으며 풍증에 많이 쓰고 백질려는 동주사원에서 나는데 씨가 양의 콩팥 비슷하며 신을 보하는 약에 쓴다.

○지금 많이 쓰는 것은 가시가 있는 것인데 닦아서 가시를 없애고 짓찧어 쓴다.(본초)

牙齒이빨 풍으로 이빨이 아프거나 치감으로 패어 들어가는 것을 치료한다.

가루를 내서 8g을 소금 1순가락과 함께 물에 달인 다음 뜨겁게 하여 양치하면 통증이 잘 멎는데 이빨도 든든해진다[입문].

■ 백초상 白草霜 ■ 오래된아궁이 이맛돌의 검뎅이

【탕액편】독은 없다. 열독을 치료하며 적을 삭히고 체한 것을 풀며 갑자기 생긴 설사와 이질을 멎게 한다. 부인의 월경이 고르지 않은 것, 붕루, 누하, 횡산, 역산, 태반이 나오지 않은 것도 치료한다.(본초)

○국방에는 가마 밑의 검뎅이를 백초상이라고 하였는데 그것은 잘못 쓴 것이다. 오직 흑노환에만 이 2가지가 다 들어있다. 이것은 아궁이 마돌에 붙은 검뎅이를 말하는데 조돌묵이라고도 한다.

○두메산골에 있는 오랜 아궁이 마돌의 검뎅이가 좋다. 이것이 피를 멎게 하는 데는

제일 좋은 것이다.(입문)

口舌입혀 혀가 갑자기 부어서 돼지오줌통 같이 되어 입 안에 가득 찬 것을 치료하는데 이것을 치료하지 않으면 곧 죽는다.

백초상을 보드랍게 갈아 식초에 개서 바르면 곧 낫는대단심].

○혀가 갑자기 부으면서 헤질 때에는 백초상을 보드랍게 갈아서 식초에 개어 혀의 위아래에 바르는데 약이 씻기면 다시 발라야 한다. 소금을 넣어 쓰면 아주 좋다. 그리고 먼저 침으로 피를 뺀 다음 약을 붙이면 더욱 좋대강목].

鼻部코부 코에 생긴 헌데가 오래되어 고름이 나오면서 냄새가 몹시 나는 것을 치료한다.

보드랍게 가루를 내어 한번에 8g씩 찬물에 타 먹는대강목].

大便대변 갑자기 물 같은 설사를 하는 것과 이질을 치료한다.

보드랍게 가루 내어 한번에 8g씩 미음에 타 먹는대본초].

○설사가 오래되어도 멎지 않는 데는 백초상 가루를 죽에 반죽하여 알약을 만들어 끓인 물로 먹는대강목].

胞部포부 혈붕을 치료한다.

가루 내어 8g을 구담즙에 반죽하여 두 번에 나누어 당귀술에 타 먹는대본초].

血部혈부 이 약은 주로 피를 흘리는 여러 가지 증을 치료한다.

벽촌의 가마 밑에 있는 것이 좋은데 긁어서 보드랍게 가루를 내어 쓴다. 대체로 피는 빛이 검은 약을 만나면 멎는다. 피가 나오는 구멍에 불어넣거나 가루를 내어 찬물에 타서 먹거나 알약을 지어 먹어도 좋대본초].

胸部가슴 가슴앓이를 치료한다.

백초상을 보드랍게 가루를 내어 한번에 8g씩 따뜻한 물에 타 먹으면 곧 낫는대단심].

身形신형 온갖 병을 치료하며 오래 살게 된다.

▌백초화 百草花▐

【탕액편】100가지 풀의 꽃을 따서 그늘에 말린다. 이것을 가루 내어 술에 타 먹는다. 또한 꽃을 달여서 즙을 내 술을 빚어 먹기도 한다[본초].

▌하수오 何首烏▐ 은조롱

【탕액편】오랫동안 먹으면 수염과 머리털이 검어지고 정수가 불어나며 오래 살고 늙지 않는다. 약을 먹을 때 파, 마늘, 무, 비늘이 없는 고기를 먹지 말며 쇠그릇을 쓰지 말아야 한다[본초].

○은조롱 뿌리를 캐 쌀 씻은 물에 담갔다가 만문해지면 참대칼로 겉껍질을 긁어 버리고 잘게 썰어서 검정콩을 달인 물에 담가 둔다. 물이 스며들었으면 그늘에 말린다. 이것을 다시 감초를 달인 물로 버무려서 햇볕에 말린 다음 가루 내어 한번에 8g씩 술에 타 먹는다. 혹 꿀로 알약을 만들어 먹기도 한다.

○하수오환은 오래 살게 한다. 600g을 쌀 씻은 물에 담갔다가 햇볕에 말려 잘게 썰어서 첫아들을 낳은 어머니의 젖에 버무려 햇볕에 말리기를 한두 번 한다. 이것을 가루 내어 대추살로 반죽한 다음 벽오동씨 만하게 알약을 만든다. 첫날에는 20알을 먹고 그 다음부터는 날마다 10알씩 더 먹되 100알 이상은 먹지 말아야 한다. 데운 술이나 소금 끓인 물로 빈속에 먹는다. 이 약은 양기가 몹시 허한 사람이 아니면 한 가지 약으로만 먹지 못한다[입문].

▌백출 白朮▐ 삽주의 뿌리

【탕액편】 성질은 따뜻하고 맛이 쓰며 달고 독이 없다. 비위를 든든하게 하고 설사를 멎게 하고 습을 없앤다. 또한 소화를 시키고 땀을 거두며 명치 밑이 몹시 그득한 것과 곽란으로 토하고 설사하는 것이 멎지 않는 것을 치료한다. 허리와 배꼽 사이의 혈을 잘 돌게 하며 위가 허랭하여 생긴 이질을 낫게 한다.

○산에서 자라는데 어느 곳에나 다 있다. 그 뿌리의 겉모양이 거칠며 둥근 마디로 되어 있다. 빛은 연한 갈색이다. 맛은 맵고 쓰나 심하지 않다. 일명 걸력가라고 하는 것이 즉 흰삽주이다.(본초)

○신농본초경에는 삽주와 흰삽주의 이름이 없었는데 근래 와서 흰삽주를 많이 쓴다. 흰삽주는 피부 속에 있는 풍을 없애며 땀을 걷우고 트직한 것을 없애며 위를 보하고 중초를 고르게 한다. 허리와 배꼽 사이의 혈을 잘 돌게 하며 오줌을 잘 나가게 한다. 위로는 피모, 중간으로는 심과 위, 아래로는 허리와 배꼽의 병을 치료한다. 기병이 있으면 기를 치료하고 혈병이 있으면 혈을 치료한다.(탕액)

○수태양과 수소음, 족양명과 족태음의 4경에 들어간다. 비를 완화시키며 진액을 생기게 하고 습을 말리며 갈증을 멎게 한다. 쌀 씻은 물에 한나절 담갔다가 노두를 버리고 빛이 희고 기름기가 없는 것을 쓴다.(입문)

○위화를 사하는 데는 생것으로 쓰고 위허를 보할 때에는 누른 흙과 같이 닦아 쓴다.(입문)

津液진액 땀이 나는 것을 멎게 한다.

식은땀이 나는 데 쓰면 잘 낫는다. 흰삽주(백출) 적당한 양을 잘게 썰어서 밀 쭉정이 1되와 함께 물 1말에 넣고 마르도록 졸여서 꺼낸다. 이것을 약한 불기운에 말린 다음 밀 쭉정이는 버리고 가루 낸다. 한번에 8g씩 밀 쭉정이를 달인 물에 타서 먹는다[득효].

大便대변 모든 설사를 치료한다.

달여 먹거나 가루 내어 먹거나 알약을 지어 먹는데 다 좋다. 집함박꽃뿌리(백작약)와 흰솔풍령(백복령)과 함께 달여 먹으면 설사를 멎게 하는 데는 더 좋다[탕액].

胃腑위부 위를 보한다.

먹는 방법은 삽주와 같다.

脾臟비장 비를 보한다.

먹는 방법은 삽주(창출)와 같다[단심].

浮腫부종 팔다리가 퉁퉁 부은 것을 치료한다.

흰삽주(썬 것) 120g과 대추 3알을 함께 물에 달여서 먹는데 하루 서너 번 쓴다[강목].

風部풍부 모든 풍증과 저리면서 감각이 없는 것, 중풍으로 이를 악물고 정신을 차리지 못하는 것을 치료한다.

흰삽주(백출) 160g을 술 3되에 넣고 1되가 되게 달여서 단번에 먹는다[본초].

■ 백합 百合 ■ 나리

【탕액편】 성질은 평하고 맛은 달며 독이 없다. 상한의 백합병을 낫게 하고 대소변을 잘 나가게 하며 모든 사기와 헛것에 들려 울고 미친 소리로 떠드는 것을 낫게 한다. 고독을 죽이며 유옹, 등창, 창종을 낫게 한다.

○산과 들에서 자라는데 두 가지 종류가 있다. 한 종류는 잎이 가늘며 꽃이 홍백색이다. 다른 한 종류는 잎이 크고 줄기가 길며 뿌리가 굵고 꽃이 흰데 이것을 약에 쓴다. 또 한 종류는 꽃이 누르고 검은 얼룩점이 있으며 잎이 가늘고 잎 사이에 검은 씨가 있다. 이것은 약으로 쓸 수 없다.

○뿌리는 통마늘과 같이 생겼는데 수십 쪽이 겹겹 붙어 있다. 음력 2월, 8월에 뿌리를 캐 햇볕에 말린다.

○꽃이 붉은 것은 산단이라고 하는데 아주 좋지는 못하다.(본초)

○나리의 뿌리는 백조각이 서로 합하여 되는데 오줌을 순하게 내보내는 좋은 약이다. 꽃이 흰 것이 좋다.(입문)

傷寒상한 상한음독을 치료한다.

　　　　진하게 달인 나리 물 1되를 먹으면 좋다[본초].

▌백합분▐ 흰비들기 똥

【탕액편】 머리가 몹시 가렵고 아프지 않은 헌데에 쓰는데 식초에 개어 졸여서 고약을
만들어 붙인다.(본초)

毛髮모발 백독창을 치료한다.

　　　　백합분을 받아서 가루 내어 신쌀 씻은 물에 씻은 다음 참기름에 개어 바른다[본초].

▌백화사 白花蛇▐ 산무애의 뱀

【탕액편】 성질이 따뜻하고 맛이 달면서 짜며 독이 있다. 문둥병과 갑자기 생긴 풍증으
로 가려운 것, 중풍이 되어 입과 눈이 삐뚤어진 것, 몸 한쪽을 쓰지
못하는 것, 뼈마디가 아픈 것, 백전풍, 두드러기, 풍비 등을
치료한다.

　　　　○검은 바탕에 흰 점이 있고 모가 난 무늬가 있는 뱀이
백화사보다 좋다. 이것으로 풍증을 치료하는데 다른 뱀
보다 효과가 빠르다. 일명 건비사라고도 하는데 깊은 산
골짜기에 있다. 음력 9~10월에 잡아서 불에 말린다.

　　　　○모든 뱀은 다 코가 아래로 향하였지만 이 뱀만은 위로 향
하였기 때문에 건비사라고 한다. 말라 죽어도 살아 있는 것처
럼 눈을 감지 않는 것이 좋은 것이다.

○이 뱀은 독이 많은데 머리와 꼬리 쪽에서 각각 2자 길이만한 부분에는 독이 더 많
다. 그러므로 가운데 토막만 술에 담가서 푹 축인 다음에 껍질과 뼈를 버리고 그 살만
약한 불기운에 말려서 써야 한다. 그리고 뼈는 먼 곳에 버리거나 묻어야 한다. 그것은
산 뱀이나 다름없이 사람을 상하게 하기 때문이다.(본초)

皮部피부 갑자기 풍으로 가려운 것과 몸에 백전풍, 역양풍, 얼룩점이 나는 것을 치료한다.

　　　　백화사의 살을 발라 가루를 낸 다음 4~8g씩 술에 타 먹는다. 검은 뱀이 더욱 좋다[본초].
風部풍부 일체 풍으로 입이 비뚤어지고 팔다리를 쓰지 못하면서 아픈 것을 치료한다.

　　　　살모사를 술에 담가 우려서 그 술을 마신 다음 살모사고기를 가루 내어 술에 타먹는다.
　　　　○풍증을 치료한다. 오사가 더 좋다[본초].

婦人부인 몸푼 뒤에 궂은 피가 덩이져서 배가 아픈 데 치료한다.

번루를 찧어 즙을 낸 다음 물에 타서 따뜻하게 하여 먹으면 궂은 피가 다 나온다[본초].

■ 벽려 ■ 줄사철나무

【탕액편】 낙석과 아주 비슷한데 등에 난 옹종을 치료한다.(본초)

○바위에 있는 것이 낙석이고 담장에 있는 것이 벽여인데 다 같은 것이다.(속방)

癰疽옹저 등창을 치료한다.

잎을 짓찧어 즙을 내어 꿀물에 타서 1되 정도 먹고 찌꺼기를 헌데에 붙인다. 어떤 처방은 보드랍게 갈아 술에 탄 다음 즙을 짜서 두어 번 끓어오르게 달여 먹게 되어 있다[본초].

■ 벽전 壁錢 ■ 납거미

【탕액편】 성질이 평하고 독이 없다. 코피가 나오거나 쇠붙이에 다쳐서 피가 멎지 않고 나올 때에 즙을 내어 바른다.

○납거미의 거미줄로는 어린이가 토하는 것을 치료한다.

○말거미와 비슷한데 벽틈에서 산다. 거미줄을 친 형태는 돈닢 같고 흰 막처럼 보인다. 일명 벽경이라고도 한다.(본초)

小兒소아 어린이가 토하고 구역하는 것을 치료한다.

납거미 14마리를 달여 물을 먹인다[본초].

諸傷외상 쇠붙이에 상하여 피가 나오는 것이 멎지 않는데 쓴다.

즙을 내어 상처에 바르면 좋다[본초].

■ 벽전 壁錢 ■ 납거미집

咽喉인후 후비증과 쌍유아를 치료한다.

납거미집 1개를 환자의 뒷 머리털 1오리로 얽어맨 다음 은비녀에 꽂아 등불에 약성이 남게 태워 가루를 내서 불어넣으면 곧 낫는다[회춘].

○또 한 가지 방법은 납거미집(약성이 남게 태워 가루를 낸 것), 백반(구운 것), 난발회를 같은 양으로 하여 가루를 내서 목 안에 불어넣는 것인데 후폐증을 낫게 한다. 이것을 일명 취후산이라고 한다[의감].

▌벽해수 碧海水 ▌ 바닷물

【탕액편】 성질은 약간 따뜻하고 맛이 짜며 독이 약간 있는데 이 물을 끓여서 목욕하면 풍으로 가려운 것과 옴이 낫는다. 1홉을 마시면 토하고 설사한 다음 식체로 배가 불러 오르고 그득하던 것이 낫는다.

○넓은 바다 가운데서 맛이 짜고 빛이 퍼런 물을 떠온 것이다.(본초)

內傷내상 오래 된 체기로 배가 창만한 것을 낫게 한다[본초].

　　　1~2홉을 마시면 토하고 설사하는데 오래 된 체기로 배가 창만한 것을 낫게 한다[본초].

▌변축 ▌ 마디풀

【탕액편】 성질은 평하고 맛은 쓰며 달다. 독이 없다. 퍼진 옴, 가려운 증, 옹저, 치질을 낫게 하고 3충을 죽인다. 회충을 없애고 열림을 낫게 하며 오줌을 잘 나가게 한다.

○곳곳에 있는데 싹은 패랭이꽃구맥과 비슷하고 잎은 풀빛이고 대잎 비슷하며 가늘다. 마디짬에 꽃이 피는데 아주 잘다. 음력 5월에 뜯어 그늘에서 말린다.(본초)

大便대변 대소변이 나오지 않는 것을 주로 치료한다.

　　　자줏빛 꽃이 피고 물가에 난 것이 제일 좋다. 뿌리를 캐어 짓찧어 즙을 내서 1잔을 먹으면 대변이 곧 나오고 낫는다[강목].

小便오줌 5가지 임병과 오줌이 나오지 않는 것을 치료한다.

　　　냇가에서 자라고 자줏빛 꽃이 핀 마디풀의 뿌리를 캐서 짓찧은 다음 즙을 내어 한번에 1잔씩 빈속에 먹으면 곧 오줌이 나온다[경험].

蟲部충부 3시충과 회충을 죽이고 기생충으로 아픈 것을 멎게 한다.

　　　진하게 달여서 그 즙을 빈속에 1되씩 먹으면 충이 곧 나온다[본초].

小兒소아 어린이가 회충으로 배가 아파하는 것을 치료한다.

　　　마디풀을 진하게 달여 먹이면 회충이 곧 나온다. 그 즙으로 죽을 쑤어 먹여도 좋다[본초].

▌별 鼈 ▌ 자라

黃疸황달 주달을 치료한다.

　　　보통 먹을 때처럼 손질하여 국을 끓여서 먹는데 몇개만 쓰면 낫는다[종행].

火部화부 골열과 뼈마디에 생긴 노열을 없앤다.

　　　자라의 살을 발라서 국을 끓여 양념을 두고 먹는다. 또는 그 껍질을 누렇게 구워 가루를 내어 8g씩 술에 타 먹는대[본초].

肉部살부 허로로 몸이 여윈 것을 치료하여 살찌게 한다.

자라의 살을 발라 국을 끓여 늘 먹는다. 또 자라등딱지(별갑)를 발라 구운 다음 가루를 내어 한번에 4g씩 술에 타 먹는대[본초].

大便대변 이질을 앓은 뒤에 탈항이 된 것을 치료한다.

어떤 사람이 이질을 앓은 지 1달이 지났는데 물 같은 설사를 밤낮 다섯에서 여섯 번씩 하고 탈항까지 되었다. 그리하여 자라 1마리를 보통 먹는 방법대로 손질하여 생강, 말린 입쌀밥), 사탕덩어리 작은 것 1개와 함께 소금과 장은 넣지 않고 국을 잘 끓여서 1~2 사발을 먹었는데 3일 만에 병이 나았다고 한다. 대체로 자라라는 것은 개충으로서 금에 속하므로 폐와 대장을 보하는 데는 효과가 있대[정전].

■ 별갑 鼈甲 ■ 자라등딱지

【탕액편】 성질이 평하고 맛이 짜며 독이 없다. 징가와 현벽에 쓰며 뼈마디 사이의 노열을 없앤다. 부인이 5가지 대하가 흐르면서 여위는 것과 어린이의 갈빗대 밑에 뜬뜬한 것이 있는 것을 치료한다. 또한 온학을 낮게 하고 유산하게 한다.(본초)

○붕루를 멎게 하고 현벽과 골증노열을 없앤다.(의감)

○빛이 퍼렇고 갈빗대가 9개이고 너부렁이가 많으며 무게가 280g 정도 되는 것이 제일 좋다. 아무 때나 잡아 써도 좋다.

○자라를 먹을 때에 비름을 먹어서는 안 된다.

○식초를 두고 누렇게 삶아 쓰면 노열을 내린다. 동변에 하루 동안 삶아서 쓰기도 한다.

積聚적취 징가와 현벽을 치료한다.

누렇게 되도록 구워서 가루 내어 한번에 8g씩 술로 하루 두번 먹는대[본초].

虛勞허로 허로, 열로, 골증열을 주로 치료한다.

자라등딱지를 구워서 가루를 낸 다음 알약을 만들어 먹거나 물에 달여 먹는다.

○고기는 국을 끓여 먹는데 열로를 주로 치료하며 허손을 보한대[본초].

骨部뼈부 뼈마디 사이에 있는 노열을 없앤다.

등딱지를 노랗게 구워 가루를 낸 다음 한번에 4g씩 술로 먹고 자라고기는 국을 끓여 먹는 것이 좋대[본초].

胞部포부 5가지 빛깔이 나는 이슬이 흐르면서 몸이 여위는 것을 치료한다.

누렇게 되도록 구워 가루를 내어 한번에 4g씩 술에 타 먹는다. 또한 자라고기 국을 끓여서 늘 먹어도 좋대[본초].

162

^{瘧疾학질} 온학, 노학의 치료에 좋다.

　　자라등딱지를 구워 가루 내어 한번에 8g씩 데운 술에 타 먹는데 연이어 세 번 먹으면 낫지 않는 것이 없다[본초].

▌보골지 補骨脂 ▌ 파고지

【탕액편】 성질은 몹시 따뜻하고 맛은 매우며 쓰다. 독이 없다. 허로, 손상으로 골수가 줄어들고 신이 차서 정액이 저절로 나오고 허리가 아프며 무릎이 차고 음낭이 축축한 것을 낫게 한다. 오줌이 많이 나오는 것을 좋게 하고 뱃속이 찬 것을 낫게 하며 음경이 잘 일어나게 한다.

○일명 파고지라고도 하는데 씨가 삼씨같이 둥글고 납작하면서 검다. 음력 9월에 딴다.(본초)

○급히 쓰려면 약간 닦아 쓴다. 설사를 멈추려면 밀가루와 같이 볶고 신을 보하려면 삼씨와 함께 볶는다.(입문)

^{骨部뼈부} 골수가 상한 데 쓴다.

　　알약을 만들어 먹거나 가루를 내어 먹어도 다 좋다[본초].

▌복령 ▌ 솔풍령

【탕액편】 성질은 평하며 맛은 달고 독이 없다. 입맛을 돋구고 구역을 멈추며 마음과 정신을 안정하게 한다. 폐위로 담이 막힌 것을 낫게 하며 신에 있는 사기를 몰아내며 오줌을 잘 나가게 한다. 수종과 임병으로 오줌이 막힌 것을 잘 나가게 하며 소갈을 멈추고 건망증을 낫게 한다.

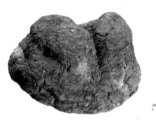

○산 속의 곳곳에 있다. 송진이 땅에 들어가 천년 지나서 솔풍령이 된다. 소나무뿌리를 싸고 있으면서 가볍고 퍼석퍼석한 것은 복신이다. 음력 2월과 8월에 캐서 다 그늘에서 말린다. 크기가 3~4되가 되며 껍질이 검고 가는 주름이 있으며 속은 굳고 희며 생김새가 새, 짐승, 거북, 자라 같은 것이 좋다.(본초)

○빛이 흰 것은 보하고 빛이 벌건 것은 사한다.(본초)

○쓸 때에 껍질을 벗기고 가루내서 수비하여 물 위에 뜨는 잡질을 버리고 햇볕에 말려 쓴다. 이렇게 해서 써야 눈이 상하지 않는다. 음이 허한 사람은 쓰지 말아야 한다.(입문)

小便오줌 5가지 임병을 치료하는데 주로 오줌이 나오지 않는 것을 잘 나오게 한다.

　　　　달여서 먹거나 가루 내어 먹어도 다 좋다[본초].

▌복룡간 伏龍肝 ▌

【탕액편】 오랜 가마밑 아궁이바닥의 누런 흙이다. 성질은 약간 따뜻하고 맛이 매우며 짜다. 독이 없다. 성질이 열하고 약간 독이 있다고도 한다. 코피가 나는 것, 피를 토하는 것, 붕루, 대소변에 피가 섞여 나오는 것을 치료하는데 피를 잘 멎게 한다. 그리고 옹종과 독기를 삭히고 해산을 쉽게 하게 하며 태반을 나오게 한다. 어린이가 밤에 우는 증도 치료한다.(본초)

○이것이 가마밑 아궁이바닥의 누런 흙이다. 10년 이상 된 아궁이바닥을 1자 깊이로 파면 자줏빛이 나는 진흙이 나오는데 그것을 쓴다. 아궁이에는 신이 있기 때문에 복룡간이라고 이름지었다.(본초)

胞部포부 피를 멎게 하는 데는 제일 좋은 약이다.

　　　　아궁바닥흙이다. 대체로 성질이 조한 약은 습을 없앤다[탕액].

　　　　○붉은 이슬을 치료한다. 잠사, 갖풀(아교) 각각 40g과 복룡간 20g을 쓰는데 함께 가루 내어 한번에 8g씩 데운 술에 타 먹는다[본초].

小兒소아 어린이의 적유단독을 치료한다.

　　　　이것이 온몸으로 퍼지다가 속으로 들어가면 죽을 수 있다. 복룡간을 보드랍게 가루를 내어 파초즙이나 달걀 흰자위나 우물물로 개어 발라 준다[본초].

婦人부인 횡산, 역산, 죽은 태아가 나오지 않아 숨이 끊어질 듯 한 것을 치료한다.

　　　　복룡간 4~8g을 물에 풀어 마시면 태아는 나온다.

　　　　○난산으로 3일 동안이나 끌면서 낳지 못할 때에는 복룡간 4g을 술에 타 먹는다[단심].

癰疽옹저 여러 가지 옹저, 발배, 여러 가지 종독을 치료한다.

　　　　달걀 노른자위나 식초에 개서 바른다. 혹은 마늘과 같이 갈아서 붙여도 좋다[본초].

胸部가슴 갑자기 가슴이 아픈 것을 치료한다.

　　　　복룡간을 가루를 내어 따뜻한 물에 8g씩 타 먹는다. 만일 냉증이면 술에 타 먹는다[본초].

▌ 복분자 覆盆子 ▌

【탕액편】 성질은 평하며 약간 열하다고도 한다. 맛은 달고 시며 독이 없다. 남자의 신기가 허하고 정이 고갈된 것과 여자가 임신되지 않는 것을 치료한다. 또한 남자의 음위증을 낫게 하고 간을 보하며 눈을 밝게 하고 기운을 도와 몸을 가뿐하게 하며 머리털이 희어지지 않게 한다.

○음력 5월에 따는데 어느 곳에나 다 있다. 절반쯤 익은 것을 따서 볕에 말린다. 그것을 쓸 때에는 껍질과 꼭지를 버리고 술에 쪄서 쓴다.

○신정을 보충해 주고 오줌이 잦은 것을 멎게 한다. 그러므로 요강을 엎어 버렸다고 하여 엎을 복자와 동이 분자를 따서 복분자라고 하였다.(본초)

腎臟신장 신을 보하고 따뜻하게 한다.

　　　　술에 담갔다가 약한 불기운에 말려서 약에 넣어 알약을 만들어 먹거나 가루 내어 먹는대본초].

肝臟간장 간을 보하고 눈을 밝게 한다.

　　　　가루 내어 먹거나 날것으로 먹어도 좋대본초].

精部정부 신정이 허약하고 줄어든 것을 치료한다.

　　　　복분자를 술에 담갔다가 쪄서 말려 가루 낸 다음 그대로 먹거나 알약을 만들어 먹기도 한대본초].

筋部힘줄 힘이 나게 하고 또한 힘을 곱절 쓰게 한다.

　　　　복분자를 가루를 내어 먹거나 알약을 만들어 먹어도 다 좋대본초].

面部얼굴 얼굴빛을 좋아지게 하는데 오랫동안 먹는 것이 좋다.

　　　　봉류(산과 들에 절로 나서 자라는 멍덕딸기의 열매)와 효과가 같대본초].

165

▌ 복신 茯神 ▌

【탕액편】 성질은 평하며 맛은 달고 독이 없다. 풍현과 풍허증을 치료하고 경계증과 건망증을 낫게 하며 가슴을 시원하게 하고 머리를 좋게 하며 혼백을 편안히 하고 정신을 안정시키며 마음을 진정시킨다. 주로 경간을 낫게 한다.

○솔풍령은 찍은 지 여러 해 된 소나무뿌리의 기운으로 생겨나는 것인데 대체로 그 기운이 몰려 있으면서 없어지지 않기 때문에 되는 것이다. 그 진이 차고 넘쳐 뿌리 밖으로 새어나가 뭉친 것이 솔풍령으로 된다. 진이 있기는 해도 그다지 차고 넘치지 못하

면 다만 나무뿌리에 맺혀 있기만 하기 때문에 이것을 복신이라 한다.(본초)

○소나무는 찍으면 다시 싹이 못 나오나 그 뿌리는 죽지 않고 진이 아래로 흘러내리게 되기 때문에 솔풍령과 복신이 생긴다. 그러므로 솔풍령과 복신을 써서 심과 신의 기능을 좋게 하고 진액을 잘 통하게 한다.(입문)

心臟심장 심기를 통하게 한다.

　　　가루 내어 먹거나 달여서 먹어도 다 좋다[본초].

神部신부 정신을 안정시키고 보양하며 주로 경계증과 잘 잊어버리는 것을 치료한다.

　　　복신을 가루를 내어 한번에 8g씩 술이나 미음으로 먹는다. 혹은 알약을 만들어 먹는 것도 좋다. 원지와 같이 쓰면 더욱 좋다[본초].

小腸소장 오줌이 잘 나오지 않는 것을 치료한다.

　　　물에 달여서 먹거나 가루를 내어 먹는다[본초].

▌복익 伏翼 ▌ 박쥐

【탕액편】 성질이 평하고 약간 열하다고도 한다. 맛이 짜며 독이 없고 독이 있다고도 한다. 눈이 어둡고 가려우면서 아픈 것을 치료하는데 눈을 밝게 한다. 5림을 낫게 하고 오줌을 잘 나가게 한다. 일명 편복 이라고도 한다.(본초)

○복익이라고 한 것은 낮에는 엎드려 있고 날개가 있다는 것이다.(본초)

○이것은 산골짜기나 지붕 사이에서 산다. 입하 후에 잡아서 볕에 말려 쓴다.(본초)

○이것은 공기를 먹기 때문에 오래 살 수 있다.(본초)

○쓰는 방법은 먼저 털을 없애버린 다음 내장과 주둥이와 다리를 떼버리고 구워서 말려 쓴다.(입문)

夢部꿈부 잠이 오지 않게 하는데 쓴다.

　　　피를 내어 눈에 넣으면 졸리지 않는다[본초].

神部신부 오랫동안 먹으면 마음을 기쁘게 하고 고와지게 하며 근심을 없게 한다.

　　　오랫동안 먹으면 수심이 풀리고 근심이 없어진다. 굽든가 삶아 먹는다. 박쥐는 구멍에 틀어 박혀 있는 것이 좋다[본초].

▌부석 浮石 ▌

小便오줌 사림으로 오줌이 잘 나오지 않으면서 아픈 것을 치료한다.

　　　가루 내어 한번에 8g씩 감초 달인 물에 타서 빈속에 먹는다[직지].

■ 부소맥 浮小麥 ■ 밀 쭉정이

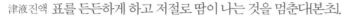

【탕액편】 심을 보하는데 대추와 같이 달여서 먹으면 식은땀이
나는 것이 멎는다.(의감)

○식은땀이 나는 것을 멎게 하고 어른이나 어린이의 골증열
과 기열, 부인의 허로열을 치료할 때에는 약간 닦아서 써야
한다.(입문)

津液진액 표를 든든하게 하고 저절로 땀이 나는 것을 멈춘다[본초].

　　　물에 달여서 늘 먹어야 한다.

　　　○저절로 땀이 나는 것은 밀가루 음식을 많이 먹으면 멎는다[득효].

■ 부어 ■ 붕어

【탕액편】 성질은 따뜻하고 평하다고도 한다. 맛이 달며 독은 없다. 위기를 고르게 하고
5장을 보한다. 또한 중초를 고르게 하고 기를 내리며 이질을 낮게 한다. 순채와 같이
국을 끓여서 먹으면 위가 약해서 소화가 잘 되지 않던 것이 낫게 된다. 회를 쳐서 먹으
면 오래된 적백이질이 낫는다.

○모든 물고기는 다 화에 속하지만 붕어만은 토에 속하기 때문에 양명경으로 들어가
서 위기를 고르게 하고 장위를 든든하게 한다. 그리고 물고기는 물속에서 잠시 동안도
멎춰 있지 않기 때문에 화를 동하게 하는 것이다.(입문)

黃疸황달 황달을 치료하는데 회를 쳐서 양념을 하여 먹는다.

　　　또는 산 것을 물속에 넣고 늘 봐도 되는데 하루 한 번씩 물을 갈아주면 효과가 있다.

肉部살부 허해서 몸이 여윈 것을 치료하여 살찌게 한다.

　　　붕어로 국을 끓여 먹거나 쪄서 먹어도 다 좋다[본초].

■ 부어급치어 ■ 붕어와 숭어

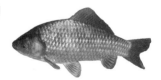

內傷내상 이 두 가지 고기는 모두 진흙을 먹기 때문에 비위를 보하며

　　　음식을 잘 먹게 한다.

　　　늘 먹는 것이 좋다[본초].

▌부어회 魚膾▌ 붕어회

大便대변 오래된 적백이질과 이질을 주로 치료한다.

식초, 장, 마늘로 양념을 하여 먹는다[본초].

○혈리와 금구리에는 붕어장을 백반에 버무려 태워 재를 내서 가루 내어 미음에 타 먹는다. 백반을 넣고 쪄 익힌 다음 소금과 식초를 쳐서 먹어도 효과가 있다[득효].

▌부용 芙蓉 ▌ 연꽃

【탕액편】성질이 따뜻하고 독이 없다. 마음을 안정시키고 몸을 가볍게 하며 얼굴을 늙지 않게 한다. 향료에 넣어 쓰면 매우 좋다.

○일명 불좌수인데 즉 연화예, 연꽃꽃술이다.(정전)

○연화예는 저절로 나오는 정액을 멎게 한다.(입문)

癰疽옹저 발배, 창절, 여러 가지 종독, 매 맞은 상처를 치료한다.

연꽃과 그 잎을 햇볕에 말려 가루내서 식초에 개어 붙인다. 매 맞은 상처에는 달걀 흰자위에 개어 붙여야 더 효과가 좋다. 흰 연꽃이 더 좋다[단심].

▌부평 浮萍 ▌ 개구리밥

【탕액편】불에 덴 것을 낫게 하고 얼굴의 주근깨를 없애며 부종을 내리며 오줌을 잘 나가게 한다. 이것이 개천에 있는 작은 수평이다. 열병을 낫게 하는데 역시 땀을 낼 수 있으며 효과가 아주 좋다.(본초)

津液진액 땀을 나게 하는 데는 제일 빠른 약이다.

자세한 것은 풍문의 거풍단 아래에 있다.

▌분저 ▌ 구더기

大便대변 금구리를 치료한다. 효과가 많다.

약한 불기운에 말려 가루 내어 한번에 4g씩 묽은 미음(淸米飮)에 타서 먹는다[정전].

■ 붕사 鵬砂 ■

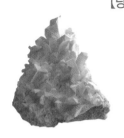

【탕액편】 성질은 더우며 따뜻하고 평하다고도 한다. 맛은 쓰고 매우며 독이 없다. 담을 삭이고 기침을 멈추며 징결을 헤치고 후비증을 낫게 한다.

○일명 봉사라고도 하는데 인후병 치료에 가장 중요한 약이다. 그 생김새가 몹시 광택이 있고 투명하며 또한 큰 덩어리도 있다. 남번에서 나는 것은 밤색이고 맛은 습습하고 효과가 빠르고 서융에서 나는 것은 빛이 희고 맛은 탄 내가 나고 효능은 완만하다.(본초)

咽喉인후 인후비를 치료한다. 제일 좋은 약이다.

입에 머금고 녹여서 먹는다[본초].

○곡적을 치료한다. 붕사와 마아초를 같은 양으로 해서 쓰는데 가루를 내어 한번에 2g씩 솜에 싸서 입에 머금고 녹여 먹는다[직지].

口舌입혀 혀가 부어서 밖으로 나온 것을 치료한다.

가루를 내어 생강조각에 묻혀서 부은 곳을 문지르면 곧 낫는다[강목].

○입 안이 헌 것은 붕사와 염초를 입에 물고 천남성을 가루를 내서 식초에 개어 발바닥 가운데 붙이면 잘 낫는다[정전].

眼部눈부 눈에 군살이 생긴 것과 피가 뭉쳐서 도드라져 나온 것을 치료한다.

붕사 4g과 용뇌 0.2g을 가루를 내어 골풀에 묻혀 하루에 세 번 군살에 바른다[입문].

■ 비마엽 ■ 아주까리잎

頸項목부 풍습으로 목이 뻣뻣한 데 치료한다.

늘 붙이면 좋다[속방].

■ 비마자 ■ 아주까리씨

【탕액편】 성질은 평하고 맛은 달고 매우며 조금 독이 있다. 수, 창으로 배가 그득한 것을 낫게 하고 해산을 쉽게 하며 헌데와 상한데, 옴, 문둥병을 낫게 하며 수징, 부종, 시주, 악기를 없앤다.

○피마자는 몰려 있는 것을 내보내고 병 기운을 잘 빨아내기 때문에 외과에 요긴한 약이다. 소금물에 삶아 껍질을 버리고 알맹이를 쓴다.(입문)

口舌입혀　혀가 부어서 밖으로 나온 것을 치료한다.

　　　　기름을 내어 종이심지에 묻혀 태우면서 연기를 쏘이면 곧 낫는다[강목].

耳部귀부　귀가 먹은 것과 귀에서 소리가 나는 것을 치료한다.

　　　　아주까리씨 49알을 껍질을 버리고 대추 10알의 살과 함께 잘 짓찧어 젖에 탄다. 이것을 대추씨만큼씩 솜에 싸서 귓구멍을 막아 두되 귀에서 열이 날 때까지 막아 두어야 한다. 매일 한번씩 갈아 막아야 한다. 이와 같이 하는 것을 조자정이라고 한다[득효].

風部풍부　중풍으로 입과 눈이 비뚤어진 것을 치료한다.

　　　　아주까리씨(피마자)를 껍질을 벗기고 잘 짓찧어 쓰는데 오른쪽이 비뚤어졌으면 왼쪽에 바르고 왼쪽이 비뚤어졌으면 오른쪽에 바른다.

　　　　○또 한 가지 처방은 다음과 같다. 잘 갈아서 손바닥에 놓은 다음 뜨거운 물을 담은 쟁반을 그 위에 올려놓으면 입과 눈이 제대로 돌아선다. 그러면 빨리 씻어 버린다. 왼쪽이 비뚤어졌는가, 오른쪽이 비뚤어졌는가에 따라 위에서와 같이 왼쪽이나 오른쪽 손바닥에 한다[본초].

　　　　○일명 어풍고라고도 한다.

咽喉인후　후비와 목구멍이 붓고 헌 것을 치료한다.

　　　　아주까리씨 1알을 껍질을 버리고 박초 4g과 함께 깨끗한 물에 갈아서 먹는데 계속 몇 번 먹으면 낫는다[단심].

　　　　○또 한 가지 방법은 아주까리씨를 껍질을 버리고 짓찧은 다음 종이에 말아 참대대롱 같이 만들어 불에 태우면서 그 연기를 빨아 삼키게 하는 것인데 후비증을 낫게 한다. 이것을 일명 성연통이라고도 한다[정전].

犬傷견상　주로 개한테 물려서 상한데 쓴다.

　　　　50알을 껍질을 버리고 고약처럼 되게 갈아서 붙인다[강목].

■ 비실 榧實 ■ 비자

【탕액편】 성질은 평하고 맛이 달며 독이 없다. 5가지 치질을 치료하고 3충과 귀주를 없애며 음식을 소화시킨다. 일명 옥비라고도 하며 지방 사람들은 적과라고 부른다. 껍질을 까 버리고 알을 먹는다. (일용)

○촌백충증 환자에게 하루에 7개씩 7일 동안 먹이면 촌백충은 녹아서 물이 된다. (입문)

○비자나무는 무늬가 있다. 판자를 내면 매우 좋은 무늬가 있다. 우리나라에는 오직 제주도에만 있다. (속방)

蟲部충부 3시충을 없애고 촌백충증도 치료한다.

　　　　늘 7개씩 껍질을 버리고 먹는데 오랫동안 먹으면 충이 저절로 나온다. 600g만 먹으면 충이 완전히 없어진대회춘].

▌비해 ▌청미래덩굴

【탕액편】 성질은 평하고 맛은 쓰며 달고 독이 없다. 풍, 습으로 생긴 주비와 악창이 낮지 않는 것, 냉풍완비로 허리와 다리를 쓰지 못하는 것, 갑자기 허리가 아픈 것, 냉이 오랫동안 신에 있어서 방광에 물이 쌓여 있는 것을 낮게 한다. 양위증과 오줌이 나가는 줄 모르는 것을 낮게 한다.

　　○곳곳에서 자라는데 잎은 마와 비슷하며 덩굴이 뻗어 나간다. 음력 2월과 8월에 뿌리를 캐 햇볕에 말린다.

　　○두 가지의 종류가 있는에 줄기에 가시가 있는 것은 뿌리가 희고 단단하며 가시가 없는 것은 뿌리가 퍼석퍼석하고 연한데 연한 것이 좋다.(본초)

○일명 청미레덩굴, 선유량 또는 냉반단이라고도 한다. 성질이 열하며 맛은 달고 매우며 독이 없다. 오래 앓는 양매창의 누공과 이미 경분을 잘못 먹고 팔다리를 쓰지 못하며 힘줄과 뼈가 시글면서 아픈 것을 잘 낮게 한다. 경분의 독을 풀어 주고 풍을 없애며 허약한 것을 보하므로 웬만한 늙은이나 허약한 사람도 먹을 수 있다. 술에 담그거나 소금물에 끓여서 약한 불기운에 말려 쓴다. 만일 폐열이 있는 초기에 변비가 있으면 먹이지 말 것이다.(입문)

腰部허리 갑자기 허리가 아픈 것을 치료한다.

　　　　술에 담갔다가 우러난 술을 마신다.

　　○또 비해 120g, 두충 40g을 가루를 내어 한번에 8g씩 술에 타서 빈속에 먹는다. 약을 먹을 때 쇠고기를 먹지 말아야 한대본초].

小便오줌 밤에 오줌을 많이 누거나 오줌이 나가는 줄 모르는 것을 치료한다.

　　　　또한 오줌이 밤낮 때 없이 자주 나오는 것도 낮게 한다. 썰어서 물에 달여 먹거나 가루 내어 술에 쑨 풀에 반죽한 다음 알약을 만들어 한번에 70알씩 소금 끓인 물로 빈속에 먹는대득효].

■ 빈랑 ■

【탕액편】 성질은 따뜻하며 차다. 맛은 맵고 독이 없다. 모든 풍을 없애며 모든 기를 내려가게 한다. 뼈마디와 9규를 순조롭게 하며 먹은 것을 잘 삭이고 물을 잘 몰아낸다. 담벽, 수종, 징결을 낫게 하며 5장 6부에 막혀 있는 기를 잘 퍼지게 하고 돌게 한다.

○잘고 맛이 단것을 산빈랑이라 하고 크고 맛이 떫은 것을 저빈랑이라 한다. 제일 작은 것을 납자라 하는데 그 지방 사람들은 빈랑손이라고 한다.

○뾰족하고 긴 것을 골라 쓰는 것은 빨리 효과를 보기 위한 것이다.(본초)

○양지쪽을 향한 것은 빈랑이고 음지쪽을 향한 것은 대복자이다. 가라앉는 성질이 있고 쇠나 돌같이 무겁다. 빛이 흰 것은 맛이 맵고 기를 잘 헤치며 벌건 것은 맛이 쓰고 떫으며 벌레를 죽인다.(입문)

○칼로 밑을 긁어 버리고 잘게 썬다. 빨리 효과를 내려면 생것대로 써야 한다. 불에 닦으면 약의 힘이 없어진다. 효과를 천천히 내려면 약간 닦거나 식초에 삶아서 쓴다.(입문)

大便대변 대소변을 잘 나오게 하는데 대변이 막힌 것도 치료한다.

보드랍게 가루 내어 한번에 8g씩 빈속에 꿀물에 타 먹는다[강목].

蟲部충부 3시충과 복시, 촌백충 등 여러 가지 충을 죽인다.

빛이 벌거면서 맛이 쓴 빈랑이 기생충을 죽이는데 싸서 구워 가루를 내어 한번에 8g씩 빈속에 파와 꿀을 달인 물로 먹으면 곧 효과가 난다[본초].

下部설사 장부에 기가 몰려 막힌 것을 잘 통하게 한다.

보드랍게 가루 내어 한번에 8g씩 꿀물에 타서 먹는다[본초].

口舌입혀 입가에 헌데가 나서 허옇게 짓무른 것을 치료한다.

태워 가루를 낸 다음 경분을 조금 섞어 마른 채로 뿌린다[득효].

氣部기부 일체 기를 내린다[본초].

○탕액편에는 쓴 맛은 막힌 기를 헤치고 매운 맛은 사기를 몰아낸다. 주로 체기를 내려가게 하며 또한 가슴에 있는 기를 내려가게 한다. 빈랑을 가루를 내어 먹으면 좋다.

足部다리 각기충심으로 숨이 몹시 찬 것을 치료한다.

좋은 빈랑을 가루 내어 8g을 생강즙과 술 각각 반잔씩 섞은 데 타서 먹는다[본초].

▌사간 射干▌ 범부채

【탕액편】 성질은 평하고 맛은 쓰며 조금 독이 있다. 후비와 목 안이 아파 물이나 죽물을 넘기지 못하는 것을 낫게 한다. 오랜 어혈이 심비에 있어서 기침하거나 침을 뱉거나 말을 할 때 냄새가 나는 것을 낫게 하고 뭉친 담을 없애고 멍울이 진 것을 삭게 한다.

○곳곳에 있는데 잎은 좁고 길며 옆으로 퍼져 새의 날개를 펴 놓은 모양과 같기 때문에 일명 오선이라고도 한다. 뿌리에 잔털이 많고 껍질은 검누른색이며 살은 노라발간빛이다. 음력 3월, 9월에 뿌리를 캐 햇볕에 말린 다음 쌀 씻은 물에 담갔다가 쓴다.(본초)

口舌입혀 나쁜 피가 심과 비에 있어서 기침하거나 침을 뱉거나 말할 때에 냄새가 나는 것을 치료한다.

뿌리를 달여서 먹는다[본초].

咽喉인후 후폐로 물도 넘기지 못하는 것을 치료한다.

뿌리를 캐어 짓찧어 즙을 내서 조금씩 먹는다. 후비증을 낫게 하는 데는 가장 빠르다. 식초에 갈아 즙을 내어 입에 머금고 있어서 가래를 나오게 하면 더 좋다[단심].

▌사고 蛇膏▌ 뱀의 기름

耳部귀부 귀먹은 것을 치료한다.

뱀의 기름을 내어 귓구멍을 막으면 잘 낫는다[천금].

○귀 안이 갑자기 몹시 아프면서 마치 벌레가 귀 안에서 기어 다니는 것 같거나 피가 나오면서 참을 수 없이 아픈 데는 뱀의 허물을 쓰는데 약성이 남게 태워 가루를 내어 귀 안에 불어넣으면 곧 낫는다(정전].

▌사과 絲瓜▌ 수세미오이

【탕액편】 성질이 찬데 독을 푼다. 모든 악창과 어린이의 마마, 유저, 정창, 각옹을 치료한다.

○서리가 내린 뒤에 늙은 수세미오이를 껍질, 뿌리, 씨까지 온전한 것으로 약성이 남게 태워서 가루내어 4~12g을 꿀물에 타 먹으면 헌데가 삭으면서 독이 헤쳐져 속으로 들어가지 못한다.(입문)

173

○어린것은 삶아 익혀서 생강과 식초로 양념하여 먹고 마른 것은 껍질과 씨를 버리고 그 속으로 그릇을 씻는다.

耳部귀부　이빨에 벌레가 먹어서 아플 때에는 치료한다.

　　　　　먼저 뜨거운 쌀초로 양치하면 벌레가 나온다. 그 다음 수세미오이를 약성이 남게 태워서 가루를 내어 아픈 곳에 문질러야 한다[강목].

　　　　　○풍으로나 벌레가 먹어 이빨이 아픈 데는 서리 맞은 늙은 수세미 오이를 쓰는데 약성이 남게 태워 가루를 내어 아픈 이빨에 문지르면 곧 멎는다[득효].

黃疸황달　술과 국수에 체하여 황달이 생긴 것을 치료한다.

　　　　　온전한 수세미오이를 불에 태워 재를 내서 가루 내어 쓰는데 국수에 체하여 생긴 데는 국수물에 타 먹고 술에 체하여 생긴 데는 술에 타 먹는데 몇 번 먹으면 낫는다[종행].

■ 사군자 使君子 ■

【탕액편】 성질은 따뜻하고 맛은 달며 독이 없다. 어린이의 5감을 낫게 하며 벌레를 죽이고 설사와 이질을 멎게 한다.

○모양이 산치자와 비슷한데 5개의 모가 났으며 껍질은 검푸른 색이고 속에 흰빛의 씨가 있다. 음력 7월에 열매를 딴다. 처음에 곽사군이 어린이병을 낫게 하는데 흔히 썼다 하여 이름을 사군자라고 한 것이다. 껍질은 버리고 씨를 쓴다. 혹 껍질을 겸하여 쓰기도 한다.(본초)

小兒소아　어린이의 감충과 회충, 촌백충을 죽인다.

　　　　　그 껍질을 벗기고 속을 먹이면 벌레가 곧 나간다[본초].

蟲部충부　기생충을 죽이는데 어린이의 회충을 치료한다. 아주 좋다.

　　　　　한번에 7개를 잿불에 묻어 구워 껍질을 버리고 빈속에 씹어서 끓인 물로 넘기면 기생충이 다 나온다[회춘].

■ 사매 ■ 뱀딸기

【탕액편】 성질은 몹시 차고 서늘하다고도 한다. 맛은 달고 시며 독이 있다. 가슴과 배가 몹시 뜨거운 것을 낫게 하고 월경을 잘하게 하며 옆구리에 생긴 창종을 삭게 한다. 뱀이나 벌레한테 물린 데 붙인다.

○곳곳에서 나는데 줄기와 뿌리를 캐어 짓찧어서 낸 즙을 마시기도 하고 바르기도 한다.(본초)

瘟疫온역 돌림병으로 열이 몹시 나고 입이 허는 것을 치료한다.

뱀딸기즙 2되 5홉을 절반이 되게 달여 조금씩 마신대본초].

▌사삼 沙蔘 ▌ 더덕

【탕액편】 성질이 약간 차고 맛이 쓰며 독이 없다. 비위를 보하고 폐기를 보충해 주는데 산기로 음낭이 처진 것을 치료한다. 또한 고름을 빨아내고 종독을 삭히며 5장에 있는 풍기를 헤친다.
○어느 지방에나 다 있는데 산에 있다. 잎이 구기자와 비슷하면서 뿌리가 허옇고 실한 것이 좋다. 싹이나 뿌리는 채소로 먹는다.(본초)
○음력 2월과 8월에 뿌리를 캐어 햇볕에 말린다.(본초)

肺臟폐장 폐기를 보하는데 폐 속의 음기도 보한다.

달여서 먹거나 김치를 만들어 늘 먹으면 좋대본초].

肝臟간장 간기를 보한다.

달여서 먹거나 나물을 만들어 늘 먹으면 좋대본초].

夢部꿈부 잠이 많고 늘 졸리는 것을 치료한다.

달여서 먹거나 무쳐서 먹는대본초].

▌사순 絲蓴 ▌ 순채

【탕액편】 성질이 차고 서늘하다고도 한다. 맛이 달며 독이 없다. 소갈, 열비를 치료하고 장위를 든든하게 하며 대소장을 보한다. 열달을 치료하고 온갖 약독을 풀며 음식을 잘 먹게 한다.
○못에서 자라는데 곳곳에 다 있다. 음력 3~4월에서부터 7~8월까지는 그 이름을 사순이라고 하는데 맛이 달고 만문하다. 상강 후부터 12월까지는 이름을 괴순이라고 하는데 맛이 쓰고 깔깔하다. 이것으로 만든 국은 다른 채소국보다 좋다.
○성질은 차지만 보하는 성질이 있다. 뜨겁게 하여 먹으면 기가 몰려 내려가지 않기 때문에 몸에 몹시 해롭다. 많이 먹거나 오랫동안 먹지 말아야 한다.(본초)

三焦3초 하초를 편안하게 한다.

국을 끓여서 먹는대본초].

大腸대장 대소장의 기운이 허한 것을 보한다.

175

국이나 김치를 만들어 먹으면 좋다[본초].

黃疸황달 열로 생긴 황달을 치료한다.

국을 끓이거나 김치를 담가 늘 먹으면 좋다[본초].

■ 사아 象牙 ■ 코끼리이빨

諸傷외상 화살촉이나 바늘이 살에 들어가 나오지 않을 때 치료한다.

가루 내어 물에 개서 상처에 붙이면 잘 나온다. 상아로 만든 빗이 더 좋다[본초].

■ 사태 ■ 뱀허물

【탕액편】 성질이 평하고 맛이 짜며 독이 없다 독이 있다고도 한다. 어린이의 120가지 경간과 전질, 어린이가 5가지 사기로 미쳐서 날치는 것, 여러 가지 귀매, 후비, 고독을 치료하고 쉽게 몸 풀게 한다. 또한 눈에 생긴 장예가 심한 것도 없애고 악창도 치료한다.
○일명 용자의라고도 하는데 들판에서 산다. 음력 5월 5일부터 15일 사이에 모아들이되 돌 위에 있는 것으로 온전한 것이 좋다. 그리고 은빛같이 흰 것을 써야 한다.
○뱀허물은 입에서부터 벗는데 이때에는 눈알도 함께 벗어진다. 이것은 눈약으로 쓴다.
○흙속에 하룻밤 동안 묻어 두었다가 식초에 담갔다 구워 말려 쓰거나 약성이 남게 태워서 쓴다.(입문)

皮部피부 백전풍, 백철, 역양풍을 치료한다.

뱀허물을 구워 가루를 낸 다음 식초로 개어 바른다. 뱀허물을 달인 물로 바르기도 한다.

咽喉인후 후폐(목구멍이 부어 막혀서 숨쉬기 불편한 것)증을 치료한다.

태워서 가루를 내어 목 안에 불어넣는다.

○ 전후풍으로 숨을 잘 쉬지 못하는 데는 뱀허물(누렇게 구운 것)과 당귀를 같은 양으로 하여 쓰는데 가루를 내서 한번에 4g씩 술에 타 먹으면 낫는다[본초].

口舌입혀 긴순과 볼 안쪽, 입천장이 허는 것과 잇몸이 부은 것을 치료한다.

태워 가루를 내서 먼저 입 안을 씻어 낸 다음 바른다[본초].

眼部눈부 눈을 밝게 하고 내장과 예막을 없어지게 한다.

식초에 담갔다가 구워 말린 다음 가루를 내어 먹거나 알약을 만들어 먹어도 다 좋다.

○뱀의 허물이 벗어질 때에는 주둥이에서부터 벗어지면서 눈알까지 벗어지므로 이것이 예막을 없어지게 한다는 것도 그럴 듯하다[본초].

小兒소아 어린이의 120종의 경간을 치료한다.

뱀허물을 태운 가루를 먹인다.

○몸에 생긴 여러 가지 헌데에는 뱀허물을 태워 가루를 낸 다음 돼지기름에 개어 붙인다.

婦人부인 몸 풀기를 순조롭게 하지 못하고 손이나 발이 먼저 나오는 것을 치료한다.

뱀허물 1개(온전한 것을 불에 태운다)와 사향 1g을 함께 넣어 4g을 술에 타 먹고 다시 남은 찌꺼기를 태아의 손발에 바르면 순조롭게 몸 풀기 한다[본초].

사함초 蛇含草 가락지나물

【탕액편】 성질은 약간 차고 맛은 쓰며 독이 없다. 쇠붙이에 다친 데, 옹저, 치질, 서루, 악창과 머리에 난 부스럼을 낫게 한다. 뱀, 벌, 독사에게 물린 독을 없애고 풍진과 옹종을 낫게 한다.

○곳곳에서 자라는데 잎이 가늘고 꽃이 누른 것이 좋다. 음력 8월에 잎을 따서 햇볕에 말리되 불을 가까이 하지 말아야 한다.(본초)

○옛사람이 보니 뱀이 상처를 입었는데 다른 뱀이 이 풀을 물어다가 상처에 붙여 준 후 상하였던 뱀이 이어 기어갔다고 한다. 그래서 이것을 상처에 써보았더니 효과가 있었다고 한다. 그리하여 사함초라 하였다.(입문)

諸傷외상 쇠붙이에 상한데 짓쫗어 붙이면 좋다.

○또한 사함고는 잘라진 손가락을 붙게 한다고 한다[본초].

사향 麝香

【탕액편】 성질이 따뜻하고 맛이 매우면서 쓰고 독이 없다. 나쁜 사기를 없애고 마음을 진정시키며 정신을 안정시키고 온학, 고독, 간질, 치병, 중악과 명치 아래가 아픈 것을 치료하며 눈에 군살과 예막이 생긴 것을 없애고 여러 가지 옹창의 고름을 다 빨아낸다. 또한 해산을 쉽게 하게 하고 유산시킨다. 어린이의 경간과 객도 낫게 한다.(본초)

○여러 가지 사기와 헛것이 들린 병과 가위 눌린 것을 치료하며 3가지 충을 죽인다.(본초)

○사향 기운은 비로 들어가서 살에 생긴 병을 낫게 한다.(강목)

○사향은 성질이 따뜻하나 음에 속한다. 그러나 능히 양으로 변하며 주리를 열어준다.(소아)

○사향은 막힌 것을 통하게 하고 구멍을 열어 주는데 그 기운이 겉으로는 살과 피부에까지 가고 속으로는 골수에까지 들어간다. 효능이 용뇌와 같으나 향기와 뚫고 들어가는 기운은 용뇌보다 더 세다.(입문)

○사향은 다른 약 기운을 이끌고 뚫고 들어간다.(직지)

○춘분 때 채취한 생것이 더 좋다. 사향이란 바로 사향노루 음경 앞의 가죽 속에 따로 막이 씌워진 곳에 있는 것이다.(본초)

○사향에는 3가지가 있다. 그 첫째는 생향이다. 사향노루가 여름에 뱀과 벌레를 많이 먹으면 겨울에 가서 향이 가득 들어차게 된다. 그런데 봄이 되면 갑자기 아파서 사향노루가 발톱으로 긁어서 떨어지게 한다. 생향이 떨어진 부근의 풀과 나무는 다 누렇게 마른다. 생향을 얻기는 아주 어렵다. 진짜 사향을 가지고 오이나 과수밭을 지나면 열매가 달리지 않는다. 이것으로 진짜 사향을 알 수 있다. 둘째는 제향인데 이것은 사향노루를 산 채로 잡아서 떼낸 것이다. 셋째는 심결향인데 사향노루가 무엇에 쫓기어 미친 것같이 달아나다가 저절로 죽은 것에서 떼낸 것이다.(본초)

○사향에는 가짜가 많으나 그것을 쪼개 보아 속에 털이 있는 것은 좀 나은 것이다. 사향의 당문자를 태워 보아 부글부글 끓는 것이 좋은 것이다. 사향을 쪼개 보면 속에 알맹이가 있는 것도 있는데 이것을 당문자라고 한다.(본초)

○사향은 자일에 쪼개서 쓰는데 아주 보드랍게 갈지 말고 채구멍으로 빠져 나갈 정도로 갈아서 써야 한다.(본초)

○사향은 일명 사미취라고도 한다.(강목)

사수	악기를 없애며 헛것의 정기를 죽이며 온갖 헛것을 없앤다. 늘 몸에 띠고 있으면 좋다. 또는 조금씩 술에 타 먹기도 한다[본초].
胸部가슴	귀주로 생긴 주심통을 치료한다. 콩알만 한 사향을 더운 물에 두고 갈아 먹는다[본초].
耳部귀부	기가 막혀 귀가 먹은 것을 치료한다. 좋은 사향을 가루를 내어 파 잎으로 귀 안에 불어넣고 파로 귓구멍을 막으면 귀가 잘 들리게 된다[회춘].
神部신부	주로 간질에 쓰며 정신을 안정시키고 놀라는 증과 정신이 얼떨떨한 것을 없앤다. 좋은 사향을 가루를 내어 끓인 물에 1g을 타 먹는다[본초].
氣部기부	좋지 못한 기를 없앤다[본초]. ○사향은 약 기운을 이끌어 병 있는 곳까지 뚫고 들어간다[직지]. ○관규에 들어가며 겉으로는 살갗에 가고 속으로는 골수에 들어가는 것이 용뇌와 같으나 향기로워서 헤치는 힘은 더 세다[입문]. ○사향을 가루를 내어 먹거나 또는 알약에 넣어 쓰기도 한다.

小兒소아 어린이의 경간과 객오를 치료한다.

좋은 사향과 주사를 쌀알만 한 것을 보드랍게 갈아서 끓인 물에 타 먹인대본초].

婦人부인 난산을 치료하며 아이를 빨리 낳게도 하고 유산시키기도 하며 아이를 쉽게 낳게 한다.

사향 4g을 물에 타 먹는다[본초].

■ 삭조 ■ 말오줌나무

【탕액편】 성질은 따뜻하고 서늘하다 고도 한다 맛은 시며 독이 있다. 풍으로 가려운 것, 두드러기가 돋으면서 몸이 가려운 것, 와창, 문둥병, 풍비를 낫게 한다.

○일명 접골목이라고도 하며 곳곳에 있는데 봄과 여름에는 잎을 따고 가을과 겨울에는 줄기를 베며 뿌리를 캐 삶은 물에 목욕하는 것이 좋다.(본초)

積聚적취 갑자기 적이 생겨 뱃속이 돌같이 단단해지고 죽을 것같이 아픈 것을 치료한다.

삭조뿌리 작게 1묶음을 잘게 썰어서 술 1병에 3일 밤 담가 두었다가 한번에 5홉씩 하루 세 번 따뜻하게 하여 먹으면 효과가 좋대본초].

皮部피부 풍으로 가려운 것과 은진이 돋아서 몸이 가려운 것을 치료한다.

말오줌나무를 진하게 달인 물로 목욕하면 곧 낫는대본초].

■ 대산 大蒜 ■ 마늘

【탕액편】 성질이 따뜻하고 열하다고도 한다. 맛이 매우며 독이 있다. 옹종을 헤치고 풍습과 장기를 없애며 현벽을 삭히고 냉과 풍증을 없애며 비를 든든하게 하고 위를 따뜻하게 하며 곽란으로 쥐가 이는 것, 온역, 노학을 치료하며 고독과 뱀이나 벌레한테 물린 것을 낫게 한다.

○밭에는 다 심을 수 있는데 가을에 심어서 겨울난 것이 좋다. 음력 5월 5일에 캔다.

○마늘은 냄새가 나는 채소이다. 요즘은 6쪽 마늘만 보고 마늘이라고 하는데 몹시 냄새가 나서 먹을 수 없다. 오랫동안 먹으면 간과 눈이 상한다.

○한 톨로 된 것은 통마늘이라고 하는데 헛것에 들린 것을 낫게 하고 아픈 것을 멎게 한다. 이것은 옹저에 뜸을 뜰 때에 많이 쓴다.

○오랫동안 먹으면 청혈작용을 하여 머리털을 빨리 희게 한다.(본초)

胸部가슴　혈기로 가슴이 아픈 데 치료한다.

생마늘을 짓찧어 낸 즙 1잔을 마시면 곧 낫는다.

○오래된 가슴앓이로 참을 수 없이 아픈 데는 달래를 식초에 넣고 끓여 소금을 치지 말고 단번에 배부르게 먹으면 곧 좋은 효과가 난다[본초].

瘟疫온역　음력 정월에 5가지 매운 것을 먹으면 전염병의 기운이 없어진다.

5가지 매운 것이란 첫째는 마늘, 둘째는 파, 셋째는 부추, 넷째는 염교, 다섯째는 생강이다.

■ 산사자 ■ 찔광이

【탕액편】 식적을 삭히고 오랜 체기를 풀어 주며 기가 몰린 것을 잘 돌아가게 하고 적괴, 담괴, 혈괴를 삭히고 비를 든든하게 하며 가슴을 시원하게 하고 이질을 치료하며 종창을 빨리 곪게 한다.

○일명 당구자라고도 하며 산속 어느 곳에나 다 있다. 선 것은 푸르고 익으면 붉어진다. 절반쯤 익어서 시고 떫은 것을 약재로 쓴다. 오랫동안 묵은 것이 좋다. 물에 씻은 다음 잘 쪄서 씨를 버리고 햇볕에 말려 쓴다.(입문)

內傷내상　식적을 치료하며 음식을 소화시킨다.

찔광이를 쪄서 살을 발라 햇볕에 말린 다음 달여 먹는다. 혹은 찔광이의 살을 발라 가루를 내어 약누룩(신국)을 두고 쑨 풀로 반죽한 다음 알약을 만들어 먹는다. 일명 관중환이라고도 한다[본초].

○또는 고기를 많이 먹고 적이 된 것을 치료한다. 찔광이 40g을 물에 달여 먼저 물을 마시고 나서 남은 살을 먹는다[종행].

■ 산석류각 酸石榴殼 ■ 산석류껍질

大便대변　적백리를 치료한다.

벌겋게 태워 가루 내어 한번에 8g씩 미음으로 먹는다. 또한 갑자기 물 같은 설사를 몹시 하는 것이 멎지 않는 것을 치료한다.

○냉열이 고르지 못하여 혹 붉거나 허옇거나 퍼렇거나 누런 것을 누는 데는 석류 5개를 껍질째로 쓰는데 짓찧어 즙을 짜서 한번에 1홉씩 자주 먹으면 곧 낫는다. 혹 껍질을 가루 내어 밥에 반죽한 다음 알약을 만들어 먹어도 좋다[본초].

▌산수유 山茱萸 ▌

【탕액편】 성질은 약간 따뜻하며 맛은 시고 떫으며 독이 없다. 음을 왕성하게 하며 신정과 신기를 보하고 성기능을 높이며 음경을 딴딴하고 크게 한다. 또한 정수를 보해 주고 허리와 무릎을 덥혀 주어 신을 돕는다. 오줌이 잦은 것을 낫게 하며 늙은이가 때 없이 오줌 누는 것을 낫게 하고 두풍과 코가 메는 것, 귀먹는 것을 낫게 한다.

○곳곳에서 난다. 잎은 느릅나무 비슷하고 꽃은 희다. 열매가 처음 익어 마르지 않았을 때는 색이 벌건데 크기가 구기자만하며 씨가 있는데 또한 먹을 수 있다. 마른 것은 껍질이 몹시 얇다. 매 600g에서 씨를 빼버리면 살이 160g되는 것이 기준이다.

○살은 원기를 세게 하며 정액을 굳건하게 한다. 그런데 씨는 정을 미끄러져 나가게 하기 때문에 쓰지 않는다. 음력 9~10월에 따서 그늘에서 말린다.(본초)

○술에 담갔다가 씨를 버리고 약한 불에 말려서 쓴다. 일명 석조라고도 한다.(입문)

小便오줌 오줌이 술술 자주 나오는 것을 멎게 한다.

　　늙은이가 오줌이 잘 나왔다 안 나왔다 하는 것도 치료하는데 달여서 먹거나 알약을 만들어 먹어도 다 좋다[본초].

腎臟신장 신을 보하고 정액을 돋워 주며 신을 따뜻하게 하고 정액이 저절로 나가지 못하게 한다.

　　알약을 만들어 먹거나 달여서 먹는다[본초].

肝臟간장 간을 따뜻하게 한다.

　　가루 내어 먹거나 달여서 먹으면 좋다[본초].

精部정부 정과 수를 보충하고 정액을 굳건히 간직하게 한다.

　　산수유를 달여 먹거나 알약을 만들어 먹어도 다 좋다[본초].

頭部머리 두풍증과 머리뼈가 아픈 것을 치료한다.

　　또한 간이 허하여 나는 어지럼증도 치료하는데 간병에 쓰는 약이다. 달여 먹는다[본초].

▌산약 山藥 ▌ 마

【탕액편】 성질은 따뜻하고 평하다고도 한다. 맛이 달며 독이 없다. 허로로 여윈 것을 보하며 5장을 충실하게 하고 기력을 도와주며 살찌게 하고 힘줄과 뼈를 든든하게 한다. 심규를 잘 통하게 하고 정신을 안정시키며 의지를 강하게 한다.

○음력 2월, 8월에 뿌리를 캐어 겉껍질을 벗기는데 흰 것이 제일 좋고 푸르고 검은 것은 약으로 쓰지 못한다.

○마는 생으로 말려서 약에 넣는 것이 좋고 습기가 있는 것은 생것은 미끄러워서 다만 붓고 멍울이 선 것을 삭힐 뿐이다. 그러므로 약으로는 쓰지 못한다. 익히면 다만 식용으로 쓰는데 또한 기를 막히게 한다.

○말리는 법은 굵고 잘된 것으로 골라 누른 껍질을 버리고 물에 담그되 백반가루를 조금 넣어 두었다가 하룻밤 지난 다음 꺼낸다. 침과 같은 것은 훔쳐 버리고 약한 불기운에 말린다.(본초)

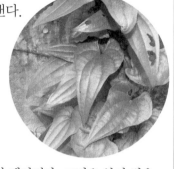

虛勞허로 허로로 몸이 여윈 것을 치료하며 5로 7상을 보한다.

그 뿌리를 캐어 먹거나 죽을 쑤어 먹어도 좋다[본초].

濕部습부 생것으로 피부가 건조한 것을 치료하는데 눅여 준다.

마를 쪄서 먹거나 갈아서 죽을 쑤어 먹기도 한다[탕액].

乳部젖부 마(산약, 생것)는 취유로 붓고 아픈 것을 치료한다.

마를 짓찧어 젖 위에 붙이면 곧 삭아진다. 삭아지면 빨리 떼버린다. 그것은 살이 썩을 염려가 있기 때문이다.

■ 산장 酸漿 ■ 꽈리

【탕액편】성질은 평하고 차며 맛이 시고 독이 없다. 열로 가슴이 답답하고 그득한 것을 낫게 하고 오줌을 잘 나가게 한다. 난산에 쓰고 후비를 낫게 한다.

○뿌리는 미나리뿌리 근와 같고 색은 희며 맛은 몹시 쓴데 황달을 낫게 한다.(본초)

小兒소아 열을 내리고 몸에 좋다[본초].

꽈리를 어린이에게 먹이면 열을 내리고 몸에 좋다[본초].

小便오줌 여러 가지 임병으로 오줌이 잘 나오지 않으면서 아픈 것을 치료하는데 오줌을 잘 나오게 한다.

짓찧어 낸 즙 1홉을 술 1홉에 타서 빈속에 먹으면 곧 오줌이 나온다[본초].

胞部포부 벌겋고 흰 이슬이 흐르는 것을 치료한다.

그늘에 말려 가루 내어 한 번에 8g씩 빈속에 술에 타 먹는다[본초].

黃疸황달 황달을 치료한다.

뿌리는 맛이 매우 쓴데 즙을 내어 먹으면 효과가 많다[본초].

■ 산조인 酸棗仁 ■ 멧대추씨

【탕액편】 성질은 평하며 맛이 달고 독이 없다. 속이 답답하여 잠을 자지 못하는 증, 배꼽의 위아래가 아픈 것, 피가 섞인 설사, 식은땀 등을 낫게 한다.
또한 간기를 보하며 힘줄과 뼈를 든든하게 하고 몸을 살찌게 하고 든든하게 한다. 또 힘줄과 뼈의 풍증을 낫게 한다.
○산에서 자란다. 생김새는 대추나무 같은데 그렇게 크지는 못하다. 열매는 아주 작다. 음력 8월에 열매를 따서 씨를 빼서 쓴다.(본초)
○혈이 비에 잘 돌아오지 못하여 잠을 편안히 자지 못할 때에는 이것을 써서 심과 비를 크게 보하는 것이 좋다. 그러면 혈이 비에 잘 돌아오게 되고 5장이 편안해져서 잠도 잘 잘 수 있게 된다. 쓸 때에는 씨를 깨뜨려 알맹이를 쓴다. 잠이 많으면 생것대로 쓰고 잠이 안 오면 닦아 익힌 다음 다시 한나절 가량 쪄서 꺼풀과 끝을 버리고 갈아서 쓴다.(입문)

肝臟간장 간기를 보한다.
    가루 내어 먹거나 달여서 먹으면 좋다[본초].
津液진액 땀이 나는 것을 멎게 하는데 잠잘 때 땀이 나는 것을 멈춘다.
    메대추씨(산조인, 닦은 것), 인삼, 흰솔풍령(백복령)을 가루 내어 한번에 8g씩 미음에 타 먹는다[득효].
夢部꿈부 잠을 자지 못하는 것을 치료한다.
    잠이 많은 데는 생것으로 쓰고 잠을 자지 못하는 데는 잘 닦아서 쓴다[본초].
힘줄筋部 풍으로 힘줄과 뼈가 오그라들고 아픈 것을 치료한다.
    메대추씨를 가루를 내어 술에 타 먹거나 죽을 쑤어 먹는다[본초].

■ 산초 山椒 ■ 조피열매

腹部배부 뱃속이 차서 아픈 것을 치료한다.
    조피열매 49알을 신좁쌀죽웃물에 하룻밤 담갔다가 입에 물고 우물물로 빈속에 삼킨다

■ 삼릉 三稜 ■

【탕액편】 징가(배 속에 덩어리가 생기는 병)와 덩이진 것을 헤치고 부인의 혈적을 낫게 하며 유산을 시키고 월경을 잘하게 하며 궂은 피를 삭게 한다. 몸 푼 뒤의 혈훈, 복통

과 궂은 피가 내려가지 않는 데 쓰며 다쳐서 생긴 어혈을 삭게
한다.

○싹이 나오지 않고 가는 뿌리가 나오며 파내면 닭의 발톱
과 같은 것을 계조삼릉이라고 하고 가는 뿌리가 나오지 않
고 모양이 오매와 같은 것은 흑삼릉이라고 하는데 같은 식
물이다.(본초)

○식초에 달여 익혀서 썬 다음 약한 불기운에 말려 쓰며 혹은
싸서 구워서 쓴다.(입문)

胞部포부 달거리를 나오게 하고 혈가를 헤친다.

달여서 먹거나 가루를 내어 먹거나 알약을 만들어 먹어도 다 좋다[본초].

積聚적취 주로 오랜 벽과 징가, 비괴를 치료한다.

고약같이 진하게 달여서 아침마다 1숟가락씩 술로 먹는데 하루 두번 쓴다[본초].

▌상근백피 桑根白皮 ▌ 뽕나무뿌리 껍질

【탕액편】 폐기로 숨이 차고 가슴이 그득한 것, 수기로 부종이 생긴 것을 낫게 하며 담을
삭이고 갈증을 멈춘다. 또 폐 속의 수기를 없애며 오
줌을 잘 나가게 한다. 기침하면서 피를 뱉는 것
을 낫게 하며 대소장을 잘 통하게 한다. 뱃
속의 벌레를 죽이고 또한 쇠붙이에 다친
것을 아물게 한다.

○아무 때나 채취하는데 땅 위에 드러나
있는 것은 사람을 상한다. 처음 캐서 구리칼
로 겉껍질을 긁어 버리고 속에 있는 흰 껍질을
벗겨서 햇볕에 말린다. 동쪽으로 뻗어간 뿌리가 더욱 좋
다.(본초)

○수태음경에 들어가서 폐기를 사한다. 오줌을 잘 나가게 하려면 생것을 쓰고 기침에
는 꿀물에 축여 찌거나 볶아 쓴다.(입문)

消渴소갈 열로 갈증이 나는 것을 주로 치료하는데 물에 달여 먹는다.

오디를 짓찧어 찌꺼기를 버리고 즙을 받아 돌그릇에 담은 다음 거기에 꿀을 넣고 졸여서
고약을 만들어 한번에 2~3숟가락씩 끓는 물로 먹어도 갈증이 멎고 정신이 난다[본초].

■ 상기생 桑寄生 ■ 뽕나무겨우살이

【탕액편】 성질이 평하며 맛은 쓰고 달며 독이 없다. 힘줄 뼈, 혈맥, 피부를 충실하게 하며 수염과 눈썹을 자라게 한다. 요통, 옹종과 쇠붙이에 다친 것 등을 낫게 한다. 임신 중에 하혈하는 것을 멎게 하며 안태시키고 몸푼 뒤에 있는 병과 붕루를 낫게 한다.

○늙은 뽕나무가지에서 자란다. 잎은 귤잎 비슷하면서 두텁고 부드러우며 줄기는 홰나무가지 같으면서 살찌고 연하다. 음력 3~4월에 누르고 흰빛의 꽃이 피고 6~7월에 열매가 익는데 색이 누렇고 팥알만 하다. 다른 나무에서도 붙어 자라는데 뽕나무에서 자란 것만을 약에 쓴다. 음력 3월초에 줄기와 잎을 따서 그늘에서 말린다.

○이것은 진짜를 얻기 어렵다. 그 줄기를 끊어볼 때 진한 노란색이고 열매 안의 즙이 끈적끈적한 것이 진짜라고 한다.(본초)

婦人부인 태루가 멎지 않는 것을 치료하고 태아를 편안하게 하며 든든하게 한다.

　　　뽕나무겨우살이를 달여 먹거나 가루 내어 먹어도 다 좋다[본초].

■ 상목이 桑木耳 ■ 뽕나무버섯

【탕액편】 성질이 평하고 따뜻하다고도 한다. 맛이 달며 독이 약간 있다. 이질로 피를 쏟는 것과 부인의 명치 밑이 아픈 것, 붕루, 적백대하를 치료한다.(본초)
○일명 상황이라고도 한다.(본초)

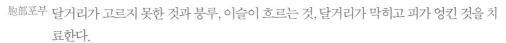

胞部포부 달거리가 고르지 못한 것과 붕루, 이슬이 흐르는 것, 달거리가 막히고 피가 엉킨 것을 치료한다.

　　　술에 달여서 먹거나 태워 가루를 내어 한번에 8g씩 술에 타 먹는다.

　　　○홰나무버섯도 역시 같다[본초].

■ 상백피 桑白皮 ■ 뽕나무뿌리 껍질

【탕액편】 폐기로 숨이 차고 가슴이 그득한 것, 수기로 부종이 생긴 것을 낫게 하며 담을 삭이고 갈증을 멈춘다. 또 폐 속의 수기를 없애며 오줌을 잘 나가게 한다. 기침하면서 피를 뱉는 것을 낫게 하며 대소장을 잘 통하게 한다. 뱃속의 벌레를 죽이고 또한 쇠붙이에 다친 것을 아물게 한다.

○아무 때나 채취하는데 땅 위에 드러나 있는 것은 사람을 상한다. 처음 캐서 구리칼로 겉껍질을 긁어 버리고 속에 있는 흰 껍질을 벗겨서 햇볕에 말린다. 동쪽으로 뻗어

간 뿌리가 더욱 좋다.(본초)

○수태음경에 들어가서 폐기를 사한다. 오줌을 잘 나가게 하려면 생것을 쓰고 기침에는 꿀물에 축여 찌거나 볶아 쓴다.(입문)

大腸대장 대소장을 잘 통하게 한다.
물에 달여서 먹는다[본초].

肺臟폐장 폐를 사하고 폐 속의 물기를 없애준다.
달여서 먹는다[본초].

諸傷외상 쇠붙이에 상한 상처를 꿰맨다.
생뽕나무뿌리 껍질로 실을 만들어 배가 터져서 장이 나왔을
때 꿰맨다. 당나라 안금장이 배가 갈라졌을 때 이 방법을 쓰고
곧 나았다.
○신선도전약의 신기함을 말로써는 다할 수 없다. 뽕나무 잎을 가루 내어 마른 채로 상처에 뿌린다.
○쇠붙이에 상하여 아픈 것을 멎게 하는 데는 뽕나무 태운 재를 붙이면 좋다[본초].

浮腫부종 수종으로 숨이 몹시 찬 것을 치료한다.
뽕나무뿌리껍질(상백피) 160g과 푸른 기장쌀(청양미) 4홉을 함께 잘 달여서 웃물을 받아 마신다. 이것을 상백피음(桑白皮飮)이라고 한다[입문].

咳嗽기침 폐기로 숨이 차고 기침이 나며 피를 토하는 것을 치료한다.
뽕나무뿌리껍질 160g을 쌀 씻은 물에 3일 밤 동안 담갔다가 잘게 썰어서 찹쌀 40g과 함께 약한 불기운에 말려 가루 낸다. 한번에 4~8g씩 미음에 타서 먹는다[본초].
○뽕나무뿌리껍질은 폐기를 사(瀉)하지만 성질이 순조롭지 못하기 때문에 많이 쓰지 말아야 한다. 대체로 땅 위에 드러나 있던 것은 독이 있다[단심].

■상심 ■ 오디

【탕액편】 성질은 차고 맛은 달며 독이 없다. 소갈증을 낮게 하고 5장을 편안하게 한다. 오래 먹으면 배가 고프지 않게 된다.
○검은 오디는 뽕나무의 정기가 다 들어 있다.(본초)

身形신형 오랫동안 먹으면 흰머리가 검어지고 늙지 않는다.
오디가 새까맣게 익은 것을 따서 햇볕에 잘 말리어 가루 낸 다음 꿀로 반죽하여 알약을 만들어 오랫동안 먹는다. 또한 많이 따서 술을 만들어 먹기도 한다. 이 술은 주로 보한다[본초].

火部화부 소장열과 열로 헌데가 생긴 것을 치료한다.

　　　잘 익은 오디의 즙을 내어 사기그릇에 넣고 졸여 고약을 만든 다음 졸인 꿀을 넣고 잘 섞어서 한번에 2~3순가락씩 먹는다[단심].

■ 상엽 桑葉 ■ 뽕잎

【탕액편】 심은 뽕잎은 성질이 따뜻하고 독이 없다. 각기와 수종을 낫게 하며 대소장을 잘 통하게 하고 기를 내리며 풍으로 오는 통증을 멈춘다.

○잎이 갈라진 것은 가새뽕이라 하여 제일 좋다. 여름과 가을에 재차 난 잎이 좋은데 서리 내린 이후에 따서 쓴다.(본초)

面部얼굴 얼굴에 생긴 폐독창이 대풍창같이 된 것을 치료한다.

　　　뽕잎을 따서 깨끗하게 씻은 다음 쪄서 햇볕에 말린다. 이것을 가루를 내어 한번에 8g씩 하루 세 번 물에 타 먹는다. 일명 녹운산이라고도 한다[본초].

津液진액 식은땀이 나는 것을 잘 멎게 한다.

　　　뽕나무가지(상지)에 달린 두 번째 푸른 잎을 이슬이 있을 때 따서 그늘에 말린 다음 약한 불기운에 다시 말린다. 이것을 가루 내어 미음에 타 먹는다[입문].

■ 상지다 桑枝茶 ■ 뽕나무가지차

內傷내상 음식을 소화시키며 기를 내려가게 한다.

　　　뽕나무가지를 구리칼로 잘게 썬 다음 사기그릇에 넣고 누른빛이 나게 닦아서 물에 달여 먹는다[본초].

風部풍부 편풍과 모든 풍증을 치료한다.

　　　잎이 돋기 전의 뽕나무가지를 썰어서 물에 달여 차처럼 한번에 1잔씩 마신다. 오랫동안 마시면 일생동안 편풍(몸 한쪽이 풍을 맞은 것 즉 중풍으로 한쪽 팔다리를 쓰지 못하는 것과 입과 눈이 한 쪽으로 비뚤어진 것)에 걸리지 않고 또한 풍기도 미리 막을 수 있다.

　　　서리 맞은 잎을 달여서 그 물에 손발을 담그고 씻으면 풍비를 없애는데 아주 좋다[본초].

　　　서리 맞은 잎을 달여서 그 물에 손발을 담그고 씻으면 풍비를 없애는데 아주 좋다[본초].

足部다리 각기병을 치료한다.

　　　오랫동안 먹으면 좋다[본초].

手部팔부 팔이 아픈 것을 치료하는데 늘 먹어야 한다.

어떤 사람이 양팔이 다 아파서 여러 가지 약을 썼으나 효과가 없었다. 그런데 이 약을 먹고 곧 나았다[강목].

肉部살부 습기를 내몰아 여위게 한다.

지나치게 살찐 사람은 오랫동안 먹는 것이 좋다[본초].

消渴소갈 입이 마르는 것을 치료한다.

차처럼 늘 먹으면 좋다[본초].

脹滿창만 기를 내려 배가 불러 오른 것을 내리게 하는 데 늘 먹으면 아주 좋다.

붉은팥(적소두)을 넣고 죽을 쑤어 먹어도 좋다[본초].

■ 상지전탕 桑枝煎湯 ■ 뽕나무가지 달인 물

眼部눈부 청맹을 치료하는데 새매처럼 잘 보이게 한다.

음력 1월 8일, 2월 8일, 3월 6일, 4월 6일, 5월 5일, 6월 2일, 7월 7일, 8월 25일, 9월 12일, 10월 12일, 11월 26일, 12월 30일에 뽕나무 태운 재 가루 1홉을 사기그릇에 담고 여기에 끓는 물을 붓는다. 그리고 가라앉은 다음 그 물을 따뜻하게 하여 눈을 씻는다. 식으면 다시 따뜻하게 해서 씻는데 신기하게 낫는다[본초].

○바람을 맞으면 찬 눈물이 나오는 데는 겨울에 뽕나무에서 떨어지지 않은 잎을 쓰는 데 구리그릇에 달여서 그 물을 따뜻하게 하여 눈을 씻는대강목].

■ 상시회 桑柴灰 ■ 뽕나무 태운 재

【탕액편】 검은 사마귀, 무사마귀를 치료하는데 그 효과가 명아주재보다 좋다.(본초)

○붉은팥과 같이 삶아서 먹으면 수종이 잘 낫는다.(본초)

○뽕나무만 태운 재가 약으로는 더 좋다.(본초)

面部얼굴 주근깨와 사마귀를 없앤다.

명아주 태운 가루와 함께 넣고 잿물을 받아 졸여서 사마귀에 떨구면 좋다[본초].

■ 상시회즙 桑柴灰汁 ■ 뽕나무잿물

【탕액편】 성질은 차며 맛은 맵고 조금 독이 있다. 이 물에 붉은팥 적소두을 삶아서 죽을 쑤어 먹으면 수종, 창만이 잘 내린다.(본초)

^{浮腫}부종 수창이 잘 낫는다[본초].

뽕나무잿물을 받아서 그 웃물에 붉은팥(적소두)을 넣고 죽을 쑤어 늘 먹으면 수창이 잘 낫는다[본초].

■ 상륙 ^{商陸} ■ 자리공

【탕액편】 성질은 평하고 서늘하다고도 한다. 맛은 맵고 시며 독이 많다. 10가지 수종과 후비로 목이 막힌 것을 낫게 하고 고독을 없애며 유산되게 하고 옹종을 낫게 한다. 헛것에 들린 것을 없애고 악창에 붙이며 대소변을 잘 통하게 한다.

○곳곳에 있으며 붉은 것, 흰 것 2가지가 있는데 흰 것은 약에 넣어 쓰고 붉은 것은 독이 많으므로 먹으면 미친다. 다만 외용으로 종기에 붙일 뿐이다. 만일 먹으면 사람을 상하여 피똥을 눌 뿐 아니라 죽는다.

○일명 장류근 또는 장륙이라고도 한다. 꽃이 붉은 것은 뿌리도 붉고 흰 것은 뿌리도 희다. 음력 2월, 8월에 뿌리를 캐 햇볕에 말리는데 사람의 모양과 같은 것이 효과가 좋다.(본초)

○구리칼로 껍질을 긁어 버리고 얇게 썰어서 물에 3일 동안 담갔다가 녹두를 섞어 한 나절 동안 찐다. 그 다음 녹두를 버리고 햇볕에 말리거나 약한 불기운에 말린다.(입문)

^{癰疽}옹저 옹종을 치료한다. 찜질한다. 악창에는 붙인다.

여러 가지 열독종에는 자리공뿌리에 소금을 조금 넣고 짓찧어 쓰는데 하루 한 번씩 갈아 붙이면 낫는다[본초].

^{浮腫}부종 10가지 수종병을 치료한다.

흰빛이 나는 것으로 잘게 썰어 잉어(이어)생선과 함께 국을 끓여 먹는다[본초].

^{積聚}적취 갑자기 징가가 생겨 뱃속에 돌 같은 것이 있으면서 찌르는 것같이 아픈 것을 치료한다.

이것을 치료하지 않으면 백날 만에 죽을 수 있다. 자리공을 많이 캐서 잘 짓찧어 찐 다음 베천에 싸서 배에 붙이고 찜질하는데 식으면 더운 것으로 바꾸어 해야 한다. 그러면 징가가 저절로 없어진다[본초].

^{下部}설사 대소변이 잘 나가게 하여 10가지 수종을 낫게 한다.

흰빛이 나는 것을 캐서 가루 내어 먹거나 알약을 만들어 먹으면 더 좋다[본초].

■ 상륙화 商陸花 ■ 자리공꽃

神部신부 건망증으로 실수를 많이 하는 것을 치료한다.

꽃을 따서 그늘에 말린 다음 가루를 내어 한번에 4g을 잠잘 무렵에 물로 먹는다. 일을 하려고 생각하면 곧 눈앞에 떠오르게 하는 효과가 있다[본초].

■ 상실 橡實 ■ 도토리

【탕액편】 성질은 따뜻하고 맛은 쓰며 떫고 독이 없다. 설사와 이질을 낫게 하고 장위를 든든하게 하며 몸에 살을 오르게 하고 든든하게 한다. 장을 수렴하여 설사를 멈춘다. 배불리기 위해 흉년에 먹는다.

○도토리는 참나무의 열매이다. 곳곳에서 난다. 그 열매에는 누두 같은 꼭지가 달려 있다. 조리참나무와 떡갈나무열매에도 다 꼭지가 있다. 상수리가 좋다. 아무 때나 껍질과 열매를 함께 채취하여 약으로 쓰는데 어느 것이나 다 닦아 쓴다.

○가락나무, 떡갈나무 등이다. 상수리나무, 떡갈나무 두루 부르는 이름이다.(본초)

大便대변 장을 수렴하여 설사를 멈춘다.

보드랍게 가루 내어 미음에 타서 늘 먹는다[본초].

大腸대장 장위를 든든하게 하여 설사를 멈춘다.

가루를 내어 미음에 타서 먹거나 알약을 만들어 먹어도 다 좋다[본초].

■ 상실각 橡實殼 ■ 도토리껍질

【탕액편】 즉 꼭지이다. 장풍, 붕루, 대하를 낫게 하고 냉과 열로 나는 설사와 이질을 멎게 한다. 천에 검은 물을 들일 수 있으며 수염과 머리털을 검게 물들인다.(본초)

胞部포부 붕루와 이슬이 흐르는 것을 치료한다.

불에 태워 가루를 내어 미음에 타 먹는다.

○도토리껍질(상실각)과 도꼬마리(창이)를 태워 가루 내어 쓰는데 사물탕에 구릿대(백지)와 건강(싸서 구운 것)을 넣어서 달인 물에 타 먹는다[정전].

190

▮ 상표소 ▮ 사마귀알집

【탕액편】 성질이 평하고 맛이 짜면서 달며 독이 없다. 남자가 신기가 쇠약하여 몽설과 유정이 있거나 오줌이 술술 자주 나오는 것, 오줌이 나오는 줄 모르는 것 등을 치료한다.

○ 일명 식우당랑자라고도 한다. 뽕나무에 붙어서 사는데 음력 2~3월에 따서 찌거나 불에 구워서 쓴다. 그렇지 않으면 설사한다.

○ 뽕나무의 것이 좋은데 그것은 뽕나무껍질의 진기까지 겸하고 있기 때문이다. 약간 쪄서 쓴다.(본초)

婦人부인 임신부가 오줌이 잦으면서 참지 못하는 데 치료한다.

　　사마귀알집을 가루 내어 한번에 8g씩 미음에 타서 빈속에 먹는대득효].

腎臟신장 신이 쇠약하여 정액이 저절로 나오는 데 주로 쓴다.

　　술에 씻어 약간 쪄서 알약에 넣어 쓴대본초].

小便오줌 오줌이 술술 자주 나오는 것을 멎게 하는데 오줌이 나오는 줄을 모르는 것과 백탁을 치료한다.

　　술에 쪄서 가루 내어 한번에 8g씩 생강을 달인 물에 타 먹으면 잘 낫는대단심].

精部정부 정기를 보하고 또한 누정(유정과 같다)을 치료한다.

　　사마귀알집을 쪄서 가루 내어 미음에 타 먹거나 알약을 만들어 먹기도 한대본초].

▮ 생강 生薑 ▮

【탕액편】 성질이 약간 따뜻하고 맛이 매우며 독이 없다. 5장으로 들어가고 담을 삭히며 기를 내리고 토하는 것을 멎게 한다. 또한 풍한 사와 습기를 없애고 딸꾹질하며 기운이 치미는 것과 숨이 차고 기침하는 것을 치료한다.

○ 이 약의 성질은 따뜻하나 껍질의 성질은 차다. 그러므로 반드시 뜨겁게 하려면 껍질을 버려야 하고 차게 하려면 껍질째로 써야 한다.(본초)

○ 끼무릇반하, 천남성, 후박의 독을 잘 없애고 토하는 것과 반위를 멎게 하는 데 좋은 약이다.(탕액)

○ 옛날에 생강을 먹는 것을 그만두지 말라고 한 것은 늘 먹으라는 말이다. 그러나 많이 먹지 말아야 하며 밤에 먹어서는 안 된다. 또한 음력 8~9월에 생강을 많이 먹으면 봄에 가서 눈병이 생기고 오래 살지 못하게 되며 힘이 없어진다.(본초)

○ 우리나라 전주에서 많이 난다.(속방)

痰飮담음　담을 삭이고 기를 내리며 냉담을 없애고 위기를 조화시킨다[본초].

　　　　담벽(담으로 생긴 적인데 주로 옆구리에 생기며 이따금씩 아픈 것)을 치료한다. 생강
　　　　16g과 부자(생것) 8g을 쓰는데 이 약들을 썰어서 물에 달여 먹는다[본초].

五臟六腑　장부를 통하게 한다.

5장6부　늘 먹지 않으면 안 된다.

胃腑위부　위기를 통하게 한다.

　　　　달여서 먹는다[본초].

氣部기부　단계는 '생강은 기를 보한다' 고 하였다.

　　　　○탕액편에는 이 약은 양기를 잘 돌게 하고 기를 헤치는데 달여 먹는 것이 좋다고 씌어
　　　　있다.

咳嗽기침　주로 기침이 나고 기가 치밀어 오르는 것을 치료한다.

　　　　생것이나 마른 것도 다 기침을 치료한다[본초].

　　　　○기침할 때 생강을 많이 쓰는 것은 이 약의 매운 맛이 발산을 잘 시키기 때문이다[정전].

　　　　○기침이 나고 숨이 찬 데는 생강 2홉 반과 사탕 200g을 함께 넣고 절반이 되게 달여서
　　　　늘 먹는다[천금].

　　　　○오래된 딸꾹질에는 생강즙 반 홉에 꿀 1순가락을 타서 잘 달인 다음 뜨거울 때 세 번
　　　　에 나누어 먹는다[본초].

嘔吐구토　대체로 토하는 것은 기가 거슬러 오르는 것을 치료한다.

　　　　이때에는 맛이 매운 생강으로 헤쳐 주어야 한다.

　　　　○반위로 토하는 데는 생강즙에 좁쌀을 넣고 죽을 쑤어 먹는다.

　　　　○헛구역은 생강즙 2홉 반을 먹으면 곧 낫는다[본초].

곽란　　곽란으로 죽을 것 같이 된 것을 치료한다.

　　　　생강(썬 것) 200g을 물 1되에 넣고 달여 즙을 내서 먹으면 곧 낫는다[본초].

脇部협부　겨드랑이에서 노린내가 나는 것을 치료한다.

　　　　즙을 내어 겨드랑이에 늘 바르면 완전히 낫는다[본초].

가슴胸部　끼무릇(반하)과 같이 달여 먹으면 명치 아래가 갑자기 아픈 것을 치료한다.

　　　　또 생강즙과 살구씨(행인)를 같이 달여 먹으면 기가 몰려서 가슴이 아프고 더부룩하던
　　　　것이 잘 멎는다.

▌생강즙 生薑汁 ▌

內傷내상　중초에 열이 있어서 음식을 먹지 못할 때 치료한다.

　　　　생강즙 1홉, 꿀 1순가락, 물 3홉, 생지황즙 조금 등을 타서 단번에 먹으면 곧 낫는다.

面部얼굴 손톱으로 얼굴을 허빈 것을 치료한다.
이 즙에 경분을 타서 바르면 흠집이 생기지 않는다[득효].

▌생강급건강 生薑及乾薑▌ 생강 및 건강

津液진액 땀을 나게 하여 표를 푸는데 주리를 열어서 땀을 나게 한다.
물에 달여 먹는다[본초].

▌생구 生龜▌ 산 거북이

癰疽옹저 옹저와 종독에 바르면 곧 삭는다[속방].
피를 내서 옹저와 종독에 바르면 곧 삭는다[속방].
打撲傷 타박을 받아 뼈가 부러진 것을 치료한다.
타박상 피를 받아 술에 타서 마시고 고기는 생으로 갈아서 상처에 두텁게 붙이면 곧 낫는다.

▌생리 生梨▌ 생배

傷寒상한 상한에 열이 심할 때에 먹는다[본초].

▌생숙지황 生熟地黃▌ 생지황과 찐 지황

濕部습부 모두 피를 생기게 한다.
생지황과 찐 지황을 달여 먹거나 알약을 만들어 오랫동안 먹으면 좋다[본초].

▌생숙탕 生熟湯▌

【탕액편】 끓는 물에 찬 물을 탄 것을 말한다.
맛은 짜고 독이 없다. 여기에 닦은 소금을 타서 1~2되 마시면 음식에 체한 것과 독이
있는 음식을 먹어서 곽란이 되려고 하던 것도 토하고 낫는다.(본초)
○술에 몹시 취했거나 과실을 많이 먹었을 때 이 물에 몸을 담그고 있으면 그 물에서
술냄새나 과실냄새가 난다.(본초)

○끓인 물 반사발과 새로 길어온 물 반사발을 섞은 것을 음양탕이라 하는데 이것이 바로 생숙탕이다.(의감)

○강물과 우물물을 섞은 것도 역시 음양탕이라고 한다.

곽란	일명 음양탕이라고도 하는데 건곽란을 치료한다.
	체한 음식물과 나쁜 독물을 토하게 한다. 소금을 타서 먹으면 더욱 좋다. 끓는 물과 새로 길어온 물을 섞은 것이 바로 음양탕이다[본초].
內傷내상	술에 몹시 취했거나 오이나 과일을 너무 많이 먹었을 때 치료한다.
	생숙탕에 몸을 담그고 있으면 물에서 술과 오이맛이 난다. 생숙탕이란 즉 끓은 물에 새로 길어온 물을 탄 것이다[본초].

▌생우 生藕 ▌ 생연뿌리

消渴소갈	소갈치료에 아주 좋다[강목].
	즙을 내어 1잔을 꿀 1홉과 섞어서 3번에 나누어 먹는다.

▌생우즙 生藕汁 ▌ 생연뿌리즙

血部혈부	어혈을 풀고 일체 피가 나오는 것을 멈추게 한다.
	즙을 그냥 먹거나 여기에 지황 즙이나 뜨거운 술을 타서 먹어도 다 효과가 있다[본초].
瘟疫온역	열병으로 번갈이 나는 것을 치료한다.
	생연뿌리즙 1잔에 꿀 1홉을 타서 마신다[본초].

▌생율 生栗 ▌ 생밤

骨筋골절	주로 힘줄이 상하고 뼈가 부러지고 어혈이 생겨서 부으며 아픈데 쓴다.
	생밤을 잘 씹어서 상처에 붙인다. 가운데 알을 쓰는 것이 더 좋다. 즉 3알이 든 송이에서 가운데 알을 말한다[본초].
足部다리	각기병과 다리가 약해지고 힘이 없는 것을 치료한다.
	자루에 넣어서 바람에 말려 매일 열 알씩 빈속에 먹는다[본초].

■ 생지마유 生脂麻油 ■ 생참기름

大便대변 열비로 대변이 나오지 않는 것을 치료한다.

한번에 1홉씩 먹는데 대변이 나올 때까지 써야 한대본초].

■ 생지황 生地黃 ■

【탕액편】 성질은 차고 맛이 달며 쓰다고도 한다. 독이 없다. 모든 열을 내리며 뭉친 피를 헤치고 어혈을 삭게 한다. 또한 월경을 잘 통하게 한다. 부인이 붕루증으로 피가 멎지 않는 것과 태동으로 하혈하는 것과 코피, 피를 토하는 것 등에 쓴다.

○어느 곳에나 심을 수 있는데 음력 2월이나 8월에 뿌리를 캐어 그늘에 말린다. 물에 넣으면 가라앉고 살이 찌고 큰 것이 좋은 것이다. 일명 지수라고 하며 누런 땅에 심은 것이 좋다.

○신농본초경에는 생으로 말린다는 말과 쪄서 말린다는 말은 하지 않았는데 쪄서 말리면 그 성질이 따뜻하고 생으로 말리면 그 성질이 평순해진다.

○금방 캔 것을 물에 담가 뜨는 것을 인황이라 하며 가라앉는 것을 지황이라고 한다. 가라앉는 것은 효력이 좋아서 약으로 쓰며 절반쯤 가라앉는 것은 그 다음이며 뜨는 것은 약으로 쓰지 않는다. 지황을 캘 때 구리나 쇠붙이로 만든 도구를 쓰지 않는 것이 좋다.

骨筋골절 주로 뼈와 관련된 약이다.

상하여 뼈가 부스러졌을 때에는 생지황을 짓찧어 뜨겁게 쪄서 상처에 하루 2번 갈아 싸맨대본초].

癰疽옹저 여러 가지 옹종을 치료한다.

생지황을 풀지게 짓찧어 천에 바른 다음 목향가루를 뿌린다. 다음 그 위에 또 지황을 짓찧어 발라서 헌데에 붙이는데 세 번만 하면 낫는대본초].

火部화부 골증열을 치료한다.

생지황즙을 한 번에 1~2홉씩 몸이 서늘할 때까지 먹는다. 혹은 그 즙을 죽에 섞어서 빈속에 먹기도 한대본초].

胸部가슴 오래되었거나 갓 생겼거나 할 것 없이 일체 가슴앓이를 치료한다.

생지황을 짓찧어 즙을 내어 밀가루와 함께 반죽한 다음 수제비나 찬 국수를 만들어 먹는다. 얼마 후에 반드시 설사하는데 길이가 1자 가량 되는 회충이 나오고 다시는 앓지 않는다. 후에 두 사람이 가슴앓이로 거의 죽게 되었는데 이 약을 먹었더니 회충이 나오고 모두 나았다[본초].

耳部귀부 귀에서 소리가 나는 것과 귀가 먹은 것을 치료한다.

생지황을 잿불에 묻어 구워 가루를 내어 솜에 싸서 귀를 막는데 나올 때까지 여러 번 한다[본초].

蟲部충부 기생충으로 가슴앓이 생긴 것을 치료한다.

짓찧어 즙을 낸 다음 여기에 밀가루를 반죽하여 수제비를 만들거나 냉국을 만들어 먹는 데 소금을 넣지 않고 쓰면 반드시 설사가 나면서 기생충이 몰려나오고 완전히 낫는다.

○어떤 여자가 가슴앓이가 생겨서 숨이 거의 끊어질 것같이 되었을 때 지황으로 냉국 을 만들어 먹었는데 곧 두꺼비같이 생긴 것을 하나 토하고 나왔다[본초].

心臟심장 심혈을 보하고 심열을 내린다.

즙을 내서 먹거나 달여서 먹는다[본초].

血部혈부 피를 토하는 것, 코피가 나오는 것, 피똥이나 피오줌을 누는 것 등 여러 가지 피를 흘리 는 증을 치료한다.

생지황을 즙을 내서 반 되씩 하루 세 번 마신다. 박하 즙에 타거나 생강즙에 타서 마셔 도 다 낫는다[단심].

婦人부인 태루로 하혈이 멎지 않아 태아가 마를 때 치료한다.

생지황즙 1되와 술 5홉을 섞어서 세 번 또는 다섯 번 끓어오르게 달여 두세 번에 나누 어 먹는다[본초].

▋생총▋ 생파

黃疸황달 상한으로 황달이 생겨 눈이 잘 보이지 않는 것을 치료한다.

잿불에 묻어 구워서 겉껍질을 버리고 즙을 내어 참기름에 타서 양쪽 눈귀에 넣으면 곧 낫는다.

○또는 소주를 입에 머금었다가 환자의 눈에 뿜어 넣어주어도 낫는다[종행].

▋서鼠▋ 쥐

杖傷장상 매맞은 상처를 치료한다.

쥐 1마리를 산 채로 잡아 내장 채로 썬 다음 기름 300g에 넣고 거멓게 타지도록 졸여서 닭의 깃에 묻혀 상처에 바르면 좋다[본초].

▌서각 犀角 ▌ 무소뿔

【탕액편】성질이 차고 약간 차다고도 한다. 맛이 쓰면서 시고 짜며 달면서 맵다고도 한다. 독이 없다 독이 약간 있다고도 한다. 마음을 안정시키고 풍독을 헤치며 헛것에 들린 것과 독한 기운에 상한 것을 낫게 한다. 놀라는 증을 멎게 하고 심에 열독이 들어가서 미친 말과 허튼 소리를 하는 것을 낫게 하며 간기를 안정시키고 눈을 밝게 하며 산람장기와 모든 중독을 푼다. 옹저와 창종을 치료하는데 고름이 삭아서 물로 되게 한다.(본초)

○서각은 심의 열을 내리우고 간기를 안정시키는 약인데 빨리 돌아가는 성질이 있다. 열독을 풀고 궂은 피를 변화시키며 심을 맑게 한다. 서각기운은 양명경으로 들어간다.(입문)

○서각을 가루낼 때에는 썰어서 종이에 싼 다음 하룻밤 동안 몸에 품고 있다가 가루내야 쉽게 갈린다. 그것은 사람의 기운人氣을 받았기 때문이다. 옛사람들이 서각은 사람의 기운이 가루낸다고 한 것은 바로 이런 것을 보고 한 말이다.

○대체로 서각은 사람의 몸기운을 받아야 쉽게 갈린다. 보통 달여 먹는 약에 넣을 때에는 줄로 쓸어서 넣는다. 그러나 가루약에 넣을 때에는 가루내서 넣어야 한다. 많이 먹으면 속이 답답해지는데 이런 때에는 사향 1g을 물에 타서 먹어야 풀린다.(입문)

心臟심장 정신을 진정시킨다.

　　　　가루 내어 약에 넣어 쓰거나 물에 갈아 즙을 내서 먹는대본초.

▌서과 西瓜 ▌ 수박

【탕액편】성질이 차고 맛을 달면서 아주 슴슴하며 독이 없다. 번갈과 더위독을 없애고 속을 시원하게 하며 기를 내리고 오줌이 잘 나가게 한다. 혈리와 입 안이 헌 것을 치료한다.(입문)

○거란이 회흘을 정복하고 이 종자를 얻어다가 소똥거름을 주고 심었는데 크기가 박만하고 둥그스름한 열매가 열렸다. 그 빛깔은 퍼런 옥 같았고 씨는 금빛이 나는 것과 혹 벌겋거나 검은 것이 있었다. 그리고 혹 검정참깨빛과 같은 것도 있었다. 이 것은 북쪽 지방에 많았는데 요즘은 퍼져서 남북의 곳곳에서 다 심는다. 음력 6~7월에 익는다.(일용)

○또 한 가지 종류는 양계라는 것인데 가을에 나서 겨울에 익는다. 생김새는 약간 길쭉하면서 넓적하고 크다. 속빛은 연분홍빛이고 맛은 수박보다 좋다. 다음해 여름까지

뒤둘 수 있다.

火部화부 가슴을 시원하게 하고 소장열을 없앤다.

수박을 늘 먹는 것이 좋대[일용].

口舌입혀 입 안이 허는 것을 치료한다.

수박 속의 물을 천천히 마셔야 한다. 겨울에는 껍질을 태워 가루를 내서 물고 있는다.

■ 서뇌간 鼠腦肝 ■

諸傷외상 화살촉이나 바늘이나 칼이 목구멍이나 들어가서 나오지 않는 것을 치료한다.

쥐를 산 채로 잡아 골과 간을 내서 짓찧어 붙이면 곧 나온다[본초].

■ 서담 鼠膽 ■ 쥐의 쓸개

耳部귀부 귀가 먹은 지 오래된 것을 치료한다.

환자를 옆으로 눕히고 쥐 담즙을 귀 안에 떨어뜨리어 넣어 주면 얼마 있다가 그것이 반대쪽 귀로 나오는데 처음 넣었을 때에는 귀가 더 들리지 않는다. 그러나 한나절이 지나면 낫는다. 이 약으로는 귀가 먹은 지 30년이나 되는 것도 치료한다. 그러나 쥐 쓸개를 얻기가 어려운데 그것은 쥐가 죽는 즉시에 쓸개가 녹아 없어지기 때문이다. 그런데 음력 초사흘 전에는 열이 있다고도 한다[입문].

○쥐의 골을 솜에 싸서 귀를 막아도 귀먹은 것이 낫는다[직지].

■ 서미 黍米 ■ 기장쌀

【탕액편】 성질이 따뜻하고 맛이 달며 독이 없다. 기를 돕고 중초를 보한다. 오랫동안 먹으면 열이 많이 나고 답답증이 생긴다. (본초)

○독이 약간 있기 때문에 오랫동안 먹지 말아야 한다. 5장의 기능을 장애해서 잠이 많게 한다. (본초)

○조와 비슷하나 조의 종류는 아니다. 벌건 것, 새빨간 것, 검은 것 등 3가지 종류가 있다. 이것은 폐와 관련된 곡식이므로 폐병에 먹으면 좋다. (입문)

肺臟폐장 폐의 병에 먹으면 좋다[본초].

폐의 병에 쓰면 좋은데 밥을 지어 먹는다[본초].

▌서미감 ▌ 기장쌀 씻은 물

積聚적취 별가를 치료한다.

붉은 햇기장 쌀 씻은 물을 받아 1되씩 먹는데 두세 번 넘지 않아 낫는대입문].

▌서부 鼠婦 ▌ 쥐며느리

【탕액편】 성질이 따뜻하고 약간 차다고도 한다. 맛이 시며 독이 없다 독이 있다고도 한다. 기로 생긴 임병으로 오줌을 누지 못하는 것과 월경이 나오지 않는 것, 혈가를 치료하고 오줌을 잘 나가게 하며 유산하게 한다.

○또한 습생충이라고도 하는데 집 근처의 습기 있는 땅이나 질그릇 밑, 흙구덩이 속에서 산다. 쥐의 잔등에 언제나 있기 때문에 서부라고도 한다.(본초)

○이것이 바로 지계라는 것인데 단오날에 잡아서 햇볕에 말린다.(입문)

虐疾학질 한학과 열학의 치료에 좋다.

3마리를 갈아서 데운 술에 타 먹는다. 어린이에게 더 좋대본초].

▌서육 鼠肉 ▌ 쥐고기

火部화부 골증로가 심하여 팔다리가 여위어 가는 것을 치료한다.

쥐고기를 삶아 먹든지 구워 먹든지 다 좋다. 환자가 모르게 해야 한대본초].

▌서시 鼠屎 ▌ 쥐똥

打撲傷　떨어져서 힘줄과 뼈가 상하여 참을 수 없이 아픈 것을 치료한다.
타박상　태워 가루내서 돼지기름에 개어 상처에 바르고 빨리 싸매면 한나절이 못 되어 낫는다.

▌서여 ▌ 마

【탕액편】 성질은 따뜻하고 평하다고도 한다. 맛이 달며 독이 없다. 허로로 여윈 것을 보하며 5장을 충실하게 하고 기력을 도와주며 살찌게 하고 힘줄과 뼈를 든든하게 한다. 심규를 잘 통하게 하고 정신을 안정시키며 의지를 강하게 한다.

○음력 2월, 8월에 뿌리를 캐어 겉껍질을 벗기는데 흰 것이 제일 좋고 푸르고 검은 것

은 약으로 쓰지 못한다.

○마는 생으로 말려서 약에 넣는 것이 좋고 습기가 있는 것은 생것은 미끄러워서 다만 붓고 멍울이 선 것을 삭힐 뿐이다. 그러므로 약으로는 쓰지 못한다. 익히면 다만 식용으로 쓰는데 또한 기를 막히게 한다.

○말리는 법은 굵고 잘된 것으로 골라 누른 껍질을 버리고 물에 담그되 백반가루를 조금 넣어 두었다가 하룻밤 지난 다음 꺼낸다. 침과 같은 것은 훔쳐 버리고 약한 불기운에 말린다.(본초)

肉部살부 살찌게 하고 허로로 몸이 여윈 것을 보하여 살찌게 한다.

　　　마(생것)를 풀지게 갈아서 졸인 젖에 타서 죽을 쑤어 먹는 것이 좋다(본초).

■ 석결명 石決明 ■ 전복껍질

【탕액편】 성질이 평하고 맛이 짜며 독이 없다. 청맹과니와 내장, 간, 폐에 풍열이 있어 눈에 장예가 생긴 것을 치료한다.

○복어껍질을 말하는데 일명 구공라 또는 천리광이라고도 한다. 동해나 남해에서 난다. 구멍이 7개나 9개 있는 것이 좋다. 아무 때나 잡아 써도 좋다. 진주의 어미이다. 속에는 진주가 들어 있다.

○밀가루떡에 싸서 잿불에 굽거나 소금물에 2시간 정도 삶아서 겉에 있는 검으면서 주름이 진 껍질은 버리고 밀가루처럼 보드랍게 가루내어 쓴다.(본초)

眼部눈부 청맹과 내장과 예막을 치료한다.

　　　껍질을 물에 담그고 그 물로 눈을 씻으면 눈이 밝아진다. 또는 불에 달구어 수비해서 눈에 넣고 문지르면 예막이 없어진다.

　　　○살은 전복이라고 하는데 먹으면 눈이 밝아진다(본초).

■ 석고 石膏 ■

【탕액편】 성질은 차며 맛은 맵고 독이 없다. 돌림병으로 머리가 아프고 몸에 열이 나는 것과 3초로 열이 몹시 나는 것, 피부열, 입이 마르고 혀가 타며 목구멍이 다는 증을 낫게 한다. 또 소갈증을 낫게 하고 해기해서 땀을 내게 하고 위의 화를 사한다.

○석고는 바위 곁에서 나며 바둑씨 같고 안팎이 온통 흰 것이 가장 좋다. 본래 옥같이 말갛고 결이 가늘며 희고 윤택한 것이 좋다. 누른 것은 임병을 생기게 한다.(본초)

○부스러뜨리고 갈아서 가루 내어 생감초 달인 물에 수비하며 햇볕에 말리어 쓰거나

불에 달구어 갈아서 수비하여 쓴다.(입문)

頭部머리 양명두통을 치료한다. 효과가 있다.

　　　석고, 궁궁이(천궁), 구릿대(백지) 각각 같은 양을 가루를 내어 한번에 12g씩 찻물에 타서 먹는다. 이것을 일명 석고산이라고 한다[강목].

胃腑위부 위열을 없애는데 주로 위 속에 있는 화를 사한다.

　　　가루를 내어 40g씩 물에 달여 먹는다. 혹은 수비하여 한번에 8g씩 물에 타서 먹기도 한다[본초].

津液진액 땀을 나게 하여 독을 푼다.

　　　잘게 부스러뜨려 물에 달여 먹는다[본초].

消渴소갈 소갈을 치료한다.

　　　가루 내어 20g을 멥쌀과 함께 달여 즙을 짜서 먹는다[본초].

火部화부 3초의 화열과 위열, 몸에서 열이 나는 것, 번갈 등을 없앤다.

　　　석고 160g, 감초 10g을 잘 갈아서 한 번에 8g씩 물로 먹되 하루에 2번씩 먹는다. 골중열도 치료한다.

　　　○증병의 5번째가 내증인데 내증이라고 한 것은 병의 원인이 5장 6부에 있기 때문이다. 그 증상은 뼈와 살이 녹아나는 것 같고 음식 맛이 없으며 피부가 말라 윤기가 없다. 그 증이 심한 때에는 팔다리가 점차 가늘어지고 발등이 부어오르는데 쓴다. 이 약은 몸이 서늘할 때까지 먹어야 한다[본사].

　　　○위화, 식적, 담화 등을 전적으로 치료한다. 석고를 불에 달구어 가루를 내어 식초를 두고 쑨 풀로 반죽한 다음 녹두알 만하게 알약을 만들어 한 번에 30알씩 미음으로 먹는다. 이것을 단석고환이라고 한다. 일명 옥액환이라고도 한다[입문].

暑部서부 날씨가 몹시 더울 때에 생긴 병을 주로 치료한다.

　　　석고(부스러뜨린 것) 40g을 달여 짜먹으면 곧 낫는다[중경].

傷寒상한 상한과 열병으로 땀이 난 뒤에 맥이 홍대하고 머리가 아프며 입이 마르고 몹시 갈증이 나는 것을 치료한다.

　　　석고를 부스러 40g을 물에 달여 먹는다[본초].

汗部땀부 해기시켜서 독이 땀으로 나가게 한다[본초].

　　　40g을 부스러뜨려서 달여 먹으면 양명경병 때 땀이 나게 한다[단심].

脈部맥부 맥이 삭한 것을 잘 낫게 한다.

　　　앓고 난 다음 계속 삭맥이 있을 때 달여 먹는다[동원].

乳部젖부 젖을 나오게 한다.

　　　80g을 물에 달여 하루 세 번 먹는다[본초].

○유옹이 처음 생겼을 때에 불에 달구어 보드랍게 가루를 내어 한번에 12g씩 데운 술에 타 먹는대직지].

▌석곡 石斛 ▌
【탕액편】성질은 평하고 맛이 달며 독이 없다. 허리와 다리가 연약한 것을 낫게 하고 허손증을 보하며 힘줄과 뼈를 든든하게 하고 신장을 덥게 하며 신을 보하고 정을 보충하며 신기를 보하고 허리 아픈 것을 멎게 한다.
○개울가의 돌 위에서 나는데 가늘면서 딴딴하고 빛이 누렇다. 뽕나무 태운 잿물로 눅여 주면 금빛과 같이 된다. 생김새가 메뚜기 넓적다리와 같은 것이 좋은데 민간에서 금차석곡이라 한다. 음력 7월, 8월에 줄기를 뜯어 그늘에서 말린다. 약에 넣을 때는 술로 씻은 다음 쪄서 쓴다.(본초)

虛勞허로　5장을 보하고 허로로 몸이 여윈 것을 보한다.
　　　　석곡을 술에 담가 두고 먹거나 달여 먹거나 알약을 만들어 먹어도 좋대본초].
足部다리　다리와 무릎이 아프고 시리며 약해지는 것을 치료한다.
　　　　달여 먹거나 알약을 만들어 먹으면 좋대본초].
骨部뼈부　뼛속이 오랫동안 차고 허손된 것을 치료한다.
　　　　알약을 만들어 먹거나 달여 먹어도 다 좋다. 오랫동안 먹으면 뼈가 영영 아프지 않게 된대본초].
腰部허리　허리가 아프고 다리가 약한 것을 치료한다.
　　　　석곡을 달여 먹거나 가루를 내어 먹거나 술에 담갔다가 술을 마셔도 좋대본초].

▌석룡자 石龍子 ▌ 도마뱀
【탕액편】성질이 차고 맛이 짜며 독이 약간 있다. 5가지 임병을 치료하는데 석림을 녹여 내고 오줌을 잘 나가게 한다.
○일명 석척이라고도 하는데 약으로는 반드시 냇가나 못에서 사는 5가지 빛이 다 나는 수컷이 좋다. 5가지 빛이 나지 않는 것은 암컷인데 약 효과가 덜하다. 음력 5월에 잡아서 쓴다. 혹은 3~4월이나 8~9월에 잡아서 불에 말려 쓰기도 한다.(본초)
○생김새는 용과 비슷한데 작다.(입문)
○또한 갈호, 언정 , 수궁 등과 비슷하면서 풀밭에서 사는 것은 도마뱀이 아니다.(입문)

小便오줌 5가지 임병을 치료하는데 오줌을 잘 나오게 한다.

　　　석림을 치료한다.는 1개를 불에 구워서 가루 내어 빈속에 물에 타 먹는다[본초].

■ 석류각 石榴殼 ■ 석류껍질

【탕액편】맛은 시고 독이 없다. 유정을 멎게 하고 삽장작용을 하며 또한 적백이질을 치료한다. 늙은 나무에 달린 것과 오랫동안 묵은 것이 좋다. 그리고 약간 닦아서 쓰는 것이 좋다.(본초)

大腸대장 장을 수렴하여 설사를 멈춘다.

　　　달여서 먹거나 가루를 내어 먹는다[본초].

■ 석류동인근피 ■ 동쪽으로 뻗은 석류나무 뿌리 껍질

蟲部충부 회충증과 촌백충증을 치료한다.

　　　뿌리껍질 1줌을 진하게 달여 빈속에 먹으면 여러 가지 기생충이 다 나온다[본초].

■ 석류화 石榴花 ■ 석류나무꽃

【탕액편】심열로 토혈하는 것, 코피나는 것 등을 치료한다. 만첩꽃이 더욱 좋다.(본초)
동행근피, 동쪽으로 뻗은 석류나무의 뿌리껍질 회충과 촌백충을 없앤다.(본초)

諸傷외상 쇠붙이에 상하여 피가 나오는 것이 멎지 않는 것을 치료한다.

　　　석회와 함께 가루내서 뿌리면 곧 멎는다[본초].

■ 석류황 石硫黃 ■ 유황

【탕액편】성질은 몹시 열하며 맛은 시고 독이 있다. 명치 밑에 있는 적취, 사기, 냉벽과 허리와 신의 오랜 냉증, 냉풍으로 전혀 감각이 없는 것, 다리가 냉으로 아프고 약하며 힘이 없는 것을 낫게 한다. 또한 힘줄과 뼈를 든든하게 하며 성기능을 세게 하고 머리털이 빠지는 것, 악창, 음부에 생긴 익창 등을 낫게 하고 옴과 버짐이 생기게 하는 충을 죽인다.

○빛이 누르고 광택이 있으며 맑은 것이 좋다. 대체로 녹여서 참기름 속에 넣어 두든가 혹은 동변에 담가 7일 동안 두었다가 보드랍게 가루내서 수비하여 쓴다. 참새의 골

과 같이 개면 냄새가 나지 않는다.(입문)

蟲部충부 뱃속에 있는 기생충을 죽인다.
　　　금액단(처방은 상한문에 있다)을 만들어 먹으면 좋다[본초].

▌석수어 石首魚 ▌ 조기

【탕액편】 성질이 평하고 맛이 달며 독이 없다. 음식이 잘 소화되지 않고 배가 불러 오르면서 갑자기 이질이 생긴 데 주로 쓴다. 순채와 같이 국을 끓여서 먹으면 음식 맛이 나게 되고 소화가 잘 되며 기를 보한다.
○말린 것을 굴비라고 한다. (본초)

胃腑위부 위기를 잘 통하게 한다.
　　　늘 먹어야 좋다[본초].

▌석수어두중골 石首魚頭中骨 ▌ 조기머리뼈

小便오줌 석림을 치료한다.
　　　불에 달구었다가 가루 내어 한번에 8g씩 물에 타서 빈속에 먹는다[본초].

▌석위 石韋 ▌

【탕액편】 성질은 평하고 약간 차다고도 한다. 맛은 쓰고 달며 독이 없다. 5림으로 포낭에 열이 몰려서 오줌이 나가지 않는 것과 방광에 열이 차서 오줌이 방울방울 떨어지거나 오줌 나오는 줄 모르는 것을 낫게 하고 오줌길을 순조롭게 한다.
○무더기로 바위 위에서 자라는데 잎이 가죽과 비슷하기 때문에 석위라고 한다. 또 잎에 얼룩점이 있는 것이 가죽과 같기 때문에 석위라고 한다. 물소리와 사람의 소리가 들리지 않는 데 있는 것이 좋다, 음력 2월과 7월에 잎을 뜯어 그늘에서 말린다. 약에 넣을 때는 반드시 구워서 노란 털을 없애 버리고 쓴다. 털은 사람의 폐를 찔러서 기침을 하게 한다.(본초)

小便오줌 5가지 임병과 융폐된 것과 방광에 열이 몰려서 오줌이 잘 나오지 않는 것을 치료하는 데 오줌을 잘 나가게 한다.
　　　물에 달여서 먹는다[본초].

^{膀胱방광} 방광에 열이 심한 것을 치료한다.

　　　　물에 달여서 먹는다[본초].

▌석창포 石菖蒲 ▌

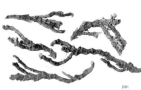

【탕액편】 성질은 따뜻하고 평하다고도 한다. 맛이 매우며 독이 없다. 심규를 열어 주고 5장을 보하며 9규를 잘 통하게 하고 귀와 눈을 밝게 하며 목청을 좋게 하고 풍습으로 전혀 감각이 둔해진 것을 치료하며 뱃속의 벌레를 죽인다. 이와 벼룩 등을 없애며 건망증을 치료하고 지혜를 나게 하며 명치 밑이 아픈 것을 낫게 한다.

○산골짜기의 개울가, 바위틈이나 자갈 밑에서 나고 자란다. 그 잎의 한가운데는 등심이 있고 칼날 모양으로 되어 있다. 한치되는 뿌리에 9개의 마디 혹은 12개의 마디로 된 것도 있다. 음력 5월, 12월에 뿌리를 캐어 그늘에서 말린다. 지금 5월초에 바깥쪽으로 드러난 뿌리는 쓰지 않는다.

○손은 잎에 등심줄이 없고 부추잎 같은 것이다. 석창포에는 등심줄이 있는데 꼭 칼날처럼 되어 있다.(단심)

^{蟲部충부} 뱃속에 있는 여러 가지 기생충을 다 죽인다.

　　　　달여서 먹거나 가루를 내어 먹거나 알약을 만들어 먹어도 다 좋다[본초].

^{心臟심장} 심규를 열어 주고 심을 보호하며 정신이 좋아지게 한다.

　　　　가루 내어 먹거나 달여서 먹어도 다 좋다[본초].

^{聲音성음} 목소리를 내게 하는데 쓴다.

　　　　목소리를 내게 하는데 달여서 먹거나 가루 내어 먹어도 다 좋다[본초].

^{神部신부} 심규를 열어 주고 잘 잊어버리는 것을 치료하며 정신을 좋게 한다.

　　　　석창포와 원지를 보드랍게 가루를 내어 한번에 4g씩 술이나 미음에 타서 하루 세 번 먹는다. 귀와 눈이 밝아진다[천금].

　　　　○ 전간을 치료하는데 석창포(가루를 낸 것) 8g을 돼지염통을 달인 물에 타서 빈속에 먹는다[정전].

^{眼部눈부} 연가시가 눈에 들어가 부으면서 아픈 것을 치료한다.

　　　　석창포를 두드려서 연가시가 왼쪽 눈에 들어갔으면 오른쪽 콧구멍을 막고 오른쪽 눈에 들어갔으면 왼쪽 콧구멍을 막으면 곧 낫는다[득효].

■ 석해 石蟹 ■ 가재

【탕액편】 옹종, 칠창, 청맹, 눈에 군살과 예막이 생긴 것을 낫게 한다.

○바다의 게의 물거품이 여러 해 지나는 동안 서로 엉켜서 돌이 된 것이다. 이것은 바다 조수와 바람 물결에 밀려 나온 것을 주은 것이다. 보드랍게 가루내어 수비하여 쓴다.(입문)

咽喉인후 목구멍이 부어서 막힌 것을 치료한다.

짓찧어 즙을 내어 먹으면 목이 열린다(본초).

■ 석회 石灰 ■

【탕액편】 성질은 따뜻하며 맛은 맵고 독이 있다. 저창, 옴, 가렴증, 악창, 문둥병, 와창, 버짐, 백반, 역양풍, 흉터, 치루, 혹, 사마귀와 여러 가지 헌데를 낫게 하며 수골저를 낫게 하고 치질을 생기게 하는 충을 죽인다. 또한 검은 사마귀를 없애며 굳은 살을 썩이고 분자를 낫게 한다. 또 몸푼 뒤에 음문이 상한 것을 아물게 하고 쇠붙이에 다친 것을 낫게 하며 피를 멎게 하고 새살을 살아나게 하며 유산시킨다.

○일명 악회라고도 한다. 푸르스름한 빛의 돌을 깨어 석회 굽는 가마에 넣고 구워 물에 끼얹으면 곧 뜨거운 김이 나면서 풀려 가루가 된다.(본초)

○돌을 불에 달궈 회를 만든 것인데 물에 풀리는 것은 약의 효력이 떨어지고 공기 가운데서 저절로 풀린 것은 약의 효력이 세다. 뇌공이 '식초에 담가 하룻밤 지난 뒤에 불에 달궈 비린내와 더러운 냄새를 없애고 약성이 남게 하여 보드랍게 가루낸 다음 쓴다'고 하였다.(입문)

面部얼굴 얼굴에 생긴 거먼 사마귀나 군살, 분독으로 생긴 뾰두라지를 없앤다.

○거먼 사마귀를 없애는 방법은 다음과 같다. 석회가루를 물에 묽은 죽처럼 되게 갠다. 여기에 찹쌀을 하룻밤 박아 두되 쌀알이 수정처럼 될 때까지 둔다. 그 다음 먼저 바늘 끝으로 거먼 사마귀를 약간 헤쳐 놓고 그 위에 수정처럼 된 찹쌀 알을 놓으면 한나절 정도 지나서 사마귀에서 저절로 물이 나온다. 그때에는 찹쌀을 떼버려야 한다. 그 다음 물을 묻히지 말아야 한다(본초).

諸傷외상 쇠붙이에 상한 것을 치료하는데 아주 좋다.

곁사람 때문에 날이 선 쇠붙이에 상하였을 때 상처에 석회가루를 붙이고 싸매면 아픔과 피를 멎게 하는데 아주 좋다.

○또는 석회를 달걀 흰자위에 개어 불에 구운 다음 가루내서 상처에 붙여도 곧 낫는다[본초].

風部풍부 중풍으로 입과 눈이 비뚤어진 것을 치료한다.

1홉을 식초에 잘 개어 볶아서 오른쪽으로 비뚤어졌으면 왼쪽에 바르고 왼쪽으로 비뚤어졌으면 오른쪽에 바른다. 이와 같이 하여 제대로 되면 곧 씻어버려야 한다[본초].

皮部피부 백전풍과 역양풍을 치료한다.

석회즙을 따뜻하게 하여 씻는다.

ㅇ갑자기 은진이 돋았을 때 석회를 신좁쌀죽으로 개어 바르면 곧 낫는다[본초].

■ 선각 蟬殼 ■ 매미허물

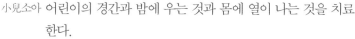

【탕액편】 어린이의 간질과 말 못하는 증, 눈이 어둡고 예장이 생겨서 보지 못하는 것을 치료한다. 또한 마마 때 구슬이 잘 돋지 않는 데도 아주 좋다. 특히 어린이의 여러 가지 병을 주로 치료한다. 음력 5월에 수집한다.(본초)

小兒소아 어린이의 경간과 밤에 우는 것과 몸에 열이 나는 것을 치료한다.

매미허물을 가루를 내어 미음에 타 먹인다.

ㅇ매미허물을 물에 달여 먹이면 구슬과 꽃이 시원히 나온다[본초].

眼部눈부 눈이 잘 보이지 않고 내장과 예막이 생긴 것을 치료한다.

날개와 발을 버리고 가루를 내어 먹거나 달여 먹어도 다 좋다[본초].

■ 선령비 仙靈脾 ■ 음양곽, 삼지구엽초

風部풍부 중풍으로 몸 한쪽을 쓰지 못하는 것을 치료한다.

팔파리(음양곽) 600g을 썰어 명주주머니에 넣어서 술 2말에 며칠 동안 담가 두었다가 그 술을 늘 취하도록 마신다[본초].

虛勞허로 허로와 냉증을 치료하며 신을 보하고 기력을 도와준다.

일명 음양곽이라고도 한다. 술에 담가 두고 먹으면 아주 좋다[본초].

■ 선복근 ■ 메꽃뿌리

諸傷외상 쇠붙이에 상한 것을 아물게 하고 끊어진 힘줄을 이어지게 한다.

뿌리를 캐서 짓찧은 다음 즙을 내어 상처 속에 떨어뜨리어 넣고 그 찌꺼기를 붙이고 싸매면 신기하게 낫는대본초].

骨筋골절 연장에 찍혀 힘줄이 끊어진 것을 치료한다.

즉 선퇴근이다. 짓찧어 즙을 내서 상처에 바르고 찌꺼기를 붙인다. 하루 2~3번갈아 붙이면 힘줄이 곧 이어진대본초].

▌선복화 旋覆花 ▌ 금불초

【탕액편】 성질은 약간 따뜻하고 맛은 짜며 조금 독이 있다. 가슴에 잘 떨어지지 않는 담연이 있고 가슴과 옆구리에 담과 물이 있어 양 옆구리가 창만한 것을 낫게 한다. 음식맛을 나게 하며 구역을 멎게 하고 방광에 쌓인 물을 내보내고 눈을 밝게 한다.

○일명 금비초라고도 하는데 잎은 큰 국화와 비슷하다. 음력 6월에는 작은 동전만하고 국화처럼 생긴 진한 노란 꽃이 된다. 꽃을 따서 햇볕에 말린다. 곳곳에 있다.

○쪄서 햇볕에 말린다.

○달이는 약에 넣으면 천으로 걸러서 찌꺼기는 버리고 쓴다.(본초)

脇部협부 담음이 몰려서 양쪽 옆구리가 부어오르면서 아픈 것을 치료한다.

물에 달여 먹는대본초].

痰飮담음 가슴에 담이 뭉쳐 갖풀(아교)같이 된 것을 삭이고 가슴과 옆구리에 담수가 있는 것을 없앤다.

물에 달여 먹거나 알약을 만들어 먹는대본초].

▌선어 ▌ 두렁허리

【탕액편】 성질이 몹시 따뜻하고 맛이 달며 독이 없다. 습비를 치료하고 허손된 것을 보하며 입술이 허는 것을 낫게 한다. 또한 부인들이 몸푼 뒤에 오줌이 잘 나오지 않으면서 방울방울 떨어지는 것과 혈기가 고르지 않고 여위는 것도 치료한다.

○일명 선어라고도 하는데 뱀장어처럼 가늘고 길어서 뱀 비슷한데 비늘은 없다. 푸르고 누런 2가지 빛이 난다. 물가의 진흙 구멍 속에서 산다. 이것은 뱀종류이다.(본초)

風部풍부 중풍으로 입과 눈이 비뚤어졌을 때 치료한다.

큰 두렁허리의 대가리를 침으로 찔러서 피를 받아 비뚤어진 곳에 바르는데 왼쪽이 비뚤어졌으면 오른쪽에 바르고 오른쪽이 비뚤어졌으면 왼쪽에 바른다. 바로 서면 곧 씻어버려야 한다. 그리고 두렁허리는 물속에 놓아 준다[득효].

▍섬서 ▍ 두꺼비

【탕액편】 성질이 차고 맛이 매우며 독이 있다. 징결을 헤치고 악창을 낫게 하며 감충을 죽인다. 미친개한테 물린 것과 어린이가 얼굴빛이 누렇게 되고 벽기가 있는 것을 치료한다.

○몸뚱이는 크고 등은 검으면서 점은 없으나 몹시 울퉁불퉁하고 잘 뛰지 못하며 소리를 내지 못하고 더디게 움직이는데 대체로 집 근처의 습한 곳에서 산다.

○음력 5월에 잡아서 말리는데 동쪽으로 뛰던 것이 좋다.

껍질과 발톱을 버리고 하룻밤 술에 담갔다가 그늘에서 말린 다음 졸인 젖 을 발라 굽거나 술에 축여 구워서 뼈를 버리고 쓰거나 약성이 남게 태워서 쓴다.(본초)

小兒소아 어린이의 감질을 치료한다.

벌레를 죽이는 데는 두꺼비를 불에 태워 가루 낸 다음 미음에 타 먹인다.

○감창, 제창, 구창 때 두꺼비를 불에 태워 가루를 낸 다음 뿌려 준다[본초].

瘟疫온역 열병이 생기지 않게 한다.

생것을 짓찧어 즙을 내서 먹거나 태워 가루내어 물에 타 먹는데 온역으로 반진이 생긴 것도 치료한다[본초].

▍섬소 ▍ 두꺼비진

【탕액편】 성질이 차고 독이 있다. 옹저, 정창, 나력 , 모든 악창과 어린이가 감질로 여위는 것과 이가 쏘는 것 등을 치료한다.

○음력 5월에 산 두꺼비의 눈썹 사이를 째고 받은 흰 진을 섬소라고 한다. 기름먹인 종이에 싸서 그늘에서 말린다. 쓸 때에는 사람의 젖에 풀어서 약에 넣는다.(본초)

○눈에 들어가지 않게 해야 한다. 들어가면 눈이 곧 멀게 된다.(강목)

○두꺼비진을 받는 방법은 잡방문에 씌어 있다.

牙齒이빨 벌레가 먹은 이빨이 아픈 데 주로 쓴다.

자그마한 것을 벌레가 먹은 구멍에 넣으면 침이 나오는데 뱉어 버리고 삼키지는 말아야 한다[본초].

▌섬여▌ 두꺼비

【탕액편】 성질이 차고 맛이 매우며 독이 있다. 징결을 헤치고 악창을 낫게 하며 감충을 죽인다. 미친 한테 물린 것과 어린이가 얼굴빛이 누렇게 되고 벽기가 있는 것을 치료한다.

○음력 5월에 잡아서 말리는데 동쪽으로 뛰던 것이 좋다.

껍질과 발톱을 버리고 하룻밤 술에 담갔다가 그늘에서 말린 다음 졸인 젖을 발라 굽거나 술에 축여 구워서 뼈를 버리고 쓰거나 약성이 남게 태워서 쓴다.(본초)

犬傷견상 주로 미친개한테 물려서 미쳐 죽을 것같이 된 데 쓴다.

회를 쳐서 먹이는데 환자가 알지 못하고 먹게 해야 한다. 또는 뒷다리 2개를 짓찧어 술에 타서 먹여도 역시 좋다[본초].

▌세신 細辛 ▌ 족두리풀

【탕액편】 성질은 따뜻하고 맛이 몹시 매우며 쓰고 맵다고도 한다. 독이 없다. 풍습으로 저리고 아픈 데 쓰며 속을 따뜻하게 하고 기를 내린다. 후비와 코가 막힌 것을 치료하며 담기를 세게 한다. 두풍을 없애고 눈을 밝게 하며 이가 아픈 것을 멎게 하고 담을 삭이며 땀이 나게 한다.

○산이나 들에서 자라는데 뿌리는 아주 가늘고 맛이 몹시 매우므로 이름을 세신이라고 한다. 음력 2월, 8월에 뿌리를 캐어 그늘에서 말린 다음 노두를 버리고 쓴다.

○단종으로 가루내어 쓰되 2g을 넘지 말아야 한다. 만일 이 약을 많이 쓰면 숨이 답답하고 막혀서 통하지 않게 되어 죽을 수 있다. 비록 죽기는 하나 아무런 상처도 없다.(본초)

○소음경 약이다. 소음두통에 잘 듣는데 따두릅을 사약으로 하여 쓴다. 족도리풀은 향기나 맛이 다 약하면서 완만하므로 수소음경에 들어가며 두면풍으로 아픈 것을 치료하는 데 없어서는 안 될 약이다.(탕액)

手部팔부 손발이 켕기는 것을 치료한다.

물에 달여 먹거나 가루 내어 먹어도 다 좋다[본초].

牙齒이빨 풍랭으로 이빨이 아픈 것과 이빨이 벌레가 먹어 아픈 것을 치료한다.

족두리풀(세신)과 구릿대(백지)를 달인 물로 양치한다[강목].

口舌입혀 입에서 냄새가 나는 것과 충치로 붓고 아픈 것을 치료한다.

진하게 달여서 뜨거울 때에 입에 머금었다가 식은 다음 뱉아버리면 낫는대본초].

鼻部코부 코가 메고 냄새가 나며 군살이 생긴 것을 치료한다.

참외꼭지(과체)와 섞으면 과정산이 된다. 어떤 사람이 코 안에 군살이 생긴 것이 밖에까지 나왔을 때 외용약으로 이 약을 썼는데 삭아졌대강목].

眼部눈부 눈을 밝게 한다.

결명씨(초결명), 잉어쓸개, 푸른 양의 간과 함께 쓰면 눈이 아픈 것도 낫는대본초].

頭部머리 풍으로 머리가 아프고 뇌가 흔들리는 것 같은 것을 치료한다.

두면풍(머리와 얼굴에 땀이 많이 나면서 바람을 싫어하고 머리가 아픈 것을 말하는데 일명 수풍)을 치료한다. 없어서는 안 될 약이대본초].

膽腑담부 족소음신경통으로 머리가 몹시 아플 때에는 달여 먹거나 가루를 내어 먹어도 다 좋다.

담기를 보한다.

물에 달여서 먹는대본초].

肝臟간장 간과 담을 보한다.

달여서 먹거나 가루 내어 먹으면 좋대본초].

津液진액 풍사를 헤치고 땀을 나게 하는데 물에 달여서 먹는다.

가루 내어 먹는 것은 좋지 않다. 그것은 가루 내어 먹으면 기가 막히기 때문이대본초].

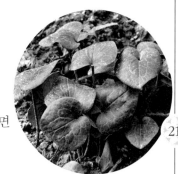

211

▌소계▐ 조뱅이

【탕액편】 성질은 서늘하고 독이 없다. 열독풍을 낮게 하고 오래된 어혈을 헤치며 출혈을 멎게 하고 갑자기 피를 쏟거나 혈붕, 쇠붙이에 다쳐 피가 나오는 것을 멈춘다. 거미, 뱀, 전갈의 독을 풀어 준다.

○엉겅퀴나 조뱅이는 다 같이 어혈을 헤치는데 다만 조뱅이는 힘이 약하므로 부은 것을 잘 삭히지 못한다.

○엉겅퀴나 조뱅이는 다 비슷한데 다만 엉겅퀴는 키가 3~4자가 되고 잎사귀는 쭈글쭈글하며 조뱅이는 키가 1자쯤 되고 잎이 쭈글어지지 않았다. 이와 같이 다르므로 효과도 다르다. 엉겅퀴는 어혈을 헤치는 이 외에 옹종을 낮게 하고 조뱅이는 주로 혈병에만 쓴다. 일명 자계라고도 한다.(본초)

諸傷외상 쇠붙이에 상하여 피가 멎지 않을 때 치료한다.

잎을 비벼서 붙인대본초].

▌소맥 小麥 ▌ 밀

【탕액편】 성질이 약간 차고 평하다고도 한다. 맛이 달며 독이 없다. 번열을 없애고 잠이 적어지게 하며 조갈을 멎게 하고 오줌을 잘 나가게 하며 간기를 보양한다.(본초)

○밀껍질은 성질이 차고 쌀알은 성질이 열하다. 달임약에 넣을 때에는 껍질채로 넣어서 껍질이 터지지 않게 달여야 한다. 그것은 껍질이 터지면 성질이 따뜻해지기 때문이다. 이것으로 보아 껍질을 버린 밀가루는 열과 답답한 것을 없애지 못한다는 것을 알 수 있다.(본초)

諸傷외상　장이 나와서 들어가지 않는데 주로 쓴다.

　　　　밀 5되를 물 9되에 넣고 4되가 되게 달여서 찌꺼기를 버린 다음 몹시 차게 식힌다. 이것을 다른 사람이 입에 머금었다가 상처와 잔등에 뿜어주면 장이 저절로 점차 들어간다. 여러 사람이 보지 못하게 해야 한다(본초).

心臟심장　심기를 도와준다.

　　　　심병에 먹으면 좋다(본초).

肝臟간장　간기를 도와준다.

　　　　달여서 먹는다(본초).

夢部꿈부　번열이 있어서 잠을 자지 못하는 것을 치료한다.

　　　　달여 먹는다(본초).

▌소맥면 小麥麵 ▌ 밀가루

【탕액편】 성질이 따뜻하고 맛이 달다. 중초를 보하고 기를 도우며 장위를 든든하게 하고 기력이 세지게 하며 5장을 돕는다. 또한 오랫동안 먹으면 몸이 든든해진다.(본초)

○밀은 성질이 차다. 가루를 만들면 성질이 따뜻해지는데 독이 있다.(본초)

○열독이 있는 밀가루는 흔히 묵은 것인데 빛은 검누렇다. 또한 가루를 만들 때 돌가루가 섞인 것이므로 절구에 빻아 먹는 것이 좋다.(본초)

○밀가루는 열을 몰리게 하고 풍기를 동하게 하는 성질이 있다.(본초)

五臟六腑　5장을 고르게 한다.

5장6부　늘 먹는 것이 좋다(본초).

212

▌소맥묘 小麥苗▌ 밀싹

【탕액편】 성질이 차고 서늘하다고도 한다. 맛이 메우며 독이 없다. 술독과 갑자기 나는 열을 풀며 황달로 눈이 노랗게 된 것을 낫게 하고 가슴의 열기를 없애며 소장을 좋아지게 한다. 즙을 짜서 먹는다.(본초)

黃疸황달 주달을 치료한다.

　　　　짓찧어 즙을 내서 먹거나 달여서 먹는다[본초].

▌소목 蘇木▌

婦人부인 몸 푼 뒤에 혈훈과 오로가 나오지 않아 아프고 답답하여 죽을 것 같은 것을 치료한다.
　　　　소목 40g을 썰어서 물과 술을 합한 것과 함께 달여 먹는다[본초].

▌소산 小蒜▌ 달래

【탕액편】 성질이 따뜻하고 열하다고도 한다. 맛이 매우며 독이 약간 있는데 이 약 기운은 비와 신으로 들어간다. 속을 덥히고 음식이 소화되게 하며 곽란으로 토하고 설사하는 것을 멎게 하고 고독을 치료한다. 뱀이나 벌레한테 물린 데도 붙인다.
○뿌리와 잎은 마늘 같으나 가늘고 작으며 냄새가 몹시 난다. 음력 5월에 캔다.(본초)

瘧疾학질 학질을 치료한다.

　　　　잘 짓찧어 황단과 함께 반죽한 다음 벽오동씨 만하게 알약을 만들어 한번에 7알씩 복숭아나무가지와 버드나무가지를 달인 물로 먹는다. 이것은 비한단이라고 한다[유취].

곽란　　곽란으로 토하고 설사하는 것을 치료한다.

　　　　삶아서 즙을 내어 마신다[본초].

▌소하 小鰕▌ 작은 새우

小兒소아 어린이의 붉고 흰 유진(피부병의 한 가지인데 일정한 자리가 없이 가려우면서 좁쌀 같은 것이 돋는 것)과 단독에 치료한다.

　　　　개울에 있는 작은 새우를 잡아서 짓찧어 붙인다[본초].

■ 속단 續斷 ■

【탕액편】성질은 약간 따뜻하며 맛이 쓰고 매우며 독이 없다. 경맥을 잘 통하게 하고 힘줄과 뼈를 이어주며 기를 도와주고 혈맥을 고르게 하며 해산 후의 일체 병에 쓴다.

○산이나 들에서 자란다. 음력 3월 후에 싹이 돋아서 화살대 같은데 네모져 있다. 잎은 모시잎 같은데 2개씩 맞붙어서 난다. 음력 4월에 붉은 빛과 흰빛의 꽃이 피고 뿌리는 엉겅퀴 뿌리와 같은데 붉고 누른빛이다. 음력 7월, 8월에 뿌리를 캐어 그늘에서 말린다. 마디마디가 끊어지고 껍질이 누르고 주름진 것이 좋은 품종이다.(본초)

○아픈 것을 잘 멎게 하고 살이 살아나오게 하며 힘줄과 뼈를 이어주므로 속단이라고 한다. 붕루, 대하, 피오줌을 누는 것들에 매우 좋다. 마디마디가 끊어지면서 연기 같은 먼지가 나는 것이 좋은 것이다. 술에 담갔다가 약한 불기운에 말려 쓴다. 뽕나무겨우살이와 효력이 같다.(입문)

骨筋골절　타박을 받아 생긴 어혈을 치료하는데 힘줄이나 뼈도 잘 붙게 한다.
　　　　달여서 즙을 내어 마시고 겉에는 짓찧어 붙인대본초].

腰部허리　요통을 치료한다.
　　　　속단을 달여 먹거나 가루를 내어 먹어도 다 좋대본초].

■ 속미 粟米 ■ 좁쌀

【탕액편】성질이 약간 차고 맛이 짜며 독이 없다. 신기를 보양하고 비위 속의 열을 없애며 기를 보하고 오줌을 잘 나가게 하며 비위를 돕는다.(본초)

○좁쌀은 기장쌀보다 잘다. 그러므로 알이 작은 것은 조이고 큰 것은 기장이다.(본초)

○기장, 피, 벼, 수수, 조, 참깨, 콩, 보리 이것이 8가지 곡식에 속한다. 도은거는 화를 조라고 하였고 주자의 시경주에는 '화란 곡식이 짚에 달려 있는 채로 통틀어 이르는 말이다' 고 정확히 씌어 있다. 8가지 곡식 가운데 조를 넣은 것은 양 속에 조를 포함시킨 것이다.(입문)

脾臟비장　비를 보한다.
　　　　죽이나 밥을 지어 늘 먹으면 좋다. 모든 기장쌀도 같대본초].

▌속미감▐ 좁쌀 씻은 물

【탕액편】곽란과 번갈을 치료한다. 좁쌀 씻은 물이 냄새나게 신 것이 더 좋다.(본초)

○좁쌀 씻은 물 신 것으로 옴과 악창을 씻으면 충이 죽는다.(본초)

消渴소갈 시어진 것은 소갈을 멎게 하는데 아주 좋다(쌀 씻은 물을 오랫동안 둬두면 시어진다).
    늘 먹어야 한대본초].

곽란 곽란으로 번갈이 나는 것을 치료한다.
    반 되를 먹으면 곧 낫는다.
    ○또한 쌀을 갈아서 물에 걸러 그 즙을 먹기도 하는데 이것은 힘줄이 뒤틀리는 것이 속
에까지 들어갔을 때에 쓴대본초].

▌속미구▐ 좁쌀미숫가루

【탕액편】성질이 차고 맛이 달며 독이 없다. 번열을 풀고 갈증과 설사를 멎게 하는데 대
장을 든든하게 한다.(본초)

○좁쌀을 쪄서 가루낸 것인데 혹 밀이나 보리를 갈아서 만들기도 한다.(본초)

○메좁쌀이 5곡 가운데서 제일 굳지만 신좁쌀웃물에는 잘 풀린다.(본초)

大腸대장 대장을 든든하게 한다.
    물에 타서 먹는대본초].

▌속수자 續隨子▐

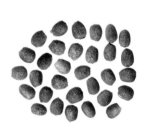

【탕액편】성질은 따뜻하고 맛은 쓰며 독이 있다. 징가, 현벽,
어혈, 고독과 명치 밑이 아픈 것을 낫게 하고 대소장을 잘
통하게 한다. 오래된 체기를 내리고 적취를 헤친다.

○일명 천금자 또는 연보라고도 하는데 남방에서 나며 아무 때
나 딴다.

○수종을 내리는 데 가장 빠르다. 그러나 독이 있어 사람을 상하게 하므로 너무 많이
쓰지 말아야 한다.(본초)

○껍질을 버리고 갈아 종이에 싸서 눌러 기름을 빼고 쓴다.(입문)

積聚적취 여러 가지 적체를 치료하는데 매일 10알씩 먹는다.
    그 다음 설사가 심하게 나면 약간 신 죽을 차게 하여 먹어야 곧 멎는대본초].

大腸대장　대소장을 잘 통하게 한다.

가루를 내어 물에 타서 먹거나 알약을 만들어 먹는다[본초].

▌송라 松蘿 ▌ 소나무겨우살이

【탕액편】 성질은 평하며 약간 열하다고도 한다. 맛은 쓰고 달며 쓰고 맵다고도 한다. 독이 없다. 추웠다 열이 나는 온학을 낮게 한다. 가슴에 맺혀 있는 열과 담연을 토하게 하고 오줌을 잘 나가게 하며 머리의 헌데를 낮게 하고 목에 생긴 영류를 삭이며 성내는 것을 진정시켜 잠을 잘 자게 한다.

○일명 여라라고도 하는데 즉 소나무에 붙어 자란다. 음력 5월에 걷어서 그늘에 말린다. 소나무에 붙어 자라는 것이 진짜이다.(본초)

토부吐部　달여서 토하게 하는 약으로 쓴다.

가슴 속에 열이 있어 담연이 생긴 것을 토하게 한다[본초].

虐疾학질　온학을 치료한다.

달여서 먹으면 담을 토하게 된다[본초].

▌송연묵 松烟墨 ▌ 소나물 그을음으로 만든 먹

【탕액편】 성질은 따뜻하며 맛은 맵고 독이 없다. 몸푼 뒤의 혈훈과 붕루와 갑자기 하혈하는 것, 쇠붙이에 다친 것을 낮게 한다. 피를 멈추고 새살이 나오게 한다.

○먹은 소나무의 그을음으로 만든 것이다. 약에 쓰는 것은 반드시 소나무 그을음으로 만든 것이라야 한다. 오래된 것이 좋다.(본초)

○달이는 약에는 갈아서 타 먹고 알약이나 가루약에는 불에 구워서 보드랍게 갈아 먹는다. 다른 먹 가운데 광택이 있고 좋은 향기가 있어도 쓰지 못한다.(입문)

血部혈부　일체 피가 나오는 것을 멎게 한다.

생지황 즙에 진하게 갈아서 먹거나 새로 길어온 우물물에 갈아 먹는다[단심].

▌송엽 松葉 ▌ 솔잎

【탕액편】 풍습으로 생긴 헌데를 낮게 하고 머리털을 나게 하며 5장을 고르게 하고 배고프지 않게 하며 오래 살게 한다.(본초)

風部풍부　중풍으로 입이 비뚤어진 것을 치료한다.

푸른 잎 600g을 짓찧어 즙을 내어 청주 1병에 넣어 하룻밤 더운 곳에 두었다가 처음에는 300g 정도 먹고 점차 양을 늘려 1되까지 먹는다. 그 다음 땀을 내면 비뚤어졌던 것이 곧 바로 선다[본초].

■ 송절 松節 ■ 소나무마디

【탕액편】 백절풍, 다리가 저린 것, 뼈마디가 아픈 것 등을 낫게 한다. 술을 만들어 먹으면 다리가 연약한 것을 낫게 한다.(본초)

足部다리 다리가 약해지면서 저리고 아픈 것을 치료한다.

끓여서 즙을 내어 술을 만들어 맑은 술을 먹으면 좋다[본초].

筋部힘줄 힘줄이 아프고 가느라드는 것을 치료한다.

소나무마디(썬 것) 40g에 유향 4g을 섞어서 은그릇이나 돌그릇에 넣고 눋도록 볶아 가루를 내어 8g씩 모과술로 먹으면 모든 힘줄병을 다 치료할 수 있다[본초].

■ 송지 松脂 ■ 송진

【탕액편】 성질은 따뜻하며 맛은 쓰고 달며 평하다고도 한다. 독이 없다. 5장을 편안하게 하고 열을 없애며 풍비, 죽은 살, 여러 가지 악창, 머리가 헌데, 머리털 빠지는 증, 옴과 가려운 증을 낫게 한다. 귀머거리와 삭은 이가 아픈 것을 낫게 한다. 여러 가지 부스럼에 바르면 새살이 살아 나오고 통증이 멎으며 벌레도 죽는다.

○법제하자면 뽕나무 잿물이나 술에 끓여 주물러서 찬물에 10여 번 담가내서 희고 미끈미끈해지면 쓸 수 있다.(본초)

○또 한 가지 방법은 강물에 달여 녹여서 찬물에 넣고 두 사람이 켜다가 켜지지 않게 엉키면 재차 달여서 찬물에 넣고 켜는데 이렇게 세번 한다. 그 다음 또 술에 넣고 달이기를 세 번 하여 흰 엿처럼 될 때까지 한다. 쓸 때에는 돌절구에 넣고 따로 가루낸다. 햇볕에 말려서는 안 되고 약한 불기운에 말려도 안 된다. 이것 한 가지만 먹으면 장위가 막히게 된다.(입문)

手部손부 생손앓이를 치료한다.

황랍과 함께 넣고 녹여서 따뜻할 때에 앓는 손가락에 바르면 곧 낫는다[본초].

身形신형 오랫동안 먹으면 몸이 가뿐해지고 늙지 않으며 오래 산다.

달이는 방법은 송진 4.2kg을 뽕나무잿물 10말에 넣고 세 번 끓어오르게 달인 다음 찬물에 넣어 엉기면 다시 달이기를 열 번만 하면 빛이 희어진다[득효방].

○먹는 방법은 달인 송진을 짓찧어 채로 쳐서 꿀을 탄 좋은 술로 반죽한 다음 엿처럼 만들어 하루 40g을 먹는다[득효방].

○솔잎 먹는 방법은 솔잎을 따서 잘게 썬 다음 다시 갈아서 술로 12g을 먹는다. 또는 미음에 타 먹기도 한다. 또는 닦은 검정콩과 같이 짓찧어 가루 낸 다음 더운물에 타 먹는 것이 더욱 좋다[속방].

▌수근 水芹 ▌ 미나리

【탕액편】 성질이 평하고 차다고도 한다. 맛이 달고 독이 없다. 번갈을 멎게 하고 정신이 좋아지게 하며 정을 보충해 주고 살찌고 건강해지게 한다. 술을 마신 뒤에 생긴 열독을 치료하는데 대소변을 잘 나가게 한다. 여자의 붕루, 대하와 어린이가 갑자기 열이 나는 것을 치료한다.

○일명 수영이라고도 하는데 물에서 자란다. 잎은 궁궁이 천궁와 비슷하고 흰 꽃이 피며 씨는 없다. 뿌리도 역시 흰빛이다. 김치와 생절이를 만들어 먹는다. 또한 삶아서 먹기도 한다. 생것으로 먹어도 좋다. 또한 5가지 황달도 치료한다.(본초)

小兒소아 어린이가 갑자기 열이 나는 것과 곽란으로 토하고 설사하는 것을 치료한다.

미나리를 짓찧어 낸 즙을 먹이거나 달여 물을 먹인다[본초].

黃疸황달 5가지 황달을 치료한다.

즙을 내거나 생절이를 하거나 삶거나 날 것으로 먹어도 다 좋은데 늘 먹어야 한다[본초].

火部화부 잠복된 열을 없앤다.

김치를 만들어 먹거나 달여 먹거나 생것을 먹어도 다 좋다[본초].

胞部포부 붕루와 이슬이 흐르는 것을 치료한다.

김치를 담가 먹거나 삶아서 먹거나 생것으로 먹어도 다 좋다[본초].

大腸대장 대소장을 잘 통하게 한다.

줄기와 잎을 짓찧어 즙을 내어 마시거나 생채를 만들어 늘 먹는다[본초].

218

■ 수은 水銀 ■

【탕액편】 성질은 차고 맛은 매우며 독이 있다. 마음과 정신을 안정시키고 풍을 없앤다. 또 옴, 버짐, 와창, 누창, 딱지가 앉는 헌데, 머리에 털이 빠지는 증 모든 악창을 낫게 하며 유산시키며 죽은 태아를 나오게 한다.

○일명 홍이라고도 한다. 주사에서 나오는데 즉 타녀이다. 금, 은, 구리, 주석의 독을 죽인다.

○수은이 귀에 들어가면 뇌로 들어가고 살에 들어가면 온갖 뼈마디가 오그라든다. 이런 환자들을 금으로 만든 물건을 불에 구워 다림질하면 수은이 나와서 금에 붙게 된다. 그것은 금의 빛이 희어지는 것으로 안다.

○수은을 지나치게 먹으면 위벽증이 생긴다. 수은에 중독이 되면 술을 마시거나 살찐 돼지고기나 무쇠를 담가서 우린 물을 마시면 풀린다.(본초)

神部신부 정신을 안정시킨다. 또한 경계증, 정충증을 진정시킨다[입문].

영사를 오랫동안 먹으면 정신을 좋게 하고 안정시키며 마음을 편안하게 한다. 양자도는 '영사를 원숭이에게 먹이면 사람의 말을 안다.' 고 하였다.

이것으로써 심신을 좋게 한다는 것을 알 수 있다. 수은 160g, 유황 40g을 함께 무쇠냄비에 넣고 닦아서 모래처럼 되면서 연기와 함께 불길이 일어나면 식초를 뿌려서 아주 보드랍게 갈아 수화정(도가니)에 넣은 다음 적석지로 입를 봉하고 소금을 넣고 이긴 진흙을 겉에 바른다. 그리고 숯 120kg으로 구워 하룻밤 지난 후에 꺼낸다. 이것을 보드랍게 가루를 내어 찹쌀 풀로 반죽한 다음 삼씨만 하게 알약을 만든다. 한번에 5~7알에서 15알까지 인삼과 대추를 달인 물로 빈속에 먹는다[국방].

婦人부인 태아가 뱃속에서 죽어 나오지 않아 산모가 기절한 것을 치료한다.

[註] 생명에 위험하므로 쓰는 양에 주의해야 한다.

■ 수중세태 水中細苔 ■ 물 속의 보드라운 이끼

瘟疫온역 돌림열병으로 답답할 때 치료한다.

짓찧어 즙을 내어 마신다[본초].

■ 수질 水蛭 ■ 거머리

【탕액편】 성질이 평하고 약간 차다고도 한다. 맛이 짜면서 쓰고 독이 있다. 어혈, 적취, 징가(배 속에 덩어리가 생기는 병을 치료하고 유산시키며 오줌을

잘 나가게 한다. 월경이 나오지 않다가 혈로가 되려고 하는 것도 치료한다.

○못에서 사는데 음력 5~6월에 잡아서 햇볕에 말린다.

○거머리를 잡아 길게 늘어서 배에 있는 알을 버려야 한다. 거머리를 죽이기는 힘들다. 불에 구워서 1년 동안 두었던 것도 물을 만나면 다시 살아난다고 한다.(본초)

○쌀 씻은 물에 하룻밤 담가 두었다가 햇볕에 말린 다음 잘게 썰어서 석회와 함께 누렇게 볶아 쓴다.

胞部포부　위와 같은 병을 치료하는데 피를 흩어지게 하는 데는 제일 좋다.

여러 토막으로 잘라서 석회와 함께 두세 번 닦아 가루를 내어 먹거나 알약을 만들어 먹는대본초].

小兒소아　어린이의 단독과 붉고 흰 유진에는 기침법을 쓴다.

산거머리를 단독 위에 붙여서 궂은 피를 빨아 먹게 하면 아주 좋대본초].

打撲傷　언어맞았거나 떨어졌거나 부러져서 속에 어혈이 생긴데 주로 쓴다.

타박상　눈도록 닦아 가루 내어 사향 조금과 섞어서 한번에 4g씩 따끈한 술에 타 먹으면 어혈이 풀린대본초].

▋수평 水萍 ▋ 개구리밥

【탕액편】 성질은 차고 맛은 맵고 시며 독이 없다. 열독, 풍열병, 열로 미친 것, 화기로 붓고 독이 뻗치는 것, 끓는 물이나 불에 덴 것, 풍진, 갑자기 나는 열, 몸이 가려운 것을 낫게 한다. 수기 내리며 술에 취하지 않게 하고 수염과 머리털을 자라게 하며 소갈을 낫게 한다.

○자평에는 거머리수질가 많이 붙으므로 반드시 겨울에 산 속 못에서 걷어 깨끗이 씻은 다음 진흙을 없애고 약간 쪄서 말려 써야 한다.(정전)

○음력 7월 보름날에 거두어다 볕에 말려 꿀반죽해 알약지어 전신불수 반신불수 사소한 풍병까지 두림주를 만들어서 세 알만 먹어 두면 땀이 나며 낫는다.

汗部땀부　보다 더 땀이 잘 나게 한다.

중풍으로 반신불수가 된 것과 열독을 치료하는데 풍문에 있는 거풍단이 바로 이것이다단심].

■ 숙애 熟艾 ■ 비빈약쑥

諸傷외상 쇠붙이에 상한 데 붙이면 피와 아픈 것을 멎게 하고 잘 아물게 한다.

혹은 달여서 그 물로 씻거나 태우면서 연기를 쏘여도 좋다[속방].

■ 숙지황 熟地黃 ■ 찐지황

【탕액편】 성질은 따뜻하고 맛이 달며 약간 쓰고 독이 없다. 부족한 혈을 크게 보하고 수염과 머리털을 검게 하며 골수를 보충해 주고 살찌게 하며 힘줄과 뼈를 든든하게 한다. 뿐만 아니라 허손증을 보하고 혈맥을 통하게 하며 기운을 더 나게 하고 귀와 눈을 밝게 한다.

○쪄서 만드는 법은 잡방에 자세히 씌어 있다.(본초)

○생지황은 위를 상하므로 위기가 약한 사람은 오랫동안 먹지 못한다. 찐지황은 가슴이 막히게 하므로 담화가 성한 사람은 역시 오랫동안 먹을 수 없다.(정전)

○찐지황은 수, 족소음경과 궐음경에 들어가며 성질은 따뜻하여 신을 보한다.(입문)

○찐지황을 생강즙으로 법제하면 가슴이 답답해지는 일이 없다.(의감)

腎臟신장 아홉 번 쪘기 때문에 신정을 잘 보한다.

팔미환에 이것을 주약으로 넣는 것은 이것이 자연계에 처음 생겨난 수의 근원이기 때문이다[탕액].

■ 순 蓴 ■ 순채

【탕액편】 성질이 차고 서늘하다고도 한다. 맛이 달며 독이 없다. 소갈, 열비를 치료하고 장위를 든든하게 하며 대소장을 보한다. 열달을 치료하고 온갖 약독을 풀며 음식을 잘 먹게 한다.

○못에서 자라는데 곳곳에 다 있다. 음력 3~4월에서부터 7~8월까지는 그 이름을 사순이라고 하는데 맛이 달고 만문하다. 상강 후부터 12월까지는 이름을 괴순이라고 하는데 맛이 쓰고 깔깔하다. 이것으로 만든 국은 다른 채소국보다 좋다.

○성질은 차지만 보하는 성질이 있다. 뜨겁게 하여 먹으면 기가 몰려 내려가지 않기 때문에 몸에 몹시 해롭다. 많이 먹거나 오랫동안 먹지 말아야 한다.(본초)

瘟疫온역 온병 때에는 먹지 말아야 한다.

먹으면 흔히 죽을 수 있다[본초].

消渴소갈　소갈을 주로 치료한다.

　　　　국을 끓여서 먹거나 김치를 담가서 늘 먹으면 좋다[본초].

嘔吐구토　붕어와 함께 넣고 국을 끓여 먹는다.

　　　　반위증으로 음식이 내리지 않는데 주로 쓴다. 구역도 멎게 한다[본초].

內傷내상　붕어와 함께 국을 끓여 먹는다.

　　　　위가 약하여 소화되지 않는 데는 위구를 잘 통하게 해서 효과를 본다. 특히 늙은이에게
　　　　더욱 좋다[본초].

夢部꿈부　잠을 자지 못하는 것을 치료한다.

　　　　늘 먹으면 잠이 잘 온다[본초].

▌순육▐　메추리고기

【탕액편】성질이 평하고 맛이 달며 독이 없다. 5장을 보하고 힘줄과 뼈를 든든하게 하며
몰린 열과 어린이가 5가지 빛이 나는 설사를 하는 것을 치료하는데 구워서 먹는 것이
좋다.(본초)

○개구리가 변하여 메추리가 되었다고 한다.

○두더지가 변하여 여가 된다고 하였으니 여가 바로 메추리이다.

三焦3초　하초를 든든하게 한다.

　　　　졸인 젖과 같이 달여서 먹는데 주로 하초를 좋아지게 한다[본초].

▌숭채▐　배추

【탕액편】성질이 평하고 서늘하다고도 한다. 맛이 달며 독이 없다. 독이 약간 있다고도
한다. 음식을 소화시키고 기를 내리며 장위를 잘 통하게 한다. 또한 가슴 속에 있는 열
기를 없애고 술 마신 뒤에 생긴 갈증과 소갈증을 멎게 한다.

○채소 가운데서 배추를 제일 많이 먹는다. 많이 먹으면 냉병이 생기는데 그것은 생강
으로 풀어야 한다.(본초)

內傷내상　술을 마시고 나는 갈증을 없앤다.

　　　　배추 국을 끓여 먹든지 김치를 만들어 먹든지 다 좋다[본초].

火部화부　가슴 속의 번열을 풀며 사열을 없앤다.

　　　　배추 국을 끓이거나 김치를 만들어 먹는다[본초].

大腸대장　창자를 잘 통하게 한다.

국이나 김치나 생채를 만들어 늘 먹는대본초].

消渴소갈 소갈을 치료한다. 늘 먹으면 아주 좋다.

그리고 즙을 내어 먹어도 역시 좋대본초].

▌승마 升麻 ▌

【탕액편】 성질은 평하고 약간 차다고도 한다. 맛이 달며 쓰고 독이 없다. 모든 독을 풀어 주고 온갖 헛것에 들린 것을 없애며 온역과 장기를 물리친다. 그리고 고독과 풍으로 붓는 것, 여러 가지 독으로 목안이 아픈 것, 입이 허는 것 등을 치료한다.
○산이나 들판에서 자라는데 그 잎이 삼과 같으므로 이름을 승마라 한다. 음력 2월, 8월에 뿌리를 캐서 볕에 말려 검은 껍질과 썩은 부분을 긁어 버리고 쓴다. 가늘고 여윈 것이 닭의 뼈 같고 푸른 빛 나는 것이 좋은 것이다. 주로 수, 족양명경의 풍사를 치료하고 겸하여 수, 족태음경의 살 속의 열을 없앤다.(입문)
○양기가 아래로 처진 사람은 반드시 써야 한다. 만일 발산시키려면 생으로 쓰고 중초를 보하려면 술로 축여 볶아 쓰며 땀을 멎게 하려면 꿀을 발라 볶아 쓴다.(입문)

脾臟비장 비병은 이것을 쓰지 않으면 낫지 않는다.

썰어서 물에 달여 먹는대단심].

咽喉인후 인후비로 아픈 것을 치료한다.

잘게 썰어서 달여 그 물을 머금고 있는다.

牙齒이빨 이빨이 풍이나 감닉으로 붓고 아프며 이뿌리가 들뜨고 뭉크러져서 피고름이 나오는데 달여 먹는다.

그리고 자주 양치해야 한대본초].

口舌입혀 입 안이 헐어 입에서 냄새가 나는 것을 치료한다.

진하게 달인 다음 소금을 넣어서 자주 양치한대본초].

▌시호 柴胡 ▌

【탕액편】 성질은 약간 차고 평하다고도 한다. 맛은 약간 쓰며 달고 독이 없다. 주로 상한에 추웠다 열이 났다 하는 것, 유행성 열병 때 안팎의 열이 풀리지 않을 때에 쓰며 열과 관련된 허로로 뼈마디가 달며 아픈 것과 허로로 추웠다 열이 났다 하는 것을 치

료한다. 살에 열이 있는 것과 이른 새벽에 나는 조열을 없앤다. 간화를 잘 내리고 추웠다 열이 났다 하는 학질과 가슴과 옆구리가 그득하면서 아픈 것을 낫게 한다.

○어느 곳에나 다 있다. 음력 2월에 싹이 돋는데 아주 향기롭고 줄기는 푸르고 자줏빛이 나며 잎은 대잎 같으며 또 맥문동잎과 비슷하나 짧다. 7월에 누른 꽃이 핀다. 음력 2월, 8월에 뿌리를 캐어 볕에 말린다.(본초)

○쥐꼬리처럼 외톨이로 긴 것이 좋으며 줄기는 길고 연하며 겉껍질이 누르붉으스름한 빛인 것이 좋다. 구리와 쇠붙이에 대는 것을 꺼려야 하며 외감에는 생으로 쓰고 내상에 기를 끌어올려야 할 때에는 술로 축여 볶아 쓴다. 또 기침이 나고 땀이 날 때에는 꿀물로 축여 볶아 쓰며 간담의 화를 내리려고 할 때에는 노두를 버리고 저담에 버무려 볶아 쓴다.(입문)

火部화부   열로로 뼈마디가 안타깝게 아픈 것을 치료한다.

시호를 12g씩 물에 달여 먹는다[본초].

傷寒상한   상한을 치료한다. 해기를 잘 시키며 번열을 없앤다.

시호 40g을 썰어서 물에 달여 먹는다[본초].

膽腑담부   담병으로 추웠다가 열이 나는 것을 치료하는데 족소양경병의 주약이다.

담병은 이 약이 아니면 치료할 수 없다. 썰어서 물에 달여 가라앉힌 다음 웃물을 받아 마신다[탕액].

■ 신국 神麴 ■ 약누룩

【탕액편】 성질은 덥고 따뜻하다고도 한다. 맛이 달며 독이 없다. 입맛이 나게 하고 비를 든든하게 하며 음식이 소화되게 하고 곽란, 설사, 적백이질을 멎게 한다. 징결, 뱃속에 덩어리가 생긴 것을 헤치고 담이 치밀어 올라 가슴이 그득한 것을 내리며 장위 속에 음식이 막혀서 내리지 않는 것을 내리게 하고 유산되게 하며 귀태를 나오게 한다.(본초)

○약에 넣을 때에는 고소한 냄새가 나게 닦아서 넣는다. 불에 닦은 것은 자연계의 5기를 돕고 양명경으로 들어간다.(탕액)

○홍국은 피를 잘 돌게 하고 음식이 소화되게 하며 이질을 멎게 한다. 홍국이라는 것도 신국인 것 같다.

○신국을 만드는 방법은 잡방에 자세하게 씌어 있다.

大便대변 설사와 이질을 낫게 한다.

　　　　닦아서 가루 내어 찹쌀(나미)로 쑨 미음에 8g씩 타서 먹는데 하루에 세 번 먹는다[본초].

　　　　○더운 때에 갑자기 물 같은 설사[暴泄]가 몹시 나는 데는 닦은 약누룩과 법제한 삽주(창출)를 각각 같은 양으로 하여 가루 낸 다음 밀가루 풀에 반죽해서 벽오동씨 만하게 알약을 만들어 한번에 30알씩 미음으로 먹는다. 이것을 국출환이라고도 한다[강목].

脾臟비장 비를 든든하게 하고 음식을 잘 소화시킨다.

　　　　가루 내어 먹거나 달여서 먹어도 다 좋다[본초].

婦人부인 태를 떨구며 귀태를 나오게 한다.

　　　　약누룩(신국)을 가루 내어 한번에 8g씩 물에 타 먹는다. 또는 그것을 진하게 달여 먹기도 한다[본초].

內傷내상 음식을 잘 소화시키며 오래 된 체기를 없앤다.

　　　　약누룩을 가루 내어 먹거나 달여 먹어도 좋다[탕액].

▌신급수 新汲水 ▌ 새로 길어온 물

諸傷외상 쇠붙이에 상하였거나 다른데 상하여 장이 나온 때에는

　　　　새로 길어온 샘물을 뿌려주어 몸을 오그리게 하면 장이 저절로 들어간다[본초].

▌신이 辛夷 ▌ 목련꽃 봉오리

【탕액편】 성질은 따뜻하며 맛은 맵고 독이 없다. 풍으로 속골이 아픈 것을 낫게 하며 얼굴의 주근깨를 없애고 코가 메는 것, 콧물이 흐르는 것 등을 낫게 한다. 얼굴이 부은 것을 내리게 하며 치통을 멎게 하고 눈을 석농하며 수염과 머리털을 나게 한다. 얼굴에 바르는 기름을 만들면 광택이 난다.

○음력 정월과 2월에 꽃이 피는데 털이 부시시한 작은 복숭아 비슷하며 흰빛에 자줏빛을 띤다. 꽃 피기 전에 따야 한다. 활짝 핀 것은 약 기운이 떨어진다.

○북쪽 찬 지방에서는 음력 2월에 꽃이 피는데 목필이라 하고 남쪽 따뜻한 지방에서는 정월에 피는데 영춘이라고 한다.

○쓸 때는 심과 겉의 털과 꽃받침을 없애고 쓴다. (본초)

鼻部코부 코가 멘 것을 열리게 한다.

　　　　가루를 내어 한번에 4g씩 파 밑(총백)과 차를 달인 물로 먹는데 조금씩 자주 먹는다. 또는 솜에 싸서 콧구멍을 막아도 된다[본초].

▌아교 阿膠 ▌ 갗풀

【탕액편】 성질이 평하면서 약간 따뜻하고 맛이 달며 달면서 맵다고도 한다. 독이 없다. 허로로 여위는 것, 허리나 배가 아픈 것, 팔다리가 시글고 아픈 것과 풍증을 치료하는 데 허한 것을 보하고 간기를 돕는다. 그리고 설사, 이질, 기침을 멈추고 여자가 하혈하는 것을 낫게 하며 안태시킨다.(본초)

○아현성 북쪽에 있는 우물물로 만든 것이 진짜이다. 아수란 제수를 말하는데 이 물은 맑고 아래로 내려가는 성질이 있기 때문에 걸쭉한 가래가 치밀어 오르는 것을 치료한다. 이 약 기운은 수태음, 족소음, 족궐음경으로 들어간다. 오랜 기침과 오랜 이질에 다 좋다.(입문)

○진짜 나귀가죽으로 만든 갗풀아교은 얻기가 힘들기 때문에 차라리 노랗고 투명한 소가죽아교을 쓰는 것이 좋은데 진주조개가루와 함께 닦아서 써야 한다.(입문)

小兒소아 정신을 좋게 한다.

어린이가 경풍을 앓은 뒤에 눈동자가 바르지 못한 데는 갗풀 4g에 인삼 2g을 넣어 달여 먹인다[본초].

婦人부인 난산으로 몹시 지친 데 치료한다.

투명한 갗풀(아교) 80g을 좋은 술 1되 5홉에 넣고 약한 불에 녹인 다음 달걀 1개, 소금 4g과 함께 고루 섞어 따뜻하게 해서 단번에 먹으면 곧 몸 풀기 한다[양방].

咳嗽기침 폐가 몹시 허손되어 기침이 나고 피고름을 뱉는 것을 치료한다.

허한 것은 갗풀이 아니면 보할 수 없다.

○천식이 심하면 반드시 갗풀을 써야 한다[탕액].

○갗풀을 닦아 가루 내어 미음에 타서 먹으면 천식이 멎는다[본초].

▌아모 鵝毛 ▌ 거위털

小兒소아 가볍고 보드라운 털을 많이 모아서 포대기를 만들어 어린애를 덮어 주어도 좋은데 경간도 겸하여 치료한다.

그것은 거위털 포대기가 부드럽고 성질이 서늘하기 때문이다[유취].

▌안방 ▌ 기러기기름

【탕액편】 성질이 평하고 서늘하다고도 한다. 맛이 달며 독이 없다. 주로 풍비로 저리고 켕기며 한쪽을 쓰지 못하는 것과 기가 돌지 못하는 것을 치료한다. 그리고 머리털과

수염, 눈썹을 자라게 하고 힘줄과 뼈를 든든하게 한다.(본초)

○고기를 먹으면 여러 가지 풍증이 낫는다.(본초)

○기러기에는 기름이 원래 많지 않기 때문에 그 고기 채로 먹는 것이 좋다. 아무 때나 잡은 것도 먹지만 겨울에 잡은 것이 더 좋다.(본초)

風部풍부 여러 가지 풍증으로 가느라들면서 몸 한쪽을 쓰지 못하고 혈기가 잘 통하지 못하는 것과 저리고 아픈 것을 치료한다.

　　　기름을 졸여 하루에 1숟가락씩 데운 술에 타서 먹는다[본초].

▌안식향 安息香 ▌

【탕액편】 성질은 평하며 맛은 맵고 쓰며 독이 없다. 명치 밑에 있는 악기와 귀주, 사기나 헛것에 들려 귀태가 된 것, 고독, 온역을 낫게 하고 신기와 곽란, 월경이 중단된 것, 산후혈훈 등을 낫게 한다.

○남해에서 난다. 그 나무의 껍질에 홈을 파놓으면 엿 같은 진이 나온다. 음력 6~7월에 뜬뜬하게 엉킨 것을 채취한다. 송진 비슷한 검누른 빛의 덩어리다. 갓 채취한 것은 무르다. 이것은 태우면 좋은 냄새를 내면서 모든 악기를 없앤다.(본초)

○우리나라는 제주도에서 나는데 기름 같은 것은 수안식향이라 하고 덩어리가 진 것은 건안식향이라 한다. 충청도에서 난다.(속방)

邪祟사수 사기, 헛것, 귀주, 악기, 귀태를 치료한다.

　　　태워서 4g씩 술에 타 먹는다[본초].

婦人부인 부인이 밤에 잘 때 꿈에 헛것과 성교하는 것을 치료한다.

　　　석웅황과 섞어서 알약을 만들어 태우면서 그 연기를 단전혈에 쏘이면 영영 그런 꿈을 꾸지 않는다[본초].

▌암순 ▌ 메추리

小兒소아 어린이의 감리에 여러 가지 빛이 나는 똥을 누는 것을 치료한다.

　　　메추리고기를 구워 아침마다 먹이면 하초를 잘 보해서 이질을 멎게 한다[본초].

■ 애실 艾實 ■ 약쑥 씨

【탕액편】 눈을 밝게 하고 모든 헛것에 들린 것을 낫게 하며 양기를 세게 하고 신과 허리와 무릎을 든든하게 하고 자궁을 따뜻하게 한다.(본초)

사수　여러 가지 사귀와 사기를 없앤다.

　　　씨를 건강가루와 함께 꿀에 반죽해서 벽오동씨 만하게 알약을 만든다. 한번에 30알씩 먹으면 사기가 곧 나간대본초].

■ 애엽 艾葉 ■ 약쑥

【탕액편】 성질은 따뜻하고 열하다고도 한다. 맛은 쓰며 독이 없다. 오랜 여러 가지 병과 부인의 붕루를 낫게 하여 안태시키고 복통을 멎게 하며 적리와 백리를 낫게 한다. 5장치루로 피를 쏟는 것과 하부의 익창을 낫게 하며 살을 살아나게 하고 풍한을 헤치며 임신하게 한다.

○일명 빙대 또는 의초라고도 한다. 곳곳에서 자라는데 길가에 있는 것이 좋다. 음력 3월 초와 5월 초에 잎을 뜯어 햇볕에 말리는데 오래 묵은 것이라야 약으로 쓸 수 있다. 그의 성질은 생것은 차고 닦은 것은 열하다.(본초)

○단오날 해뜨기 전에 말을 하지 않고 뜯는 것이 좋다. 짓찧어 채로 쳐서 푸른 찌꺼기를 버리고 흰 것은 받아 유황을 조금 넣어서 뜸봉을 만들어 뜸을 뜬다.(입문)

○쌀가루를 조금 넣어서 짓찧어 가루내어 먹는 약에 넣어 먹는다.

血部혈부　피를 토하는 것, 코피가 나오는 것, 피똥이나 피오줌을 누는 것 등 여러 가지 피나는 증을 치료한다.

　　　짓찧어 즙을 내어 마신다. 마른 것을 달여서 먹어도 된대본초].

婦人부인　임신이 되게 하며 또는 태아를 편안하게 하고 복통을 멎게 한다.

　　　태루에는 생약쑥즙 2잔, 갖풀(아교), 꿀(봉밀) 각각 80g을 함께 넣고 달여 절반이 되면 먹는다. 또는 태동이 되어 불안하거나 허리가 아프고 하혈이 계속되는 데는 약쑥 20g을 술에 달여 먹는다. 식초에 달여 먹어도 좋대본초].

大便대변　적백리와 농혈리를 주로 치료한다.

　　　약을 만들어 먹는 방법식초에 달여서 빈속에 먹는대본초].

腹部배부　나쁜 기운으로 명치 밑이 아픈 것을 치료한다.

　　　짓찧어 낸 약쑥잎(애엽)의 즙을 마신다. 마른 쑥이면 진하게 달여 먹는대본초].

228

胞部포부 붕루와 이슬이 흐르는 것을 치료한다.

　　　　달여서 먹는다.

　　　　○혈붕에는 약쑥잎 큰달걀만큼, 아교주 20g, 건강(싸서 터지게 구운 것) 4g을 함께 달여서 먹는대본초].

蟲部충부 회충을 죽인다.

　　　　빈속에 1되를 마시면 회충이 반드시 나온대본초].

■ 앵도동행근 櫻桃東行根 ■ 동쪽으로 뻗은 앵두나무 뿌리

【탕액편】 촌백충증과 회충증을 치료하는데 삶아서 그 물을 빈속에 먹는다.(본초)

蟲部충부 회충증과 촌백충증을 치료한다.

　　　　진하게 달여서 빈속에 먹는대본초].

■ 앵속각 罌粟殼 ■ 아편 열매 깍지

【탕액편】 설사와 오랜 이질을 치료하는데 수렴작용을 한다. 허로와 오랜 기침도 낫게 한다. 또한 이 약 기운은 신으로 들어가므로 뼈의 병도 치료한다.(본초)

○앵속각은 근, 막, 꼭지를 다 버리고 썰어서 꿀물에 하룻밤 재웠다가 약한 불에 누렇게 되도록 볶아서 쓴다.

○이질약에 넣을 때에는 식초에 축여 볶아서 넣어야 한다.(본초)

○앵속각은 장을 수렴하고 기침을 멎게 하는 효능이 있다. (의감)

咳嗽기침 폐기를 걷어 들이고 기침과 천식을 멎게 한다.

　　　　이것은 오래된 기침에 쓰는 약이다. 그러므로 갑자기 생긴 기침에는 쓰지 말아야 한다[의감].

　　　　○앵속각은 본래 든든한 사람이 오랜 기침에 쓰면 곧 효과가 난다. 앵속각을 꿀물에 축여 볶아서 가루내어 한번에 4g씩 꿀물에 타 먹는대득효].

大便대변 모든 이질에 주로 쓴다.

　　　　이질이 오래되어 배가 아프지 않으면 반드시 장을 수렴하여야 하는데 이때에는 속과 꼭지를 버리고 식초에 축여 볶아서 가루 내어 한번에 4g씩 미음에 타 먹어야 한대직지].

　　　　○이 약은 이질 치료에 특효약이다. 그러나 약성이 긴삽하므로 너무 일찍이 쓰면 구역질이 나고 금구리가 생길 수 있대강목].

　　　　○오래된 이질로 허해져 설사가 하루에도 1백여 번씩 나오는 데는 아편 열매깍지를 생

강즙에 하룻밤 담갔다가 볶아서 말려 가루 내어 쓰는데 한번에 8g씩 미음에 타 먹으면 곧 효과가 난다. 이것을 백중산이라고도 한다[입문].

■ 앵자속 ■ 아편꽃씨

【탕액편】 성질이 평하고 차다고도 한다. 맛이 달며 독이 없다. 반위와 가슴에 담이 막혀 음식이 내리지 않는 것을 치료한다. 일명 어미라고도 한다.(본초)

○꽃은 벌거면서 허연빛이 나는데 꽃잎은 4개이다. 혹 천엽에 연분홍 테두리가 있는 것도 있다. 그 열매는 병처럼 둥글고 화살촉이 붙은 것같이 생긴 가운데 씨가 있는데 몹시 잘고 빛은 희다.(본초)

○송이는 항아리 같고 씨는 좁쌀 같다.(입문)

嘔吐구토 반위증으로 음식이 내리지 않는 것을 치료한다.
　　　　참대기름에 타서 죽을 쑤어 먹는다[본초].

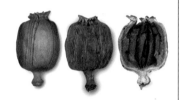

 230

■ 야국 野菊 ■ 들국화

【탕액편】 맛은 쓴데 어혈을 헤친다. 부인의 뱃속에 있는 어혈을 치료한다.(본초)

犬傷견상 주로 미친개한테 물렸을 때 치료한다.
　　　　보드랍게 갈아 술에 타서 취하도록 먹으면 효과가 있다[강목].
癰疽옹저 정창을 치료한다.
　　　　들국화와 녹두를 가루 내어 술에 타서 취하도록 마신 다음 자고나면 아픈 것과 열이 없어진다[입문].

■ 야명사 夜明砂 ■ 편복시

眼部눈부 내장, 외장을 치료하는데 눈을 밝게 하고 눈이 잘 보이지 않으면서 꽃무늬 같은 것이 나타나는 것을 없앤다.
　　　　물에 씻어 일어서 약한 불기운에 말린 다음 가루를 내어 알약을 만들어 먹거나 가루를 내서 먹어도 좋다[본초].
虐疾학질 편복시인데 5가지 학질을 치료한다.
　　　　가루 내어 한번에 4g씩 식은 찻물에 타서 먹으면 낫는다[본초].

小兒소아 어린이의 무고감과 여러 가지 감질을 치료한다.

　　　야명사를 닦아서 가루를 내어 음식에 넣어 마음대로 먹게 한다[본초].

■ 야압 野鴨 ■　물오리

蟲部충부 뱃속에 있는 모든 기생충을 다 죽이는데 12가지 기생충을 없앤다.

　　　끓여서 고기를 먹은 다음 국물을 마시면 좋다[본초].

야저지 野猪脂 ■　멧돼지 기름

【탕액편】 얼굴빛이 좋아지게 하고 풍종을 내리며 독창과 옴, 부인의 젖이 나오지 않는 것을 치료한다.

○산모가 젖이 나오지 않을 때 이 기름을 졸여서 술에 타 먹으면 젖이 곧 나오게 되는데 어린이 다섯 명을 먹일 수 있게끔 나온다.

○음력 섣달에 잡아서 오랫동안 두었던 것이 좋다.(본초)

乳部젖부 없는 젖을 나오게 한다.

　　　기름 1숟가락에 데운 술 1잔을 타서 하루 세 번 먹으면 젖이 곧 많아져서 5명의 어린이에게 먹일 수 있다[본초].

■ 야저황 野猪黃 ■　멧돼지 쓸개

【탕액편】 성질이 평하고 맛이 달면서 맵고 독이 없다. 귀주, 간질, 악독풍, 어린이 감질, 객오, 천조풍을 치료한다.

○야저황이란 멧돼지 담낭 속에 있는 것인데 갈아서 물에 타 먹는다.(본초)

○멧돼지의 생김새는 집돼지와 비슷하나 허리와 다리가 길고 털이 갈색이다.(입문)

사수 귀주와 사기를 없애준다.

　　　갈아서 물에 타 먹는다[본초].

■ 야합분 ■　산비들기 똥

風部풍부 이것이 바로 좌반룡이다.

술에 우려먹거나 닦아서 가루 내어 한번에 8g씩 술에 타서 먹는다[본초].

氣部기부 좋지 못한 기를 내보낸다.

용뇌龍腦) 약의 성질이 가볍고 떠올라서 관규를 뚫고 들어간다.

다른 약에 넣어 먹는다[본초].

精部정부 정을 단련하는 비방

이 비결은 전적으로 신에 달려 있다. 내신의 한 개 구멍을 현관이라고 하며 외신의 한 개 구멍을 빈호라고 한다. 정액이 나오지 않아 파정이 안되면 외신의 양기는 23~1시 사이에 발생하는데 사람 몸의 기와 천지의 기가 서로 합치된다. 그러나 정액이 나와 파정이 된 사람은 몸의 양기가 발생하는 시기가 점차 늦어져 밤 1~3시가 되어서야 발생하는 사람, 3~5시가 되어서 발생하는 사람, 5~7시가 되어서 발생하는 사람이 있다. 그리고 끝내 발생되지 않는 사람도 있으나 이는 처음부터 천지의 기와 서로 응하지 않은 것이다. 성욕을 강하게 하는 방법은 반드시 밤중 23~1시에 옷을 헤치고 일어나 앉아서 두 손을 마주 뜨겁게 비벼서 한 손으로 외신을 덮어주고 한 손으로는 배꼽을 덮고 정신을 내신에로 집중시킨다. 오랫동안 계속하여 습관이 되면 성욕이 왕성해진다[진전].

232

■ 양경골회 羊脛骨灰 ■ 양의 정강이뼈 태운 재

牙齒이빨 이빨을 튼튼하게 하는데 신이 허하여 이빨이 흔들리는 것을 낫게 한다.

늘 문지르면 잘 듣는다[입문].

○이빨 사이가 벌어지는 데는 이것을 반드시 써야 한다[단심].

■ 양기석 陽起石 ■

【탕액편】 성질은 따뜻하고 맛은 짜며 독이 없다. 자궁 속의 어혈, 징가, 결괴로 배가 아프고 임신 못하는 것, 음위증으로 일어서지 않는 것을 낫게 하며 남자의 음경 끝이 차고 음낭 밑이 축축하고 가려운 것을 낫게 한다. 또한 냄새나는 땀을 거두며 부종을 내리고 임신을 하게 한다.(본초)

○양기를 도와준다. 그 생김새가 짚신나물낭아 비슷하고 빛이 희며 말간 것이 좋다. 불에 달궈 식초에 담그기를 일곱번 반복하여 가루낸 다음 수비하여 쓴다. 이는 운모의 밑둥이다.(입문)

腎臟신장 신기를 보하는데 신기가 허약한 것을 치료한다.

가루 내어 수비해서 약에 넣어 쓴다[본초].

▌양두▌ 양의 위

小便오줌 오줌이 자주 나오는 것을 치료한다.

살찐 양의 위(양두)로 국을 끓여서 먹어야 한다[본초].

○오줌이 나오는 줄 모르는 것을 치료한다. 양의 위에 물을 가득 채워 넣고 실로 양끝을 동여맨 다음 푹 삶아서 그 속의 물을 단번에 먹으면 낫는다[강목].

▌양분 羊糞▌ 양의 분

毛髮모발 머리털이 빠지는 것을 치료한다.

태워 재를 내서 잿물을 받아 머리를 감으면 머리털이 잘 나오고 검어진다. 또한 머리털이나 수염이 빠지는 데는 양분과 기러기기름을 섞어서 바른다. 그러면 3일이 지나서 곧 털이 나온다[본초].

▌양신 羊腎▌ 양의 콩팥

婦人부인 몸 푼 뒤에 허약하고 여위어서 기운이 없을 때 치료한다.

양의 콩팥 한 쌍을 싸서 구워 익힌 다음 잘게 썰어서 양념을 두고 국을 끓이거나 죽을 쑤어 먹는 것이 좋다[본초].

▌양유 羊乳▌ 양의 젖

【탕액편】 성질이 따뜻하고溫 맛이 달며甘 독이 없다. 심폐心肺를 눅여 주고 소갈을 멈춘다. (본초)

口舌입혀 어린이가 입 안이 헐어서 헤진 것을 치료한다.

늘 먹어야 한다. 혀가 부었을 때에는 양의 젖을 빨게 하면 낫는다[본초].

233

■ 양육 羊肉 ■ 양고기

胃腑위부　위기를 잘 통하게 한다.

　　　　　푹 삶아서 먹거나 국을 끓여 먹어도 다 좋다.

　　　　　양의 위는 위를 보한다[본초].

虛勞허로　5로7상과 허로로 뱃속이 차고 몸이 여윈 것을 치료한다.

　　　　　양고기로 국을 끓여 양념을 두고 먹는다.

　　　　　○양의 콩팥은 신양이 쇠약한 것을 보한다. 국을 끓여서 양념을 두고 먹는다[본초].

肉部살부　몸이 여위는 병을 치료하여 살찌고 건강하게 한다.

　　　　　삶거나 구워 늘 먹는 것이 좋다[본초].

■ 양척골 羊脊骨 ■ 양의 등뼈

【탕액편】 신이 차서 허리가 아픈 것을 치료한다. 짓찧어 푹 삶아서 마늘양념을 하여 먹거나 빈속에 술로 먹는다.(입문)

腰部허리　허리가 아파서 몸을 돌리지 못하는 것을 치료한다.

　　　　　양의 등뼈 1대를 부스러뜨려 푹 삶은 다음 양념을 두고 먹고 나서 술을 조금 마신다[본초].

■ 양제근 羊蹄根 ■ 소루쟁이 뿌리

【탕액편】 성질은 차고 맛은 쓰며 맵고 독이 없다. 조금 독이 있다고도 한다. 머리털이 빠지는 것, 옴, 버짐, 옹저, 치질, 여자의 음식창, 침음창을 낫게 하고 여러 가지 충을 죽이며 고독을 낫게 하고 종독에 붙인다.

○곳곳에 있다.(본초)

皮部피부　역양풍을 치료한다.

　　　　　뿌리를 캐어 철판 위에 놓고 좋은 식초를 치면서 갈아낸 즙을 바른다. 유황가루를 조금 넣으면 더욱 좋다[본초].

■ 어회 魚膾 ■ 물고기회

【탕액편】 성질이 따뜻하고 맛이 달다. 목구멍에 기가 몰린 것과 명치 밑에서 신물이 도는 것을 치료한다. 생강, 겨자, 식초를 쳐서 회를 만들어 먹는다.

○붕어회는 음식을 잘 먹게 하고 이질을 멈춘다.
○잉어회는 기가 몰린 것을 헤친다.(본초)

膀胱방광 방광의 수기를 없앤다.

　　　　생강, 식초, 마늘, 부추를 넣어 먹는다[본초].
積聚적취 뱃속에 생긴 복량, 현벽, 기괴를 치료한다.

　　　　마늘, 부추, 생강, 식초를 두고 회를 쳐서 먹는다. 잉어회는 더 좋다[본초].
諸筋힘줄 이것을 먹으면 힘이 세 진다.

　　　　가축이나 노루, 사슴의 힘줄은 다 먹을 수 있다[본초].

▌여로 藜蘆 ▌ 박새뿌리

【탕액편】성질은 차고 맛은 맵고 쓰며 독이 많다. 머리에 난 부스럼, 옴으로 가려운 것, 악창과 버짐을 낫게 한다. 궂은 살을 없애며 여러 가지 벌레를 죽이고 가름막 위의 풍담을 토하게 한다.
○산에서 자라는데 뿌리는 파와 비슷하고 털이 많다. 뿌리는 또 용담초와 비슷하다. 음력 2월, 3월, 8월에 뿌리를 캐 그늘에서 말린다. 일명 녹총이라고도 한다.(본초)
○찹쌀 씻은 물에 달여서 볕에 말려 약간 볶아 쓴다.(본초)

吐部토부 몹시 토하게 한다.

　　　　가슴에 생긴 풍담과 암풍, 간질 때에는 위에 있는 여로산을 쓴다[본초].

▌여생지 驢生脂 ▌ 당나귀비계 날것

耳部귀부 귀가 먹은 지 오랜 것을 치료한다.

　　　　이 비계를 조피열매(천초, 생것)와 함께 넣고 잘 짓찧어 솜에 싸서 귀를 막으면 효과가 있다.

▌여어담 ▌ 가물치쓸개

咽喉인후 급성후폐증을 치료한다.

　　　　조금씩 아픈 곳에 넣는데 약을 넣자 곧 낫는다. 병이 오래되었으면 물에 타서 떠넣어야 한다. 음력 섣달에 잡은 것이 좋다[본초].

■ 여회 藜灰 ■ 명아주 태운 가루

【탕액편】 성질이 따뜻하고 맛이 맵다. 검은 사마귀, 무사마귀를 없앤다. 많이 쓰면 살과 피부가 진무른다.(본초)

○일명 여회라고도 하는데 여러 가지 쑥과 명아주를 태워서 만든 것이다. 이 재로 옷도 빠는데 빛이 누렇다.(본초)

○다른 재는 한번 불을 때서 받은 것이지만 이 재는 3~4달 동안 있다가 받은 것이므로 그 성질이 더 세다.(본초)

面部얼굴　얼굴에 생긴 거먼 사마귀를 없애준다.
　　　　　물에 개어 볶아서 사마귀에 붙인다[본초].

■ 역류수 逆流水 ■

【탕액편】 도류수라고도 하는데 즉 천천히 휘돌아 흐르는 물을 말한다. 거슬러 흐르는 성질이 있기 때문에 여기에 담음을 토하게 하는 약을 타서 쓴다.(정전)

○거슬러 흐르는 성질이 있는 물을 쓰는 것은 돌아 오르게만 하고 내려가지는 못하게 하자는 것이다.(본초)

吐部토부　토하게 하려면 역류수에 약을 타서 먹는다.
　　　　　그러면 곧 토한다[단심].

■ 연교 連翹 ■ 개나리열매

【탕액편】 성질은 평하고 맛은 쓰며 독이 없다. 나력, 옹종, 악창, 영류와 열이 뭉친 것, 고독을 낫게 하며 고름을 빨아내고 창절을 낫게 하며 통증을 멎게 한다. 5림과 오줌이 막힌 것을 낫게 하고 심에 열이 있는 것을 없앤다.

○잎은 계소와 같고 줄기는 붉으며 높이는 3~4자이고 꽃은 누르며 아주 귀엽게 생겼다. 가을에 깍지가 있는 열매가 달리는데 쪼개면 속이 벌어지고 조금만 마르면 곧 떨어져서 줄기에 붙어 있지 않는다. 곳곳에 있는데 나무가 늙어야 열매가 달리기 때문에 구하기 어렵다. 열매는 조각져서 서로 나란히 있어 깃과 같기 때문에 연교라 한 것이다.(본초)

○수족소양경과 양명경의 약이며 소음경으로 들어간다. 속을 버리고 쓴다. 누창과 옹

종 때 없어서는 안 되는 약이다.(입문)

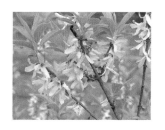

小腸소장 소장을 잘 통하게 한다.

　　　물에 달여서 먹는다.

心臟심장 심열을 없앤다.

　　　달여서 먹는대본최.

■ 연록피 烟鹿皮 ■ 연기를 쏘인 사슴의 가죽

곽란　　건곽란 때에 마시면 곧 토하고 신기하게 효과가 난대속방.

　　　연기를 쏘인 노루가죽도 쓰는데 연기를 쏘이면 흔히 누른빛이 난다. 이것을 물에 담갔
　　　다가 즙을 짜서 건곽란 때에 마시면 곧 토하고 신기하게 효과가 난대속방.

■ 연복자 燕覆子 ■ 으름덩굴 씨

聲音성음 5장 운이 끊어진 것을 잇고 말소리가 힘 있게 나오게 하는데 늘 먹어야 한대본최.

脈部맥부 12경맥을 통하게 해준다.

　　　으름덩굴열매를 늘 먹는 것이 좋대본최.

三焦3초　3초에 객열이 있는 것을 없앤다.

　　　익은 것을 따서 먹어야 한대본최.

■ 연석 煉石 ■ 달군 돌

癰疽옹저 여러 가지 악종, 발배를 치료한다.

　　　돌을 불에 벌겋게 달구었다가 식초에 담그기를 10여 번 한다. 다음 식초에 떨어진 돌 부
　　　스러기를 보드랍게 가루 내어 식초에 개서 바르면 곧 낫는다. 돌은 망돌 같은 것을 만드
　　　는 보통 돌이면 된대본최.

■ 연시 燕屎 ■ 제비똥

【탕액편】 성질이 평하며 맛은 맵고 독이 없다. 학질을 치료한다. 고독, 귀주에도 쓴다. 5
륭을 낫게 하며 오줌을 잘 나가게 한다.(본초)

○제비에는 2가지 종류가 있는데 즉 명마기와 제비이다. 가슴이 자줏빛이고 가벼우며 작은 것이 제비인데 이것은 약으로 쓰지 못한다. 가슴에 검은 반점이 있고 새소리가 큰 것이 명마기인데 이것을 약으로 쓴다.(본초)

○명마기 고기는 먹지 못한다. 이것을 먹고 물에 들어가면 교룡에게 물린다. 또한 죽이는 것도 좋지 않다.(본초)

虐疾학질　학질을 치료한다.

　　　　8g을 술 1되에 타서 사발에 담아놓고 발작할 날 아침에 코에 냄새를 쏘인대본초].

■ 연실 蓮實 ■ 연밥

【탕액편】 성질은 평하고 차며 맛이 달고 독이 없다. 기력을 도와 온갖 병을 낫게 하며 5장을 보하고 갈증과 이질을 멈춘다. 또한 정신을 좋게 하고 마음을 안정시키며 많이 먹으면 몸이 좋아진다.(본초)

○음력 8~9월에 검고 딴딴한 것을 따서 쓴다. 생것으로 쓰면 배가 불러 오르기 때문에 쪄서 먹는 것이 좋다.(본초)

○대체로 흰 연밥을 쓰는 것이 좋다.(일용)

虛勞허로　여러 가지 허증을 보한다.

　　　　연밥(연육) 600g을 돼지위 안에 넣고 푹 찌거나 물에 넣고 문드러지게 끓여서 짓찧은 다음 벽오동씨 만하게 알약을 만든다. 한번에 100알씩 술로 먹는다. 이것을 수지환이라고 한대입문].

神部신부　정신을 보양하는 데 많이 먹으면 성내는 것을 멎게 하고 기쁘게 한다.

　　　　오랫동안 먹으면 마음이 즐거워진다. 죽을 쑤어 늘 먹으면 좋다.

　　　　○오래 묵은 연밥(연실)의 검은 껍질을 버리고 살만 사기동이 안에 넣고 마른 채로 문질러서 위에 붙어 있는 붉은 껍질을 버린 다음 푸른 심만을 가루 낸 것에 용뇌를 조금 두고 끓인 물에 타 먹는다. 마음을 편안하게 하고 정신을 깨끗이 한대본초].

身形신형　오랫동안 먹으면 몸이 가뿐해지고 늙지 않으며 배고프지 않고 오래 산다.

　　　　연밥의 껍질과 심을 버리고 가루 내어 죽을 쑤거나 갈아서 싸라기를 내어 밥을 지어 늘 먹기도 하는데 다 좋다. 또는 가루 내어 한번에 8g씩 술이나 미음으로 먹는다. 오랫동안 먹으면 오래 산대본초].

脈部맥부　12경맥의 혈기를 좋게 한다.

　　　　연밥을 달여서 늘 먹는 것이 좋다. 연밥을 가루를 내어 죽을 쑤어 늘 먹으면 더욱 좋다[본초].

▌ 연자 蓮子 ▌ 연씨

五臟六腑 주로 5장의 기운이 부족한 것을 보한다.
5장6부
가루 내어 죽을 쑤어 늘 먹는다. 연뿌리를 우라고 하는데 쪄서 먹으면 5장을 아주 잘 보할 수 있다[본초].

心臟심장 심을 도와주고 마음을 안정시키며 심기를 통하게 한다.
가루 내어 먹거나 달여서 먹어도 다 좋다. 그리고 어떤 처방은 연씨 600g을 검은 껍질이 있는 채로 닦아서 잘 짓찧어 보드랍게 가루 내어 쓰게 되어 있는데 찧어지지 않은 검은 껍질은 버린다. 다음 약간 닦은 감초 40g을 가루 내어 넣고 섞는다. 한번에 8g씩 소금 끓인 물에 조금씩 타 먹으면 허해진 심을 크게 보하고 기를 도와준다[거가필용].

▌ 연자육 蓮子肉 ▌ 연밥

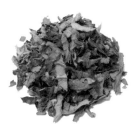

大便대변 이질을 멎게 하고 금구리를 치료한다.
껍질은 버리고 심이 있는 채로 가루 내어 한번에 8g씩 미음에 타서 먹는다[백일방].

▌ 염 鹽 ▌ 소금

腹部배부 배가 불러 오르고 아프며 트직하고 답답해서 죽으려고 할 때
몹시 짜게 끓인 소금물 1~2사발을 단번에 먹여서 토하게 하거나 설사시키면 진정된다.

胸部가슴 위가 아픈데 갑자기 약이 없을 때에는
소금을 칼끝에 놓고 벌겋게 달구어 물속에 담그는데 뜨거울 때에 마시게 한다. 담을 토하면 곧 낫는다[정전].

耳部귀부 귀가 갑자기 아픈 것을 치료한다.
소금 3~5되를 뜨겁게 닦아 쪽물들인 천에 싸서 벤다. 식으면 다른 것을 갈아 베는데 곧 낫는다[강목].

眼部눈부 물에 끓여서 더울 때 눈을 씻으면 눈이 잘 보이지 않는 것과 눈에 피진 것이 낫는다.
○입소산은 부예와 속예로 안개 같은 막이 눈알을 가린 것을 치료한다. 눈처럼 흰 소금을 아주 보드랍게 갈아 골풀(등심초)에 묻혀 예막에 살짝 넣어 준다. 여러 번 써보았는데 효과가 좋다[직지].
○아침 일찍 일어나서 소금 끓인 물로 양치하거나 눈을 씻으면 눈을 밝게 하고 이빨을

239

든든하게 하는 데 아주 좋다[본초].

腎臟신장 약 기운을 신으로 끌어간다.

　　　　약에 소금을 섞어서 닦거나 소금을 넣어 먹는 것은 다 이런 이치이다[본초].

곽란 건곽란을 치료한다.

　　　　소금을 큰 숟가락으로 하나씩 누렇게 되도록 닦아 물 1되에 풀어서 먹어 토하고 설사
하면 곧 낫는다[본초].

▌ 염초 焰硝 ▌

【탕액편】박초를 법제하여 그 정기를 다 뽑은 뒤에 그 밑에 응결되어 있는 돌 같은 것이
다. 즉 정기는 다 빠지고 남은 찌꺼기이기 때문에 효능이 또한 완만하다. 다만 태우면
연기가 나는 불이 일어난다.(본초)

○태우면 불꽃이 일어나 연기가 나는 불이 붙기 때문에 염초라고 한다. 3가지 초류가
본래 한 가지 물질이므로 주로 치료하는 것도 서로 같다.

○초류를 달임약과 같이 쓸 때는 먼저 약탕관에 약을 넣고 달여서 뜨거울 때에 넣고
저어서 먹는다.(입문)

大便대변 관격이 되어 대소변이 나오지 않는 것을 치료한다.

　　　　꿀 1종지와 염초 8g을 끓인 물 1종지에 타서 빈속에 먹으면 대소변이 곧 나온다[회춘].

小兒소아 어린이의 화단독9단독의 한 가지. 온몸이 벌겋게 되고 반점이 없는 것을 화단이라고
한다)을 치료한다.

　　　　염초를 끓인 물에 넣어 녹인 것을 닭의 깃으로 묻혀 자주 바른다[본초].

▌ 염탕 鹽湯 ▌ 소금 끓인 물

吐部토부 잘 토하게 한다.

　　　　자세한 것은 곽란문에 있다.

皮部피부 여러 가지 풍증으로 가려운 것을 치료한다.

　　　　소금 1말을 물 10말에 두고 끓여 절반쯤 줄면 따뜻하게 해서 세 번 목욕한다.

　　　　○가려움증 때 목욕하는 데는 소금보다 나은 것이 없다. 목욕은 진하게 달인 소금물로
하는 것이 제일 좋다[강목].

　　　　○해수욕을 하면 더 좋다[속방].

面部얼굴 얼굴에 생긴 5가지 헌데를 치료한다.

더운 소금 끓인 물에 솜을 적셔서 헌데를 눌러 주는데 하루에 다섯에서 여섯 번 하면 절로 낫는다(본초).

▌영양각 羚羊角▌

【탕액편】 중풍으로 힘줄이 가드라드는 것, 열독풍이 치미는 것과 중악으로 정신이 혼미한 것을 치료하는데 마음을 안정시키고 놀란 것처럼 가슴이 두근거리는 것을 멎게 한다. 그리고 언제나 가위에 눌리지 않게 하고 눈을 밝게 하며 고독과 악귀를 없애고 열독리와 혈리를 낫게 한다.(본초)

○이 뿔은 마디가 많고 쭈굴쭈굴한 테두리가 많으며 사람 손가락만큼 가늘고 길이는 4~5치 정도 된다. 쭈굴쭈굴한 테두리가 가는 것일수록 좋은데 아무 때나 잘라서 쓴다.(본초)

○영양은 밤에 잘 때 뿔을 나뭇가지에 걸고 땅에 닿지 않게 하고 잔다. 뿔굽 가운데가 깊이 패이고 예리하며 딴딴하고 가늘며 걸었던 자리가 있는 것이 좋은 것이다.(본초)

○영양각은 궐음경의 약이다. 궐음경으로 들어가는 기운이 아주 빠른데 간기를 좋게 한다.(단심)

○진짜 뿔은 귀에 대고 있으면 '윙윙' 소리가 나는데 이런 것이라야 좋다.(본초)

筋部힘줄 풍병으로 힘줄이 가느라드는 것을 치료한다.

가루를 내어 물에 달여 먹는다(본초).

▌오가피 五加皮▌ 오갈피

【탕액편】 성질은 따뜻하며 약간 차다고도 한다. 맛은 맵고 쓰며 독이 없다. 5로 7상을 보하며 기운을 돕고 정수를 보충한다. 힘줄과 뼈를 든든히 하고 의지를 굳세게 하며 남자의 음위증과 여자의 음부가려움증을 낫게 한다. 허리와 등골뼈가 아픈 것, 두 다리가 아프고 저린 것, 뼈마디가 조여드는 것, 다리에 힘이 없어 늘어진 것 등을 낫게 한다. 어린이가 3살이 되어도 걷지 못할 때에 먹이면 걸어다닐 수 있게 된다.

○산과 들에 있는데 나무는 잔 떨기나무이고 줄기에는 가시가 돋고 다섯갈래의 잎이 가지 끝에 난다. 꽃은 복숭아꽃 비슷한데 향기롭다. 음력 3~4월에 흰 꽃이 핀 다음 잘고 푸른 씨가 달린다. 6월에 가면 차츰 검어진다. 뿌리는 광대싸리뿌

리 비슷한데 겉은 검누른 빛이고 속은 희며 심은 단단하다. 음력 5월과 7월에는 줄기를 베고 10월에는 뿌리를 캐어 그늘에서 말린다.(본초)

○위로 5거성의 정기를 받아서 자란다. 그렇기 때문에 잎이 다섯갈래로 나는 것이 좋다. 오래 살게 하며 늙지 않게 하는 좋은 약이다.(입문)

腰部허리 허리와 등뼈가 아픈 것과 허리가 갑자기 아픈 것을 치료한다.

　　　　오가피를 잘게 썰어서 술에 담갔다가 우러난 술을 마신다[본초].

足部다리 위벽으로 다리가 약해진 것을 치료한다.

　　　　술을 빚어 먹거나 물에 달여서 차처럼 마신다[본초].

肉部살부 허해서 몸이 여윈 것을 치료하여 살찌게 한다.

　　　　오가피로 술을 빚어 먹거나 달여 먹어도 다 좋다[본초].

身形신형 오랫동안 먹으면 몸이 가뿐해지고 늙지 않는다.

　　　　오갈피의 뿌리와 줄기를 달여 보통 술 빚는 방법과 같이 술을 만들어 마신다. 주로 보한다. 혹은 달여서 차 대신에 마셔도 좋다. 세상에 오갈피술과 오가피산을 먹고 오래 산 사람이 헤아릴 수 없이 많다[본초].

小兒소아 3살이 되도록 걷지 못하는 것을 치료한다.

　　　　오갈피를 보드랍게 가루를 내어 한번에 4g씩 미음에 탄 다음 좋은 술을 조금 넣어 먹이는데 하루에 세 번씩 먹이면 뛰어다니게 된다[본초].

虛勞허로 5로 7상과 허손된 것을 보한다.

　　　　오갈피를 많이 술에 담가 두고 먹거나 술을 빚어 먹거나 달여서 차처럼 늘 먹어도 다 좋다[본초].

風部풍부 풍증을 치료하는데 허한 것을 보한다.

　　　　또한 풍비와 통풍도 치료한다. 술을 빚어 마시는데 이것을 일명 오갈피술(처방은 탕액 편 곡식문에 있다)라고 한다[본초].

　　　　○눈이 비뚤어진데 오갈피를 먹으면 눈이 바로 선다. 또한 오갈피를 거칠게 가루 내어 술에 담갔다가 먹어도 눈이 곧 바로 선다[뇌공].

筋部힘줄 힘줄과 뼈를 든든하게 한다.

　　　　오가피를 달여 먹거나 술을 빚어 오랫동안 먹으면 좋다[본초].

▌오계 ▌ 뼈 검은닭

風部풍부 중풍으로 말을 하지 못하는 것과 풍, 한, 습으로 생긴 비증을 치료한다.

　　　　뼈 검은 닭의 고기를 국을 끓이면서 파, 후추, 생강, 소금, 간장, 기름을 넣고 익혀 먹는다.

○오계분은 풍을 주관한다. 치병으로 이를 악물고 몸이 뻣뻣해진 데는 오계시백을 검정콩(흑두, 뜨겁게 닦은 것)과 함께 술에 담갔다가 먹는다.

大便대변 어린이의 금구리를 치료한다.

1마리를 보통 먹는 것처럼 손질하여 삶아서 그 국물을 자주 먹으면 이질이 멎고 위가 좋아진다.

■ 오공 蜈蚣 ■ 왕지네

【탕액편】 성질이 따뜻하고 맛이 매우며 독이 있다. 귀주, 고독, 사매와 뱀독을 치료하고 헛것을 없애며 3충을 죽이고 온학과 명치 아래와 배에 뭉친 징벽을 낫게 하고 유산시키며 굳은 피를 나가게 한다.

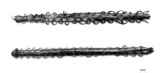

○흙이나 돌사이, 썩은 풀잎이 쌓여 있는 곳, 지붕이나 벽짬에서 사는데 등은 검푸른 빛이 나면서 번쩍거리고 발은 벌거며 배는 누렇고 머리는 금빛이다. 그리고 발이 많은데 머리와 발이 벌건 것이 좋다. 음력 7월에 잡아 햇볕에 말려서 쓰거나 구워서 쓴다.

○일명 즉저라고도 한다. 회남자가 즉저는 대를 맛있게 먹는다고 하였는데 대라는 것은 작은 뱀을 말한다. 왕지네오공는 뱀을 억누르는 성질을 가지고 있다. 뱀을 보기만 하면 곧 덮쳐서 골을 먹는다.

○왕지네는 활유 를 무서워한다. 활유가 왕지네 몸에 닿기만 하여도 곧 죽는다. 그러므로 활유는 왕지네의 독을 푸는 것이다.(본초)

○생강즙을 발라 구워서 머리와 발을 버리고 가루내어 쓴다.(입문)

○일명 천룡이라고도 한다.

小兒소아 갓난아이가 입을 꼭 다물고 벌리지 않으며 젖을 빨지 못하는 데 치료한다.

왕지네를 구워 가루를 낸 다음 2g씩 돼지젖 2홉에 타서 입에 떠 넣어 먹인대본초].

瘧疾학질 온학, 장학의 치료에 좋다.

구워 가루 내어 한번에 2g씩 데운 술에 타 먹는대본초].

風部풍부 파상풍으로 이를 악물고 몸이 싸늘하면서 뻣뻣해진 것을 치료한다.

보드랍게 가루 내어 이빨에 문지르면 느침을 흘리면서 곧 깨어난다[강목].

243

■ 오령지 五靈脂 ■

【탕액편】 성질이 따뜻하고 맛이 달며 독이 없다. 명치 밑이 차면서 아픈 것을 치료하고 혈맥을 잘 통하게 하며 월경이 막힌 것을 통하게 한다.(본초)

○이 약 기운은 간으로 들어가기 때문에 피를 잘 돌게 하고 지혈하는 데는 효과가 제일 빠르다. 부인이 혈기로 찌르는 것같이 아픈 데 효과가 아주 좋다.(단심)

○생것을 쓰려고 할 때에는 술에 갈아 수비하여 모래와 돌을 버리고 써야 하며 익혀서 쓰려고 할 때에는 술에 갈아 수비한 다음에 연기가 나도록 닦아서 가루내어 써야 한다.(입문)

○명치 밑에 굳은 피가 있어 아픈 것을 멎게 하는 데는 아주 좋다.(의감)

胞部포부　달거리를 나오게 하는 데 효과가 있다.

　　　　　혈붕이 멎지 않는 것과 벌겋고 흰 이슬이 흐르는 것을 치료한다. 절반은 생것으로 절반은 닦은 것으로 가루를 내어 한번에 4g씩 술에 타서 먹거나 알약을 만들어 먹는다(단심).

■ 오매 烏梅 ■ 불에 그을려 말린 매실

【탕액편】 성질은 따뜻하고 맛이 시며 독이 없다. 담을 삭히며 구토와 갈증, 이질 등을 멎게 하고 노열과 골증을 치료하며 술독을 풀어 준다. 또한 상한 및 곽란 때에 갈증이 나는 것을 치료하며 검은 사마귀를 없애고 입이 마르며 침을 잘 뱉는 것을 낫게 한다.(본초)

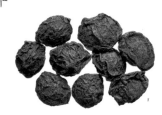

大腸대장　장을 수렴하는데 좋다.

　　　　　달여서 차처럼 마신다(본초).

肺臟폐장　폐기를 거두어들인다.

　　　　　차를 만들어 마신다(탕액).

痰飮담음　담을 삭이고 갈증을 멈춘다.

　　　　　차를 만들어 마신다(본초).

津液진액　침을 많이 뱉는 것을 멎게 한다.

　　　　　차를 만들어 먹는다(본초).

夢部꿈부　잠을 자지 못하는 것을 치료한다.

　　　　　달여 먹는다(본초). 차를 만들어 먹으면 잠이 온다(본초).

虐疾학질　열학으로 답답하고 목이 마르는 데 쓴다.

　　　　　달여서 마신다(본초).

消渴소갈 입이 마르는 것을 치료하는데 소갈도 멎게 한다.

　　　　달여서 꿀을 좀 섞어 늘 먹어야 한대[본초].

곽란　　곽란으로 번갈이 나는 것을 치료한다.

　　　　물에 담갔다가 그 물에 꿀을 타서 마신대[본초].

內傷내상 먹은 국수가 소화되지 않고 배가 팽팽하게 불러 오르는 것을 치료한다.

　　　　오매살로 알약을 만들어 한번에 30알씩 끓인 물로 먹는대[유취].

火部화부 골증을 치료하며 가슴이 안타깝게 답답한 것을 없앤다.

　　　　오매를 물에 달여 차처럼 마신대[본초].

大便대변 장을 수렴하여 이질을 낫게 한다.

　　　　혈리에는 백매육 1개와 좋은 차를 식초 끓인 물에 우려서 쓰는데 한번 먹으면 낫는다.

　　　　○적리와 오래된 이질에는 오매 달인 물에 꿀을 타서 먹는다.

　　　　○휴식리에는 차와 건강을 함께 가루 내어 알약을 만들어 먹으면 효과가 있대[본초].

■ 오매육 烏梅肉 ■ 오매살

面部얼굴 거먼 반점, 거먼 사마귀, 군살을 없애준다.

　　　　여러 가지 다른 약들과 섞어서 바른대[본초].

　　　　○얼굴에 주근깨가 생긴 데는 오매살, 양두나무가지, 주염열매(조협), 개구리밥(부평초, 뒷면이 자줏빛이 나는 것) 각각 같은 양으로 하여 가루를 내어 가루비누같이 만들어 쓰는데 이것으로 얼굴을 씻으면 주근깨가 절로 없어진대[입문].

　　　　○백매도 효과가 같다.

■ 오미자 ■

【탕액편】 성질은 따뜻하고 맛이 시며 약간 쓰다고도 한다. 독이 없다. 허로로 몹시 여윈 것을 보하며 눈을 밝게 하고 신을 덥히며 양기를 세게 한다. 남자의 정을 돕고 음경을 커지게 한다. 소갈증을 멈추고 번열을 없애며 술독을 풀고 기침이 나면서 숨이 찬 것을 치료한다.

○음력 8월에 열매를 따서 볕에 말린다.

○껍질과 살은 달고 시며 씨는 맵고 쓰면서 모두 짠 맛이 있다. 그래서 5가지 맛이 다 나기 때문에 오미자라고 한다. 약으로는 생것을 볕에 말려 쓰고 씨를 버리지 않는다. (본초)

○손진인이 '여름철에 오미자를 늘 먹어 5장의 기운을 보해야 한다' 고 한 것은 위로는 폐를 보하고 아래로는 신을 보하기 때문이다. 수태음, 족소음경에 들어간다.(탕액)

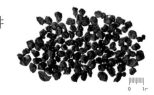

腎臟신장 신을 따뜻하게 하며 신수를 보한다.

오미자는 모양이 신장 비슷한데 알약을 만들어 먹거나 달여서 먹는다 [본초].

肺臟폐장 폐기를 걷어 들인다.

차나 알약을 만들어 늘 먹는다[본초].

精部정부 남자의 정을 보한다[본초].

○오미자고는 정액을 잘 나가지 않게 하는데 몽설과 유정을 치료한다. 오미자 600g을 깨끗한 물에 씻어서 하룻밤 물에 담갔다가 주물러서 씨를 버린다. 그 즙을 베자루로 걸러서 냄비에 넣고 겨울에 뜬 꿀 1.2kg을 넣어서 약한 불로 천천히 달여 고를 만든다. 한번에 1~2숟가락씩 끓인 물에 타 빈속에 먹는다[본초].

消渴소갈 소갈을 멎게 하는 데 아주 좋다.

오미자 단물을 만들어 먹거나 알약을 만들어 오랫동안 먹으면 진액이 생기고 갈증이 멎는다[본초].

咳嗽기침 주로 기침이 나고 기가 치밀어 오르며 열이 나는 것을 치료한다.

오미자는 폐기를 걷어 들이기 때문에 화열이 있는 데는 반드시 써야 할 약이다[동원].

○인삼, 오미자, 맥문동은 폐가 허하여 저절로 땀이 나고 기가 약하여 숨이 찬 것을 치료하는 좋은 약이다[강목].

○오래된 기침에 오미자를 반드시 쓰는 것은 동원의 방법이다. 그러나 갑자기 쓰면 사기를 머물러 있게 할 우려가 있기 때문에 반드시 먼저 발산시키는 약을 쓰거나 그것과 같이 쓰는 것이 좋다[단심].

虛勞허로 허로로 몸이 여윈 것을 치료하는데 부족한 것을 보하고 피부를 윤택하게 하고 허열을 없앤다.

오미자를 달여 먹거나 알약을 만들어 먹거나 달여 먹어도 좋다[본초].

骨部뼈부 힘줄과 뼈를 든든하게 한다.

알약을 만들어 오랫동안 먹는 것이 좋다[본초].

■ 오배자 五倍子 ■ 붉나무벌레집

【탕액편】 성질은 평하며 맛은 쓰고 시며 독이 없다. 치선과 감닉, 폐에 풍독이 있어서 피부가 헐거나 버짐이 생겨 가렵고 고름 또는 진물이 흐르는 것을 낫게 하며 5가지 치

질로 하혈이 멎지 않는 것, 어린이의 얼굴과 코에 생긴 감창, 어른의 입 안이 헌 것 등을 낫게 한다.

ㅇ곳곳에 있는데 붉나무의 잎에서 생긴다. 음력 7월에 열리는데 꽃은 없다. 생것은 푸르고 익으면 누렇다. 큰 것은 주먹만 하며 속에 벌레가 많다. 음력 9월에 따서 햇볕에 말린다. 일명 백충창 또는 문합이라고도 한다.(본초)

ㅇ속에 벌레를 긁어 버리고 끓는 물에 씻어서 날것대로 쓴다. 알약으로는 약간 닦아서 넣는다.(입문)

大腸대장 장이 허하여 설사가 나는 것을 치료하는데 장을 수렴하여 대변이 줄줄 나가는 것을 멎게 한다.

가루를 내어 물에 타서 먹거나 알약을 만들어 먹는다[본초].

手部팔부 손발이 트는 것을 치료한다.

가루 내어 소의 골에 개서 튼 곳에 밀어넣고 잘 싸매면 곧 낫는다[득효].

口舌입혀 입 안이 허는 것을 치료한다.

가루를 내어 뿌리면 곧 음식을 먹을 수 있게 된다[본초].

ㅇ입이 헐어서 헤어지고 아픈 데는 붉나무벌레집 40g, 황백(꿀물에 축여 볶은 것), 곱돌(활석) 각각 20g, 동록 8g, 사향 1g을 쓰는데 위의 약들을 가루를 내어 뿌리면 잘 낫는다.

ㅇ긴순을 치료한다. 붉나무벌레집과 가자육을 같은 양으로 하여 쓰는데 가루를 내서 입술에 붙이면 곧 낫는다[단심].

眼部눈부 두 눈꺼풀이 벌겋게 진문 것과 부예, 피가 뭉친 것, 군살이 눈알에 생긴 것을 치료한다.

붉나무벌레집(오배자) 40g과 순비기열매(만형자) 60g을 함께 가루를 내어 한번에 8g씩 구리그릇이나 돌그릇에 물 2잔과 함께 넣고 절반 정도 되게 달인 다음 맑은 웃물을 받아 따뜻하게 해서 하루에 두세번씩 눈을 씻는다. 그러면 눈이 밝아져 깔깔하고 가려운 것이 없어진다[본초].

大便대변 장이 허하여 설사하는 것을 치료한다.

가루 내어 한번에 8g씩 끓인 물에 타서 먹으면 곧 멎는다[본초].

▌오수유 吳茱萸 ▌

【탕액편】 성질은 열하며 맛은 맵고 조금 독이 잇다. 속을 덥히고 기를 내리게 하며 통증을 멎게 한다. 명치 밑에 냉이 쌓여 비트는 듯이 아픈 것, 여러 가지 냉이 뭉쳐 삭지 않는 것, 중악으로 명치 밑이 아픈 것 등을 낫게 한다. 곽란으로 토하고

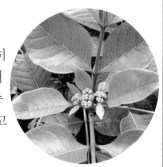

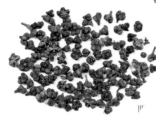

설사하며 쥐가 이는 것을 낮게 하며 담을 삭이고 징벽을 헤치며 습과 어혈로 감각을 모르는 것을 낮게 한다. 신기, 각기, 위 속의 냉기를 낮게 한다.

○잎은 가죽나무 비슷한데 넓고 두터우며 자줏빛이다. 음력 3월에 자줏빛의 꽃이 피고 7~8월에 조피열매 비슷한 열매가 열리는데 어릴 때는 약간 노랗고 다 익으면 진한 자줏빛으로 된다. 9월초에 따서 그늘에 말린다.(본초)

○빛은 청록색이다. 더운물에 담가서 쓴 물을 예닐곱 번 우려 버린 다음에 쓴다. 혹 소금물이나 황련 우린 물에 축여 볶아서도 쓴다.

○법제하는 법은 끓는 물에 한나절 동안 황련과 같이 담가 두었다가 볶아 따로따로 가려서 쓴다.(입문)

腹部배부 배가 참을 수 없이 아픈 데 주로 쓴다.

오수유를 물에 달여 먹는다(본초).

膀胱방광 방광을 따뜻하게 한다.

물에 달여서 먹는다(본초).

內傷내상 탄산증으로 신물이 명치를 자극하는 것을 치료한다.

오수유 1홉을 달여 먹으면 곧 낫는다. 요즈음 어떤 사람이 탄산증으로 명치가 찢어지는 듯하였는데 이 약을 먹고 20년 동안이나 도지지 않았다(본초).

▌오아 烏鴉▌ 까마귀

【탕액편】 성질이 평하고 독이 없다. 기침과 골증로로 여위는 것을 치료한다. 또한 급풍증과 어린이의 간질, 가위 눌린 것을 치료한다.(본초)

○이긴 진흙에 싸서 약성이 남게 태워 가루내어 미음에 타먹는다.(본초)

風部풍부 급중풍으로 입이 비뚤어지고 팔다리를 쓰지 못하는 것을 치료한다.

까마귀 1마리를 소금을 넣고 이긴 진흙으로 잘 싸발라서 불에 구운 다음 가루내서 술에 타 먹는다(본초).

사수 헛것에 홀린 것을 치료한다.

태워 가루내서 술에 타 먹는다(본초).

■ 오아우 烏鴉羽 ■ 까마귀 털

打撲傷
타박상 　떨어져 상하여 어혈이 생겨 명치 밑이 불러 오르고 얼굴이 퍼렇게 되며 숨이 찬 것을 치료한다.

　　　　오른쪽 것 7개를 빼서 태워 가루 내어 술에 타 먹는다. 그러면 피를 토하고 곧 낫는다[본초].

■ 오약 烏藥 ■

【탕액편】 성질은 따뜻하며 맛이 맵고 독이 없다. 모든 기병과 냉병을 낫게 하며 중악으로 명치 아래가 아픈 것, 주오와 헛것에 들린 것을 낫게 하고 방광과 신의 냉기가 등심으로 치미는 것을 낫게 한다. 곽란과 반위, 구토, 설사, 이질, 옹종, 옴, 문둥병을 낫게 하고 오줌이 술술 자주 나가는 것, 부인의 혈, 기로 오는 통증 등을 낫게 하며 어린이 뱃속의 여러 가지 충을 죽인다.

○족양명경, 족소음경에 들어간다. 영남 지방에서 나는 것은 빛이 갈색이면서 단단하다. 다른 지방에서 나는 것도 좋다. 껍질과 심을 버리고 약간 닦아서 쓴다. 갈아서 달임약에 타 먹기도 한다.(입문)

背部등부 방광과 신 사이에 있던 냉기가 등심으로 치미는 것을 치료한다.

　　　　썰어서 물에 달여 먹거나 가루를 내어 먹는다[탕액].

膀胱방광 방광과 신장 사이가 차고 아픈 것을 치료한다.

　　　　달여서 먹거나 알약을 만들어 먹는다[본초].

氣部기부 일체 기병을 치료한다.

　　　　침향과 같이 갈아서 달여 조금씩 먹는다. 가슴과 배에 냉기가 심한 것도 치료하는데 곧 편안해진다[본초].

■ 오웅계 烏雄 ■ 뼈검은수탉

骨筋골절 주로 넘어져서 뼈가 부러져 몹시 아픈데 쓴다.

　　　　오계(수컷)의 피를 받아 술에 타서 먹고 즉시 그 닭의 배를 갈라서 상처에 싸매면 잘 낫는다[본초].

　　　　○또는 오계의 뼈를 가루 내어 40g과 자연동을 가루내서 16g을 섞어 한번에 8g씩 데운

술에 타서 빈속에 먹는대강목].

虛勞허로　허로로 몸이 여윈 것을 보한다.

　　수탉 1마리에 양념을 두고 푹 삶아 먹으면 몹시 보한다. 늘 먹는 것이 좋대본초].

■ 오적어골 烏賊魚骨 ■ 오징어뼈

【탕액편】성질이 약간 따뜻하고 맛이 짜며 독이 없다. 독이 약간 있다고도 한다. 부인이 하혈을 조금씩 하는 것, 귀머거리와 눈에서 뜨거운 눈물이 나오는 것과 혈붕을 치료하고 충심통을 멎게 한다.

○이것의 뼈를 일명 해표초라고도 하는데 물에 2시간 동안 삶아서 누렇게 된 다음에 껍질을 버리고 보드랍게 가루내어 수비한다. 다음 햇볕에 말려 쓴다.(입문)

○물 위에 떠 있다가 까마귀가 죽은 것인 줄 알고 쪼을 때 곧 까마귀를 감아 가지고 물 속으로 들어가 먹기 때문에 오적어라고 했다. 뼈가 없는 것은 유어라고 한다.(본초)

小兒소아　어린이의 이질을 치료한다.

　　오징어뼈를 가루를 내어 미음에 타 먹인다[본초].

胞部포부　혈고와 붕루를 치료하는데 달거리를 통하게도 한다.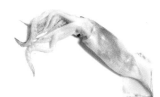

　　가루를 내어 먹거나 알약을 만들어 먹어도 다 좋대본초].

眼部눈부　눈에 부예나 벌거면서 흰 예막이 생긴 것을 치료한다.

　　수비하여 꿀에 타서 넣는데 용뇌를 조금 넣어 쓰면 더 좋대본초].

■ 오적어묵 烏賊魚墨 ■ 오징어먹

胸部가슴　부인에게 붕루가 있으면서 가슴앓이가 심한 것을 살혈심통이라고 하는데 이것을 치료한다.

　　오징어 먹을 볶아서 가루를 내어 식초를 끓인 물에 타 먹는다. 또한 유산 뒤에 피를 많이 흘려서 가슴이 아픈 것도 치료한대입문].

■ 오적어육 烏賊魚肉 ■ 오징어고기

婦人부인　불임중에 오랫동안 먹으면 임신될 수 있다.

　　○이 고기 뱃속에는 먹 같은 것이 있다. 혈붕으로 명치가 심하게 아픈 것을 살혈심통이라고 하는데 이것을 치료한다. 유산 때 심한 하혈로 명치가 아픈 데도 오징어 뱃속의

250

먹 같은 것을 볶아 가루를 내어 식초를 두고 끓인 물에 타 먹는다[양방].

▌온무청즙 溫蕪菁汁 ▌ 따뜻한 순무즙

瘟疫온역 온역의 기운을 없앤다.

입춘이 지난 첫 경자일에 순무즙을 내어 따뜻하게 하여 온 가족이 다 먹으면 돌림병이 생기지 않는다[본초].

▌온천 溫泉 ▌

筋部힘줄 풍과 한으로 뼈와 힘줄이 저리고 가느라드는 병 때에 목욕하면 좋다.

그러나 습이 많으면 좋지 않다[본초].

▌와 蛙 ▌ 개구리

【탕액편】 성질이 차고 맛이 달며 독이 없다. 어린이에게 열로 생긴 헌데와 힘살에 생긴 헌데, 배꼽이 상한 것을 치료하는데 아픈 것을 멎게 한다. 하마 종류이다.

○잔등은 퍼렇고 배는 허여며 주둥이는 뾰족하고 뒷다리가 길기 때문에 잘 뛴다.

○잔등에 누런 무늬가 있는 것은 금선와라고 하는데 시주의 병충을 죽이고 허로증을 없애며 열독을 푼다.

○빛이 검은 것을 남쪽 사람들은 합자라고 한다. 먹으면 맛이 좋고 허손된 것을 보한다.(본초)

火部화부 노열과 열독을 푼다.

머구리를 달여 먹는다. 즙을 내어 먹어도 좋다. 이것은 물속에 있는 개구리를 말한다[본초].

小兒소아 어린이의 열창에는 개구리를 짓찧어 붙인다.

적백이질과 설사, 번열에는 개구리를 고아 먹이거나 구워도 먹인다[본초].

251

■ 와거자 ■ 부루씨

骨筋골절 주로 타박을 받았거나 떨어져 뼈가 부러진 데 쓴다.

부루씨를 약간 닦아서 가루내어 한번에 8~12g씩 술로 먹으면 힘줄과 뼈가 잘 붙는다. 이것을 접골산이라고 한다[회춘].

■ 와우 蝸牛 ■ 달팽이

【탕액편】 성질이 차고 맛이 짜며 독이 약간 있다. 적풍으로 입과 눈이 삐뚤어진 것과 삐인 것, 탈항, 소갈, 경간을 치료한다.

○일명 해양이라고도 하는데 즉 껍질을 지고 있는 달팽이다. 음력 8월에 잡아서 쓰는데 생김새가 둥글면서 큰 것이 좋다. 약으로는 볶아서 쓴다.

○달팽이는 껍데기를 지고 다니는데 놀라면 머리와 꼬리를 움츠려서 껍데기 속으로 들이민다. 그리고 뿔이 4개 있다. 활유 와 대체로 비슷하면서 약간 다르다.(본초)

小兒소아 어린이의 경풍약에 넣으면 아주 좋다.

달팽이를 보드랍게 갈아서 약에 섞어서 쓴다[본초].

■ 왕과 王瓜 ■ 주먹참외

【탕액편】 성질은 차고 평하다고도 한다. 맛은 쓰며 독이 없다. 혈맥을 잘 통하게 하며 돌림열병, 주황병에 몹시 열이 나고 가슴이 답답한 것을 낫게 한다. 소갈을 멎게 하고 어혈을 삭게 하며 옹종을 삭아지게 하고 유산시키며 젖이 나게 한다.

○곳곳에서 자라는데 잎은 하눌타리와 같으며 음력 5월에 누른꽃이 피고 열매가 맺는데 달걀 노른자위만하다. 설었을 때에는 푸르고 익으면 붉다. 뿌리는 칡뿌리갈근 비슷한데 가늘면서도 가루가 많다. 일명 토과土瓜라고도 하는데 음력 3월에 뿌리를 캐 그늘에 말린다.(본초)

小兒소아 배꼽에 붙인다. 어린이의 이질을 치료하는 좋은 약이다.

서리맞은 왕과덩굴을 햇볕에 말려 약성이 남게 태워 가루를 낸 다음 참기름으로 개어 배꼽에 붙이면 곧 낫는다[의감].

252

■ 왕과근 王瓜根■ 왕과뿌리

黃疸황달 주달이 흑달로 변하여 치료하기 어렵게 된 것을 낫게 한다.

뿌리를 짓찧어 즙을 내서 빈속에 작은되로 1되씩 단번에 먹으면 반드시 누런 물이 오줌으로 나온다. 그래도 낫지 않으면 다시 먹어야 한다[본초].

■ 왕과근 王瓜根■ 쥐참외뿌리

乳部젖부 젖을 나오게 한다.

쥐참외뿌리를 짓찧어 가루를 낸 다음 한번에 4g씩 하루 세 번 술로 먹는다[본초].

■ 요 蓼■ 여뀌

곽란   곽란으로 힘줄이 뒤틀리는 것을 치료한다.

진하게 달여 뜨거울 때 김을 쏘이면서 그 물에 씻는다. 그 다음 1~2잔 마시면 곧 낫는다.

積聚적취 현벽과 적병을 치료한다.

매일 1줌씩 물에 달여서 빈속에 먹는다[본초].

■ 요실 蓼實■ 여뀌씨

【탕액편】 성질이 차고 맛이 매우며 독이 없다. 이 약 기운은 코로 들어간다. 신에 있는 사기를 없애고 눈을 밝게 하며 습기를 내린다. 옹종, 창양을 치료하며 5장에 몰린 기를 통하게 한다.

○많이 먹으면 물을 토하게 되고 양기가 상하며 가슴이 아프다.

○모든 여뀌의 꽃은 다 붉고 희며 씨는 다 검붉다.

○초봄에 여뀌씨를 받아 바가지에 담고 물을 뿌리면서 불 위에 높이 걸어 놓고 밤낮으로 덥히면 드디어 붉은 싹이 돋아난다. 이것으로 나물을 하여 양념을 쳐서 밥상에 차려 놓는다. (본초)

小兒소아 어린이 머리에 난 헌데를 치료한다.

여뀌씨를 가루를 내어 달걀 흰자위로 개어 바른다[본초].

▌용골 龍骨▌

【탕액편】 성질은 평하고 약간 차다고도 한다. 맛이 달며 독이 없다. 약간 독이 있다고도 한다. 정신이 좋아지게 하고 혼백을 안정시키며 5장을 편안하게 하며 사기를 몰아내고 심신을 진정시키며 설사, 이질, 몽설을 낫게 하고 일체 피흘리는 것을 멎게 하며 땀이 나지 않게 하고 오줌이 많이 나가는 것을 줄어들게 한다.(본초)

○약으로는 5가지 빛이 나는 것이 좋다. 누렇고 허연 것은 그 다음이고 검은 것은 제일 못한 것이다.(본초)

○허여면서 비단무늬 같고 혀에 대면 착 달라 붙는 것이 좋다.(본초)

○용골은 삽제이다. 삽제는 빠져 나가는 것을 없애고 기를 든든하게 한다.(탕액)

○불에 달구어 보드랍게 가루내어 쓰거나 술에 달여 약한 불기운에 말려서 쓴다. 아무 때나 채취한다.(본초)

精部정부 몽설을 치료한다.

　　용골과 부추 씨는 정액이 절로 나올 때 중요하게 쓰는 약이다. 용골을 불에 달구어 가루 내어 그대로 먹거나 알약을 만들어 먹는다(강목).

▌우 藕▌ 연뿌리

內傷내상 술독과 식중독을 치료한다.

　　연뿌리를 생것으로 또는 쪄서 먹는다(본초).

火部화부 열독을 풀며 가슴이 안타깝게 답답한 것을 없앤다.

　　쪄먹거나 생것을 먹어도 다 좋다(본초).

三焦3초 하초에 냉기가 있는 것을 치료한다.

　　이것을 우라고도 하는데 쪄서 먹으면 하초가 든든해진다(본초).

▌우 芋▌ 토란

【탕액편】 성질이 평하고 차다고도 한다. 맛이 매우며 독이 있다. 장위를 잘 통하게 하고 살과 피부를 든든하게 하며 중초를 잘 통하게 하고 굳은 피를 헤치며 굳은살을 없앤다.

○일명 토지라고도 하는데 어느 곳에나 다 있다. 생것은 독이 있기 때문에 목이 알알하여 먹을 수 없다. 성질이 미끄럽다. 익히면 독이 없어지고 세게 보한다. 붕어와 같이 국을 끓여 먹으면 더 좋다.(본초)

○밭에 심은 것은 먹을 수 있으나 들에 저절로 난 것은 독이 있기 때문에 먹지 말아야한다. 가운데 돋아난 싹을 우두라고 하고 우두의 둘레에 붙어서 난 것을 토란이라고한다.(본초)

○요즘 사람들은 토련이라고 한다.(속방)

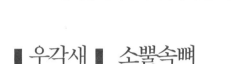

肉部살부 살과 피부를 좋게 하고 살찌게 하여 멀쑥하게 한다.

　　　　토란으로 국을 끓여 늘 먹으면 좋다[본초].

胃腑위부 위기를 잘 통하게 하고 장위를 편안하게 한다.

　　　　늘 국을 끓여서 먹어야 좋다[본초].

▌우각새 ▌ 소뿔속뼈

大便대변 적백리와 냉리, 혈설을 주로 치료한다.

　　　　약성이 남게 태워 가루 내어 한번에 8g씩 데운 술이나 미음에 타서 먹거나 꿀에 반죽하여 알약을 만들어 먹기도 한다[본초].

胞部포부 혈붕이 멎지 않는 것과 벌겋고 흰 이슬이 흐르는 것을 멎게 한다.

　　　　태워 가루를 내어 한번에 8g씩 술에 타서 먹거나 알약을 만들어 먹는다[본초].

255

▌우간 牛肝 ▌ 소의 간

眼部눈부 눈을 밝아지게 하는데 회를 만들어 먹거나 삶아 먹어도 좋다.

　　　　어린이의 밤눈증에는 생것으로 먹인다.

　　　　○검정소의 담즙은 눈을 밝아지게 하므로 눈에 넣으면 좋다[본초].

大便대변 이질을 치료한다.

　　　　식초를 두고 끓여 먹는다[본초].

▌우간급백엽 牛肝及百葉 ▌ 소의 간과 위

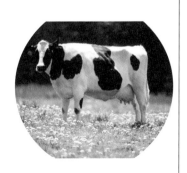

內傷내상 술을 마시고 피로해 하는 것을 풀어준다.

　　　　생회를 만들어 생강과 식초를 두고 먹는다[본초].

▌ 우담남성 牛膽南星 ▌

胸部가슴 　결흉이 오래되도록 낫지 않고 미친 소리를 하며 대소변이 나오지 않는 것을 치료한다. 우담남성가루 8g을 인삼을 달인 물에 타 먹고 얼마 있다가 또다시 뜨거운 인삼을 달인 물로 먹으면 대소변으로 검누른 것이 나온다. 이렇게 되면 효과가 있는 것이대득효].

▌ 우두 ▌ 소의 위

【탕액편】 민간에서는 양이라고도 한다. 5장을 보하고 비위를 도우며 소갈을 멎게 한다.(본초)

胃腑위부 　위를 보한다.
　　　　　푹 삶아서 먹는다.
　　　　　소젖죽은 위 속의 열을 없애는데 늘 먹어야 좋대본초].
五臟六腑 　5장을 보한다.
5장6부 　식초에 넣고 푹 삶아서 먹는대본초].
內傷내상 　주로 비위를 보한다.
　　　　　우양이다. 이것을 문드러지게 찐 다음 양념을 두고 먹는대속방].

▌ 우락 牛酪 ▌ 졸인 젖

【탕액편】 성질이 약간 차고 서늘하다 고도 한다. 맛이 달며 독이 없다. 심폐를 보하고 갈증과 기침을 멈추며 머리털을 윤기나게 하고 폐위, 심열, 피를 토하는 것을 낫게 한다. 또한 5장을 보하고 장위를 좋게 한다.(본초)
○졸인 젖은 타락에서 건져서 만든 것이지만 성질은 다르다.(본초)
○수락, 제호, 유부는 소젖, 양젖, 말젖을 따로따로 혹은 섞어서 만든 것이다. 이 3가지 가운데서 소젖으로 만든 것이 제일이고 양의 젖으로 만든 것은 그 다음이며 말의 젖으로 만든 것은 그 다음이다.(입문)

濕部습부 　죽을 쑤어 늘 먹는 것이 아주 좋대본초].
　　　　　죽을 쑤어 늘 먹는 것이 아주 좋대본초].
皮部피부 　붉은 은진을 치료한다.
　　　　　졸인 젖에 소금을 조금 넣어 끓인 다음 바르면 곧 낫는대본초].

▌우방자 牛蒡子 ▌ 우엉씨

【탕액편】 성질은 평하고 따뜻하다고도 한다. 맛은 매우며 달다고도 한다. 독이 없다. 눈을 밝게 하고 풍에 상한 것을 낫게 한다.(본초)

○풍독종을 낫게 하고 목구멍과 가슴을 순조롭게 하며 폐를 눅여 주고 기를 헤치며 풍열로 두드러기와 창양이 생긴 것을 낫게 한다.(탕액)

○약간 닦아 짓찧어서 부스러뜨려 쓴다.(입문)

○일명 대력자라고도 한다.(정전)

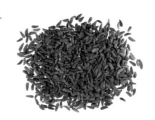

皮部피부 피부에 풍열이 있어 온몸에 은진이 나서 가려운 것을 치료한다.

우엉씨(대력자)와 개구리밥(부평초)을 각각 같은 양으로 가루를 내어 박하를 달인 물에 8g씩 타서 하루 두번 먹는다[본초].

咽喉인후 후비증을 치료한다.

우엉씨 1홉을 절반은 닦고 절반은 생것으로 가루를 내서 한번에 4g씩 뜨거운 술에 타 먹는다. 또는 우엉씨 2.4g과 타래붓꽃씨(마린자) 3.2g을 함께 가루를 내서 한번에 4g씩 더운물에 타 먹어도 곧 낫는다[본초].

▌우비 牛鼻 ▌ 소코

【탕액편】 소갈을 멎게 하고 젖이 나오게 한다.(본초)

乳部젖부 젖이 없는 것을 나오게 한다.

국을 끓여 2~3일 동안 빈속에 먹으면 젖이 잘 나온다[본초].

▌우수 牛髓 ▌ 소의 골수

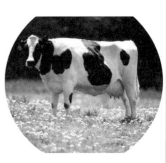

三焦3초 3초를 편안하게 한다.

술에 타서 먹는다[본초].

五臟六腑 5장을 편안하게 한다.
5장6부 술과 같이 먹어야 한다[본초].

虛勞허로 주로 5로 7상을 치료하며 중기를 보하고 뼈가 끊어진 것을 이어지게 한다.

골수를 술에 타 먹는다.

○중병을 앓은 뒤와 허로로 허해진 데는 누른 소의 젖 1되, 물 4되와 함께 달여 1되가 되면 조금씩 먹는다[본초].

骨部뼈부　골수를 보한다.

소의 골수를 술에 타 먹는 것이 좋다[본초].

▌우슬 牛膝 ▌ 쇠무릎

【탕액편】 성질은 평하고 맛은 쓰며 시고 독이 없다. 주로 한습으로 위증과 비증이 생겨 무릎이 아파서 굽혔다 폈다 하지 못하는 것과 남자의 음소증(음증인 소갈을 말한다)과 늙은이가 오줌이 나오는 것을 참지 못하는 것 등을 치료한다. 골수를 보충하고 음기를 잘 통하게 하며 머리털이 희지 않게 하고 음위증과 허리와 등뼈가 아픈 것을 낫게 한다. 유산시키고 월경을 통하게 한다.

○음력 2월 , 8월, 10월에 뿌리를 캐어 그늘에서 말린다.(본초)

○12경맥을 도와주며 피를 잘 돌게 하고 피를 생기게 하는 약이다. 모든 약 기운을 이끌어 허리와 넓적다리로 내려가게 한다. 술로 씻어서 쓴다.(입문)

虐疾학질　노학이 오랫동안 낫지 않는 것을 치료한다.

살찌고 큰 쇠무릎 1줌을 술과 물을 절반씩 섞은 데 넣고 달여 먹는데 3제(三劑)만 쓰면 낫는다[본초].

積聚적취　징가가 뭉친 것과 갑자기 징가가 생겨 뱃속에 돌 같은 것이 있으면서 찌르는 것같이 아픈 것을 치료한다.

40g을 잘게 썰어서 술에 달인 다음 빈속에 따뜻하게 하여 먹는다[본초].

毛髮모발　머리털을 희어지지 않게 치료한다.

달여서 먹거나 술을 빚어 먹어도 좋다[본초].

足部다리　다리와 무릎이 아프며 여위고 약해져 굽혔다 폈다 하지 못하는 것을 치료한다.

달여 먹거나 알약을 먹거나 술에 담가 두고 그 술을 마셔도 다 좋다. 허리나 다리 병에는 이 약을 반드시 써야 한다[본초].

骨部뼈부　골수를 보한다.

달여 먹거나 알약을 만들어 먹거나 술을 빚어 먹어도 다 좋다[본초].

脈部맥부　12경맥을 돕는다.

쇠무릎을 물에 달여 먹거나 술을 빚어 먹으면 더욱 좋다[본초].

腰部허리 허리와 등뼈가 아픈 것을 낫게 한다.

쇠무릎을 달여 즙을 내서 먹거나 술에 담갔다가 술을 먹어도 좋다. 또한 연한 잎을 따서 쌀과 장을 넣고 죽을 쑤어 빈속에 먹기도 한다[본초].

小便오줌 늙은이가 오줌이 나오는 줄을 모르는 데 쓴다.

오줌이 잘 나오지 않고 음경 속이 아파서 죽을 것 같은 데는 술에 달여 빈속에 먹어야 한다[본초].

○우슬고는 어혈로 생긴 임병을 치료한다. 제일 효과가 좋은 약이다. 쇠무릎(우슬) 40g을 썰어서 물 5잔에 넣고 1잔이 되게 달인 다음 사향을 조금 넣어서 빈속에 먹는다. 쇠무릎은 임병을 치료한다. 제일 좋은 약이다[단심].

▌우시 牛屎 ▌ 소똥

사수 사귀와 악기를 물리친다.

문설주에 바르거나 늘 태운다[본초].

▌우신 牛腎 ▌ 소의 콩팥

腎臟신장 신을 보한다.

늘 먹어야 좋다[본초].

▌우유 牛乳 ▌ 소젖

【탕액편】 성질이 약간 차고 서늘하다고도 한다. 맛이 달며 독이 없다. 허하고 여윈 것을 보하며 번갈을 멎게 하고 피부를 윤택하게 한다. 또한 심폐를 보하고 열독을 푼다.(본초)

○우유를 먹을 때에는 반드시 1~2번 끓어오르게 끓여 식혀서 마셔야 한다. 생것을 마시면 이질이 생기고 뜨겁게 하여 먹으면 곧 기가 막힌다. 또한 단숨에 먹지 말고 천천히 먹어야 한다.(본초)

○우유로 병을 치료하는 데는 검정소의 것을 쓰는 것이 누렁소의 것을 쓰는 것보다 낫다.

○젖은 신것과는 상반된다.(본초)

肺臟폐장 폐를 눅여 주고 보한다.

죽을 쑤어 늘 먹으면 좋다[본초].

五臟六腑 5장을 보한다.

죽을 쑤어서 늘 먹으면 좋다[본초].

消渴소갈 소갈을 주로 치료하는데 생것을 갈증이 날 때 마신다.

또는 소젖죽을 쑤어서 늘 먹어도 좋다[본초].

嘔吐구토 반위증과 열격을 치료하는 중요한 약이다.

부추 즙 2잔, 소젖 1잔, 참대기름 반잔, 생강 20g으로 낸 즙을 함께 고루 타서 단번에 먹는다[의감].

○어떤 사람이 반위증이 있으면서 대변이 굳어 나오지 않았다. 이것은 정혈이 몹시 줄어들었기 때문이었다. 그리하여 먼저 사탕수수 즙으로 육군자탕, 처방은 담음문에 있다)에 부자, 대황을 넣어서 달여 먹은 다음 소젖만 15일 동안 마시면서 다른 음식은 먹지 않았다. 그랬더니 대변이 묽어지면서 나았다[단심].

火部화부 열독을 풀며 가슴에서 열이 나는 것을 없애는 데 소젖을 마시면 좋다.

검정소의 젖이 더욱 좋다[본초].

肉部살부 허하여 몸이 여윈 것을 보하고 살찌게 한다.

우유로 죽을 쑤어 늘 먹는 것이 좋다[본초].

大腸대장 대변을 잘 통하게 한다.

늘 죽을 쑤어 먹거나 생것을 마셔도 좋다[본초].

■ 우육 牛肉 ■ 쇠고기

【탕액편】 성질이 평하고 따뜻하다고도 한다. 맛이 달며 독이 없다. 독이 약간 있다고도 한다. 비위를 보하고 게우거나 설사하는 것을 멈추며 소갈과 수종을 낫게 한다. 또한 힘줄과 뼈, 허리와 다리를 든든하게 한다.(본초)

○고기는 누렁소의 것이 좋다. 소젖으로 병을 치료하는 데는 검정소의 것이 누렁소의 것보다 낫다.(본초)

○저절로 죽은 소의 고기는 먹지 말아야 한다. 먹으면 반드시 정창이 생긴다.

氣部기부 허한 것을 보하고 기도 보하며 기와 혈을 돌워 주고 좋게 한다.

소의 위가 매우 좋은데 푹 쪄서 먹는다[본초].

脾臟비장 비기를 보한다.

소의 위가 더 좋은데 푹 끓여서 늘 먹는 것이 좋다[본초].

▌우즙 藕汁 ▌ 연뿌리즙

【탕액편】 성질이 따뜻하고 맛은 달며 독이 없다. 우란 것은 연뿌리이다. 토혈을 멎게 하고 어혈을 삭힌다. 생것을 먹으면 곽란 후 허해서 나는 갈증을 멎게 하고 쪄서 먹으면 5장을 아주 잘 보하며 하초를 든든하게 한다. 연뿌리와 꿀을 함께 먹으면 배에 살이 오르고 여러 가지 충병이 생기지 않는다.

○답답한 것을 없애고 설사를 멎게 하며 술독을 풀어 주고 끼니 뒤나 병을 앓고 난 뒤에 열이 나면서 나는 갈증을 멎게 한다.

○연뿌리마디는 성질이 차므로 열독을 풀며 어혈을 삭힌다.

婦人부인 몸푼 뒤에 가슴이 안타깝게 답답한 것과 궂은 피가 심으로 치밀어서 아픈 데 치료한다. 생연뿌리 즙 5홉을 마신다. 대체로 몸푼 뒤에는 찬 것을 금하되 다만 연뿌리 즙만을 꺼리지 않는다. 그것을 어혈을 잘 헤치기 때문이다[본초].

▌우치 牛齒 ▌ 소 이빨

小兒소아 어린이의 경간을 치료한다.(본초)

牙齒이빨 이빨을 튼튼하게 하는데

소 이빨 30개를 불에 달구었다가 가루를 내어 8g을 물에 달여서 뜨거울 때에 양치하는 데 식으면 뱉어 버린다. 또는 가루를 이빨에 문질러도 흔들리던 것이 모두 든든해진다.

▌우황 牛黃 ▌ 소의 담석

【탕액편】 성질이 평하고 서늘하다고도 한다. 맛이 쓰며 달다고도 한다. 독이 약간 있다. 독이 없다고도 한다. 정신을 안정시키고 사기와 헛것을 없애며 전광, 경계, 중악을 낫게 한다. 또한 어린이의 모든 병도 치료한다.(본초)

○소한테서 우황을 꺼내어 백날 동안 그늘에 달아 매놓아 천천히 마르게 해야 한다. 그리고 햇빛이나 달빛이 비치지 않게 해야 한다.(본초)

○우황의 기운은 간으로 들어가므로 힘줄에 생긴 병을 낫게 한다.(강목)

○우황이 든 소는 가죽과 털이 윤기가 있고 눈에 피가 지며 때때로 운다. 또한 물을 보기 좋아한다. 동이에 물을 가득 부어서 그것을 소 주둥이 밑에 놓는 다음 소 주둥이를 억지로 벌리고 토하게 하면 달걀 노른자위만한 우황이 물에 떨어진다. 겹겹이 일어나면서 가볍고 퍼석퍼석하며 향기로운 것이 좋은 것이다.(본초)

○우황에는 가짜가 많은데 시험하는 방법은 다음과 같다. 우황을 손톱 위에 놓고 문질

렀을 때 손톱 속까지 누렇게 되는 것이 진짜이다.

○억지로 토하게 하여 얻은 것을 생우황이라고 하는데 이것을 얻기는 대단히 힘들다. 지금은 다 도살장에 가서 소의 담낭속에서 얻는다.(본초)

神部신부 정신을 안정시키고 경계증과 전광을 치료하며 건망증에 주로 쓴다.

　　　　가루를 내어 먹거나 알약을 만들어 먹어도 좋다[본초].

小兒소아 어린이가 경간으로 정신이 혼미하고 눈을 곧추 떠보며 이를 악무는 것을 치료한다.

　　　　콩알만 한 우황을 잘 갈아서 꿀물에 타 먹인다[본초].

▌욱리근 郁李根 ▌ 이스라치나무 뿌리

【탕액편】 치통과 잇몸이 붓는 것, 이삭기를 낮게 하며 이빨을 든든하게 한다. 촌백충도 죽인다. 달인 물로 양치한다.(본초)

牙齒이빨 이빨이 아픈 것을 치료하는데 이빨을 든든하게 한다[본초].

　　　　○이빨에 벌레가 먹어서 잇몸이 붓고 아픈 데는 이스라치뿌리속껍질(욱리근백피)을 쓰는데 썰어서 물에 진하게 달여 그 물로 양치하다가 식으면 뱉어 버린다. 그러면 벌레가 나오고 낫는대[본초].

▌욱리인 郁李仁 ▌ 이스라치 씨

【탕액편】 성질은 평하며 맛은 쓰고 매우며 독이 없다. 온몸의 부종을 가라앉히며 오줌을 잘 나가게 한다. 장 안에 뭉쳐 있는 기와 관격으로 통하지 못하는 기를 잘 통하게 한다. 또한 방광의 기를 잘 통하게 하고 5장이 켕기고 아픈 것을 낮게 한다. 허리와 다리의 찬 고름을 빠지게 하고 오랜 체기를 삭히며 기를 내리게 한다.

○음력 6월에 열매를 따고 뿌리를 캐어 쓴다. 일명 차하리라고도 한다.(본초)

○껍질을 버리고 더운물에 담갔다가 꺼풀과 끝을 두알들이를 버리고 꿀물에 하룻밤 담갔다가 갈아서 쓴다.(입문)

○일명 천금등이라고도 하는데 어혈을 헤치고 마른 것을 축여 준다.(정전)

膀胱방광 방광이 켕기면서 아픈 것을 치료한다.

　　　　가루를 내어 먹거나 알약을 만들어 먹는대[본초].

大腸대장 장 속에 기가 몰린 것을 치료한다.

가루를 내어 물에 타서 먹는다[본초].

浮腫부종 수종으로 배가 불러 오르고 숨이 몹시 차며 대소변이 잘 나오지 않는 것을 치료한다.

이스라치씨(욱리인) 40g을 갈아서 즙을 낸 다음 여기에 율무쌀(의이인)가루 2홉을 넣고 죽을 쑤어 먹는다[입문].

○또한 이스라치씨 1홉을 가루 내어 밀가루에 섞어 떡을 만든 다음 구워 먹으면 곧 대변이 나오고 낫는다[본초].

積聚적취 현벽을 치료한다.

씨를 끓인 물에 담갔다가 껍질을 버리고 보드랍게 가루 내어 한번에 8g씩 쓰는데 흰밀가루와 함께 반죽한 다음 떡을 만들어 구워서 빈속에 먹는다. 그러면 반드시 설사가 시원하게 나간다. 만일 설사가 멎지 않으면 끓인 물에 식초를 섞어서 식혀 먹어야 한다[본초].

下部설사 5장을 잘 통하게 하고 관격되어 통하지 못하는 것을 치료한다.

가루내서 한번에 8g씩 미음에 타서 먹거나 알약을 만들어 먹어도 다 좋다[본초].

▌운모 雲母 ▌

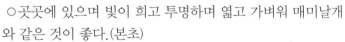

【탕액편】 성질은 평하고 맛은 달며 독이 없다. 5로 7상, 허손으로 숨결이 약하고 기운이 없는 것을 낫게 한다. 5장을 편안하게 하고 정액을 보충하고 눈을 밝게 하며 중초를 보하고 이질을 멎게 한다.

○곳곳에 있으며 빛이 희고 투명하며 엷고 가벼워 매미날개와 같은 것이 좋다.(본초)

○불에 빨갛게 달구워 식초에 담그기를 일곱번 반복하여 수비해서 햇볕에 말린 다음 다시 분같이 갈아 약에 쓴다.(입문)

肺臟폐장 폐를 보한다.

운모는 금(金)을 본받아서 빛이 허옇고 그 기운은 폐로 들어가는데 수비(水飛)하여 쓴다[본초].

▌울금 鬱金 ▌ 울금의 덩이뿌리

【탕액편】 성질은 차며 맛은 맵고 쓰며 독이 없다. 혈적을 낫게 하며 기를 내리고 혈림과 피오줌을 낫게 하며 쇠붙이에 다친 것과 혈기로 가슴이 아픈 것을 낫게 한다.(본초)

○울금은 몹시 향기롭지 않으나 그 기운이 가볍고 날쌔어 술기운을 높은 데로 올라가게 하고 신을 내려오게 한다. 옛사람들은 몰리고 막혀서 잘 헤쳐지지 않는데 울금을 썼다. 곳곳에 있는데 모양이 매미배 같은 것이 좋다. 물에 씻어 약한 불기운에 말려 쓴다.

血部혈부 피를 토하는 것, 코피가 나오는 것을 멈추며 어혈을 푼다.

가루를 내서 생강즙이나 좋은 술에 타먹는다. 가래에 피가 섞여 나오는 것을 치료할 때에는 가루를 내어 부추 즙에 타서 먹는데 피가 저절로 삭는다[단심].

▌ 울눌제 ▌ 해구신

虛勞허로 5로 7상을 치료하며 허로로 몸이 여윈 것을 보한다.

울눌제를 불에 구워 가루를 낸 다음 한번에 8g씩 술로 먹거나 알약을 만들어 먹는 것도 좋다[본초].

腎臟신장 신을 보하는데 신정이 부족한 것과 성생활을 지나치게 하여 몹시 여윈 것을 치료한다. 또한 신을 따뜻하게 한다. 술에 담갔다가 고소한 냄새가 나게 구워서 가루 내어 먹거나 알약을 만드는 데 넣어서 쓴다[본초].

背部등부 주로 등뼈와 어깨뼈가 뻐근하거나 아픈 것을 치료한다.

술에 담갔다가 구워 가루를 내어 먹거나 알약을 만들어 먹는다[본초].

精部정부 주로 정액이 차고 정기가 쇠약한 것을 치료한다.

울눌제를 구워 가루 내어 그대로 먹거나 알약을 만들어 먹어도 다 좋다[본초].

▌ 웅계비치리황피 ▌ 수탉의 계내금

小便오줌 오줌이 나오는 줄 모르는 것과 오줌이 참을 수 없이 술술 자주 나오는 것을 치료한다.

불에 태워 가루 내어 한번에 8g씩 데운 술에 타 먹는다. 남자는 암탉의 것을 쓰고 여자는 수탉의 것을 쓰는데 장까지 태워 먹으면 더 좋다[본초].

▌ 웅계탕 ▌ 수탉고기 국물

消渴소갈 3가지 소갈을 치료한다.

수탉고기를 삶아서 국물을 가라앉혀 맑은 웃물만 먹는다[의감].

○흰 수탉이 더 좋다[본초].

▌웅담 熊膽 ▌ 곰쓸개

【탕액편】 성질이 차고 맛이 쓰며 독이 없다. 열병, 황달, 오랜 이질, 감닉, 가슴앓이, 시주 , 객오, 어린이의 5가지 감질을 치료하는데 벌레를 죽이고 악창을 낫게 한다.(본초)
○눈에 넣으면 예막이 없어지고 소경은 앞을 보게 된다.(입문)
○웅담은 그늘에서 말려야 한다. 가짜가 많은데 조알만큼 떼서 따뜻한 물에 넣어서 시험한다. 이때 실같은 줄이 하나 생겨 흩어지지 않는 것이 진짜이다.(본초)

胸部가슴 충심통을 치료한다.
　　　콩알만 한 웅담을 물에 타 먹으면 매우 효과가 좋다[본초].
　　　[註] 웅담의 용량에 대해서는 임상치료에서 참작해서 써야 한다.
眼部눈부 눈병으로 벌겋게 진물고 예막이 생겨서 눈물이 많이 흐르는 것을 치료한다.
　　　웅담(좋은 것)을 물에 갈아 늘 눈에 넣으면 잘 낫는다[자생].
小兒소아 어린이의 5감을 주로 치료한다.
　　　벌레를 죽이고 감을 낫게 한다. 콩 2알만한 곰쓸개를 젖이나 참대기름에 풀어먹인다[본초].

▌웅담 熊膽 ▌ 곰열

蟲部충부 충을 죽이는데 회충으로 생긴 가슴앓이도 치료한다.
　　　콩알만큼을 더운물에 타서 먹는다[본초].
黃疸황달 돌림황달을 치료한다.
　　　조금씩 물에 타서 먹는다[본초].

▌웅담 熊脂 ▌ 곰의 기름

面部얼굴 얼굴에 생긴 기미와 검은 반점을 없애고 얼굴이 윤택해지게 한다.
　　　바르기도 하고 먹기도 하는 것이 좋다[본초].

▌웅묘뇨 雄猫尿 ▌ 수코양이 오줌

耳部귀부 귀가 먹은 것을 치료한다.
　　　이 오줌을 받아 귀 안에 넣는데 왼쪽 귀가 아플 때에는 왼쪽 귀에 오른쪽 귀가 아플 때에는 오른쪽 귀에 떨구어 넣는다. 고양이가 오줌을 싸지 않을 때에는 생강으로 고양이 이빨을 문질러 주면 오줌을 싼다[강목].

■ 웅작분 雄雀糞 ■ 숫참새의 똥

咽喉인후 목구멍이 막히고 이를 악문 것을 치료한다.

웅작분을 보드랍게 갈아서 한번에 2g씩 더운물에 타 먹는다[본초].

■ 웅작시 雄雀屎 ■ 숫참새의 똥

【탕액편】 성질이 따뜻한데 눈병을 치료한다. 옹절, 현벽, 산가, 기괴, 복량에도 쓴다. (본초)

○ 일명 백정향이라고도 하는데 양끝이 뾰족한 것이 웅작시이다.

○ 음력 섣달의 작시를 민간에서는 청단이라고하는데 약으로 쓴다.

○ 쓰는 방법은 보드랍게 가루내어 감초를 달인 물에 하룻밤 담가 두었다가 약한 불기운에 말려서 쓴다.(입문)

眼部눈부 눈에 군살이 생긴 것과 눈에 피진 것이 눈동자에까지 미친 것과 부예와 벌겋고 흰 막이 가린 것을 치료한다.

웅작시를 첫아들을 낳은 어머니의 젖에 타서 눈에 넣으면 곧 삭으면서 낫는다[본초].

○ 흰 예막을 없애려면 웅작시와 용뇌를 각각 조금씩 가루를 내어 젖에 타서 눈에 넣어야 한다[유취].

○ 어린이의 밤눈증에는 참새 머리에서 피를 받아 자주 눈에 넣어 준다[본초].

癰疽옹저 일명 백정향이라고도 한다.

옹저가 곪아터지지 않는 것을 치료한다. 웅작시를 식초에 개어 팥알만큼 헌데에 바르면 구멍이 뚫어지면서 고름이 나온다[본초].

積聚적취 징가, 현벽, 복량 등 여러 가지 괴증을 치료한다.

가루내어 꿀(봉밀)로 알약을 만들어 빈속에 미음으로 먹는다[본초].

牙齒이빨 이빨에 벌레가 먹는 데 주로 쓴다.

웅작시를 솜에 싸서 벌레가 파먹은 구멍에 막되 하루 한번씩 바꾸어 막는다[본초].

■ 웅지 熊脂 ■ 곰 기름

【탕액편】 성질이 약간 차고 서늘하다고도 한다. 맛이 달고 성질이 미끄럽다고도 한다. 독이 없다. 풍증을 치료하고 허한 것을 보하며 심을 든든하게 하고 노채충 죽인다. (본초)

○얼굴에 생긴 주근깨와 기미, 헌데, 머리에 생긴 헌데, 백독창을 치료한다.(본초)
○곰기름을 웅백이라고도 하는데 겨울에만 있고 여름에는 없다. 음력 11월에 기름을 내는데 등에 있는 것이 좋다.(본초)

風部풍부 풍병을 주로 치료한다. 또한 풍비로 감각이 둔해진 것도 낫게 한다.

　　　술에 달여 한 번에 큰 숟가락으로 하나씩 데운 술에 타서 먹는다. 고기를 먹어도 좋다.(본초)

毛髮모발 주로 머리가 가렵거나 백독창이 생겨 머리털이 빠진데 늘 바른다.

　　　그러면 빠졌던 머리털이 나오고 또 길게 자라며 검어진다.

　　　○머리털이 빠진 데는 곰의 골수로 기름을 내어 바른다.

　　　○머리털이 노랗게 되면서 빠지는 데는 곰기름을 늘 발라야 한다.(본초)

■ 웅호시 雄狐屎 ■　숫 여우의 똥

瘟疫온역 온역을 미리 막는 데 태운다.

　　　살을 삶아서 먹어도 좋다.(본초)

■ 웅황 雄黃 ■　석웅황

【탕액편】 성질은 평하고 차며 맛은 달고 쓰며 독이 있다. 중악, 복통, 귀주를 낫게 하며 헛것에 들린 것, 나쁜 사기를 없앤다. 또 서루, 악창, 옹저, 치질, 굳은 살, 옴과 버짐, 익창을 낫게 하고 콧속의 군살, 힘줄이 끊어졌거나 뼈가 부서진 것을 낫게 하고 온갖 벌레독을 없애며 5가지 병기의 독과 박새뿌리독을 풀 뿐 아니라 독사의 독을 잘 풀어 준다.
○석웅황을 차고 다니면 헛것이 가까이 오지 못하며 산 속으로 들어가면 호랑이도 숨어 버리며 큰물이나 독한 물건에도 상하지 않는다고 했다.
○순순하여 잡질이 섞이지 않고 닭의 볏같이 붉으면서 번쩍번쩍한 것이라야 쓸 수 있다. 또한 불에 태우면 근처의 벌레가 죽는 것이 진짜이다.
○깨끗하고 투명한 것은 석웅황이고 겉이 검은 것은 훈황이라 하는데 헌데와 옴에 쓴다.(본초)
○산의 양지 쪽에서 캔 것은 석웅황이고 음지 쪽에서 캔 것은 자황이다. 그 빛이 닭의 볏처럼 붉고 투명한 것이 좋은 것이다. 보드랍게 가루내어 수비하여 약에 넣어 쓴다.(입문)

牙齒이빨 이를 파먹는 벌레를 죽인다.

　가루를 내어 대추 살에 반죽해서 알약을 만들어 벌레 먹은 구멍을 막는대본초].

鼻部코부 코 안에 생긴 군살을 치료한다.

　대추씨만한 것으로 콧구멍을 막으면 군살이 저절로 떨어진대본초].

脾臟비장 비를 보한다.

　석웅황(웅황)은 토색을 본떠서 빛이 누렇고 비로 들어가는데 수비하여 써야 한다.

시수 나쁜 정기와 악귀, 사기를 죽이고 시주를 치료하며 온갖 사기를 물리친다.

　한 덩어리를 머리에 달아매거나 몸에 품고 있으면 귀신이나 사기가 가까이 오지 못한다. 가루 내어 한번에 4g씩 따뜻한 물로 먹으면 더욱 좋대본초].

■ 원잠아 原蠶蛾 ■　누에나비

성질이 따뜻하고 뜨겁다고도 한다. 맛이 짜며 독이 약간 있다. 남자의 성욕을 세지게 하고 유정과 몽설, 피오줌을 누는 것을 치료하며 신을 덥게 하고 정기를 보하며 발기를 세게 하여 성생활을 잘 하게 한다.

○이것은 되내기누에를 말하는데 민간에서는 늦누에라고 한다. 나비의 날개와 발을 버리고 약간 볶아서 쓴다.

○되내기라고 하는 것은 2벌누에라는 말인데 이것은 나서 빨리 자란다는 것이다. 누에나비나 누에똥, 누에알깐껍질, 누에알깐종이는 다 2벌누에의 것을 쓴다.

○되내기누에나비는 나서 빨리 자라기 때문에 쓸모가 있다.(본초)

精部정부 정기를 보하고 정액이 절로 나오는 것을 멎게 한다.

　원잠아를 구워 가루 내어 그대로 먹거나 알약을 만들어 먹어도 좋대본초].

■ 원지 遠志 ■　원지의 뿌리

성질은 따뜻하고 맛이 쓰며 독이 없다. 지혜를 돕고 귀와 눈을 밝게 하며 건망증을 없애고 의지를 강하게 한다. 또는 심기를 진정시키고 가슴이 두근거리는 증을 멎게 하며 건망증을 치료하고 정신을 안정시킬 뿐 아니라 정신을 흐리지 않게 한다.

○산에서 자란다. 잎은 마황과 비슷하고 푸르며 뿌리는 누렇다. 음력 4월, 9월에 뿌리를 캐고 잎을 따서 볕에 말린다.(본초)

○먼저 감초물에 잠깐 달여 심을 빼버리고 생강즙을 축여 볶아

쓴다.

^{心臟심장} 심기를 안정시킨다.

심을 빼버리고 가루 내어 먹거나 달여서 먹어도 다 좋다[본초].

^{神部신부} 정신을 안정시키고 지혜를 도와주며 건망증을 치료하고 어지럽지 않게 한다.

감초를 달인 물에 담갔다가 삶아서 심을 버리고 살만 가루를 내어 한번에 8g씩 술이나 미음으로 먹는다[본초].

▌원화▐ 팥꽃나무 꽃봉우리

성질은 따뜻하며 맛은 맵고 쓰며 독이 있다. 독이 많다고도 한다. 배가 창만한 것, 수종, 한담으로 침뱉기를 좋아하는 것, 기침, 장학 , 고독, 옹종, 악창, 풍습증을 낫게 하며 벌레나 생선 물고기의 독을 푼다.

○음력 1~2월에 꽃이 피는데 붉고 푸른빛이다. 잎이 돋기 전에 꽃을 따서 햇볕에 말린다.
○쓸 때는 식초에 축여 볶아 쓰는데 눈에 가까이 하지 말아야 한다.(본초)

^{下部설사} 5장을 잘 통하게 하고 오줌이 잘 나가게 한다.

물에 달여서 먹거나 가루 내어 먹거나 알약을 만들어 먹어도 다 좋다[본초].

269

▌위 ^蝟▐ 고슴도치

^{嘔吐구토} 반위증으로 토하는 것을 치료한다.

살만 양념하여 구워 먹는다. 그리고 가죽을 태워 가루 내어 술에 타서 먹기도 한다. 또한 달여서 그 물을 마시기도 한다[본초].

▌위령선 ^{威靈仙}▐ 으아리

【탕액편】 여러 가지 풍을 없애며 5장의 작용을 잘하게 하며 뱃속에 냉으로 생긴 체기, 가슴에 있는 담수, 징가, 현벽, 방광에 있는 오랜 고름과 궂은 물, 허리와 무릎이 시리고 아픈 것을 낫게 한다. 오래 먹으면 온역과 학질에 걸리지 않는다.

○산과 들에서 자라는데 음력 9월말~12월에 캐어 그늘에서 말린다. 그 나머지 달에는 캐지 못한다. 철각위령선이 좋다. 또는 물소리가 들리지 않는 곳에 있는 것이 좋다고 한

다.(본초)

○통증을 멎게 하는 중요한 약이다. 물이 흐르는 소리를 들으면 그의 성질이 잘 달아나기 때문에 물소리가 들리지 않는 데 것을 쓴다. 팔파리선령비도 또한 그렇다. 술에 씻어 약한 불기운에 말려 쓴다.(단심)

腰部허리　요통을 치료한다.

으아리를 가루를 내어 한번에 8g씩 술에 타 먹는다[단심].

○또 한 가지 방법은 보드랍게 가루를 내어 한번에 8g씩 쪼갠 돼지콩팥 속에 뿌리고 젖은 종이로 싸서 잿불에 묻어 구워 익혀서 이른 새벽에 뜨거운 술로 잘 씹어 먹는다[강목].

○또한 술에 담갔다가 가루를 내어 밀가루 풀로 반죽한 다음 벽오동씨 만하게 알약을 만든다. 한번에 80~100알씩 술로 먹는다. 대변에 퍼런 고름 같은 것이 나오면 효과가 있는 것이다[본초].

膀胱방광　방광에 오래 된 고름과 궂은 물이 있는 것을 없앤다.

가루를 내어 먹거나 달여서 먹는다[본초].

足部다리　다리에 병이 생겨 걸음을 걷지 못할 때 치료한다.

어떤 사람이 다리에 병이 생겨 걸음을 걷지 못한 지가 수십 년이 되었는데 어떤 사람이 이 약을 가루 내어 한번에 8g씩 술에 타서 먹으라고 알려 주었다. 그리하여 며칠 동안 먹었는데 걸어 다닐 수 있게 되었다[본초].

■ 위모 衛矛 ■ 화살나무

【탕액편】 성질은 차며 맛은 쓰고 독이 없다. 독이 조금 있다고도 한다.

고독, 시주, 중악으로 배가 아픈 것을 낫게 한다. 사기나 헛것에 들린 것, 가위 눌리는 것을 낫게 하며 뱃속에 있는 충을 죽인다. 월경을 잘하게 하며 징결을 헤치고 붕루, 대하, 산후어혈로 아픈 것을 멎게 하며 풍독종을 삭히고 유산시킨다.

○일명 귀전이라고도 하는데 곳곳에서 난다. 그 줄기에 세 개의 깃이 달려 모양이 화살깃 비슷하다. 음력 8월, 11월, 12월에 베어 껍질과 깃을 벗겨서 쓴다.(본초)

○또 귀전우라고도 하는데 민간에서는 태워서 좋지 못한 기운을 없앴다.(입문)

사수　여러 가지 사기와 사수, 지수를 치료한다.

태우거나 달여서 먹는다[본초].

■ 유목중충설 柳木中蟲屑 ■ 버드나무의 좀똥

皮部피부 풍으로 가렵거나 은진이 돋은 데 쓴다.

　　　　물에 달여 목욕하면 낫는대본초].

■ 유백피 楡白皮 ■ 느릅나무껍질

【탕액편】 성질은 평하고 맛이 달며 독이 없다. 잘 나가게 하는 작용도 있기 때문에 대소변이 통하지 못하는 병에 주로 쓰인다. 오줌을 잘 나가게 하고 장위의 사열을 없애며 부은 것을 가라앉히고 5림을 풀리게 하며 불면증, 후합증을 낫게 한다.

○산 속 곳곳에 있으며 음력 2월에 뿌리를 캐서 속껍질만을 벗겨 햇볕에 말려서 쓴다. 3월에 열매를 따서 장을 담가 먹으면 아주 향기롭고 맛있다.(본초)

小便오줌 5가지 임병을 치료하는데 주로 석림에 쓴다.

　　　　물에 달여서 빈속에 먹는다. 이 약은 성질이 미끄러워서 구멍을 통하게 한대본초].

大便대변 대소변이 나오지 않는 것을 주로 치료한다.

　　　　물에 달여서 빈속에 먹는대본초].

婦人부인 뱃속에서 태아가 죽었을 때와 산모의 병으로 유산시킬 필요가 있을 때 먹는다.

　　　　느릅나무뿌리속껍질을 달여 그 물을 2되쯤 먹으면 곧 나온다.

　　　　○몸 풀기 할 달에 느릅나무뿌리속껍질가루 4g을 하루에 두 번씩 먹으면 아주 쉽게 몸
　　　　풀기 한대본초].

夢部꿈부 잠을 자지 못하는 것을 치료한다.

　　　　혜공이 누릅나무속껍질은 사람의 눈을 감기게 한다고 한 것이 이를 두고 한 말이다. 처
　　　　음에 열린 누릅나무열매를 죽을 쑤어 먹으면 잠이 잘 온대본초].

■ 유서 柳絮 ■ 버들개지

【탕액편】 성질은 차며 맛은 쓰고 독이 없다. 풍수종, 황달, 얼굴이 뜨거운 증과 검은 딱지가 앉는 증, 악창을 낫게 하며 쇠붙이에 다쳐서 출혈을 멈추며 습비를 낫게 한다.

○버들개지는 처음 필 때의 누른 꽃술이다. 그 꽃이 말라야 솜 같은 것이 나오는데 이것을 버들솜이라고 한다. 이것을 모아 뜸자리 헌데에도 바르고 포단도 만든다. 이것은

날아다니는 솜인데 그 속에 잘고 검은 씨가 달려 있다. 바람에 날려 다닌다. 그 씨는 아주 잔데 못에 떨어지면 개구리밥이 된다.(본초)

小兒소아 버들개지를 많이 모아서 요포에 넣어 두면 아주 부드러워진다.
　　　여기에 어린이를 눕히면 아주 좋은데 이것은 성질이 서늘하기 때문이다(본초).

■ 유자 柚子 ■　유자나무열매

【탕액편】유자의 껍질은 두껍고 맛이 달며 독이 없다. 위 속의 나쁜 기를 없애고 술독을 풀며 술을 마시는 사람의 입에서 나는 냄새를 없앤다.
○좋은 과실로서는 운몽 지방에서 나는 유자가 좋다.
○작은 것은 귤이고 큰 것은 유자인데 유자는 등자와 비슷하면서 귤보다 크다.(본초)
○귤이 큰 것을 유자라고 한다.(단심)

□舌입혀 술을 마시는 사람의 입에서 냄새가 나는 것을 치료한다.
　　　늘 물고 있어도 좋고 달여서 물을 마셔도 좋다(본초).

■ 유지피 柳枝皮 ■　버드나무 가지 껍질

吐部토부 가슴에 담열이 있을 때
　　　토하게 하는 약으로 달여 쓴다(본초).

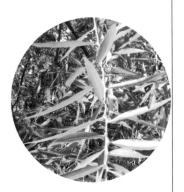

■ 유향 乳香 ■　유향나무 수지

【탕액편】성질은 열하고 따뜻하다고도 한다. 맛은 매우며 약간 독이 있다. 풍수와 독종을 치료하며 나쁜 기운을 없애고 명치 아래가 아픈 것과 주기 등을 낫게 한다. 귀머거리, 중풍으로 이를 악무는 것, 부인의 혈기증을 낫게 하며 여러 가지 헌데를 속으로 삭게 하고 설사와 이질을 멎게 한다.
○남해와 파사국에서 나는 소나무의 진이다. 자줏빛이며 앵두 같은 것이 제일 좋은 것인데 대개 훈육향 종류이다. 지금 사람들은 구별하지 않고 통틀어 유향을 훈육향이라 하고 있다.
○생김새가 젖꼭지 같고 분홍색으로 투명한 것이 좋은 것이다.(본초)
○약으로는 약간 닦아 독을 빼고 끈적끈적한 것이 없게 해서 쓰거나 짓찧어 종이에 싸서 자리 밑에 깔고 하룻밤 지나 따로 가루내어 쓰기도 한다.(입문)

272

○또한 참대잎에 싸서 다리미로 다린 다음 아주 보드랍게 갈아서 쓴다고도 한다.(직지)

癰疽옹저 아픈 것을 멎게 하고 새살이 빨리 살아나게 하며 또 여러 가지 헌데를 속으로 삭게 한
다.

혈이 막히면 기도 따라 막힌다. 그러면 경락이 그득 차서 켕기고 아프며 붓는다. 유향은
머물러 있는 혈을 흩어지게 하고 부은 것을 내리며 아픈 것을 멎게 하는 작용이 있으므
로 외과치료에 좋은 약이다[입문].

■ 유황 硫黃 ■

【탕액편】 성질은 몹시 열하며 맛은 시고 독이 있다. 명치 밑
에 있는 적취, 사기, 냉벽과 허리와 신의 오랜 냉증, 냉풍으
로 전혀 감각이 없는 것, 다리가 냉으로 아프고 약하며 힘
이 없는 것을 낫게 한다. 또한 힘줄과 뼈를 든든하게 하며
성기능을 세게 하고 머리털이 빠지는 것, 악창, 음부에 생긴
익창 등을 낫게 하고 옴과 버짐이 생기게 하는 충을 죽인다.

○빛은 게사니새끼가 알 속에서 처음 나온 것 같은 것이 진짜이다. 이런 것을 곤륜황이
라 하며 붉은 것은 석정지라고 한다.(본초)

○빛이 누르고 광택이 있으며 맑은 것이 좋다. 대체로 녹여서 참기름 속에 넣어 두든
가 혹은 동변에 담가 7일 동안 두었다가 보드랍게 가루내서 수비하여 쓴다. 참새의 골
과 같이 개면 냄새가 나지 않는다.(입문)

傷寒상한 상한음증에 몸이 차고 맥이 미하며 손발이 싸늘하면서 날치는 것을 치료한다.

유황 20g을 가루 내어 약쑥 달인 물에 타 먹고 바로 편안히 누워 땀을 내면 낫는다[입문].

皮部피부 자전풍과 백전풍을 치료한다.

유황(풍화된 것을 식초에 두고 하루 동안 달인 것) 40g과 오징어뼈(오적골) 2개를 한데
가루를 내어 목욕한 뒤에 생강쪽에 약 가루를 묻혀 여러 번 잘 문지르면 완전히 낫는다
[득효].

鼻部코부 코가 벌겋게 된 것을 치료하는데 아주 잘 낫는다.

유황을 녹여서 소주에 세 번 담가 낸 다음 가루를 내어 가지즙에 개서 세 번만 바르면 곧
낫는다[종행].

大便대변 속이 차서 생긴 설사와 갑자기 생긴 설사가 물 쏟듯이 나오는 것을 치료한다.

유황과 곱돌(활석)을 각각 같은 양으로 해서 가루 내어 한번에 12g씩 따뜻한 물에 타 먹
으면 곧 멎는다[득효].

▌육두구▐

【탕액편】 성질은 따뜻하고 맛은 맵고 쓰다고도 한다. 독이 없다. 중초를 고르게 하고 기를 내리며 설사와 이질을 멈추고 음식맛이 나게 하며 소화시킨다. 또 어린이가 젖을 토하는 것을 낫게 한다.

○속을 덥게 하고 비를 보하며 기를 잘 내리게 한다. 비를 보하게 되면 운화작용이 잘 되어 기가 자연히 내려가게 된다.(단심)

○일명 육과라고도 한다. 허설과 냉설을 낫게 하는 데 중요한 약이다. 수양명경에 들어간다. 식초에 반죽한 밀가루떡에 싸서 잿불에 묻어 잘 구워지면 종이로 눌러 기름을 다 빼고 쓰는데 구리에 닿지 않게 해야 한다.(입문)

大便대변 설사를 주로 치료한다.

　　　　갑자기 물 같은 설사를 하면서 멎지 않는 데는 3개를 밀가루 반죽에 싸서 잿불에 묻어 구워 가루 내어 미음에 타서 한 번에 먹으면 효과가 좋다. 냉리로 배가 아파서 음식을 먹을 수 없으면 가루 내어 한번에 4g씩을 미음으로 먹는다[강목].

▌육종용▐

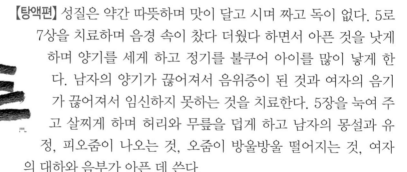

【탕액편】 성질은 약간 따뜻하며 맛이 달고 시며 짜고 독이 없다. 5로 7상을 치료하며 음경 속이 찼다 더웠다 하면서 아픈 것을 낫게 하며 양기를 세게 하고 정기를 불쿠어 아이를 많이 낳게 한다. 남자의 양기가 끊어져서 음위증이 된 것과 여자의 음기가 끊어져서 임신하지 못하는 것을 치료한다. 5장을 눅여 주고 살찌게 하며 허리와 무릎을 덥게 하고 남자의 몽설과 유정, 피오줌이 나오는 것, 오줌이 방울방울 떨어지는 것, 여자의 대하와 음부가 아픈 데 쓴다.

　　　　○겉은 잣송이처럼 비늘이 있고 길이는 1자가 넘는다. 음력 3월에 뿌리를 캐어 그늘에서 말려 쓴다. 술에 담갔다가 비늘 같은 것을 벗겨버린다.(본초)

○정혈을 세게 보하는데 갑자기 많이 쓰면 도리어 오줌이 잘 나오지 않게 된다.(단심)

腰部허리 요통을 치료한다.

　　　　알약을 만들어 먹는다[본초].

腎臟신장 명문의 상화가 부족한 것을 보한다.

　　　　술에 불렸다가 쪄서 약에 넣어 쓴다[탕액].

精部정부 정과 수를 보하고 남자가 정액이 절로 나오는 것을 치료한다.

또는 정기가 소모되어 얼굴이 거멓게 된 것을 치료한다. 육종용 160g을 물에 달여 보드랍게 잘 간 것에 양의 살코기를 넣어서 4몫으로 나누어 양념과 쌀을 두고 죽을 쑤어 빈속에 먹는다[본초].

▋율 栗▋ 밤

【탕액편】 성질은 따뜻하고 맛은 시며 독이 없다. 기를 도와주고 장위를 든든하게 하며 신기를 보하고 배가 고프지 않게 한다.
○어느 곳에나 있는데 음력 9월에 딴다.
○생밤은 뜨거운 잿불에 묻어 진이 나게 구워 먹어야 좋다. 그러나 속까지 익히지 말아야 한다. 속까지 익히면 기가 막히게 된다. 생으로 먹어도 기를 발동하게 하므로 잿불에 묻어 약간 구워 그 나무의 기를 없애야 한다.
○밤의 한 가지 종류로서 꼭대기가 둥글고 끝이 뾰족한데 이것을 선율이라고 한다. 그 크기는 밤보다 좀 작을 뿐이다.(본초)

腎臟신장 신을 보한다.
　　　　신병에는 구워서 늘 먹어야 좋다[본초].

▋율모각 栗毛殼▋ 밤송이

【탕액편】 반위와 소갈증, 뒤로 피를 쏟는 것을 치료한다. 밤송이를 달여서 그 물을 마신다. 또는 독종(헌데의 독. 종독이라고도 한다)을 치료한다.(본초)
밤 한송이 안에 3알이 들어 있을 때 그 가운데 것을 말한다. 혹은 쐐기톨이라고도 한다. 힘줄과 뼈가 풍으로 아픈 것을 낫게 하고 나력으로 붓고 아픈 데와 독이 서는 데 발라 준다. 화살촉이나 가시를 빼낸다.(본초)

小兒소아 어린이의 화단과 5색 단독을 치료한다.
　　　　밤송이 달인 물로 씻는다[본초].

▋율초▋ 한삼덩굴

【탕액편】 성질은 차고 맛은 달며 독이 없다. 5림을 낫게 하며 수리를 멈추고 학질을 낫게 하며 문둥병을 낫게 한다.
○곳곳에서 나는데 덩굴이 뻗으면서 자란다. 여름철에 줄기와 잎을 뜯어 쓴다.(본초)

小便오줌　5가지 임병을 치료하는데 오줌을 잘 나가게 한다.

짓쪃어 즙을 내 먹거나 물에 달여서 먹는다.

○고림에는 이 즙 2되에 식초 2홉을 타서 쓰는데 빈속에 1잔씩 먹으면 곧 낫는다[본초].

■ 율피 栗皮 ■　밤알 속꺼풀

【탕액편】 이것을 부라고도 하는데 즉 밤알껍질이다. 이것을 꿀에 개어 바르면 피부가 수축된다. 늙은이의 얼굴에 생긴 주름살을 펴게 한다.(본초)

面部얼굴　밤알에 씌어 있는 엷은 꺼풀인데 이름을 부라고 한다.

가루를 내어 꿀에 타서 얼굴에 바르면 주름이 펴진다. 늙은이의 얼굴에 주름살도 없어 지게 한다[본초].

■ 음양곽 淫羊藿 ■　팔파리

手部팔부　팔다리를 잘 쓰지 못하는 것을 치료한다.

물에 달여 먹거나 술에 담갔다가 먹어도 좋다[본초].

筋部힘줄　힘줄과 뼈가 가느라들고 땅기는 것을 치료한다.

달여 먹거나 술을 빚어 먹어도 다 좋다[본초].

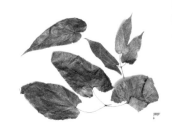

■ 응분 鷹糞 ■　매똥

內傷내상　마른 생고기를 지나치게 많이 먹고 까무러치는 것을 치료한다.

멀건 미음에 응분가루를 조금 두고 3~5홉을 먹으면 낫는다[본초].

■ 응육 鷹肉 ■　매의 고기

【탕액편】 헛것에 들린 데와 호매에 쓴다.(본초)

사수　헛것이나 여우에게 홀린 것을 치료한다.

매의 고기를 구워 먹거나 주둥이와 발톱을 태워서 술에 타 먹어도 좋다[본초].

276

■ 의이근 薏苡根 ■ 율무뿌리

蟲部충부 3시충을 몰아낸다. 또한 회충으로 가슴앓이가 생긴 것도 치료한다.

　　　　　뿌리를 달여서 그 즙에 죽을 쑤어 먹거나 진하게 달여 1되를 먹으면 효과가 크다[본초].

■ 의이인 薏苡仁 ■ 율무쌀

【탕액편】 성질이 약간 차고 평하다고도 한다. 맛이 달며 독이 없다. 폐위, 폐기로 피고름을 토하고 기침하는 것을 치료한다. 또한 풍습비로 힘줄이 켕기는 것과 건각기, 습각기를 치료한다.(본초)

○몸을 가벼워지게 하고 장기를 막는다.

○오랫동안 먹으면 음식을 잘 먹게 된다. 성질이 완만하여 세게 내보내지는 못하므로 다른 약보다 양을 곱으로 하여 써야 한다. 깨물어 보아 이에 붙는 것이 좋은 것이다.(입문)

○이 약의 기운은 완만하기 때문에 다른 약의 양보다 곱을 써야 효과를 볼 수 있다.(단심)

○겉곡을 털어 물이 푹 배게 쪄서 햇볕에 말려 갈아서 쓴다. 혹은 찧어서 쌀을 내기도 한다.(본초)

筋部힘줄 열과 풍으로 근맥이 가느라들고 땅기는 것과 힘줄에 갑자기 경련이 일어 가느라드는 데 치료한다.

　　　　　율무쌀죽을 쑤어 늘 먹는다[본초].

足部다리 건각기와 습각기를 치료한다. 효과가 좋다.

　　　　　이스라치씨(욱리인)와 함께 죽을 쑤어 늘 먹는 것이 좋다[본초].

■ 이 梨 ■ 배

성질은 차며 서늘하다고도 한다. 맛이 달고 약간 시며 독이 없다. 객열을 없애며 가슴이 답답한 것을 멎게 하고 풍열과 가슴 속에 뭉친 열을 헤친다.

○어느 곳에나 다 있다. 맛이 달고甘 성질이 차서 갈증에 좋다. 술을 마신 뒤의 갈증을 치료하는 데 더욱 좋다. 그러나 많이 먹으면 속을 차게 한다. 쇠붙이에 다쳤을 때와 산모는 더욱 먹지 말아야 한다. (본초)

聲音성음 중풍으로 목이 쉬어 말을 하지 못하는 것을 치료한다. 주로 쓴다.

생것으로 짓찧어 즙을 내어 한번에 1홉씩 하루 두 번 먹는다[본초].

小兒소아 심장의 풍열로 정신이 혼미하고 속이 답답한 데 치료한다.

　　　　○가래가 나오는 기침을 하며 숨차 하는 데는 씨를 뺀 배 속에 꿀을 넣고 잿불에 묻어 구워 먹인다[의감].

消渴소갈 소갈을 멎게 하는데 늘 먹어야 한다.

　　　　특히 심에 열이 있어서 나는 갈증을 잘 치료한다[본초].

咳嗽기침 열수에 주로 쓴다.

　　　　갑자기 나는 기침에 쓴다. 배 1알에 50개의 구멍을 내고 매 구멍마다에 후추(호초) 1알 씩 넣은 다음 밀가루반죽으로 싸 발라서 잿불에 묻어 굽는다. 그 다음 식혀서 후추는 버리고 먹는다[본초].

　　　　○기침해서 가슴이 더부룩하면 좋은 배를 속을 빼고 거기에 꿀(봉밀)을 넣어 쪄서 식혀 먹는다[입문].

內傷내상 술을 마신 뒤에 갈증이 나는 것을 없앤다.

　　　　배를 먹으면 아주 좋다[본초].

火部화부 열사를 없애며 가슴이 답답한 것을 치료한다.

　　　　배를 늘 먹는 것이 좋다. 풍열로 가슴이 답답한 데는 배 3개, 사탕 20g을 물에 달여 아무 때나 먹는다[유취].

風部풍부 중풍으로 목이 쉬어 말을 하지 못하고 번열이 나는 것을 치료한다.

　　　　생배 즙을 한번에 1홉씩 하루에 세번 먹는다.

　　　　○풍병이 있을 때에 배를 적당한 양 먹으면 10여 일이 지나서 곧 낫는다[본초].

■이 李■ 추리

肝臟간장 간기를 든든하게 한다.

　　　　간병에 먹으면 좋다[본초].

■이당 飴糖■ 엿

【탕액편】 성질이 따뜻하고 맛이 달다. 허약한 것을 보하며 기력을 돕고 5장을 눅여 주며 담을 삭히고 기침을 멎게 한 다. (본초)

○이당을 또한 교이라고도 하는데 이것은 진한 꿀과 같은 물엿 을 말하는 것이다. (본초)

○엿은 토에 속하는 것이지만 불로 고아 만들었기 때문에 습한 곳에서도 열이 몹시 생기게 한다. 그러므로 많이 먹으면 비풍이 동할 수 있다.(단심)
○여러 가지 쌀로 다 만들 수 있으나 오직 찹쌀로 만든 것만 약으로 쓴다.(본초)

杖傷장상 타박을 당하여 어혈진 것을 치료한다.
　　　　엿을 달여 술에 타서 먹으면 설사가 나면서 궂은 피가 나온다[본초].
虛勞허로 몹시 허약한 것을 보하며 비위의 기를 든든하게 한다.
　　　　늘 먹는 것이 좋다. 즉 검정 엿이다[본초].
內傷내상 비위의 기를 고르게 하고 음식생각이 나게 한다.
　　　　편으로 된 검은 엿이다. 늘 먹는 것이 좋다[본초].
咽喉인후 물고기 가시가 목에 걸려서 내려가지 않는 것을 치료한다.
　　　　달걀 노른자위 만하게 빚어서 넘기는데 그래도 내려가지 않으면 더 크게 빚어서 넘겨도
　　　　좋다[본초].
脾臟비장 비를 든든하게 한다.
　　　　강엿을 써야 하는데 늘 먹는 것이 좋다[본초].

▌이분 狸糞 ▌ 살쾡이 똥

【탕액편】 귀학학으로 오한과 신열이 때 없이 나는 경우에 매우 효험이 있다. 태워 재를 만들어 쓰는데 5월에 수거한 것이 싱효하다

虐疾학질 귀학을 치료한다.
　　　　이것을 태워 가루 내어 술에 타 먹은 다음 고기를 삶아 먹는다. 또는 개대가리뼈를 쓰는
　　　　데 범뼈를 먹는 방법으로 먹기도 한다[본초].

▌이어 鯉魚 ▌ 잉어

黃疸황달 황달을 치료한다.
　　　　쓰는 방법은 붕어를 쓰는 방법과 같다[속방].
浮腫부종 수종으로 다리가 붓고 숨이 몹시 찬 것을 치료한다.
　　　　잉어살 380g과 파밑 1줌을 삼씨(마자인) 1되로 낸 즙에 넣고 국을 끓인 다음 소금, 약전
　　　　국, 생강, 후추(호초)를 쳐서 빈속에 먹는다[입문].
　　　　○큰 잉어의 고기를 붉은팥(적소두) 2되와 함께 물 1말에 넣고 2되가 되게 달인다. 다음
　　　　찌꺼기를 버리고 두 번에 나누어 먹으면 반드시 설사가 나고 낫는다[본초].

■ 이어담 鯉魚膽 ■ 잉어 쓸개

【탕액편】 성질이 차고 맛이 쓰며 독은 없다. 청맹과니를 낫게 하고 눈을 밝게 한다. 눈에 열이 있어 피가 지면서 아픈 것과 귀머거리를 치료한다.

○눈에 넣으면 피가 지고 부었던 것과 예막이 생겨서 아프던 것이 낫는다. 장예도 낫게 한다.(본초)

耳部귀부 귀가 먹은 것을 치료한다.

즙을 내어 귀 안에 떨어뜨리어 넣는다[본초].

○잉어골을 솜에 싸서 귓구멍을 막아도 귀먹은 것이 낫는다[직지].

○갑자기 귀먹은 것을 치료한다. 잉어골 80g을 쓰는데 멥쌀 3홉, 소금, 간장과 함께 넣고 죽을 쑤어 먹는다[입문].

眼部눈부 눈에 열이 있어서 피지고 아픈 것과 청맹, 예장을 치료한다.

눈에 넣으면 아주 좋다. 밤눈증 때에는 잉어의 쓸개와 골을 눈에 넣는데 넣으면 눈이 아프던 것도 곧 낫는다[본초].

■ 이어린 鯉魚鱗 ■ 잉어 비늘

婦人부인 몸 푼 뒤 혈가로 배가 아픈 것을 치료한다.

잉어비늘을 불에 태워 갈아서 4g씩 술로 먹으면 뭉친 피[滯血]를 헤쳐 버린다[본초].

■ 이어육 鯉魚肉 ■ 잉어 고기

咳嗽기침 주로 기침을 치료한다.

불에 태워 가루 내어 한번에 4~8g씩 찹쌀미음에 타서 먹는데 회를 쳐서 생강과 식초를 두어 먹는 것도 좋다[본초].

■ 이육 狸肉 ■ 삵의 고기

【탕액편】 성질이 차고 평하다고도 한다. 맛이 달고 독이 있다고도 한다. 이것은 황달, 소갈, 수종병, 각기병 등에 쓰며 기를 내리고 냉기와 현벽을 헤친다. 또한 태동과 임신부가 몸이 붓는 것을 치료하는 데 안태시킨다.

○손질할 때에는 독이 있는 2개의 힘줄과 검은 피를 버려야 한다.(본초)

사수   모든 시주와 사기를 치료한다.

고기로 국을 끓여 먹는다. 또는 대가리뼈를 태워 가루 내어 한번에 8g씩 술에 타 먹어도 좋다. 집고양이도 또한 좋다[본초].

▌이즙 梨汁 ▌ 배즙

咽喉인후 후비증으로 열이 나면서 아픈 것을 치료한다.

제일 좋은 배를 짓찧어 즙을 내서 자주 마시는 데 많이 쓰는 것이 좋다[정전].

眼部눈부 갑자기 눈에 피지고 군살이 돋아나는 것을 치료한다.

좋은 배 1개를 갈아서 즙을 낸다. 여기에 황련뿌리 3개를 썰어 솜에 싸서 담가 둔다. 그러면 노란 물이 우러나는데 이것을 눈에 넣는다[강목].

▌익모초 益母草 ▌

面部얼굴 얼굴에 쓰는 약에 넣어 쓰면 얼굴이 윤택해진다.

음력 5월 5일에 뿌리째로 캐서 햇볕에 말린 다음 가루를 낸다. 이것을 물에 반죽하여 달걀만하게 만들어 센 불에 약 30분 정도 태운 다음 2시간 정도 두었다가 꺼낸다. 다음 사기그릇에 담고 갈아서 채로 쳐 가지고 가루비누 쓰듯 하면 풍자와 분가시가 없어지고 얼굴이 고와진다[본초].

胞部포부 벌겋고 흰 이슬이 흐르는 것을 치료한다.

꽃이 필 때 베다가 가루를 내어 한번에 8g씩 하루 세 번 술에 타서 빈속에 먹는다[본초].

乳部젖부 투유가 유옹이 되려는 것을 치료한다.

익모초(생것)를 짓찧어 붙이면 낫는다. 마른 것이면 가루를 내어 물에 개어 붙인다[본초].

▌익지 益智 ▌ 익지인

성질은 따뜻하며 맛은 맵고 독이 없다. 유정을 낮게 하고 오줌횟수를 줄인다. 침을 흘리지 않게 하며 기운을 돕고 정신을 안정시키며 모든 기를 고르게 한다.

○생김새가 대추만큼 크고 껍질이 희며 속알맹이가 검고 씨가 잔 것이 좋다.(본초)

○오랫동안 먹으면 머리가 좋아지기 때문에 익지라 한 것이다. 군화와 상화로 병이 생긴 것을 낮게 하고 수, 족태음경과 족소음경에 들어가는데 본래 비경의 약이다. 비위

에 한사가 들어 있는 것을 낫게 한다. 소금을 넣고 달여 먹으면 위를 덥게 하고 정을 굳건히 간직하게 한다.(입문)

口舌입혀　심기가 부족하여 입에서 냄새가 나는 것을 치료한다.

껍질을 버린 다음 감초와 함께 가루를 내어 먹거나 끓는 물에 조금씩 타 먹는대득효].

三焦3초　3초를 편안하게 한다.

가루를 내어 먹거나 알약을 만들어 먹어도 다 좋대본초].

小便오줌　오줌이 자주 나오거나 나오는 줄 알면서도 참지 못하는 것을 멎게 한다.

오줌이 자주 나오는 것을 멎게 하는 데는 소금을 조금 넣어서 물에 달여 먹거나 알약을 만들어 먹어도 좋대의감].

■ 인구중타 人口中唾 ■　입안의 침

癰疽옹저　옹절이 약간 벌겋게 되고 끝이 생기며 은은히 아플 때 말하기 전의 침을 자주 바르면 저절로 삭는다.

그러나 술을 마신 뒤의 침은 바르지 말아야 한대강목].

■ 인동초 忍冬草 ■　금은화

【탕액편】성질은 약간 차고 맛이 달며 독이 없다. 추웠다 열이 나면서 몸이 붓는 것과 열독, 혈리 등에 쓰며 5시를 치료한다.

○어느 곳에나 다 있는데 줄기는 붉은 자줏빛이며 오랫동안 묵은 줄기에는 엷고 흰 피막이 있다. 갓 나온 줄기에는 털이 있으며 흰 꽃의 꽃술은 자줏빛이다. 음력 12월에 뜯어다 그늘에서 말린다.(본초)

○이 풀은 덩굴로서 늙은 나무에 감겨 있는데 그 덩굴이 왼쪽으로 나무에 감겨 있으므로 좌전등이라 한다. 겨울에도 잘 시들지 않기 때문에 또한 인동초라고도 한다. 꽃은 누른 것과 흰 것의 2가지 있으므로 또한 금은화라고도 한다.(입문)

○일명 노옹수초 또는 노사등 또는 수양등이라고도 한다. 덩굴은 왼쪽으로 감긴다. 꽃은 5개의 꽃잎이 나오면서 희고 향기가 약간 있고 덩굴은 분홍빛을 띠며 들에서 나고 덩굴로 뻗어 나간다.(직지)

○지금 사람들은 이것으로써 옹저 때 열이 몹시 나고 번갈증이 나는 것과 감기 때 땀

을 내어 표를 풀어 주는 데 써서 다 효과를 본다.(속방)

汗部땀부 땀이 잘 나게 한다[속방].

　　　　달여서 먹는다. 땀이 잘 나게 한다[속방].

사수　 5가지 시주병을 치료한다.

　　　　푹 달인 다음 즙을 내어 하루 2~3번 먹는다[본초].

消渴소갈 소갈을 치료한다.

　　　　물에 달여서 4철 늘 먹어야 한다[단심].

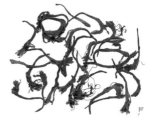

■ 인동등 ■ 　인동덩굴

傷寒상한 풍한에 감촉된 것을 치료한다.

　　　　인동덩굴을 진하게 달여 따뜻한 것을 먹고 땀을 낸다[본초].

津液진액 오랜 적과 오랫동안 몰려 있는 기를 헤치게 하고 땀을 나게 한다.

　　　　달여서 먹는 것이 좋다[단계].

癰疽옹저 여러 가지 옹저와 종독을 치료한다.

　　　　꽃이나 줄기 또는 잎을 쓰는데 생것을 짓찧어 데운 술에 타 먹는다[직지].

■ 인삼 人蔘 ■

【탕액편】 성질은 약간 따뜻하고 맛이 달며 약간 쓰다고도 한다. 독이 없다. 주로 5장의 기가 부족한데 쓰며 정신을 안정시키고 눈을 밝게 하며 심규를 열어 주고 기억력을 좋게 한다. 허손된 것을 보하며 곽란으로 토하고 딸꾹질하는 것을 멎게 하며 폐위로 고름을 뱉는 것을 치료하며 담을 삭힌다.

○일명 신초라고도 하는데 사람의 모양처럼 생긴 것이 효과가 좋다.

○산삼은 깊은 산 속에서 흔히 자라는데 응달쪽 박달나무나 옻나무 아래의 습한 곳에서 자란다. 인삼 가운데는 하나의 줄기가 위로 올라갔는데 마치 도라지[길경]와 비슷하다. 꽃은 음력 3~4월에 피고 씨는 늦은 가을에 여문다. 음력 2월, 4월, 8월 상순에 뿌리를 캐어 대칼로 겉껍질을 벗긴 다음 햇볕에 말린다.

○인삼은 좀이 나기 쉬운데 다만 그릇에 넣고 꼭 봉해 두면 몇 해 지나도 변하지 않는다. 또는 족두리풀[세신]과 같이 넣어서 꼭 봉해 두어도 역시 오래도록 변하지 않는다.

○쓸 때에는 노두를 버려야 하는데 버리지 않고 쓰면 토할 수 있다.(본초)

○인삼은 폐화를 동하게 하므로 피를 토하거나 오랫동안 기침을 하거나 얼굴빛이 검고 기가 실하며 혈이 허하고 음이 허해진 사람에게는 쓰지 말고 더덕사삼을 대용으로 쓰는 것이 좋다.(단심)

○인삼은 쓰고 성질이 약간 따뜻한데 5장의 양을 보하고 더덕은 쓰고 성질이 약간 찬데 5장의 음을 보한다.(단심)

○여름철에는 적게 써야 한다. 그것은 심현이 생기기 때문이다.(본초)

○여름철에 많이 먹으면 심현(명치 밑이 그득하고 아픈 것)이 난다.(단심)

嘔吐구토 반위증으로 죽을 것 같이 된 것을 치료한다.

　　　　인삼가루 12g, 생강즙 5홉, 좁쌀 1홉으로 죽을 쑤어 빈속에 먹는다[입문].

　　　　○또는 인삼 40g을 썰어서 물에 달여 단번에 먹는데 하루 번 쓴다[본초].

三焦3초 상초의 원기를 보한다.

　　　　달여서 먹거나 가루를 내어 먹거나 알약을 만들어 먹어도 다 좋다[탕액].

胃腑위부 위기를 보하고 잘 통하게 하며 음식을 소화시킨다.

　　　　달여서 먹거나 가루를 내어 먹어도 다 좋다[본초].

肺臟폐장 폐의 양기를 보한다.

　　　　갑자기 기가 치밀어 올라서 숨이 차고 가래가 끓으며 어깨를 들먹이면서 숨을 쉬다가 숨이 끊어질 것같이 되는 것은 폐기가 끊어지려는 증상이다. 이런 데는 인삼고나 독삼탕을 쓰며 인삼을 가루 내어 하루에 다섯 번에서 여섯 번씩 먹어도 된다[본초].

神部신부 정신을 안정시키고 마음을 진정시키며 경계증을 멎게 하고 심기를 잘 통하게 하며 기억력을 좋게 하여 잊지 않게 한다.

　　　　인삼가루 40g, 돼지기름을 술에 잘 섞은 것에 타 먹는다. 이 약을 100일 동안 먹으면 하루에 천 마디의 말을 외우고 살결이 윤택해진다[본초].

氣部기부 5장의 기가 부족한 것을 보한다.

　　　　달이거나 가루를 내거나 고약처럼 만들어 많이 먹으면 좋다.

咳嗽기침 폐가 허하여 숨결이 받고 몹시 빠르며 기침이 나고 숨이 찬 데 쓴다.

　　　　인삼고(처방은 기문에 있다), 독삼탕(처방은 위에 있다)을 쓰면 특이한 효과가 있다[단심].

　　　　○기가 허하여 숨이 찬 것을 치료한다. 인삼 1치, 호두 2알(껍질을 버리고 속꺼풀은 버리지 않는다)을 쓰는데 썰어서 생강 5쪽과 함께 물에 달여 먹는다. 이것을 인삼호도탕이라고 한다. 일명 삼도탕이라고도 한다. 대체로 인삼은 숨이 찬 것을 안정시키고 속꺼풀이 있는 호두는 폐기를 걷어 들이게 한다[직지].

　　　　○폐가 허한 데는 인삼이 좋지만 처음 풍한을 받아서 사기가 성한 데와 오래된 기침으로 열이 몰린 데는 쓰지 않는다. 쓰면 도리어 숨이 차고 가슴이 그득해지면서 심해진

다. 때문에 더덕이나 현삼을 대신 쓴대단심].

▌ 인삼노두 人蔘蘆頭 ▌

吐部토부 잘 토하게 한다.

방풍이나 도라지(길경) 등의 노두도 다 기운을 위로 끌어올리므로 달여서 먹으면 토하게 된대단심].

○허약한 사람에게 쓰면 아주 적당하대단심].

▌ 인유즙 人乳汁 ▌ 젖

【탕액편】 성질이 평하고 차다고도 한다. 맛이 달며 독이 없다. 5장을 보하고 살결이 고와지게 하며 머리털을 윤기나게 한다.

○여윈 사람이 먹으면 살찌고 윤택해진다.(본초)

○첫아들이 먹는 젖은 눈이 피지면서 아프고 눈물이 많이 나오는 것을 치료한다. 또한 말의 간이나 쇠고기를 먹고 중독된 것도 푼다.(본초)

○젖에서는 소젖이 제일 좋고 양의 젖이 그 다음이며 말의 젖은 그 다음이다. 그러나 다 사람의 젖보다는 못하다.

○옛날 장창이란 사람이 이빨이 없어서 젖나는 여자 10여 명을 두고 매번 젖을 배불리 먹었는데 백살이 지나도록 살면서 정승벼슬까지 하였고 살이 박속같이 희어지고 사무를 보는 정신은 청년시절보다도 나았으며 아들을 여럿 낳았다고 한다. 이것은 젖으로 영향한 효과이다.

▌ 인유 人乳 ▌ 사람의 젖

氣部기부 기를 보하며 모든 약 가운데서 제일이다.

오래 먹을수록 좋대본초].

五臟六腑 5장을 보한다.

늘 먹으면 좋대본초].

虛勞허로 여러 가지 허증과 5로 7상을 치료한다.

젖 2잔과 좋은 청주 반잔을 은그릇이나 돌그릇에 넣고 약간 끓여 빈속에 단번에 먹는다.

肉部살부 몹시 여윈 것을 살찌고 윤기 나게 한다.

오랫동안 먹는 것이 좋다[본초].

口舌입혀 늙은이가 입 안이 헐어서 음식을 먹지 못하는 것을 치료한다.

젖을 뜨겁게 하여 먹으면 아주 좋다[본초].

身形신형 5장을 보하고 오래 살게 하며 살찌고 윤기가 나게 한다.

달고 향기가 나는 젖을 짜서 은그릇에 넣고 푹 끓여 새벽 4~5시경에 뜨겁게 해서 먹는 다. 젖을 한번 빨아들인 다음 곧 손가락으로 콧구멍을 막고 입술과 이를 맞붙이며 꿀꺽 거려 젖과 침이 잘 섞이게 한 다음에 코로 공기를 들이쉬어 공기가 콧대를 거쳐 뇌로 들어가게 하면서 천천히 젖을 삼킨다. 이와 같이 모두 다섯에서 일곱 번 하는 것을 한 차례로 한다. 오랫동안 먹으면 매우 좋다.

■ 인진호 茵陳蒿 ■ 더위지기

【탕액편】 성질은 약간 차고 서늘하다고도 한다 맛은 쓰고 매우며 독이 없다, 조금 독이 있다고도 한다. 열이 몰려 황달이 생겨 온몸이 노랗게 되고 오줌이 잘 나가지 않는 것을 낫게 한다. 돌림병으로 열이 몹시 나면서 발광하는 것, 머리가 아픈 것과 장학 을 낫게 한다.

○여러 곳에서 자란다. 다북떡쑥 비슷한데 잎이 빳빳하고 가늘며 꽃과 열매가 없다. 가을이 지나면 잎이 마르고 줄기 는 겨울이 지나도 죽지 않는다. 다시 묵은 줄기에서 싹이 돋 기 때문에 이름을 인진호라고 한다. 음력 5월과 7월에 줄기와 잎을 뜯어 그늘에서 말리는데 불기운을 가까이 하지 말아야 한 다.(본초)

○족태양경에 들어간다. 뿌리와 흙을 버리고 잘게 썰어서 쓴다.(입문)

皮部피부 온몸이 풍으로 가렵고 헌데가 난 것을 치료한다.

더위지기(인진)를 진하게 달여 씻는대[본초].

虐疾학질 장학을 치료한다.

달여서 먹거나 국을 끓여 먹거나 김치를 만들어 먹어도 좋대[본초].

黃疸황달 황달로 온몸이 누렇게 되고 오줌이 벌건 것을 치료한다.

진하게 달여서 먹는데 생것으로 먹어도 역시 좋대[본초].

○주달 때에는 40g을 청주에 달여서 먹는데 이것을 주자인진탕이라고 한대[의감].

▌인포 人胞 ▌ 태반

肉部살부 기가 부족하여 몸이 여윈 것을 치료하며 살찌게 한다.

태반을 쪄서 익힌 다음 양념을 두고 먹어도 좋고 보하는 약에 섞어서 알약을 만들어 오랫동안 먹는 것이 더욱 좋다[본초].

▌임금 林檎 ▌ 능금

【탕액편】 성질은 따뜻하며 맛이 시고 달며 독이 없다. 소갈증을 멎게 하고 곽란으로 배가 아픈 것을 치료하며 담을 삭히고 이질을 멎게 한다.

○나무는 사과나무와 비슷한데 열매는 둥글면서 사과와 같다. 음력 6~7월에 익는데 내금이라고도 한다. 어느 곳에나 다 있다. 맛은 쓰고 떫으므로 많이 먹지 말아야 한다. 많이 먹으면 모든 맥이 통하지 않게 되고 잠이 많으며 담과 창절이 생긴다.

○반쯤 익은 것은 맛이 쓰고 떫기 때문에 약에 넣어 쓴다. 물렁물렁하게 익은 것은 맛이 없다.(본초)

곽란   푸른 빛이 나는 것은 곽란으로 토하고 설사하는 데 매우 좋다.

삶아서 즙을 내어 마시거나 씹어 먹는다[본초].

夢部꿈부 잠을 자지 못하는 것을 치료한다.

많이 먹으면 잠을 잘 자게 된다[본초].

▌자고 茨菰 ▌ 약난초

【탕액편】 성질이 따뜻하고 맛은 달며 독이 없다. 고독과 장독을 치료한다. 생김새는 암 탉 같은데 '꺼꺼' 하고 우는 것이 이것이다. 그렇지 않은 것은 이 새가 아니다.(본초)

癰疽옹저 뿌리와 줄기를 짓찧어 종독과 옹종에 붙이면 곧 삭는다.
　　　　물에 달여서 먹어도 좋대속방].

▌자규즙 煮葵汁 ▌ 아욱 달인 즙

小腸소장 소장을 잘 통하게 한다.
　　　　국을 끓이는데 넣어 먹거나 나물에 쳐서 먹는대본초].

▌자단향 紫檀香 ▌

【탕액편】 성질은 따뜻하며 맛은 맵고 독이 없다. 약독, 풍독, 곽란, 명치 아래가 아픈 것, 중악, 헛것에 들린 것 등을 낫게 한다. 일명 자진단이라고도 한다.(본초)

諸傷외상 쇠붙이에 상한 것을 치료한다.
　　　　빨리 가루내서 붙이면 아주 묘하게 피와 아픔이 멎는대본초].

▌자석 磁石 ▌ 지남석

【탕액편】 성질은 차며 맛은 맵고 짜며 독이 없다. 신을 보하며 뼈의 기운을 든든하게 하며 정을 돕고 답답한 증을 없애며 귀머거리를 낫게 하고 뼈마디를 잘 놀리게 한다. 또 옹종, 서루, 목에 생긴 멍울, 목구멍이 아픈 것을 낫게 한다. 불에 달궈 담갔던 물을 마시면 임신하게 한다.
○빛이 검고 굳으며 무거운 것은 바늘을 끌어당기게 하는데 바늘이 3~4개 연달리는 것이 좋다. 쇠붙이를 잡아당기는데 10여 개의 바늘이나 600~1,200g 되는 칼이 서로 연달리게 하여 쥐고 내둘러도 떨어지지 않는 것이 진짜이다.(본초)
○불에 빨갛게 달궈 식초에 담그기를 아홉 번 반복하여 가루내서 수비하여 쓴다. 혹은 불에 달궈 담근 물을 마신다.(입문)

○자석의 힘이 온전한 것은 몇 kg의 쇠를 그릇 밖에서 잡아당기는데 이것은 서로 기운이 통하기 때문이다.

腹部배부 쇠 기운이 배에 들어가서 아플 때 치료한다.

자석을 가루를 내어 자리 밑에 펴고 그 위에서 자게하고 또 자석을 달인 물에 소조기산을 타 먹이면 낫는다.

腎臟신장 신기를 보하는데 신기가 허하여 귀가 메고 눈이 어두운 데 쓴다.

자석은 물의 성질을 본받아 빛이 검은데 그 기운이 신으로 들어간다. 가루 내어 수비해서 약에 넣어 쓴다[본초].

骨部뼈부 뼈를 튼튼하게 한다.

자석을 아홉 번 달구어 식초에 아홉 번 담갔다 낸 것을 가루를 내어 수비한 다음 소금 끓인 물에 타 먹는다[본초].

腰部허리 신을 보하며 요통을 치료한다.

자석을 불에 달구어 식초에 담그기를 아홉 번 하여 가루를 낸다. 그 다음 수비하여 알약을 만들어 먹는다. 보신약에 넣어 먹어도 좋다[본초].

○신허로 허리를 잘 쓰지 못하는 데도 좋다[본초].

耳部귀부 귀가 먹은 지 오래된 것을 치료한다.

굳은 지남석 콩알만큼을 천산갑(태워서 가루를 낸 것) 1g과 함께 햇솜에 싸서 귓구멍을 꼭 막은 다음 자그마한 무쇠덩어리를 입에 물고 있으면 귀에서 바람소리나 빗소리 같은 소리가 나는 것이 느껴지면서 곧 낫는다[강목].

○또한 지남석을 보드랍게 갈아 솜에 싸서 들리지 않는 귀 안에 넣은 다음 침사가루를 들리는 귀 안에 넣으면 저절로 귀가 열리면서 들린다[직지].

▌ 자석영 紫石英 ▌

神部신부 경계증을 진정시키고 정신을 안정시킨다.

위의 약을 쌀이나 콩알만 하게 부스러뜨려 물 1말에 달여 2되가 되면 가라앉힌 웃물을 천천히 마신다. 즉 이것은 지금의 자수정이다[본초].

▌ 자소 紫蘇 ▌   차조기

【탕액편】성질이 따뜻하고 맛이 매우며 독이 없다. 명치 밑이 불러 오르고 그득한 것과 곽란, 각기 등을 치료하는데 대소변이 잘 나오게 한다. 일체 냉기를 없애고 풍한 때 표

사를 헤친다. 또한 가슴에 있는 담과 기운을 내려가게 한다.

ㅇ밭에서 심는다. 잎의 뒷면이 자줏빛이고 주름이 있으며 냄새가 몹시 향기로운 것을 약으로 쓴다. 자줏빛이 나지 않고 향기롭지 못한 것은 들차조기인데 약으로 쓰지 못한다. 잎의 뒷면과 앞면이 다 자줏빛인 것은 더 좋다. 여름에는 줄기와 잎을 따고 가을에는 씨를 받는다.

ㅇ잎은 생것으로 먹을 수 있다. 여러 가지 생선이나 고기와 같이 국을 끓여 먹으면 좋다.(본초)

足部다리 각기병을 치료하는데 잎을 달여서 찻물처럼 늘 마신다.

　　　　또한 차조기씨(자소자) 80g을 갈아서 즙을 낸 다음 여기에 입쌀, 파, 간장, 후추, 생강을 넣고 죽을 쑤어 먹어도 된다[본초].

■ 자소경엽 紫蘇莖葉 ■　차조기의 줄기와 잎

脹滿창만 명치 아래가 불러 오르고 그득한 것을 치료한다.

　　　　달여서 찻물처럼 늘 먹는다[본초].

■ 자소엽 紫蘇葉 ■　차조기잎

口舌입혀 연가시가 입에 들어가서 혀에 물집이 생긴 것을 치료한다.

　　　　잘 씹어서 끓인 물로 넘기면 곧 낫는다[단심].

津液진액 표에 있는 사기를 헤치고 땀을 나게 한다[본초].

　　　　ㅇ오랫동안 땀이 나지 않는 데는 선귤 껍질(청피)과 함께 달여서 먹는데 곧 땀이 나게 된다[단계].

氣部기부 기를 내린다.

　　　　귤껍질과 함께 기병을 치료하는 처방 중에 많이 쓴다. 또한 표에 있는 기를 헤치기도 한다. 진하게 달여 먹는다[본초].

傷寒상한 풍한에 감촉된 것을 치료한다.

　　　　진하게 달여 먹고 땀을 낸다[본초].

汗部땀부 땀이 나게 해서 표의 기운을 헤친다.

　　　　ㅇ오랫동안 땀이 나지 않는 데는 차조기잎(자소엽)과 선귤껍질(청피)을 섞어서 써야 곧 땀이 난다[단심].

■ 자소자 紫蘇子 ■ 차조기씨

【탕액편】기운이 치밀어 오르며 딸꾹질이 나는 것을 치료하는데 중초를 고르게 하고 5장을 보하며 기운을 내린다. 곽란, 반위를 멎게 하고 대소변을 잘 나가게 하며 기침을 멎게 한다. 심과 폐를 눅여 주고 담을 삭힌다.

피폐기로 숨이 찬 데도 쓴다. 귤껍질의 약효도 잘 도와준다. 약간 닦아서 써야 한다.(본초)

咳嗽기침 폐기로 숨이 차고 기침이 나는 것을 치료한다.

차조기씨를 물에 넣고 찧어서 즙을 낸다. 여기에 멥쌀(大米)을 버무려 죽을 쑤어 먹는다. 살구씨(행인)즙을 타서 먹으면 더 좋다[본초].

■ 자연동 自然銅 ■ 동광석

【탕액편】성질은 평하며 서늘하다 고도 한다. 맛은 맵고 독이 없다. 마음을 편안하게 하고 경계증을 낮게 하며 다쳐서 부러진 것을 낮게 하며 어혈을 헤치고 통증을 멎게 하며 고름을 빨아내고 어혈을 삭이며 힘줄과 뼈를 잇는다.

○캔 것은 모가 나거나 둥근 것이 일정치 않고 빛은 푸르스름한 빛으로 구리와 같다. 태우면 푸른 불꽃이 일고 유황냄새가 난다. 대개 쓸 때는 불에 달구어 식초에 담그기를 아홉 번 반복하여 갈아 수비한 다음 쓴다.(입문)

○자연동은 민간에서 뼈를 붙이는 약으로 쓴다. 그러나 불에 녹이면 독이 있으므로 많이 쓰지 않도록 주의하여야 한다.(단심)

골절   산골(불에 달구었다가 식초에 담그기를 7번 하여 보드랍게 갈아 수비, 당귀, 몰약 각각 2g을 가루 내어 데운 술에 타서 먹고 곧 아픈 곳을 쓰다듬는다[본초].

    ○이 약이 금방 불에 달구었을 때에는 독이 있다. 만일 뼈가 부러지지도 부스러지지도 않았을 때에는 산골을 쓰지 말아야 한다[단심].

■ 자원 ■ 개미취

【탕액편】성질은 따뜻하고 평하다고도 한다. 맛은 쓰고 매우며 독이 없다. 폐위로 피를 토하는 것을 낮게 하고 담을 삭이며 갈증을 멎게 하고 기침하면서 기가 치미는 것, 기침할 때 피고름을 뱉는 것, 추웠다 열이 났다 하는 것, 기가 몰리는 것을 낮게 한다. 피

부를 윤택하게 하며 골수를 보태어 주고 위벽증을 낫게 한다.

○들과 벌판에서 자라고 이른 봄에 돋아나서 땅에 퍼진다. 그 잎은 3~4개씩 잇닿아 나고 음력 5~6월에 누른 자줏빛과 흰색의 꽃이 핀다. 흰털이 있으며 뿌리는 아주 부드럽고 가늘다. 음력 2월, 3월에 뿌리를 캐 그늘에서 말리는데 자줏빛이 나면서 눅진눅진하고 연한 것이 좋다.(본초)

○또 백원이 있는데 즉 여원이다. 낫는 효과가 서로 같으므로 자원이 없을 때는 쓸 수 있다.(본초)

○일명 반혼초라고도 하는데 꿀물에 담갔다가 약한 불기운에 말려 쓴다.(입문)

肺臟폐장 폐를 보하고 폐의 열을 내린다.

      달여서 먹으면 좋다(본초).

▌자하거 紫河車 ▌

神部신부 정신이 없고 허튼소리를 많이 하는 것을 치료한다.

      주로 전광증과 건망증, 정충증, 정신을 잃은 것과 정신이 얼떨떨하고 무서워하는 것, 정신이 없고 허튼소리를 많이 하는 것을 치료한다. 심을 안정시키고 혈을 보하며 정신을 안정시킨다. 위의 약을 푹 쪄서 알약을 만드는데 넣어 먹기도 한다. 푹 찐 것 한 가지만 먹어도 좋다(본초).

▌작 鵲 ▌ 까치

風部풍부 중풍으로 입이 비뚤어진 것을 치료한다.

      살아 있는 까치를 배를 갈라서 뜨거운 피가 있는 채로 비뚤어진 곳에 붙이면 곧 바로 선다(속방).

      ○뼈 검은 닭도 역시 좋다.

▌작소 鵲巢 ▌ 까치둥지

사수 미친병과 헛것에 들린 것을 치료한다.

      여러 해가 된 것을 태워 데운 술에 타 먹는다.

■ 작약 芍藥 ■ 집함박꽃뿌리

【탕액편】 성질은 평하고 약간 차다. 맛은 쓰고 시며 조금 독이 있다. 혈비를 낮게 하고 혈맥을 잘 통하게 하며 속을 완화시키고 궂은 피를 헤치며 옹종을 삭게 한다. 복통을 멈추고 어혈을 삭게 하며 고름을 없어지게 한다. 여자의 모든 병과 산전산후의 여러 가지 병에 쓰며 월경을 통하게 한다. 장풍으로 피를 쏟는 것, 치루, 등창, 진무른 헌데, 눈에 피가 지고 군살이 살아나는데 쓰며 눈을 밝게 한다.

○산과 들에서 자라는데 음력 2월과 8월에 뿌리를 캐어 햇볕에 말린다. 산골에서 저절로 자란 것을 쓰는 것이 좋고 집 근처에서 거름을 주면서 키운 것은 쓰지 않는다. 꽃이 벌거면서 홑잎의 것을 써야 하며 산에서 나는 것이 좋다.

○일명 해창이라고도 하는데 두 가지 종류가 있다. 적작약은 오줌을 잘 나가게 하고 기를 내리며 백작약은 아픈 것을 멈추고 어혈을 헤친다. 또한 백작약은 보하고 적작약은 사한다고도 한다.(본초)

○함박꽃뿌리 작약을 술에 담갔다가 볶아 흰삽주 백출와 같이 쓰면 비를 보하고 궁궁이 천궁와 같이 쓰면 간기를 사하고 인삼, 흰삽주와 같이 쓰면 기를 보한다. 배가 아프며 곱똥을 설사하는 것을 멎게 하는 데는 반드시 닦아서 쓰고 뒤가 묵직한 데는 닦아 쓰지 말아야 한다. 또는 내려가는 것을 수렴하기 때문에 혈해에 가서 밑에까지 들어가 족궐음경에 갈 수 있다고도 한다.(단심)

婦人부인 부인의 여러 가지 병과 몸 푼 뒤의 복통을 치료한다.

　　또는 혈허하여 배가 아픈 것을 치료한다. 집함박꽃 뿌리(백작약)에 물과 술을 두고 달여 먹는다[본초].

腹部배부 뱃속에 몹시 아픈 것을 치료한다.

　　집함박꽃뿌리를 주약[君]으로 하고 감초를 좌약으로 하여 달여 먹는다.

　　○열이 허하여 배가 아픈 것을 치료한다. 좋으나 기로 인한 여러 가지 통증에 쓰는 것은 나쁘다[단심].

胞部포부 달거리가 중단되어 나오지 않는 것을 치료한다.

　　달여서 먹거나 가루를 내어 먹거나 알약을 만들어 먹어도 다 좋다[본초].

肝臟간장 간을 보하고 속을 완화시킨다.

　　간이 상했을 때에는 속을 완화시켜야 하는데 이것이 바로 그런 약이다. 가루 내어 먹거나 달여서 먹어도 다 좋다[탕액].

■ 작옹 雀瓮 ■ 쐐기벌레집

【탕액편】성질이 평하고 맛이 달며 독이 없다 독이 있다고도 한다. 어린이의 경간과 여러 가지 병을 치료한다.

○일명 천장자라고 하는 것이 바로 쐐기벌레집이다. 흔히 나뭇가지 위에서 사는데 생김새는 새알 같다. 그리고 자줏빛과 흰빛이 나는 반점이 있고 새끼는 독집 속에 있는데 그것은 마치 누에번데기가 고치 속에 있는 것과 같다. 음력 8월에 새끼를 잡아 쪄서 쓴다.

○이 벌레는 누에와 비슷하나 짧고 등에는 5가지 빛의 반점이 있다. 잔등에 있는 털로 사람을 쏘는데 독이 있다. 늙으면 입으로 허연 물을 토하는데 이것이 엉킨 것을 모아서 독집을 만든다. 새끼는 그 독집 속에 들어가 있는데 이것은 마치 고치 속에 번데기가 있는 것과 같다.(본초)

○어린이의 경풍을 치료하는 데 아주 좋다.(입문)

小兒소아 어린이의 만경풍을 치료한다.

쐐기벌레집, 백강잠, 전갈 각각 3개를 가루를 내어 1g씩 마황 달인 물에 타 먹이면 효과가 좋다.

○경간에는 즙을 내어 늘 먹이면 아이에게 병이 생기지 않는다.

○촬구병에는 즙을 내어 입가에 발라 주면 낫는대본초].

■ 작육 雀肉 ■ 참새고기

【탕액편】성질이 덥고 몹시 따뜻하다고도 한다. 독이 없다. 5장이 부족한 것을 보하고 양기를 세지게 하며 기운을 돕는다. 또한 허리와 무릎을 따뜻하게 하고 정수를 보하며 오줌량을 줄이고 음경이 잘 일어서게 한다. 이것을 먹으면 아이를 낳을 수 있는데 겨울 것이 제일 좋다.(본초)

○음력 10월 후 정월 전에 먹으면 사람에게 좋다. 그것은 이때에 교미하지 않기 때문이다.(본초)

五臟六腑 5장의 기운이 부족한 것을 보한다.

5장6부 끓여서 먹으면 좋대본초].

胞部포부 혈붕과 이슬이 흐르는 것을 치료한다.

구워 먹거나 끓여서 먹는대본초].

▌잠사 蠶沙 ▌ 누에똥

【탕액편】누에똥을 잠사라고 한다. 성질을 따뜻하고 독이 없다. 풍비로 몸을 잘 쓰지 못하는 것과 배가 끓는 것을 치료한다.

○일명 마명간이라고도 하는데 깨끗하게 받아서 햇볕에 말린 다음 누렇게 되도록 볶아 쓴다. 음력 5월에 받아서 쓰는 것이 좋다.

○술에 담갔다가 그 술을 마신 다음 잠사를 뜨겁게 볶아 아픈 곳에 찜질하기도 한다.(본초)

風部풍부 풍비로 팔다리를 쓰지 못하고 감각이 둔해진 것을 치료한다.
　　　　누에똥을 뜨겁게 볶아서 주머니에 넣어 찜질하는데 식으면 바꾼다. 술에 버무려 볶아 쓰면 더 좋다[본초].

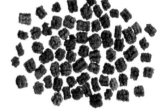

▌잠퇴지 蠶退紙 ▌ 누에알 깐 종이

사수　　미쳐서 슬프게 울거나 앓음 소리를 내는 사수병을 치료한다.
　　　　태워서 가루 내어 8g씩 술에 타 먹는다[본초].
胞部포부 붕루와 이슬이 흐르는 것을 치료한다.
　　　　불에 태워 가루 내어 미음에 타 먹는다[본초].

▌장미근 薔薇根 ▌ 장미뿌리

口舌입혀 입 안과 혀가 헐어서 헤어진 것이 오랫동안 낫지 않는 것을 치료한다.
　　　　진하게 달여서 그 물로 양치하는데 더울 때에 머금었다가 식은 다음 뱉어 버리기를 자주 하면 낫는다. 겨울에는 뿌리를 쓰고 여름에는 줄기와 잎을 써야 한다[본초].

▌장수 漿水 ▌ 신좁쌀죽웃물

【탕액편】신좁쌀죽웃물을 말한다.

○성질은 약간 따뜻하고 맛은 달면서 시고 독은 없다. 갈증을 멎게 하고 곽란, 설사, 이질을 낫게 한다. 그리고 답답해지는 증을 풀어주고 지나치게 졸리는 것을 없앤다.(본초)

○새로 좁쌀죽을 쑤어서 시여지게 한 것이 좋다.(본초)

○민간에서는 좁쌀로 쑨 죽의 윗물을 말한다.(본초)

○끓인 물에 생좁쌀을 담가 맛이 시여지게 한 것이다. 북쪽 지방에서는 여름에 이것을
우물 속에 두어 얼음같이 차지게 해서 더위 먹는 것을 막으려고 마신다.

面部얼굴 살빛을 희게 하고 살결이 비단결같이 되게 하며 기미와 사마귀를 없앤다.

신좁쌀죽웃물을 따뜻하게 하여 얼굴을 씻은 다음 천으로 사마귀를 아프도록 문지른
다. 그 다음 백단향을 물에 갈아 즙을 내서 바른다[본초].

○즉 좁쌀죽웃물을 받아 두어 시어진 것이다.

■ 장청 醬淸 ■ 간장

手部팔부 손가락이 가느라들면서 아픈 것을 치료한다.

꿀에 타서 따뜻하게 한 다음 거기에 손을 담그면 곧 낫는다[본초].

■ 저간 猪肝 ■ 돼지간

【탕액편】 성질이 따뜻하다. 냉설과 피곱이나 곱을 오랫동안 누는 설사를 치료하는데 습
을 없앤다. 각기도 치료한다.(본초)

眼部눈부 눈을 밝게 한다. 또한 간열로 눈에 피지고 깔깔하면서 아픈 것도 치료한다.

돼지간 1보를 얇게 썰어서 양념하여 먹는다[본초].

○밤눈증 때에는 돼지 간을 쌀 씻은 물에 넣고 삶으면서 앓는 눈에 김을 쏘인 다음 먹
는다[본초].

○청맹을 치료한다. 저담을 쓰는데 1개를 약한 불에 줄여서 기장쌀 만하게 알약을 만
들어 눈에 넣으면 좋다[본초].

○외장과 예막을 치료한다. 저담 1개를 은그릇이나 돌그릇에 넣고 고약같이 되게 줄인
다음 용뇌를 조금 섞어서 눈에 넣는다. 돼지열주머니(저담낭)의 흰 껍질을 볕에 말려
비녀 굵기 만하게 비벼 끈을 꼬아서 한쪽 끝을 태우다가 재를 받아 식혀서 예막 위에
세 번에서 다섯 번 넣어도 낫는다[득효].

浮腫부종 부종으로 배가 불러 오르고 그득한 것을 치료한다.

돼지 간 1보를 잘게 썰어서 식초로 씻은 다음 마늘과 양념을 두어 먹는다. 또는 끓는 물
에 달여서 먹어도 좋다[본초].

大便대변 냉설, 습설, 활설을 주로 치료한다.

간을 얇게 썰어서 가자피 가루(잿불에 묻어 구운 것)를 발라 약한 불에 구워 가루 내어

한번에 20g씩 빈속에 잘 씹어 미음으로 먹는다[본초].

○폭설, 습설 때는 돼지의 간을 신좁쌀죽웃물에 삶아 익혀서 먹는다[득효].

○기가 허하여 생긴 설사로 몹시 여윈 데는 돼지의 간 1보를 썰어서 식초 1되를 넣고 삶아 말려 빈속에 먹으면 아주 좋다[입문].

▌저근 苧根 ▌ 모시 뿌리

【탕액편】 성질은 차고 평하다고도 한다. 맛은 달며 독이 없다. 어린이의 적단과 독종, 부인의 태루로 하혈하는 것, 산전 산후에 속에 열이 있어서 안타깝게 답답한 것을 낫게 한다. 5림과 돌림열병으로 몹시 갈증이 나고 미쳐 날뛰는 것을 낫게 한다. 독약을 묻힌 화살, 뱀, 벌레에게 상한 데 붙인다.(본초)

○즉 지금 천을 짜는 모시뿌리이다. 음을 보하고 몰린 피를 돌아가게 한다.(단심)

小兒소아 어린이의 독창과 악창에 여러 가지 빛이 나타나는 것을 치료한다.

모시뿌리 달인 물로 매일 서너 번씩 목욕을 시킨다[본초].

癰疽옹저 옹저와 발배가 아직 곪지 않았을 때 치료한다.

모시뿌리와 잎을 잘 짓찧어 하루 두어 번 갈아 붙이면 부은 것이 내리고 낫는다[본초].

婦人부인 임신부가 태동이 되어 유산될 듯 하면서 배가 참을 수 없이 몹시 아픈 것을 치료한다.

모시풀뿌리 80g을 썰어서 은그릇이나 돌그릇에 넣고 술과 물을 절반씩 두고 달여 먹으면 좋다[주후].

▌저근백피 樗根白皮 ▌ 가죽나무 껍질

【탕액편】 성질은 서늘하며 맛은 쓰고 조금 독이 있다. 오래된 적리, 백리와 설사, 치질, 장풍으로 피를 계속 쏟는 것을 낫게 한다. 입과 코의 감충, 옴, 익창의 벌레를 죽이며 귀주, 전시, 고독으로 하혈하는 것을 멎게 한다. 그리고 오줌 횟수를 줄인다.

○성질은 서늘하고 조하다. 반드시 닦아 쓰거나 꿀을 발라 구워 써야 한다.(단심)

○약을 먹을 때는 기름, 기름진 것, 뜨거운 국수나 독이 있는 것을 먹지 말아야 한다.(본초)

胞部포부 붕루와 벌겋고 흰이슬이 흐르는 것을 치료한다.

뿌리속껍질을 썰어서 크게 1줌을 물 1되에 넣고 달여 두 번에 나누어 먹는다. 가루를 내어 꿀로 알약을 만들어 먹는 것도 좋다[회춘].

大便대변　적백이질과 오랜 이질로 대변이 참지 못하게 줄줄 나오는 것을 주로 치료한다.
　　　　가죽나무뿌리껍질 1줌, 묵은 쌀(진미) 1홉, 파밑(총백) 3대, 감초 3치, 약전국 2홉을 물
　　　　에 달여서 빈속에 단번에 먹는다. 혈리에 쓰면 더욱 효과가 좋다. 가루 내어 알약을 만
　　　　든 것을 고장환이라고 한다[본초].

▋저기고 ▋　돼지목덜미의 기름

毛髮모발　주로 머리털이 빠지는 데 쓴다.
　　　　음력 섣달의 것을 불에 녹여서 바르면 머리털이 나온다. 그리고 드물게 나오거나 나오
　　　　지 않는 데도 바른다[본초].

▋저담 猪膽 ▋　돼지열

【탕액편】 성질이 약간 차고 몹시 차다고도 한다. 맛이 쓰다. 상한으로 열이 나고 목이
마르는 것, 골증열과 노극으로 대변이 나오지 않는 것을 치료하며 습닉으로 고름과 피
가 계속 나오는 것을 낫게 한다. 또한 어린이의 5가지 감질도 치료하는데 벌레를 죽인
다.(본초)
○마른 것을 눅여 주고 대변이 잘 나오게 한다. 그리고 이 약 기운은 심으로 들어가서
혈맥을 통하게 한다.(입문)
○성질이 차고 맛이 쓰고 짜기 때문에 사람의 오줌과 본질적으로 같다.(탕액)

小便오줌　오줌이 나오지 않는 것을 치료한다.
　　　　데운 술에 타서 먹는다[본초].
　　　　○오줌이 막혔거나 잘 나오지 않는 데는 돼지열(저담) 생것을 쓰는데 음경 끝에 붙이고
　　　　조금 있으면 즙이 들어가서 오줌을 저절로 나오게 한다. 부인은 담즙을 음부 속에 넣으
　　　　면 반드시 오줌이 나온다[유취].

▋저두 猪 ▋　돼지위

【탕액편】 성질이 약간 따뜻하다. 골증과 열로를 치료하는데 허하고 여윈 것을 보하고
기운을 돕는다. 갈증을 멎게 하고 이질을 멈춘다. 또한 갑자기 이질이 생겨 허약해진
것도 치료하며 노채충도 죽이는데 사철 다 쓸 수 있다.(본초)

消渴소갈 물을 마시기만 하면 오줌이 나가는 것을 멎게 한다.

　　　푹 쪄서 생강과 식초를 넣어 먹는다[본초].

虛勞허로 허손된 것을 보한다.

　　　돼지위 1보를 깨끗이 씻어서 단너삼과 지황을 넣고 참대껍질로 잡아맨 다음 술지게미로 위를 싸서 단지 안에 넣고 중탕으로 푹 삶아서 늘 먹으면 비위를 든든하게 하고 허약한 것을 보한다[활심].

　　　○또 한 가지 방법에는 인삼 20g, 건강, 후추 각각 8g, 파 밑(총백) 7개, 찹쌀 3홉 등을 가루 내어 돼지위 안에 넣고 푹 삶아서 술로 빈속에 먹는다고 하였다[입문].

火部화부 골증과 열로를 치료한다.

　　　돼지 위를 삶아 먹는다. 돼지열물(저담)도 좋은데 물에 타 먹는다[본초].

▮ 저두강 杵頭糠 ▮　절구공이에 붙어 있는 겨

【탕액편】 성질이 평하다. 갑자기 목이 막혀 음식이 넘어가지 않는 것을 치료한다. 또한 반위로 음식이 내리지 않을 때에 먹어도 곧 낫는데 그것은 절구공이로 내려 짓찧는 것과 같은 이치이다.(본초)

음식이 목에 메어 내리지 않는 것과 목구멍이 막힌 것을 치료한다.

보드라운 겨를 꿀에 반죽하여 달걀노른자위만하게 알약을 만들어 입에 머금고 녹여 먹는다.

○또는 보드라운 겨 40g을 흰죽웃물에 타서 먹는다[입문].

▮ 저령 ▮

【탕액편】 성질은 평하며 맛은 달고 독이 없다. 부종, 창만과 배가 그득한 것을 낮게 하며 오줌을 잘 나가게 하고 임병과 오랜 학질을 낮게 한다.

○일명 주령이라고도 하는데 신나무에 생기는 것이다. 그 껍질은 검고 덩어리진 것이 마치 돼지똥 같다 하여 저령이라 한 것이다. 살이 희고 실한 것이 좋다. 음력 2월과 8월에 캐어 그늘에서 말린다.(본초)

○족태양, 족소음경에 들어가서 습을 없앤다. 습을 스며나가게 하는 다른 약과 대비하면 약성이 너무 말라 진액을 몹시 줄어들게 하기 때문에 습병이 없는 데는 쓰지 말아야 한다. 오래 먹으면 신을 상한다.(탕액)

○구리칼로 검은 껍질을 긁어 버리고 약한 불기운에 약간 말려 쓴다.(입문)

小便오줌　오줌을 잘 나오게 하는데 썰어서 달여 먹는다(본초).

　　　오령산에는 저령이 있기 때문에 오줌을 잘 나오게 한다. 여러 가지 달임 약에서 이것처럼 효과가 좋은 약은 없다(탕액).

■ 저마근 苧麻根 ■　모시뿌리

咳嗽기침　효천을 치료한다.

　　　모시뿌리를 사탕과 함께 푹 달여서 때때로 씹어 먹으면 병의 뿌리가 완전히 없어진다.

■ 저사제 猪四蹄 ■　돼지의 네 개 발쪽

乳部젖부　젖줄을 잘 통하게 한다(본초).

　　　○산모의 기혈이 쇠약하고 적어서 젖이 조금도 없는 데는 돼지발쪽 4개와 통초 160g을 함께 물 1말에 넣고 달여 4~5되가 되면 즙을 짜서 연거푸 먹는다. 다 먹고 나서 빗등으로 젖 몸 위를 문질러 주면 곧 효과가 난다(단심).

■ 저소두 赤小豆 ■　붉은팥

【탕액편】 성질이 평하고 약간 차다고도 하고 따뜻하다고도 한다. 맛이 달면서 시고 독이 없다. 물을 빠지게 하며 옹종의 피고름을 빨아낸다. 소갈을 치료하고 설사와 이질을 멎게 하며 오줌을 나가게 하고 수종과 창만을 내린다.(본초)

○열기와 옹종을 삭히고 어혈을 헤친다.(본초)

○붉은팥은 진액을 뽑아내는 성질이 있기 때문에 수기병과 각기를 치료하는 약에서 제일 중요하다. 수기를 잘 돌게 하고 기를 통하게 하며 비장을 확 씻어내는 약이다. 오랫동안 먹으면 몸이 거멓게 되면서 몹시 마른다.(입문)

○약으로는 올종자로써 빛이 붉은 것이 좋다. 늦종자는 효과가 적다. (본초)

○붉은팥은 음가운데 양이 속하는데 밀에 중독된 것을 푼다.(탕액)

脹滿창만 창만을 치료한다.

　　　뽕나무잿물에 죽을 쑤어 늘 먹는다[본초].

▌저신 猪腎 ▌　돼지콩팥

【탕액편】 이것을 요자라고 하는데 성질이 서늘하다. 신기를 고르게 하고 방광의 작용이 잘 되게 하며 신을 보하고 허리와 무릎을 덥게 한다. 또한 귀머거리와 허리가 아픈 것을 낫게 한다. 신을 보하기는 하지만 아이를 많이 낳지 못하게 한다.

○겨울에 먹으면 원기가 상하기 때문에 먹지 말아야 한다.(본초)

腰部허리 신허로 허리가 아픈 것을 치료한다.

　　　돼지콩팥 1개를 얇게 썰어서 후추와 소금가루를 두고 재운다. 그 다음 속에 두충가루 12g을 뿌리고 연잎이나 젖은 종이로 싸서 약한 잿불에 묻어 구워 익혀서 술로 씹어 먹는다. 이것을 외신환이라고 한다[입문].

　　　○또 한 가지 방법은 물 2잔, 좋은 술 1잔, 돼지콩팥 1보를 사기단지에 같이 넣고 진흙으로 아가리를 싸 바른 다음 저녁부터 밤중까지 약한 불에 삶아서 새벽 4시경 다시 불에 데워 단지를 헤치고 국물을 마시면서 콩팥을 먹는다. 이것은 혈로 혈을 보하는 것이며 광물성 약이나 식물성 약보다 훨씬 좋다[입문].

膀胱방광 방광을 잘 통하게 하고 보한다.

　　　물에 삶아 국물까지 먹는다. 돼지오줌깨가 더 좋다[본초].

婦人부인 몸 푼 뒤에 욕로로 뼈마디가 쏘고 땀이 멎지 않는 데 치료한다.

　　　돼지콩팥을 잘게 썰어서 멀건 국을 끓여 양념과 쌀을 두고 죽을 쑤어 먹는다[본초].

　　　○난산에는 참기름과 꿀을 각각 같은 양으로 하여 돼지 간을 삶은 물에 타 먹으면 곧 효과가 있다[입문].

▌저실자 楮實子 ▌　닥나무열매

【탕액편】 성질은 차며 맛이 달고 독이 없다. 음위증을 낫게 하고 힘줄과 뼈를 든든하게 하며 양기를 돕고 허로를 보하며 허리와 무릎을 덥혀준다. 또한 얼굴빛을 좋게 하며 피부를 충실하게 하고 눈을 밝게 한다.

○곳곳에 있는데 껍질을 벗겨 종이를 만든다. 껍질에 얼룩점이 있는 것은 저라는 닥나무이고 껍질이 흰 것은 곡이라는 닥나무이다. 또한 잎에 비늘이 있는 것은 저라는 닥나무이고 없는 것은 곡이라는 닥나무라고 한다. 음력 8월~9월에 씨를 따서 볕에 말린

다.(본초)

○물에 담가 뜨는 것을 버리고 술에 담갔다가 쪄서 약한 불기운에 말려 쓴다.(입문)

眼部눈부 간열로 예막이 생긴 것과 또한 기로 작은 점 같은 예막이 생긴 것, 눈알에 덮인 예막을
없앤다.
보드랍게 가루를 내어 한번에 4g씩 꿀물에 타서 끼니 뒤에 먹는대[직지].

■ 저심 猪心 ■ 돼지 염통

【탕액편】 성질이 열하다. 경사와 경간을 치료한다. 심혈이 부족한 것을 보한다.(본초)

神部신부 심혈이 부족한 것을 보하고 경계증, 건망증, 전간, 놀란 병과 근심하는 것을 치료한다.
피를 받아 약에 넣어 쓴다. 혹은 찌거나 삶아서 먹는대[본초].

■ 저유즙 猪乳汁 ■ 돼지 젖

【탕액편】 어린이의 경간, 천조증, 어른의 제간, 계간을 치료한다.(본초)

小兒소아 어린이의 경간과 천조풍을 주로 치료한다.
돼지젖 3홉을 받아 솜으로 적셔 어린이의 입에 넣어 빨아 먹게 하거나 주사와 우황을
각각 조금씩 섞어 먹이면 더욱 좋다. 이 어린이의 머리에 난 헌데에는 저담즙을 발라
준다.
○머리에 백독창이 생긴 데는 섣달에 눈 저분을 불에 태워 가루를 내어 뿌려 준대[본초].

■ 저장 猪腸 ■ 돼지장

【탕액편】 허손되어 오줌이 잦은 것을 치료한다. 또한 하초가 허손된 것도 보한다.(본초)

三焦3초 하초가 허약한 것을 보한다.
푹 삶아서 먹거나 국을 끓여 먹는대[본초].

■ 저지 猪脂 ■ 돼지기름

黃疸황달 5가지 황달과 위 속에 마른 대변이 있어서 황달이 생긴 것을 치료한다.
돼지기름 3홉을 하루 세 번 나누어 먹으면 마른 대변이 나오고 낫는대[본초].

▌저폐 猪肺 ▌ 돼지 허파

【탕액편】 성질이 차다. 폐를 보하고 반묘와 지담의 독을 없앤다.(본초)

咳嗽기침 기침이 나고 숨이 찬 것과 폐위로 피를 토하는 것을 치료한다.

　　　　돼지허파 1보를 피는 씻어버리고 환자의 나이 수만큼 참대 침으로 구멍을 낸 다음 매 구멍마다 살구씨(행인, 꺼풀과 끝을 버린 것)를 1알씩 넣는다. 다음 실로 동여매서 익도록 중탕하여 살구씨는 버리고 허파만 먹는데 효과가 있다[회춘].

　　　　ㅇ기가 치밀어 오르고 기침이 나며 몸에 열이 나고 입이 마르는 데는 돼지비계 600g을 쓰는데 썰어서 삶아 익혀 소금과 약전국을 넣어 먹는다[입문].

▌저포 ▌ 돼지 오줌깨

小便오줌 오줌이 나오는 줄 모르는 것을 치료한다.

　　　　물에 씻은 다음 불에 구워서 데운 술로 빈속에 먹는다[득효].

▌저현제 猪懸蹄 ▌ 돼지발목에 달린 발굽

【탕액편】 성질이 평하다. 5가지 치질, 장옹으로 속이 패이는 것을 치료한다.(입문)

癰疽옹저 옹저가 곪아 터진 뒤에 치료한다.

　　　　돼지발목에 달린 발굽을 진하게 달여서 그 물로 씻으면 좋다[직지].

▌적동설 赤銅屑 ▌ 구리 가루

【탕액편】 성질은 평하며 맛은 쓰고 약간의 독이 있다. 풍안을 낫게 하며 눈을 밝게 하고 뼈를 잇게 하며 이빨을 땜한다. 또 여자가 혈기로 명치가 아픈 것을 낫게 하고 겨드랑이 냄새를 없애며 수염과 머리털을 검게 한다.(본초)

ㅇ붉은 구리가 좋다. 그 제법은 구리그릇 위의 엷은 층을 긁어 가루를 내서 수비하여 깨끗하게 만들어 쓴다[국방].

골절　　구리를 불에 달구었다가 식초에 담그기를 7~9번 하여 보드랍게 가루내서 한번에 1~2g씩 데운 술에 타서 먹으면 약이 상한 뼈로 곧추 들어가 붙게 된다.

　　　　ㅇ어떤 사람이 말에서 떨어져 정강이가 부러졌을 때 구리가루를 술에 타서 먹고 나았다. [본초].

▌적마제 赤馬蹄 ▌ 붉은 말의 발굽

瘟疫온역 온역을 미리 막는데 쓴다.

가루를 내어 80g을 비단주머니에 넣어서 남자는 왼쪽, 여자는 오른쪽에 차고 다닌다(본초).

▌적석지 赤石脂 ▌

【탕액편】 성질은 몹시 따뜻하며 맛은 달고 시고 매우며 독이 없다. 복통과 적백이질을 낫게 하며 오줌이 많이 나오는 것을 멈춘다. 또 5장이 허약한 것을 보하고 심기를 도우며 눈을 밝게 한다. 정을 돕고 옹저, 치질, 붕루를 낫게 하고 난산과 태반이 나오지 않는 것을 나오게 한다.

○빛과 결이 곱고 풀기가 있어서 혀를 대면 붙는 것이 좋다.(본초)

○붉은 것과 흰 것 2가지가 있는데 붉은 것은 소장에 들어가고 흰 것은 대장에 들어간다.

○불에 빨갛게 달구었다가 식혀서 보드랍게 가루내서 세 번 수비하여 햇볕에 말려 쓴다.(입문)

嘔吐구토 담음으로 물을 토하다가 반위증이 된 것을 치료한다.

적석지를 수비하여 한번에 4g씩 빈속에 술이나 물에 타서 먹는다. 양을 늘려서 8~12g까지 먹을 수 있다. 이것이 없으면 대신 벌건 흙 좋은 것으로 쓴다(본초).

心臟심장 심기를 돕는다.

불에 달구었다가 수비하여 약에 넣어 쓰거나 가루 내어 먹는다(본초).

▌적소두 赤小豆 ▌ 붉은팥

【탕액편】 성질이 평하고(약간 차다고도 하고 따뜻하다고도 한다. 맛이 달면서 시고 독이 없다. 물을 빠지게 하며 옹종의 피고름을 빨아낸다. 소갈을 치료하고 설사와 이질을 멎게 하며 오줌을 나가게 하고 수종과 창만을 내린다.(본초)

○열기와 옹종을 삭히고 어혈을 헤친다.(본초)

○약으로는 올종자로써 빛이 붉은 것이 좋다. 늦종자는 효과가 적다.(본초)

○붉은팥은 음가운데 양이 속하는데 밀에 중독된 것을 푼다.(탕액)

吐部토부 붉은팥가루는 잘 토하게 한다.

상한 때 찬물을 마셔서 음식을 보기만 하여도 헛구역이 나는 데는 붉은팥가루 8g을 신 좁쌀죽웃물에 타서 먹는다. 그 다음 목구멍에 무엇을 넣고 자극하여 토하게 해야 한다.

足部다리 각기병과 수종병을 치료한다.

잉어와 함께 끓여서 먹으면 아주 좋다[본초].

肉部살부 몸을 여위게 한다.

오랫동안 먹으면 살빛이 검어지면서 여위고 마른다. 그러므로 지나치게 살찐 사람이 먹는 것이 좋다[본초].

乳部젖부 젖을 나오게 한다.

붉은팥을 물에 달여 그 즙을 마시면 곧 나온다[본초].

○투유와 유옹을 치료한다. 붉은팥(적소두)을 술과 같이 갈아서 찌꺼기를 버리고 따뜻하게 하여 먹고 찌꺼기는 아픈 곳에 붙이면 곧 낫는다[득효].

大便대변 설사와 이질을 낫게 한다. 죽을 쑤어 먹는다.

적백리는 죽을 쑤어 황랍 40g을 섞어서 단번에 먹으면 낫는다[본초].

心臟심장 심규를 열어 준다.

죽을 쑤어 먹거나 달여서 물을 마신다[본초].

小兒소아 어린이의 단독과 사시, 연절을 치료한다.

붉은팥을 가루를 내어 달걀 흰자위로 개어 바르면 곧 없어진다[본초].

癰疽옹저 가루내어 달걀 흰자위에 개서 열독과 옹종에 붙이면 낫는다.

또한 일체 종독으로 아픈 것도 치료한다[본초].

瘟疫온역 온역을 미리 막는다.

붉은팥을 새 베주머니에 넣어 음력 정월 초하룻날 우물물 속에 담가두었다가 3일 만에 꺼내어 남자는 10알, 여자는 20알씩 먹는데 온 가족이 다 써야 효과가 있다[본초].

浮腫부종 수종을 치료하는데 물을 빠지게 한다.

뽕나무뿌리껍질(상백피)이나 통초와 섞어서 달여 먹는다.

○또 한 가지 처방은 다음과 같다. 붉은팥 5홉, 마늘 1개, 생강 12g(다 부스러뜨린다), 흰 자리공뿌리 1개를 함께 넣고 팥이 푹 무르도록 달인다. 다음 마늘과 생강, 자리공뿌리는 버리고 팥을 빈속에 잘 씹어서 먹는데 그 물까지 다 마시면 곧 낫는다[본초].

■ 적소두화 赤小豆花 ■ 붉은팥꽃

【탕액편】 성질이 평하고 맛이 매우며 독이 없다. 오랫동안 술에 취하여 갈증이 나는 것을 치료한다. (본초)

○소갈병과 술을 마셔서 생긴 두통을 잘 멎게 하는데 술독을 푼다. 그러므로 술을 마셔서 생긴 병에 좋다.(본초)

○붉은팥의 꽃을 일명 부비라고도 하는데 음력 7월에 따서 그늘에 말려 쓴다.(본초)

內傷내상 술독을 풀며 술로 생긴 병을 치료한다.

　　　붉은팥 꽃과 칡꽃(갈화)을 각각 같은 양으로 하여 약한 불기운에 말린 뒤에 가루를 낸다. 한번에 4~8g씩 먹으면 취하지 않는다. 일명 쌍화산이라고도 한대[집요].

■ 적토 赤土 ■ 붉은흙

【탕액편】 일체의 피를 많이 흘리는 증을 치료한다. 그리고 헛것을 없애고 가위에 눌리지 않게 한다. 소나 말한테 발라주면 온역에 걸리지 않는다.(본초)

○이것이 바로 요즘 쓰고 있는 좋은 벌건 흙이다.(본초)

皮部피부 풍진으로 참을 수 없이 가려운 것을 치료한다.

　　　붉은 흙을 가루를 내어 한번에 8g씩 찬물에 타 먹는다. 또한 꿀물에 타서 바르기도 한다[본초].

306

■ 전라 ■ 우렁이

【탕액편】 성질이 차고 맛이 달며 독이 없다. 열독을 풀고 갈증을 멈추며 간에 열이 있어서 눈에 피가 지고 부으며 아픈 것을 낫게 하고 대소변을 잘 나가게 하며 뱃속에 열이 몰린 것을 없앤다.

○열을 내리고 술에 취한 것을 깨어나게 한다.

○논밭에서 사는데 생김새는 둥글고 크기는 복숭아나 추리만하고 달팽이와우와 비슷하면서 뾰족하고 길다. 빛깔은 푸르누르스름 한데 여름과 가을에 잡아 쓴다. 쌀 씻은 물에 담가서 진흙을 뺀 다음 삶아 먹는다.

○일명 나사라고도 한다.(일용)

○일명 귀안정이라고도 하는데 바로 흙담장에 있는 우렁이 껍질이다.(동원)

○이것은 잘 죽지 않는다. 잘못하여 진흙에 섞여서 담벽에 있게 되어도 30년 동안 살아 있다. 공기와 이슬을 마시고 산다.(본초)

足部다리 주로 각기병이 위로 올라간 것을 치료하는데 삶아서 먹는다.

　　　가막조갯살도 좋대[본초].

消渴소갈 소갈로 오줌이 잦은 것을 치료한다.

우렁이 5되를 물 1말에 하룻밤 동안 담가두었다가 그 물을 마시되 매일 물을 갈아 부어야 한다. 또는 우렁이를 삶아서 그 물을 마시는데 살까지 먹어도 좋다[본초].

嘔吐구토 반위증을 치료하는데 큰 것으로 많이 잡아 깨끗한 물에 넣어 진흙을 토하게 한다.

다음 그 진흙을 가라앉히고 맑은 웃물은 버린다. 그리고 채 위에 재를 펴고 그 위에 종이를 편 다음 여기에 위의 흙을 펴놓아 물기를 빼고 쓰는데 흙이 절반 정도 말랐을 때 벽오동씨 만하게 알약을 만든다. 한번에 30알씩 곽향 달인 물로 먹으면 곧 낫는다. 일명 나니환이라고도 한다. 그리고 우렁이는 버린다. 우렁이를 삶아 먹지 말아야 한다[강목].

內傷내상 열을 없애고 술에 취한 것을 깨게 한다.

여러 달 술을 마셔서 입과 혀가 몹시 헌데는 우렁이 고기에 파와 약전국, 후추, 생강을 넣고 끓여 즙을 마신다[본초].

火部화부 뱃속에 몰린 열을 내린다.

우렁이를 삶아먹거나 즙을 내어 마셔도 좋다[본초].

■ 전라각 田螺殼 ■ 우렁이껍질

【탕액편】 반위와 위가 찬 것을 치료하고 담을 삭히며 명치 밑이 아픈 것을 낫게 한다. 불에 구워 가루내어 쓴다.(본초)

胸部가슴 갑자기 가슴이 아픈 것을 치료한다.

우렁이껍질을 태워 가루를 낸 다음 한번에 6g씩 뜨거운 술에 타 먹으면 곧 낫는다[강목]. ㅇ또한 습담으로 위가 아픈 것을 치료한다. 먹으면 곧 멎는다[정전].

眼部눈부 간열로 눈이 피지고 부으며 아픈 것을 치료한다.

우렁이(전라, 큰 것)를 물에 담가 두어 진흙을 다 뱉어 버리게 한 다음 딱지를 떼어 버리고 이것을 황련가루 4g, 사향 조금과 섞어서 땅 위에 놓아 하룻밤 이슬을 맞힌다. 이튿날 닭의 깃에 우렁이즙을 묻혀 눈을 씻으면 곧 낫는다[강목].

■ 전호 前胡 ■ 바디나물 뿌리

【탕액편】 성질은 약간 차며 맛은 달고 매우며 독이 없다. 여러 가지 허로로 오는 설사를 멎게 하며 모든 기병을 치료하고 가슴과 옆구리에 담이 있어 그득한 것과 속이 트직한 것, 명치 밑에 기가 몰린 것을 낫게 한다. 담이 실한 것을 없애고 기를 내리며 기침을 멈추고 음식 맛을 나게 하며 소화를

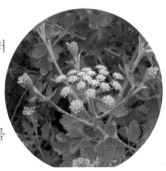

잘 시킨다.
○곳곳에 다 자라는데 음력 2월, 8월에 뿌리를 캐 햇볕에 말려 쓴다.

痰飮담음 열담을 치료한다. 또한 담이 가슴에 가득 차서 막힌 것도 낫게 한다.
12g을 썰어서 물에 달여 먹는다[본초].

■ 점어연 鮎魚涎 ■ 메기침

消渴소갈 3가지 소갈을 치료한다.
침을 받아서 여기에 황련가루를 반죽한다. 다음 알약을 만들어 한번에 50알씩 오매를
달인 물로 먹으면 소갈이 훨씬 낫는다[본초].

■ 정력자 ■ 다닥냉이 씨

【탕액편】 성질은 차고 맛은 매우며 쓰고 독이 없다. 폐옹으로 숨결이 밭고 기침하는 것
을 낫게 하며 숨이 찬 것을 진정시키고 가슴 속에 담음을 없앤다.
피부 사이에 있던 좋지 못한 물이 위로 넘쳐나서 얼굴과 눈이
부은 것을 낫게 하고 오줌을 잘 나가게 한다.
○곳곳에 있는데 싹과 잎이 냉이와 비슷하고 음력 3월에 약
간 노란꽃이 피고 꼬투리가 달린다. 그 속에 씨는 납작하면
서 작은 것이 마치 기장알과 비슷하며 빛이 누르다. 입하 후
에 씨를 훑어 햇볕에 말린다.(본초)
○성질이 급하며 물을 잘 몰아낸다. 쓰고 단 두 가지 종류가 있
는데 쓴 것은 세게 설사시키고 단것은 좀 완화하다.(탕액)
○종이 위에 펴고 고소하게 닦든가 혹 쪄서 쓴다. 이 약은 성질이 급하여 설사시키는
데 효력이 크며 쓴 것은 더욱 심하고 단것은 조금 완하다.(입문)

浮腫부종 또한 수기로 몹시 숨이 찬 것도 낫게 한다.
꽃다지씨(정력자, 종이 위에 놓아서 닦은 것)를 가루내서 대추살에 반죽하여 팥알만 하
게 알약을 만든다. 한번에 10알씩 삼씨(마자인)를 달인 물로 하루 세 번 먹는다[동원].
○수종을 치료한다. 꽃다지씨(정력자, 보드랍게 가루낸 것) 120g, 방기가루 160g을 쓰
는데 푸른 오리의 대가리를 잘라서 피까지 받아 절구에 넣은 다음 거기에 약 가루를 넣
고 섞어서 오리 대가리가 잘 짓찧어지도록 5천여 번 찧어 벽오동씨 만하게 알약을 만
든다. 한번에 10알씩 빈속에 끓인 물로 먹는다. 이 약을 쓰면 오줌이 잘 나온다[본초].

咳嗽기침 폐기가 막혀 기가 치밀어 올라서 숨이 차고 혹 얼굴이 붓는 것을 치료한다.

　　　　꽃다지 씨를 누렇게 되도록 닦아 가루 내어 한번에 8g씩 대추를 달인 물에 타 먹는다[득효].

肺臟폐장 폐기가 막혀서 숨이 몹시 찬 것을 치료한다.

　　　　닦은 것으로 20g을 대추 5알과 함께 달여서 먹는다.

痰飮담음 가슴 속에 있는 담음을 삭이고 폐경에 있는 수기를 몰아낸다.

　　　　가루 내어 먹어도 좋고 달여 먹어도 좋다[본초].

▌정향 丁香 ▌ 정향나무 꽃봉우리

【탕액편】 성질은 따뜻하며 맛은 맵고 독이 없다. 비위를 따뜻하게 하고 곽란, 신기, 분돈기와 냉기로 배가 아프고 음낭이 아픈 것을 낫게 한다. 또한 성기능을 높이고 허리와 무릎을 덥게 하며 반위증을 낫게 하고 술독과 풍독을 없애며 여러 가지 종기를 낫게 한다. 치감을 낫게 하며 여러 가지 향기를 낸다.

　○수컷, 암컷이 있는데 수컷은 알이 잘고 암컷은 알이 굵다. 수컷을 쓰려면 꼭지를 떼버려야 등창과 옹종이 생기는 것을 면할 수 있다.

　○정향 가운데는 크기가 산수유만한 것이 있다. 이것을 민간에서는 모정향이라고 하는데 냄새와 맛이 더욱 좋다.(본초)

○생김새가 못과 같으며 수태음, 족양명, 소음경에 들어간다. 오미자, 봉출과 같이 쓰면 분돈기를 낫게 한다.(탕액)

腹部배부 뱃속이 차서 아픈 것을 멎게 한다.

　　　　썬 정향을 물에 달여 먹는다. 혹은 가루를 내어 끓인 물에 타 먹는다[본초].

胃腑위부 위가 찬 것을 치료하는데 위를 따뜻하게 한다.

　　　　달여서 먹거나 가루를 내어 먹는다[본초].

脾臟비장 비를 따뜻하게 하는데 비에 냉기가 있어서 비기가 고르지 못한 것을 치료한다.

　　　　달여서 먹거나 가루 내어 먹어도 다 좋다[본초].

▌정화수 井華水 ▌ 새벽에 처음 길은 우물물

【탕액편】 성질은 평하고 맛은 달며 독은 없다. 몹시 놀라서 9규로 피가 나오는 것을 치

료하는데 입에서 냄새가 나는 것도 없애고 얼굴빛도 좋아지게 하며 눈에 생긴 군살과 예막도 없애며 술을 마신 뒤에 생긴 열리도 낫게 한다. 정화수란 새벽에 처음으로 길어온 우물물을 말한다.(본초)

○정화수에는 하늘의 정기가 몰려 떠 있기 때문에 여기에 보음약을 넣고 달여서 오래 살게 하는 알약을 만든다. 깨끗한 것을 좋아하는 사람들은 매일 이 물에 차를 넣고 달여서 마시고 머리와 눈을 깨끗하게 씻는 데 아주 좋다고 한다. 이 물의 성질과 맛은 눈 녹은 물과 같다.(정전)

○정화수는 약을 먹을 때나 알약을 만들 때에도 다 쓰는데 그릇에 담아 술이나 식초에 담가 두면 변하지 않는다.(본초)

眼部눈부 눈에 피진 것과 부예를 없앤다.

눈알이 까닭 없이 부으면서 1~2치 정도 나온 데는 정화수를 자주 부어넣으면 눈알이 절로 들어간다. 새로 길어온 물도 좋다. 그리고 맥문동, 뽕나무뿌리껍질(상백피), 산치자를 이 물에 달여 먹어도 좋다[본초].

口舌입혀 입에서 냄새나는 것을 치료한다.

이른 아침 물을 입에 머금었다가 뱉어 버린다. 몇 번 하면 낫는다[본초].

血部혈부 9竅에서 피가 나오는 것과 코피가 멎지 않는 것을 치료한다.

이 물을 갑자기 환자의 얼굴에 뿜어 주되 환자가 알지 못하게 해야 한다[본초].

■ 제자 薺子 ■　냉이씨

【탕액편】 일명 석명자라고도 한다. 5장이 부족한 것을 보하고 풍독과 사기를 없애며 청맹과니와 눈이 아파서 보지 못하는 것을 치료한다. 또한 눈을 밝게 하고 장예를 없애며 열독을 푼다. 오랫동안 먹으면 모든 것이 선명하게 보인다. 음력 4월에 받는다.(본초)

肝臟간장 주로 간기가 막힌 것을 치료하고 눈을 밝게 한다.

이것을 석명자라고도 한다. 가루 내어 먹는다. 연한 뿌리를 쌀과 같이 죽을 쑤어 먹으면 피를 이끌어서 간으로 잘 돌게 한다[입문].

■ 제조 ■　굼벵이

【탕액편】 성질이 약간 차고 맛이 짜며 독이 있다. 악혈, 어혈, 비기, 눈의 군살, 청예, 백막 및 뼈가 부스러졌거나 부러졌거나 삐인 것, 쇠붙이에 다쳐 속이 막힌 것을 치료하고 젖을 잘 나게 한다.

○집 근처의 두엄더미 속에서 산다. 아무 때나 잡아도 좋은데 뒤집어져서 다니는 것이 좋다. 이 벌레는 등으로 다니는 것이 다리로 다니는 것보다 더 빠르다.(본초)

○뽕나무나 버드나무 속에서 사는데 겉과 속이 흰 것이 좋다.

○두엄더미 속에 있는 것은 창저에만 바를 수 있다. 잡아 그늘에서 말린 다음 찹쌀과 함께 넣고 쌀이 누렇게 되도록 볶아 꺼내서 입이나 몸뚱이에 있는 검은 티를 버리고 쓴다.(입문)

○등으로 다니지 않는 것은 좋은 굼벵이가 아니다.(속방)

眼部눈부 눈에 생긴 군살과 퍼렇거나 흰 예막이 생긴 것을 치료한다.

　　굼벵이(제조)를 터뜨려 물을 받아서 눈에 넣는다. 또한 약한 불기운에 말려 가루를 내서 먹기도 한다. 성언의 어머니가 이것을 먹고 눈이 다시 밝아지게 되었는데 이것을 효성의 감동이라고들 한다. 그것은 굼벵이(제조)의 성질이 그럴 수 있기 때문이다.

　　○벼나 보리의 가시랭이가 눈에 들어간 것이 나오지 않을 때에는 새 천으로 눈을 덮고 굼벵이(제조)로 그 위를 문지른다. 그러면 가시랭이가 천에 묻어 잘 나온다[본초].

小兒소아 단독이 피부 밑에 퍼져 나간 데 치료한다.

　　굼벵이즙을 바르면 좋다[본초].

骨筋골절 빗디디어 뼈가 부러진 것을 치료하는데 어혈도 푼다.

　　즙을 내서 술에 타 먹고 또 짓찧어 상처에 붙인다[본초].

打撲傷
타박상 타박을 받아 발목이 부러지고 어혈이 옆구리에 몰려서 단단하고 그득하면서 아픈데 주로 쓴다.

　　즙을 내어 술에 타서 먹고 또 갈아서 상처에 붙인다[본초].

風部풍부 파상풍에 쓰면 효과가 아주 좋다.

　　병의 초기에 거름더미 속에 있던 굼벵이(제조) 1~2마리를 손으로 주물러 즙을 조금 토하게 한 다음 곧 상처에 바른다. 그 다음 옷을 두껍게 입고 한참동안 있으면 상처가 저리고 양쪽 옆구리에서 약간 땀이 나면서 바람이 빠지고 곧 낫는다.

　　○만일 풍중으로 위급하면 빨리 굼벵이(제조) 3~5마리를 잡아서 꼬리를 잘라버리고 뱃속에 있는 누런 물을 상처에 바르고 또 따끈한 술에 조금 타서 마신 다음 땀을 내면 곧 낫는다[단심].

　　○또한 굼벵이(제조)를 상처 위에 놓고 그 꼬리에 뜸을 떠도 곧 낫는다[유취].

皮部피부 적유진과 백유진을 치료한다.

　　생베로 헌데를 문질러 껍질이 약간 벗겨지게 한 다음 굼벵이의 즙을 바른다[본초].

脇部협부 어혈이 옆구리에 있어 단단하면서 아픈 것을 치료한다.

　　약한 불기운에 말려 가루를 낸 다음 술에 타 먹는다[본초].

후비증을 치료한다.

즙을 내어 목 안에 넣으면 곧 목이 열린다[본초].

▌ 제채 薺菜 ▌ 냉이

【탕액편】 성질이 따뜻하고 맛이 달며 독이 없다. 간기를 잘 통하게 하고 속을 고르게 하며 5장을 편안하게 한다.

○밭이나 들에 나는데 겨울에도 죽지 않는다. 냉이로 죽을 쑤워 먹으면 그 기운이 피를 간으로 이끌어 가기 때문에 눈이 밝아진다.(본초)

○음력 8월은 음 가운데 양이 포함되어 있는 때이기 때문에 양기도 생긴다. 그러므로 이때에는 냉이와 밀이 다시 살아난다.

大便대변 적백이질을 주로 치료한다.

뿌리와 잎을 따서 불에 태워 가루 내어 미음에 타서 먹으면 매우 좋다[본초].

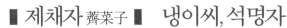

▌ 제채자 薺菜子 ▌ 냉이씨, 석명자

【탕액편】 일명 석명자라고도 한다. 5장이 부족한 것을 보하고 풍독과 사기를 없애며 청맹과니와 눈이 아파서 보지 못하는 것을 치료한다. 또한 눈을 밝게 하고 장예를 없애며 열독을 푼다. 오랫동안 먹으면 모든 것이 선명하게 보인다. 음력 4월에 받는다.(본초)

眼部눈부 청맹으로 아무것도 보지 못하는 것을 치료하는데 눈을 밝게 하고 예장을 없앤다.

가루를 내어 먹거나 알약을 만들어 먹어도 다 좋다.

○뿌리로는 눈이 아픈 것을 치료하는데 국을 끓여서 늘 먹거나 생절이를 만들어 먹어도 좋다.

○갑자기 눈에 피지고 아프며 깔깔한 데는 냉이뿌리를 쓰는데 즙을 내어 눈에 넣으면 낫는다[본초].

▌ 제혈 諸血 ▌ 여러 가지 짐승의 피

血部혈부 몸에 피가 부족하고 얼굴에 핏기가 없는 것을 보한다.

다 생것을 먹는다. 집짐승이나 노루나 사슴의 피도 다 좋다[본초].

○허로로 피를 토하는 데는 검정개의 피를 먹어야 효과가 매우 좋다[수역].

▌조각 ▌ 주염열매

【탕액편】 성질은 따뜻하며 맛은 맵고 짜며 조금 독이 있다. 뼈마디를 잘 쓰게 하고 두풍을 낫게 하며 9규를 잘 통하게 하고 담연을 삭게 한다. 기침을 멈추며 창만을 낫게 하며 징가를 헤치고 유산시킨다. 또 중풍으로 이를 악문 것을 낫게 하며 노채충을 죽인다.

○좀 안 먹고 잘 여문 것이 좋다. 주염열매 달인 물로 목욕하면 때가 아주 잘 씻어진다.(본초)

○궐음경으로 들어가는 약이다. 껍질과 씨를 버리고 졸인 젖을 발라 굽거나 꿀을 발라 구워서 쓴다.(입문)

○쇠모루에 금, 은을 두드리면 천백 년까지도 깨지지 않는데 주염열매를 놓고 두드리면 곧 부서진다. 일명 조각이라고도 한다.(단심)

곽란 　건곽란을 치료한다.

건곽란 때에 소금물 1사발에 주염 열매 가루를 조금 타서 먹은 다음 목구멍을 자극하여 토하게 하면 곧 효과가 있다(본초).

鼻部코부 　코가 멘 것을 치료한다.

닦아서 가루를 내어 조금씩 코 안에 불어넣는다. 또는 음식물이 콧속에 들어가서 나오지 않을 때 이 약가루를 코에 불어넣은 다음 쩌서 기를 하면 곧 나온다(본초).

▌조각자 ▌ 주염나무 가시

【탕액편】 일명 천정이라고도 한다. 터지지 않은 옹종을 터지게 한다. 이미 터진 때에는 약 기운을 끌고 종처에까지 가므로 모든 악창과 문둥병에 좋은 약으로 된다.(입문)

癰疽옹저 　옹저를 치료하는데 아픈 곳까지 약기운을 이끌어 가며 독기를 헤친다.

약성이 남게 태워서 한번에 4g씩 도수가 낮은 술에 타 먹는다(강목).

▌조웅계담즙 鳥雄鷄膽汁 ▌ 살 검은 수탉의 담즙

眼部눈부 　눈이 잘 보이지 않는 것을 치료한다. 잘잘 때에 늘 넣어야 좋다(본초).

■ 조중열회 ■ 아궁이 속의 뜨거운 재

腹部배부 가슴과 배가 차서 아픈 것을 치료한다.

식초로 개어 찜질하되 식으면 갈아 댄다[본초].

■ 조협 ■ 주염열매

【탕액편】 성질은 따뜻하며 맛은 맵고 짜며 조금 독이 있다. 뼈마디를 잘 쓰게 하고 두풍을 낫게 하며 9규를 잘 통하게 하고 담연을 삭게 한다. 기침을 멈추며 창만을 낫게 하며 징가를 헤치고 유산시킨다. 또 중풍으로 이를 악문 것을 낫게 하며 노채충을 죽인다.

○좀 안 먹고 잘 여문 것이 좋다. 주염열매 달인 물로 목욕하면 때가 아주 잘 씻어진다.(본초)

○궐음경으로 들어가는 약이다. 껍질과 씨를 버리고 졸인 젖을 발라 굽거나 꿀을 발라 구워서 쓴다.(입문)

○쇠모루에 금, 은을 두드리면 천백 년까지도 깨지지 않는데 주염열매를 놓고 두드리면 곧 부서진다. 일명 조각이라고도 한다.(단심)

頭部머리 두풍증과 머리가 아픈 것을 치료한다.

가루를 내어 콧구멍에 불어넣는데 목욕시키는 약으로도 쓴다[본초].

傷寒상한 상한 때 정신이 혼미하여 사람을 알아보지 못하는 것을 치료한다.

주염열매 가루를 종이로 말아 태우면서 그 연기를 코에 쏘인다. 재채기가 나면 치료할 수 있고 안 나면 치료하기 힘들다. 그것은 재채기가 나지 않으면 폐기가 끊어진 것이기 때문이다. 치료할 수 있는 것은 주염열매, 끼무릇(반하), 백반 등을 가루 내어 한번에 6g씩 생강즙으로 개어 먹고 가래를 토하게 하면 곧 깨어난다[회춘].

風部풍부 졸중풍으로 이를 악물고 정신을 차리지 못하는 것을 치료한다.

주염열매를 가루 내어 코에 불어넣어 주면 재채기를 하고 곧 깨어난다.

○중풍으로 입이 비뚤어졌을 때 주염열매 가루를 식초에 개어 오른쪽이 비뚤어졌으면 왼쪽에 바르고 왼쪽이 비뚤어졌으면 오른쪽에 바르는데 마르면 갈아 붙인다.

○중풍으로 정신을 차리지 못하는 데는 주염열매 가루를 백반가루나 끼무릇 가루와 함께 생강즙에 개어 입에 떠 넣어 주면 담(痰)을 토하고 곧 깨어난다[본초].

咽喉인후 급성후폐증을 치료한다.

두드려서 껍질과 씨를 버린 다음 물에 넣고 주물러서 1잔을 마시면 혹 토하고 낫거나 토하지 않고도 낫는대득효].

咳嗽기침 기침이 나고 기가 치밀어 오르면서 걸쭉한 가래가 나오기 때문에 눕지는 못하고 앉아만 있는 것을 치료한다.

주엽열매를 졸인 젖을 발라 구워서 가루 내어 꿀에 반죽한 다음 벽오동씨 만하게 알약을 만든다. 한번에 3알씩 대추를 달인 물로 하루 세 번 먹는대탕액].

▌ 종려피 棕櫚皮 ▌

【탕액편】 성질은 평하며 독이 없다. 코피가 마구 쏟아지는 것과 피를 토하는 것을 멎게 하며 장풍, 적백이질, 부인의 붕루, 대하를 낫게 한다.

○나무의 껍질인데 생김새는 말의 갈기 비슷하고 빛은 검은 자줏빛이다. 약성이 남게 태워서 쓴다.(본초)

胞部포부 붕루와 이슬이 흐르는 것을 치료한다.

불에 태워 백반(구운 것)과 함께 섞어 가루를 내어 한번에 8g씩 술에 타 먹는다. 또한 여기에 수세미오이속을 태워 같은 양으로 넣어서 가루를 내어 소금 끓인 물에 타 먹어도 된다[본초].

▌ 주 酒 ▌ 술

【탕액편】 성질이 몹시 열하고 맛이 쓰면서 달고 매우며 독이 있다. 약 기운이 잘 퍼지게 하고 온갖 사기와 독한 기운을 없앤다. 혈맥을 통하게 하고 장위를 든든하게 하며 피부를 윤택하게 한다. 근심을 없애고 성내게 하며 말을 잘하게 하고 기분을 좋게 한다.(본초)

○오랫동안 먹으면 정신이 상하고 수명에 지장이 있다.(본초)

○술에는 여러 가지가 있으나 오직 쌀술만 약으로 쓴다. 찹쌀에 맑은 물과 흰 밀가루 누룩을 넣어서 만든 술이 좋다. 서전에 만약 술이나 단술을 만들려면 누룩과 엿길금을 만들어야 한다고 씌어 있는데 술을 만드는 데는 누룩을 쓰고 단술을 만드는 데는 엿길금을 쓴다.(본초)

○여러 가지 술의 이름을 뒤에 써 놓았다.

脈部맥부 혈맥을 통하게 해주는데 모든 약 가운데서 으뜸가는 약이다.

술을 데워 약간 취한 듯하게 마시는 것이 좋다[본초].

■ 주사 朱砂 ■ 단사

【탕액편】 성질은 약간 차고 서늘하다 고도 한다. 맛은 달고 독이 없다 약간 독이 있다고도 한다. 모든 병을 낫게 하며 정신을 좋게 하고 안정시키며 눈을 밝게 하고 얼굴에 윤기가 돌게 한다. 또한 혈맥을 잘 돌게 하며 마음을 진정시키고 정신을 흐리게 하는 사기와 가위 눌리는 것, 악귀를 몰아낸다. 중악, 명치 아래가 아픈 것, 옴, 여러 가지 헌데를 낫게 하고 군살을 없애며 심과 폐를 눅여 준다. 오래 먹으면 정신을 좋게 하며 늙지 않게 하고 몸이 가벼워진다.

○생으로 쓰는 것이 좋으며 다시 구워서 먹을 때는 조금 먹어야 병이 나지 않는다. 옛날에 어떤 사람이 불에 구운 단사를 몇 알 먹고 며칠 밤 심한 열이 나다가 죽었다고 한다. 생주사는 갓난아이에게도 먹일 수 있다. 그러나 불에 의하여 주사의 성질이 변해서 독이 생기면 사람이 죽을 수 있으므로 반드시 주의해야 한다.(본초)

○보드랍게 가루내어 수비한 뒤에 재를 넣은 사발에 두터운 종이를 깔고 그 종이 위에 수비한 주사를 놓아 습기를 빨아낸 다음 말려서 쓴다.(입문)

面部얼굴　얼굴빛을 좋게 한다.
　　　수비하여 새로 길어 온 물에 조금씩 타 먹는다[본초].

心臟심장　화의 성질을 가지고 있으므로 빛이 벌건데 심으로 들어가서 심신을 안정시킨다[본초].
　　　심열은 이 약이 아니면 없앨 수 없다. 수비하여 약에 넣어 쓰거나 조금씩 먹는다[탕액].

神部신부　정신을 보양하고 안정시킨다.
　　　오랫동안 먹으면 정신을 좋게 한다. 그리고 심열과 심이 허한 데는 이 약이 아니면 없애지 못한다. 보드랍게 가루를 내어 수비한 다음 4g을 꿀물에 타 먹는다[본초].

婦人부인　몸 푼 뒤에 궂은 피가 심에 들어가 헛것이 보인다고 하면서 날치는 것을 치료한다.
　　　주사 4~8g을 젖 3~4순가락에 타고 산 지렁이(지룡) 한 마리를 그곳에 넣어 저은 다음 지렁이는 버리고 다시 좋은 술과 젖을 합해서 잔으로 7분이 되게 넣고 중탕으로 데워 두세 번에 나누어 먹으면 효과가 있다[양방].

사수　나쁜 사기와 사귀의 기운을 죽인다.
　　　가루 내어 한번에 4g씩 따뜻한 물로 먹는다. 늘 몸에 품고 다니면 사기가 없어진다[본초].

瘟疫온역　온역을 미리 막는다.
　　　주사 40g을 보드랍게 갈아 꿀에 반죽하여 삼씨 만하게 알약을 만든다. 한번에 3~7알씩 온 가족이 음력 정월 초하룻날 새벽 빈속에 물에 타서 먹는다[본초].

■ 주사와 석웅황 朱砂昔雄黃 ■

癰疽옹저 창독을 푸는 데는 주사와 석웅황이 없으면 안된다[본초].

주사, 석웅황, 담반, 백반, 자석 등을 사기그릇에 담고 뚜껑을 덮은 다음 짬이 없이 잘 막는다. 다음 3일 동안 밤낮으로 불에 달구면 약의 정기가 뚜껑에 올라붙는다. 이것을 닭의 깃으로 쓸어 모아서 헌데 속에 넣으면 궂은살과 부골과 피고름이 빠져 나오고 낫는다. 이것이 바로 5가지 독이다[입문].

■ 주조 酒糟 ■ 술지게미

【탕액편】 성질이 따뜻하고 맛이 짜며 독이 없다. 얻어맞아서 어혈이 진 데는 이것으로 찜질하고 얼어서 상한 데는 이것으로 씻는다. 뱀이나 벌한테 쏘인 독과 채소독을 없앤다. ○또한 물건을 보관하는데 이것을 넣으면 물건이 변하지 않고 부드러워진다.(본초)

打撲傷 타박을 받았거나 떨어져 상하여 어혈이 생겨서 붓고 아픈데 주로 쓴다.
타박상 식초에 타서 따뜻하게 찐 것으로 찜질하면 곧 낫는다[속방].

■ 죽력 竹瀝 ■ 참대기름

【탕액편】 갑자기 중풍이 된 것, 가슴 속의 심한 열을 주로 낫게 한다. 속이 답답한 것, 갑자기 중풍으로 소리를 내지 못하거나 말 못하는 것, 담열로 정신을 잃는 것 등을 낫게 한다. 또한 소갈을 멎게 하며 파상풍과 몸푼 뒤 열이 나는 것, 어린이 경간 등 모든 위급한 병을 낫게 한다.
○고죽력은 입 안이 헌 것을 낫게 하고 눈을 밝게 하며 9규를 잘 통하게 한다.(본초)
○참대기름은 생강즙이 아니면 경락에 가지 못한다. 참대기름 6, 생강즙 1의 비례로 배합하여 쓴다.(입문)
○기름내는 방법은 잡방에 있다.

瘟疫온역 돌림온역으로 열이 몹시 나고 번조한 것을 치료한다.

참대기름 반잔에 새로 길어온 물 반잔을 타서 먹는다[본초].

消渴소갈 소갈을 치료한다.

아무 때나 마음대로 마시면 좋다. 뇌공이 '오랜 소갈로 가슴이 답답한 데는 참대기름을 먹는 것이 좋다.' 고 하였다[본초].

傷寒상한 상한의 노복증을 치료한다.

참대기름을 약간 달여 자주 먹고 땀을 낸다[본초].

風部풍부 졸중풍으로 이를 악물고 말을 하지 못하여 안타깝게 답답해하는 것을 치료한다.

참대기름 1홉을 떠 넣어 주는데 계속 먹이는 것이 좋다. 파상풍으로 죽은 것같이 된 것도 2~3홉을 떠 넣어 주면 곧 살아난다[본초].

○풍비로 정신이 흐릿한 것을 치료한다. 참대기름 2홉과 생칡뿌리즙 1홉, 생강즙 5잔을 함께 타서 쓴다. 이것을 일명 죽력탕이라고도 한다[본초].

자나 여자의 머리털이 축축하거나 기름때가 껴서 끈적끈적한 것을 치료한다.

毛髮모발 참대기름을 발라야 곧 없어진다. 소금을 조금 타서 쓰면 더 좋다[아에].

눈에 피지고 눈귀가 아파서 뜨지 못하며 예장(障)이 생긴 것을 치료한다.

眼部눈부 참대기름에 황련을 하룻밤 담가 두었다가 즙을 짜서 눈에 넣는다[본초].

■ 죽여 竹茹 ■ 참대속껍질

【탕액편】 구역, 딸꾹질, 기침하면서 기운이 치미는 것, 폐위로 피를 뱉거나 토하는 것, 코피나는 것, 붕루 등을 낫게 한다. 즉 참대의 푸른 껍질을 긁어 낸 것이다. (본초)

嘔吐구토 토하는 데와 딸꾹질하는데 주로 쓴다.

푸른 참대속껍질 1되를 물에 달여 단번에 먹는다.

○토하는 데와 딸꾹질하는 데는 참대속껍질(죽여)을 쓰는데 그것은 이 약이 위를 수렴시키고 답답한 것을 풀어 주기 때문이다[입문].

內傷내상 술을 마시고 머리가 아픈 것을 치료한다.

청죽여 120g을 물 5되에 달여 3되가 되면 찌꺼기를 버리고 식힌 다음 달걀 3개를 깨 넣고 고루 섞어서 다시 한 번 끓여 마신다[본초].

■ 죽엽 竹葉 ■ 참대잎

消渴소갈 소갈을 멎게 한다.

푸른 잎을 따서 달여 즙을 받아먹는다[본초].

火部화부 번열을 없앤다.

참대잎을 물에 달여 먹는다.

○참대기름(죽력)은 가슴에 있는 심한 열과 안타깝게 답답한 것을 치료한다. 참대기름을 마신다[본초].

心臟심장 가슴을 시원하게 하여 가슴이 답답한 것을 없앤다.

　　　　달여서 먹는다[본초].

小兒소아 어린이가 놀라는 증과 관련되는 열을 치료한다.

　　　　○ 참대기름이 더욱 좋다. 1~2홉을 따뜻하게 하여 먹인다[본초].

▌즉어▐ 붕어

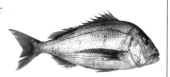

【탕액편】 성질은 따뜻하고 평하다고도 한다. 맛이 달며 독은
없다. 위기를 고르게 하고 5장을 보한다. 또한 중초를 고르
게 하고 기를 내리며 이질을 낫게 한다. 순채와 같이 국을
끓여서 먹으면 위가 약해서 소화가 잘 되지 않던 것이 낫게
된다. 회를 쳐서 먹으면 오래된 적백이질이 낫는다.

○ 모든 물고기는 다 화에 속하지만 붕어만은 토에 속하기 때문
에 양명경으로 들어가서 위기를 고르게 하고 장위를 든든하게 한다. 그
리고 물고기는 물 속에서 잠시 동안도 멈춰 있지 않기 때문에 화를 동하게 하는 것이
다.(입문)

胃腑위부 위기를 고르게 하고 위를 보한다.

　　　　쪄서 먹거나 국을 끓여 먹거나 회를 쳐서 먹어도 다 좋다[본초].

脾臟비장 비를 보한다.

　　　　이 물고기는 진흙을 먹기 때문에 비를 보하고 위를 돕는 효과가 있다. 국을 끓여서 먹거
　　　　나 쪄서 먹거나 회를 만들어 먹어도 다 좋다[본초].

五臟六腑 5장을 보한다.

5장6부　끓이거나 달이거나 쪄서 늘 먹으면 좋다[본초].

小兒소아 어린이의 뇌감으로 코가 가렵고 머리칼이 곧추 서며 얼굴이 누르고 여위는 데 치료한다.

　　　　붕어열을 코 안에 떨궈 넣기를 3~5일 하면 낫는다.

　　　　○ 머리가 헐거나 입이 헌 데는 붕어대가리를 태워 가루를 낸 다음 뿌려 준다[본초].

嘔吐구토 반위를 치료한다.

　　　　붕어 큰 것으로 내장을 빼버리고 열은 그대로 둔 다음 녹반을 채워 넣어서 불에 눋도록
　　　　구워 가루 낸다. 한번에 4g씩 미음으로 하루 3번 먹는다[강목].

　　　　○ 모든 물고기 태운 가루는 다 물고기가시가 목에 걸린 데 쓴다[본초].

319

■ 지각 枳殼 ■ 탱자나무 열매

【탕액편】 성질은 차고 혹은 약간 차다고도 한다. 맛이 쓰며 시고 쓰고 맵다고도 한다. 독이 없다. 폐기로 기침하는 것을 낮게 하며 가슴 속에 몰려 있는 담을 헤치고 대소장을 잘 통하게 하며 창만을 삭히고 관격으로 몰리고 막힌 것을 열어 준다. 담을 삭이고 물을 몰아내며 징벽과 몰려 있는 사기를 헤치고 풍으로 가렵고 마비된 것, 장풍, 치질을 낮게 한다.

○음력 7~8월에 열매를 따서 햇볕에 말린다. 배껍데기가 뒤집어진 것이 마치 물동이의 아가리와 비슷하면서 오래 묵혀 둔 것이 좋다.(본초)

○지각의 약 기운은 주로 올라가고 지실의 약 기운은 주로 내려간다. 지각은 올라가서 피부와 흉격의 병을 낮게 하고 지실은 내려가서 명치와 위의 병을 낮게 하는데 그 맞음증은 거의 같다.(탕액)

○탱자는 즉 굴의 종류인데 물에 담갔다가 속을 버리고 밀기울과 함께 볶아서 쓴다.(입문)

肺臟폐장 폐기를 사한다.

　　달여서 먹거나 가루 내어 먹는대본초].

痰飮담음 담을 삭이고 가슴에 몰려 있는 담을 헤친다.

　　달여 먹거나 가루 내어 먹어도 좋대본초].

氣部기부 기를 내린대본초].

　　○정전에는 '체질이 본래 튼튼한 사람이 기로 찌르는 듯이 아픈 데는 지각과 오약을 같이 쓴다. 만약 기가 펴지 못하여 찌르는 듯이 아픈 데는 반드시 목향을 쓴다.' 고 씌어 있다.

　　○냉기가 침범하여 찌르는 듯이 아픈 것을 치료한다. 지각 80g, 향부자, 감초 각각 40g을 함께 가루를 내어 한번에 8g씩 파흰밑(총백)을 달인 물에 타 먹는대득효].

脇部협부 양쪽 옆구리가 아픈 것을 치료한다.

　　지각을 달여 먹거나 가루를 내어 먹어도 다 좋대본초].

■ 지골피 地骨皮 ■ 구기자나무 뿌리

【탕액편】 족소음경과 수소양경에 들어가서 땀이 나는 골증열을 낮게 한다. 피부의 열을 잘 풀리게 한다.(탕액)

火部화부 골증으로 살이 뜨거운 것을 치료하는데 피의 열을 내리고 뼈를 시원하게 한다.

　　　지골피를 썰어서 한 번에 12g씩 물에 달여 하루 두세 번씩 먹는다[탕액].

骨部뼈부 뼈가 다는 것을 낫게 한다.

　　　달여서 늘 먹으면 좋다[본초].

消渴소갈 소갈을 치료한다.

　　　물에 달여서 먹거나 잎을 따서 즙을 내어 마신다[본초].

지룡즙 地龍汁 █ 지렁이즙

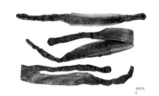

小兒소아 어린이의 열병과 전간을 치료한다.

　　　지렁이즙을 조금씩 먹인다[본초].

█ 지마 脂麻 █ 참깨

咽喉인후 곡적을 치료한다.

　　　닦아서 가루를 내어 끓인 물로 조금씩 먹는다[직지].

小兒소아 참깨(생것)를 씹어서 어린이의 머리에 난 헌데에 붙이면 좋고 연절(크기가 수수 알이나

　　　콩알만 하고 빛이 붉고 피고름이 들어 있는 작은 부스럼을 말한다)도 치료한다.

　　　○또한 외사로 나는 열에는 참깨를 짓찧어낸 즙을 먹인다[본초].

█ 지마유 脂麻油 █ 참기름

癰疽옹저 옹저, 발배, 독창의 초기에 먹으면 독기가 속으로 침범하지 못한다.

　　　참기름을 10여 번 끓어오르게 달여 식혀서 600g을 술 2사발에 탄다. 이것을 다섯 번에

　　　나누어 데워 먹는데 하루에 다 먹으면 효과가 좋다[직지].

　　　○또한 음중 때 속에 있는 독을 푼다[직지].

火部화부 열독을 내리는 데 매우 좋다.

　　　참기름 1홉, 달걀 2개, 망초 12g을 섞어서 먹으면 조금 있다가 곧 설사한다[본초].

下部설사 장위를 윤활하게 하고 대소변이 잘 나가게 하여 열이 몰린 것을 내린다.

　　　빈속에 1~2홉씩 먹으면 대변이 이내 나온다[본초].

胸部가슴 가슴앓이가 냉증이거나 열증이거나 할 것 없이 다 치료한다.

　　　참기름 1홉을 날것으로 먹는다.

○또한 회충으로 인한 가슴앓이에 먹으면 좋다.

○어떤 사람이 요통이 명치에까지 뻗치면서 발작하여 숨이 끊어질 듯하였다. 서문백이 진찰하고 나서 이것을 발가라고 하였다. 기름을 먹이니 눈이 없는 뱀 같은 것을 토했다. 이것을 달아매 두었더니 물이 다 빠지고 오직 한 올의 털만 남아 있었대본초].

蟲部충부　모든 충을 죽인다.

　　　　참기름 1홉, 달걀 2개, 망초 40g을 고루 섞어서 먹으면 충이 곧 나온대종행].

三焦3초　3초에 있는 열독 기운을 없앤다.

　　　　이것 1가지만 먹는대본초].

大腸대장　이것이 바로 향유인데 대, 소장을 잘 통하게 한다.

　　　　이것 한가지만 먹거나 들깨즙에 타서 먹기도 한다.

▌지모 知母 ▌

【탕액편】 성질은 차고 평하다고도 한다. 맛은 쓰며 달다고도 한다. 독이 없다. 골증노열과 신기가 허손된 데 주로 쓰며 소갈을 멎게 하고 오랜 학질과 황달을 낫게 한다. 소장을 통하게 하며 담을 삭이고 기침을 멎게 하며 심폐를 눅여 주고 몸푼 뒤의 욕로를 치료한다.

○음력 2월과 8월에 뿌리를 캐 햇볕에 말려 잔털을 버리고 쓴다. 눅진눅진하면서 누르고 흰빛이 나는 것이 좋다.(본초)

○족양명경과 수태음경에 들어가며 족소음신경의 본경약이다. 족양명경의 화열을 사하고 신수를 보하고 방광이 찬 것을 없앤다. 보약에 넣을 때에는 소금물 혹은 꿀물에 축여 찌든가 볶으며 올라가게 하려면 술로 축여 볶는데 쇠붙이에 닿지 않게 해야 한다.(입문)

虐疾학질　열학에 달여서 먹으면 좋대본초].

　　　　열학에 달여서 먹으면 좋대본초].

虛勞허로　허로로 골증열이 나는 것을 치료하는데 음기를 보한다.

　　　　지모를 썰어서 한번에 20g씩 달여 먹거나 가루를 내어 알약을 만들어 먹어도 좋대본초].

火部화부　땀이 나는 골증을 치료한다.

　　　　또는 신화를 내린다. 지모를 물에 달여 먹거나 알약을 만들어 먹는대본초].

骨部뼈부　골증노열을 치료한다.

　　　　알약을 만들어 먹거나 달여 먹어도 다 좋대본초].

腎臟신장　신음이 부족한 것을 보하고 신에 있는 열을 없앤다.

　　　　소금물에 축여 볶아서 알약을 만들어 먹거나 달여서 먹는대본초].

▌지부자 地膚子 ▌ 댑싸리씨

【탕액편】 성질은 차고 맛이 쓰며 독이 없다. 방광에 열이 있을
때에 쓰며 오줌을 잘 나가게 하고 퇴산 과 열이 있는 단독으
로 부은 것을 치료한다.

○어느 곳에나 다 있는데 줄기는 붉고 잎은 푸르며 크기는
형개와 비슷하다. 꽃은 누르고 흰빛이다. 씨는 푸르고 흰
빛인데 한잠 자고 눈 누에 똥과 비슷하다. 빗자루를 맬 수
있다. 일명 낙추자라고도 한다.

음력 8월과 9월에 씨를 받아 그늘에서 말린다.(본초)

○일명 천두자라고도 한다.

膀胱방광 방광에 열이 있는 것을 치료하는데 오줌을 잘 나오게 한다.

　　　　물에 달여서 먹거나 가루를 내어 먹는대본초].

手部팔부 손발이 달면서 아픈 것을 치료한다.

　　　　물에 달여 하루 세 번 먹는대본초].

膀胱방광 오줌을 잘 나가게 하고 오줌이 나오지 않는 것을 주로 치료한다.

　　　　즙을 내 먹으면 곧 오줌이 나온다. 그러므로 오줌을 누지 못하여 죽을 것같이 된 것을
　　　　살리는 데 효과가 있다.

　　　　○씨와 줄기와 잎이 다 효능이 같은데 물에 달여서 먹는대본초].

▌지실 枳實 ▌

【탕액편】 성질은 차며 약간 차다고도 한다. 맛은 쓰고 시며 쓰고 맵다고도 한다. 독이
없다. 피부의 심한 가려운 증과 담벽을 낫게 하며 창만과 명치 밑이 트직하면서 아픈
것을 낫게 하고 오랜 식체를 삭인다.

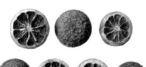
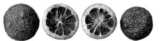

○나무는 귤나무 비슷한데 약간 작다. 잎은 문설주와 비슷
하고 가시가 많다. 봄에 흰 꽃이 피고 가을에 열매가 익
는다. 음력 7~8월에 따서 햇볕에 말린다.

○배 껍데기가 뒤집어진 것이 마치 물동이의 아가리 비
슷한데 오래 묵혀 둔 것이 좋다.

○지실은 담을 삭이는 데서 담장을 찌르고 벽을 넘어 뜨
릴 만큼 힘이 세다. 물에 담갔다가 속을 긁어 버리고 밀기
울과 함께 볶아서 쓴다.(입문)

○속을 버리지 않은 지실은 효력을 더 빨리 나타낸다.(단심)

脇部협부 풍으로 옆구리가 아픈 것을 치료한다.

　　　　　지실을 달여 먹거나 가루를 내어 먹어도 다 좋다(본초).

胸部가슴 명치 아래가 트직한 것을 치료한다.

　　　　　결고는 이 약을 써서 비경에 쌓인 피를 헤치므로 명치 아래가 트직한 것을 없앨 수 있
　　　　　다고 하였다. 비경에 쌓인 피가 없으면 명치 아래가 트직하지 않다.

　　　　　○지실은 비의 어혈을 없앨 수 있다. 어혈이 없어지면 트직하던 것이 스스로 없어진다.

　　　　　○지실이 아니면 트직한 것을 없앨 수 없다(동원).

　　　　　○흉비로 아픈 데는 지실을 밀기울과 함께 볶아서 가루를 낸 다음 한번에 8g씩 미음으
　　　　　로 먹는다. 물에 달여 먹어도 좋다(본초).

痰飮담음 가슴과 옆구리에 생긴 담벽을 없앤다.

　　　　　물에 달여 먹거나 알약을 만들어 먹는다(본초).

　　　　　○지실은 담을 몰아내는데 담벽이라도 뚫고 들어간다(단심).

■ 지유 地楡 ■　오이풀뿌리

【탕액편】 성질은 약간 차고 평하다고도 한다. 맛은 쓰고 달며 시고 독이 없다. 부인의 7
상, 대하, 몸푼 뒤에 어혈로 아픈 것을 낫게 한다. 혈리를 멈추고 고름을 빨아내며 쇠
붙이에 다친 것을 낫게 한다.

○산과 들에서 자라는데 잎은 느릅나무와 비슷하고 길며 꽃과 씨는 검은 자줏빛이고
약전국 과 비슷하기 때문에 일명 옥시라고도 한다. 뿌리의 겉은 검고 속은 붉다. 음력
2월, 8월에 뿌리를 캐 햇볕에 말린다.(본초)

○성질은 무겁고 차서 하초에 들어가서 열로 난 혈리를 낫게 한다. 하초의 혈풍, 장풍,
설사나 이질로 피를 쏟는 데 반드시 써야 할 약이다. 양陽 속에 약간 음이 있기 때문에
하부의 혈병을 낫게 한다.(탕액)

大便대변 이질을 치료한다. 성질이 몹시 찬 것으로 하초로 들어간다.

胞部포부 적백리나 농혈리에는 물에 달여 3홉을 빈속에 먹는다. 물 같은 설사를 하는 데와 백리
　　　　　에는 쓰지 못한다(본초).

　　　　　여자의 생식기와 관련된 12가지 병을 주로 치료한다.

　　　　　• 벌건 이슬이 많은 것

　　　　　• 흰 이슬이 많은 것 3. 달거리가 나오지 않는 것

　　　　　• 음부가 허는 것

- 아기집이 단단해진 것
- 애기 집이 비뚤어진 것
- 성생활을 하면 음부가 아픈 것
- 아랫배가 차고 아픈 것
- 애기 집이 막힌 것
- 애기 집이 냉한 것
- 꿈에 헛것과 성교하는 것
- 5장이 온전하지 못한 것 등이다. 또한 붕루가 멎지 않는 것도

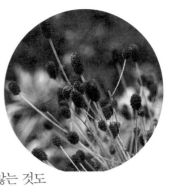

치료한다. 달여서 먹거나 가루를 내어 먹어도 다 좋다[본초].

○벌겋고 흰 이슬이 흐르면서 여위며 뼈만 남는 데는 오이풀뿌리(지유) 600g을 썰어서 물에 넣고 고약처럼 되게 달여 한번에 2홉씩 하루 두 번 빈속에 먹는다[양방].

血部혈부 피를 토하는 것, 코피가 나오는 것을 치료한다.

음이 몰려 있어서 피똥이 나오는 데 주로 쓴다. 물에 달여 먹는다[본초].

▍지장 地漿 ▍ 지장수

【탕액편】 누런 흙물을 말한다. 성질은 차고 독은 없다. 중독되어 안타깝게 답답한 것을 푼다. 또한 여러 가지 중독도 푼다. 산에는 독버섯이 있는데 이것을 모르고 삶아 먹으면 반드시 생명이 위험하다. 또한 신나무버섯을 먹으면 계속 웃다가 죽을 수 있다. 이런 때에는 오직 이 물을 마셔야 낫지 다른 약으로는 살릴 수 없다.

○누런 흙이 있는 땅에 구덩이를 파고 그 속에 물을 붓고 흐리게 휘저은 다음 조금 있다가 윗물을 떠서 마신다.(본초)

消渴소갈 열갈로 가슴이 답답한 것을 치료한다.

한잔을 만들어 마시면 좋다[본초].

▍지저즙 漬苧汁 ▍ 모시 담근 물

【탕액편】 소갈과 열림을 낮게 하는데 물에 풀어 마신다.(본초)

消渴소갈 소갈을 주로 치료한다.

생모시를 잘라서 물에 담가놓고 그 물을 마신다[본초].

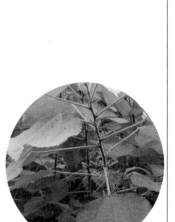

▌지주 蜘蛛 ▌ 거미

【탕액편】 성질이 약간 차고 독이 있다. 어른과 어린이에게 생긴 퇴산과 배가 커진 정해 감을 치료하며 벌, 뱀, 왕지네오공의 독을 푼다. 공중에 둥그렇게 그물을 친다. 몸뚱이 는 작고 엉덩이와 배가 크다. 빛이 짙은 잿빛이고 뱃속에 푸르누르스름한 고름 같은 물이 있는 것이 좋다. 머리와 발을 버리고 가루 내어 고약을 만들어 쓴다. 타지게 닦으 면 효과가 없다.(본초)

乳部젖부 취유와 유옹을 치료한다.

거미 3개, 대추(씨를 뺀 것) 3알을 쓰되 거미 1개에 대추 1알을 넣어 닦아 익혀서 술로 먹으면 곧 낫는대의감].

小兒소아 어린이의 정해감과 3살이 되도록 걷지 못하는 것을 치료한다.

거미를 구워 익혀서 먹인대본초].

癰疽옹저 현옹을 치료한다.

큰 것으로 1마리를 잘 갈아 물에 타서 먹은 다음 헌데가 난 쪽으로 누우면 좋대의림].

▌지주 蜘蛛 ▌ 말거미

【탕액편】 성질이 약간 차고 독이 있다. 어른과 어린이에게 생긴 퇴산과 배가 커진 정해 감을 치료하며 벌, 뱀, 왕지네오공의 독을 푼다. 공중에 둥그렇게 그물을 친다. 몸뚱이 는 작고 엉덩이와 배가 크다. 빛이 짙은 잿빛이고 뱃속에 푸르누르스름한 고름 같은 물이 있는 것이 좋다. 머리와 발을 버리고 가루 내어 고약을 만들어 쓴다. 타지게 닦으 면 효과가 없다.(본초)

牙齒이빨 치감으로 냄새가 나는 것을 치료한다.

말거미껍질(지주각)을 가루를 내어 연지, 사향과 섞어서 붙인대직지].

○또한 큰거미를 태워 가루를 내어 사향 조금과 섞어 붙이기도 한대직지].

▌지주사 蜘蛛絲 ▌ 거미줄

神部신부 잘 잊어버리는 것을 치료한다.

음력 7월 7일에 걷어서 옷깃에 붙이면 건망증이 묘하게 없어진대본초].

[註] 자귀나무를 정원에 심어 놓으면 성을 내지 않는다는 것과 음력 7월 7일에 거미줄을 걷어서 옷깃에 붙이면 건망증이 없어진다고 한 것은 미신에서 나온 말들이다.

▌지황 地黃 ▌

毛髮모발 마른 지황과 찐지황(숙지황) 이 2가지는 수염과 머리털을 검어지게 하는 좋은 약이다.
　　　알약을 만들어 먹거나 술을 빚어 먹어도 좋다[본초].

精部정부 신기를 돋구고 혈을 보하며 골수를 보하고 정을 채워 준다.
　　　생지황즙에 담갔다가 술을 뿌려 아홉 번 찌고 아홉 번 햇볕에 말린
　　　것을 찐지황(숙지황)이라 한다. 지황을 쪄서 햇볕에 말리지
　　　않고 그늘에서 말린 것을 생건지황이라고 한다. 찐지황은
　　　성질이 따뜻하여 신기를 불쿠고 혈을 보하며 골수를 보하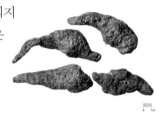
　　　고 정을 채워 준다. 생건지황은 성질이 평순하여 역시 정
　　　혈을 보한다. 알약을 만들어 먹어도 좋고 술에 담갔다가 먹
　　　어도 좋다[본초].

身形신형 오랫동안 먹으면 몸이 가뿐해지고 늙지 않는다.
　　　지황뿌리를 캐 씻어서 짓찧어 낸 즙을 달인다. 이것이 걸쭉해졌으면 꿀
　　　을 넣고 다시 달여 벽오동씨 만하게 알약을 만든다. 한번에 30알씩 하루 세 번 술로 빈
　　　속에 먹는다. 파, 마늘, 무를 먹지 말며 약을 만들 때 쇠그릇을 쓰지 말아야 한다[본초].
　　　○지황 술을 만드는 방법은 찹쌀 1말을 100여 번 씻은 것과 생지황 1.8kg을 잘게 썬 것을
　　　함께 찐 다음 흰누룩을 두고 버무려 술을 빚는 것처럼 담근다. 술이 익으면 청주를 떠서
　　　마신대[입문].

虛勞허로 5로 7상을 치료하며 기력을 도와주고 허손된 것을 보한다.
　　　지황으로 술을 빚어 먹거나 알약을 만들어서 오랫동안 먹는대[본초].

骨部뼈부 골수와 뼈를 보한다.
　　　알약을 만들어 먹거나 달여 먹거나 술을 빚어 먹어도 다 좋다[본초].

▌직미 稷米 ▌　피쌀

【탕액편】 성질이 차고 맛이 달며 독이 없다. 열을 치료하는데 기를 돕고 부족한 것을 보한다.(본초)
○많이 먹으면 찬 기운이 생긴다. 8가지 곡식 가운데서 제일 좋지 못한 것이다. 8가지
곡식이란 기장, 피, 벼, 양미, 조, 참깨, 콩, 보리를 말한다. 여기서 조는 조싹을 말하는
것이고 참깨는 검정참깨를 말하는 것이고 콩은 흰콩을 말하는 것이고 맥은 보리쌀,
밀, 겉보리를 말하는 것이다. 이것이 곡식의 전부이다.(본초)
○피는 채의 딴 이름이다. 피도 역시 곡식의 한 가지인데 기장 비슷하면서 알이 잘다.

요즘은 검정 피쌀을 자 라고도 하는데 이것이 5곡 가운데서 상품이다.(입문)

○피쌀로도 밥을 지을 수 있으나 찰지지 못하고 맛이 슴슴하다. 이것은 요즘 검정 피쌀이라고 하는 것을 말하는 것이다.(본초)

胃腑위부　위기를 잘 통하게 한다.

　　　　밥을 지어 먹거나 죽을 쑤어 먹어도 다 좋대본초].

脾臟비장　비에 좋은 곡식이다.

　　　　늘 먹는 것이 좋대본초].

▌진애엽 陳艾葉 ▌　묵은 약쑥잎

胸部가슴　갑자기 가슴이 아픈 것을 치료한다.

　　　　비빈쑥을 진하게 달여 먹으면 곧 낫는대본초].

▌진육 震肉 ▌　벼락맞은 고기

【탕액편】 어린이가 밤에 놀라는 데와 어른이 놀라서 정신을 잃는 데 쓴다. 포육을 만들어 먹는다.(본초)

○온갖 골은 해당한 고기를 삭인다. 그러므로 생선회를 먹었을 때에는 그 생선의 머리로 국을 끓여서 먹는다.(본초)

神部신부　주로 놀라서 정신을 잃은데 쓴다.

　　　　위의 약을 말려서 먹는다. 이것은 벼락 맞아 죽은 6가지 가축의 고기이다.

▌진주 眞珠 ▌

【탕액편】 성질은 차며 독이 없다. 마음과 정신을 진정시키고 눈을 밝게 하며 얼굴을 젊어지게 하고 귀머거리를 낫게 한다. 또한 손발의 피부가 붓는 것을 낫게 한다.

○바다진주조개나 전복 속에도 있다. 약으로 쓸 때에는 온전하고 새것으로 쓰며 뚫거나 붙이지 않은 것이 좋다.

○약에는 오래 갈아 분가루처럼 해서 먹는다.(본초)

面部얼굴　기미와 얼룩점을 없애며 얼굴이 윤택해지고 생기 있게 한다.

　　　　분처럼 되게 갈아 젖에 타서 늘 바른대본초].

■ 진창미 陳倉米 ■　묵은 쌀

【탕액편】 성질이 따뜻하고 맛이 짜면서 시고 독이 없다. 답답한 것을 없애고 위를 조화시키고 설사를 멎게 하며 5장을 보하고 장위를 수렴하게 하는데 끓여서 먹는 것이 좋다.(본초)

○이것이 바로 진창미이다. 그러나 여러 학자들이 멥쌀인가 좁쌀인가에 대해서는 말하지 않았다. 그러나 멥쌀과 좁쌀 이 두 가지는 다 묵으면 성질이 차진다. 그러므로 이것을 자주 먹으면 설사가 나게 된다. 그러니 내경에 씌어 있는 것과는 약간 틀린다. 달이거나 삶으면 기름기와 찰기가 없어진다. 때문에 요즘 사람들은 흔히 햇멥쌀이나 햇좁쌀을 쓴다. 대체로 오랫동안 묵으면 냄새와 맛이 다 변한다. 그러니『내경에 묵었다는 것은 3~5년이 지난 것을 말한다고 쓴 이유가 있다.(본초)

大腸대장 장을 수렴하고 위를 조화시킨다.

　　　　밥을 짓거나 죽이나 미음을 쑤어 먹어도 다 좋다(본초).

脾臟비장 비를 따뜻하게 한다.

　　　　죽을 쑤어 먹는 것이 좋다(본초).

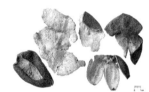

329

■ 진피 陳皮 ■　귤껍질

氣部기부 기를 내리며 또는 기가 치미는 것을 치료한다(본초).

　　　　○탕액에는 '가슴에 막힌 기를 잘 돌아가게 한다. 또한 기를 보하기도 한다. 만약 체기를 없애려면 귤껍질 1.2g, 선귤껍질 0.4g 을 넣어 달여 먹는다.' 고 씌어 있다(본초).

■ 진피 秦皮 ■　물푸레나무껍질

【탕액편】 성질은 차며 맛은 쓰고 독이 없다. 간의 오랜 열기로 두 눈에 피가 지고 부으면서 아픈 것과 바람을 맞으면 눈물이 계속 흐르는 것을 낮게 하며 눈에 생기는 푸른 예막, 흰 예막을 없앤다. 눈을 씻으면 정기를 보하고 눈을 밝게 한다. 열리와 부인의 대하, 어린이의 열을 겸한 간질을 낮게 한다.

○곳곳에서 난다. 나무는 박달나무 비슷한데 잎이 가늘고 껍질에 흰 점이 있으며 거칠지 않다. 껍질에 흰 점이 있기 때문에 민간에서는 백심목白木이라고 한다. 음력 2월과 8월에 껍질을 벗겨 그늘에서 말린다.

○껍질을 물에 담그면 푸른 빛이 되는데 이것으로 종이에 글을 쓰면 푸른 빛으로 보이는 것이 진짜이다.(본초)

眼部눈부 눈에 푸른 예막과 흰 예막이 생긴 것과 두 눈이 피지고 부으며 아프고 눈물이 멎지 않는 것을 치료한다.

물푸레나무껍질 1되를 물에 달여 가라앉힌 다음 그 웃물을 받아 차게 해서 눈을 씻으면 눈을 좋게 하고 잘 보이게 하는 데 매우 좋다.

○눈에 피진 것과 눈에 헌데가 생기거나 예막이 생긴 데는 물푸레나무껍질 40g을 쓰는데 물 1되에 담갔다가 물이 파랗게 되면 꺼내고 그 물을 솜뭉치에 묻혀 반듯이 누워서 눈에 넣는다. 약간 아파도 괜찮다. 한참 있다가 눈에서 더워진 약물을 솜에 묻혀 내고 다시 새 약물을 넣는데 하루에 열 번씩 하면 2일이 못 되어서 낫는대[본초].

■ 질려자 ■   남가새열매

【탕액편】 성질은 따뜻하며 맛이 쓰고 매우며 독이 없다. 여러 가지 풍증, 몸이 풍으로 가려운 것, 두통, 폐위로 고름을 뱉는 것, 신이 차서 오줌을 많이 누는 분돈, 신기와 퇴산 등을 치료한다.

○벌판과 들에서 자라는데 땅에 덩굴이 뻗으며 잎은 가늘고 씨에는 삼각으로 된 가시가 있어 찌르며 모양이 마름 비슷한데 작다. 음력 7월, 8월, 9월에 씨를 받아 볕에 말린다.

○질려에는 2가지 종류가 있다. 두질려는 씨에 가시가 있으며 풍증에 많이 쓰고 백질려는 동주사원에서 나는데 씨가 양의 콩팥 비슷하며 신을 보하는 약에 쓴다.

○지금 많이 쓰는 것은 가시가 있는 것인데 닦아서 가시를 없애고 짓찧어 쓴다.(본초)

皮部피부 풍으로 가려운 데와 백전풍에 쓴다.

달여 먹기도 하고 씻기도 한대[본초].

腰部허리 허리와 등뼈가 아픈 것을 치료한다.

남가새열매를 가루를 내어 꿀로 반죽한 다음 알약을 만들어 먹거나 가루를 내어 술을 타 먹어도 좋대[본초].

▌차 茶 ▌

夢部꿈부 졸음이 덜 오게 한다.

따뜻하게 하여 먹으면 잘 조는 것을 멎게 한다[본초].

▌차전자 車前子 ▌ 길짱구씨

【탕액편】 성질은 차며 평하다고도 한다. 맛이 달고 짜며 독이 없다. 주로 기륭(기의 장애로 오줌이 나오지 않는 것)에 쓰며 5림을 통하게 하고 오줌을 잘 나가게 하며 눈을 밝게 하고 간의 풍열과 풍독이 위로 치밀어서 눈이 피지고 아프며 장예가 생긴 것을 치료한다.

○즉 부이 인데 잎이 크고 이삭이 길며 길가에서 잘 자란다. 소 발길이 닿는 곳에 나서 자라므로 차전이라 한다. 음력 5월에 싹을 캔다. 9월, 10월에 씨를 받아 그늘에서 말린다.(본초)

○약간 닦아서 짓찧어 쓴다. 잎을 쓸 때는 씨를 쓰지 않는다.(입문)

大便대변 모든 설사를 치료한다.

닦아서 가루 내어 한번에 8g씩 빈속으로 미음에 타 먹는 것이 제일 좋은데 물에 달여 먹어도 좋다[득효].

婦人부인 난산과 횡산, 역산 등으로 몸 풀기 하지 못할 때 치료한다.

길짱구씨를 닦아서 가루낸 다음 한번에 8~12g씩 술로 먹는다[본초].

肝臟간장 간을 보호한다.

가루 내어 먹거나 닦아서 달여 먹는다. 연한 잎으로 국을 끓여서 먹어도 좋다[본초].

黃疸황달 황달을 치료한다.

짓찧어 즙을 내서 먹는다[직지].

大便대변 열로 생긴 설사를 치료한다.

줄기와 잎을 짓찧어 즙 1잔을 낸다. 여기에 꿀 1홉을 넣어서 두 번에 나누어 따뜻하게 하여 먹는다[본초].

小便오줌 오줌을 잘 나오게 하는데 5가지 임병과 융폐로 오줌이 나오지 않는 것을 치료한다.

뿌리와 잎을 짓찧어 즙을 내 한번에 1잔씩 꿀 1숟가락에 타 먹는다.

○사림과 석림에는 즙을 내어 한수석가루를 타서 먹고 혈림에는 즙을 내어 빈속에 먹는다. 길짱구의 씨와 뿌리와 잎은 효능이 다 같은데 달여서 먹거나 가루 내어 먹어도 다 좋다[본초].

331

■ 차전엽/차전근 車前葉及根 ■ 길짱구의 잎과 뿌리

【탕액편】 주로 코피, 피오줌, 혈림에 쓰는데 즙을 내어 먹는다.(본초)

血部혈부 코피가 나오는 것, 피를 토하는 것, 피오줌을 누는 것을 멎게 한다.

즙을 내어 5홉을 먹는다[본초].

■ 차지 車脂 ■ 수레바퀴기름

諸傷외상 바늘이 살에 들어가서 나오지 않을 때 치료한다.

수레바퀴기름을 종이에 발라 상처에 붙이되 2일에 1번씩 3~5번갈아 붙이면 저절로 낫는다[본초].

■ 창이 蒼耳 ■ 도꼬마리

【탕액편】 성질은 약간 차고 맛은 쓰며 맵고 독이 조금 있다. 풍으로 머리가 차면서 아픈 것과 풍습으로 생긴 주비(비증의 한 가지. 온몸이 다 아픈 비증)와 팔다리가 가드라들면서 아픈 것, 궂은 살과 썩은 살이 있는데 주로 쓰며 일체 풍을 없앤다. 골수를 보충해 주고 허리와 무릎을 덥게 하며 나력 , 옴, 버짐, 가려움증을 치료한다.

○즉 창이이다. 일명 갈기초라고도 한다. 곳곳에 다 있다. 열매는 양부래하고 한다. 옛적에 중국에는 이것이 없었는데 양의 털속에 붙어서 중국에 들어왔기 때문에 양부래라 하였다. 음력 5월 초와 7월 초에 줄기와 잎을 뜯고 9월 초에 열매를 따서 그늘에 말린다.(본초)

癰疽옹저 주로 정창을 치료한다.

줄기와 잎을 약성이 남게 태워 식초에 개서 정창에 바르면 근이 빠진다. 석웅황을 좀 섞어서 바르면 더 효과가 있다.

○또한 도꼬마리 1줌과 생강 160g을 함께 짓찧어 낸 즙에 술을 타 먹으면 정독의 기운이 가슴에까지 침범하여 구역이 나는 것을 낫게 한다[입문].

皮部피부 부인이 풍으로 가렵거나 은진으로 몸이 계속 가려운 데 쓴다.

꽃과 잎, 열매를 각각 같은 양으로 가루를 내어 한번에 8g씩 두림주에 타 먹는다[본초].

頭部머리 풍으로 머리가 차고 아픈 것을 주로 치료한다.

부인이 혈풍이 뇌로 들어가서 갑자기 어지러워 넘어졌을 때에는 연한 속잎을 따서 그늘에 말린 다음 가루를 내어 한번에 8g씩 술에 타 먹는다. 일명 갈기산이라고도 한다[본초].

○이 약의 기운은 흔히 뇌로 가는데 정수리로도 간다. 가루를 내어 먹거나 달여 먹어도 좋다[본초].

風部풍부 모든 풍기와 풍습비를 치료한다.

도꼬마리 120g을 가루 내어 물 1되 5홉에 넣고 절반이 되게 달인 다음 따뜻하게 하여 먹는다. 또는 물에 달여서 차처럼 먹기도 한다[본초].

手部팔부 팔다리에 경련이 일어 가느라들면서 아픈 데 쓴다.

120g을 닦아서 가루 내어 물 1되 반에 넣고 절반이 되게 달인 다음 즙을 내어 마신다[본초].

■ 창이자 蒼耳子 ■ 도꼬마리열매

【탕액편】 성질은 따뜻하고 맛은 쓰며 달고 독이 없다. 간의 열을 없애며 눈을 밝게 한다. 약에 넣을 때는 절구에 찧어서 가시를 없애고 약간 닦아서 쓴다. 일명 도인두라고도 한다.(본초)

肝臟간장 간병 때 열을 내리고 눈을 밝게 한다.

달여서 먹거나 가루 내어 먹어도 다 좋다[본초].

■ 창출 蒼尤 ■ 삽주

【탕액편】 성질은 따뜻하며 맛이 쓰고 매우며 독이 없다. 윗도리, 중간, 아랫도리의 습을 치료하며 속을 시원하게 하고 땀이 나게 하며 고여 있는 담음, 현벽, 기괴, 산람장기 등을 헤치며 풍, 한, 습으로 생긴 비증과 곽란으로 토하고 설사하는 것이 멎지 않는 것을 낫게 하며 수종과 창만을 없앤다.

○삽주의 길이는 엄지손가락이나 새끼손가락만하며 살찌고 실한 것은 구슬을 꿴 것 같으며 껍질의 빛은 갈색이고 냄새와 맛이 몹시 맵다. 반드시 쌀 씻은 물에 하룻밤 담갔다가 다시 그 물을 갈아붙여 하루동안 담가 두었다가 겉껍질을 벗기고 노랗게 볶아 써야 한다.(본초)

○일명 산정山精이라고 하는데 캐는 방법은 흰삽주와 같다.(본초)

○족양명과 족태음경에 들어가며 위를 든든하게 하고 비를 편안하게 한다.(입문)

○삽주는 웅장하여 올라가는 힘이 세고 습을 잘 없애며 비를 안정시킨다.(역로)

瘟疫온역 온역과 습사를 없앤다.

　　　　삽주(창출)와 주염열매(조각)를 마당 가운데서 태운대본초].

眼部눈부 내장과 외장을 치료한다.

　　　　삽주(창출) 160g을 썰어 돌소금 40g과 함께 누렇게 되도록 닦아서 소금은 버린다. 그 다
음 속새(목적) 80g을 동변에 법제하여 그것과 함께 가루를 내어 한번에 4g씩 따뜻한 쌀
씻은 물에 타서 하루 두세 번 먹으면 아주 잘 낫는다. 일명 염출산이라고도 한대직지].

　　　　○밤눈중을 치료한다.는 삽주가루 12g을 쓰는데 돼지간(저간) 80g을 쪼갠 속에 뿌린 다
음 삼실로 동여매서 좁쌀 1홉과 함께 물 1사발에 넣고 삶아 익힌다. 다음 그것을 꺼내
어 눈에 김을 쏘이고 먹으면 잘 낫는대강목].

大便대변 습에 상해서 나는 설사를 치료한다.

　　　　솔풍령과 섞어서 쓰거나 집함박꽃뿌리(백작약)와 섞어서 쓰는데 한번에 20g씩 물에 달
여 먹는다. 풍에 상해서 나는 설사 때에는 방풍과 섞어서 물에 달여 먹는대탕액].

胃腑위부 위를 든든하게 하고 위 속의 습을 없앤다.

　　　　달여서 먹거나 알약을 만들어 먹거나 가루를 내어 먹어도 다 좋대본초].

脾臟비장 비를 든든하게 하고 습을 마르게 한다.

　　　　쌀 씻은 물에 하룻밤 동안 담가 두었다가 썰어서 말린 다음 가루 내어 먹거나 달여 먹
어도 다 좋대본초].

　　　　○산정환이란 삽주를 쌀 씻은 물에 담갔다가 말린 다음 가루 내어 약누룩풀(신국)에 반
죽하여 만든 알약이다단심].

痰飮담음 담수를 삭이고 담음이 물주머니처럼 된 것을 낫게 하는데 효과가 매우 좋다.

　　　　이것이 바로 위에 있는 신출 환인데 성질이 조하기 때문에 습을 잘 말린대본초].

身形신형 이 약을 달여서 오랫동안 먹으면 몸이 가뿐해지고 오래 산다.

　　　　일명 산정 이라고도 한다. 신농약경에는 반드시 오래 살고 싶거든 늘 산정을 먹으라고
하였다. 삽주뿌리를 캐 쌀 씻은 물에 담갔다가 검은 겉껍질을 벗겨버리고 닦아서 짓찧
어 가루 낸 것 600g에 쪄낸 솔풍령(복령) 300g을 섞어서 꿀로 반죽한 다음 알약을 만들
어 먹는다. 혹은 즙을 내 달여 술에 타 먹거나 졸여 걸쭉한 것으로 알약을 만들어 먹기
도 한다. 복숭아, 오얏, 참새고기, 조개, 파, 마늘, 무를 먹지 말아야 한대본초].

　　　　○선출탕을 늘 먹으면 오래 살고 눈이 밝아지며 얼굴빛이 좋아지고 몸이 가뿐해지며
늙지 않는다. 삽주 840g, 대추살 6되, 살구씨(행인) 96g, 건강(싸서 구운 것) 20g, 감초(닦
은 것) 200g, 흰 소금(닦은 것) 400g 등을 가루 내어 한번에 8g씩 끓인 물로 빈속에 타 먹
는대국방].

■ 창포 菖蒲 ■ 석창포

【탕액편】 성질은 따뜻하고 평하다고도 한다. 맛이 매우며 독이 없다. 심규를 열어 주고 5장을 보하며 9규를 잘 통하게 하고 귀와 눈을 밝게 하며 목청을 좋게 하고 풍습으로 전혀 감각이 둔해진 것을 치료하며 뱃속의 벌레를 죽인다. 이와 벼룩 등을 없애며 건망증을 치료하고 지혜를 나게 하며 명치 밑이 아픈 것을 낫게 한다.

○산골짜기의 개울가, 바위틈이나 자갈 밑에서 나고 자란다. 그 잎의 한가운데는 등심이 있고 칼날 모양으로 되어 있다. 한치 되는 뿌리에 9개의 마디 혹은 12개의 마디로 된 것도 있다. 음력 5월, 12월에 뿌리를 캐어 그늘에서 말린다. 지금 5월 초에 바깥쪽으로 드러난 뿌리는 쓰지 않는다.

○처음 캤을 때에는 뿌리가 무르다가 볕에 말리면 딴딴해진다. 썰면 한가운데가 약간 붉으며 씹어 보면 맵고 향기로우며 찌꺼기가 적다.

○걸고 습한 땅에서 자라는데 뿌리가 큰 것을 창양이라 한다. 풍습병을 주로 치료한다. 또한 이창과 하창이라는 종류가 있는데 서로 비슷하다. 이것은 다 이와 벼룩을 없애기는 하나 약으로는 쓰지 않는다. 또한 수창이 있는데 못에서 자라며 잎이 서로 비슷하나 다만 잎 한가운데에 등줄이 없다.(본초)

○손은 잎에 등심줄이 없고 부추잎 같은 것이다. 석창포에는 등심줄이 있는데 꼭 칼날처럼 되어 있다.(단심)

身形신형 몸이 가뿐해지고 오래 살며 늙지 않는다.

석창포뿌리를 캐서 쌀 씻은 물에 하룻밤 담갔다가 햇볕에 말린다. 이것을 가루 내어 찹쌀 죽과 함께 졸인 꿀에 섞어서 반죽한 다음 벽오동씨 만 하게 알약을 만든다. 이 약을 술이나 미음으로 먹되 아침에 30알, 저녁에 20알을 먹는대본초.

○석창포술을 만드는 방법은 석창포뿌리를 짓찧어 낸 즙 5말과 찹쌀 5말로 지은 밥과 보드랍게 가루 내어 만든 약누룩 3kg을 함께 고루 섞어서 반죽한 다음 보통 술을 빚는 것처럼 담근다. 술이 익은 다음 청주를 떠 오랫동안 마시면 정신이 좋아지고 더 오래 산대입문.

風部풍부 36가지 풍증을 다 치료한다.

뿌리를 캐어 썰어서 술에 담갔다가 먹거나 술을 빚어서 먹는데 그 방법은 잡방(雜方)에 있대본초.

耳部귀부 귀가 먹은 것을 치료한다.

석창포 1치와 파두살 1알을 함께 짓찧어 알약을 만든다. 이것을 솜에 싸서 귓구멍을 막는데 하루 한 번씩 갈아 준다.

○귀가 아플 때에는 석창포즙을 귀 안에 넣는데 잘 낫는다[본초].

▌ 천근 ▌ 꼭두서니

【탕액편】성질은 차고 맛이 달며 독이 없다. 6극으로 심폐를 상하여 피를 토하거나 뒤로 피를 쏟는 데 쓴다. 코피, 대변에 피가 섞여 나오는 것, 피오줌, 붕루, 하혈 등을 멎게 하고 창절을 치료하며 고독을 없앤다.

○이 풀은 붉은 물을 들일 수 있으며 잎은 대추잎 비슷하나 끝이 뾰족하고 아래가 넓다. 줄기와 잎에 모두 가시가 있어 깔깔한데 1개 마디에 4~5잎이 돌려 나며 풀이나 나무에 덩굴이 뻗어 오르고 뿌리는 짙은 붉은 빛이다. 산과 들에서 자란다. 음력 2월과 3월에 뿌리를 캐어 볕에 말린다. 약에 넣을 때는 잘게 썰어서 닦아 쓴다.(본초)

○구리칼로 베서 닦는데 연이나 쇠붙이에 닿지 않게 해야 한다.(입문)

○일명 과산룡이라고도 한다.(정전)

血部혈부 피를 토하는 것, 코피가 나오는 것, 피똥이나 피오줌을 누는 것, 붕중 등 여러 가지 피나는 증을 치료한다.

가루내서 한번에 8g씩 물에 달여 식혀서 먹는다[본초].

▌ 천금자 千金子 ▌ 속수자

【탕액편】성질은 따뜻하고 맛은 쓰며 독이 있다. 징가, 현벽, 어혈, 고독과 명치 밑이 아픈 것을 낫게 하고 대소장을 잘 통하게 한다. 오래된 체기를 내리고 적취를 헤친다.

○일명 천금자 또는 연보라고도 하는데 남방에서 나며 아무 때나 딴다.

○수종을 내리는 데 가장 빠르다. 그러나 독이 있어 사람을 상하게 하므로 너무 많이 쓰지 말아야 한다.(본초)

○껍질을 버리고 갈아 종이에 싸서 눌러 기름을 빼고 쓴다.(입문)

下部설사 대소변이 잘 나가게 한다.

가루내서 한번에 4~8g씩 미음에 타서 먹거나 알약을 만들어 먹어도 된다[본초].

■ 천남성 天南星 ■

【탕액편】 성질은 평하고 맛은 쓰며 맵고 독이 있다. 중풍을 낫게 하고 담을 삭이며 가슴을 편안하게 하고 옹종을 삭게 하며 유산시키고 또 파상풍을 낫게 한다.

○산과 들에 나는데 음력 2월, 8월에 뿌리를 캐며 약으로 쓸 때에는 싸서 구워 쓴다.(본초)

○풍담과 파상풍 및 어린이의 경간을 낫게 한다. 우담에 법제한 것이 더욱 좋다.(의감)

○음력 12월에 물 속에 담가 얼려서 조한 성질을 없애고 싸서 터지게 구워 쓰든가 생강즙이나 백반물에 속에 있는 흰 점이 없어지도록 삶은 것이 좋다.(단심)

痰飮담음 풍담을 치료한다.

싸서 누렇게 되도록 구워 생강 7쪽과 함께 물에 달여 먹거나 생강즙에 쑨 풀로 알약을 만들어 먹는다(본초).

小兒소아 경풍과 목이 쉬어 말을 못하는 것과 여러 가지 병을 앓은 뒤에 말을 하지 못하는 것을 치료한다.

천남성 1개를 껍질과 배꼽을 버리고 거품이 일도록 씻은 다음 가루를 내어 3살 난 어린이에게는 1~2g을 저담즙으로 개어 먹이면 곧 말을 하게 되는 데 효과가 좋다(의감).

곽란 토하고 설사하는 것이 멎지 않으며 팔다리가 싸늘하고 정신을 잃은 것을 치료한다.

천남성가루 12g, 대추 3알을 함께 달여 먹으면 팔다리가 점차 더워지면서 정신을 차리고 깨어나게 된다(본초).

■ 천마 天麻 ■

【탕액편】 성질은 평하고 차다고도 한다. 맛은 쓰며 달다고도 한다. 독이 없다. 여러 가지 풍습비와 팔다리가 가드라드는 것, 어린이 풍간과 경풍을 낫게 하며 어지럼증과 풍간으로 말이 잘 되지 않는 것과 잘 놀라고 온전한 정신이 없는 것을 치료한다. 힘줄과 뼈를 든든하게 하며 허리와 무릎을 잘 쓰게 한다.

○즉 적전의 뿌리이다. 생김새는 오이와 같은 것이 연달아 10~20개가 붙어 있다. 음력 2월, 3월, 5월, 8월에 뿌리를 캐 햇볕에 말린다. 싹의 이름을 정풍초라고 한다. 뿌리를 캐어서 물기 있을 때에 겉껍질을 긁어 버리고 끓는 물에 약간 삶아 내

어 햇볕에 말린다. 속이 단단한 것이 좋다.(본초)

○여러 가지 허약으로 생긴 어지럼증에는 이 약이 아니면 없앨 수 없다.(단심)

風部풍부　여러 가지 풍증으로 저린 것과 팔다리를 쓰지 못하는 것을 치료한다.

　　　　천마싹을 정풍초라고도 하고 적전이라고도 한다. 바람에 흔들리지 않는다는 뜻에서 나온 이름이다. 물에 달여서 먹는다[본초].

手部팔부　팔다리가 경련이 일어 가느라드는 데 쓴다.

　　　　물에 달여 먹거나 쪄서 먹거나 생것으로 먹어도 다 좋다[본초].

▌ 천문동 天門冬 ▌

【탕액편】 성질은 차며 맛이 쓰고 달며 독이 없다. 폐에 기가 차서 숨이 차하고 기침하는 것을 치료한다. 또는 담을 삭이고 피를 토하는 것을 멎게 하며 폐위를 낫게 한다. 뿐만 아니라 신기를 통하게 하고 마음을 진정시키며 오줌이 잘 나가게 한다. 성질이 차나 보하고 3충을 죽이며 얼굴빛을 좋게 하고 소갈증을 멎게 하며 5장을 눅여 준다.

○음력 2월, 3월, 7월, 8월에 뿌리를 캐어 볕에 말린다. 쓸 때에 뜨거운 물에 담갔다가 쪼개어 심을 버린다. 뿌리가 크고 맛이 단것이 좋은 것이다.(본초)

○천문동은 수태음경과 족소음경에 들어간다.(탕액)

○우리나라에는 다만 충청도, 전라도, 경상도에서만 난다.(속방)

蟲部충부　3시충을 죽이고 복시충을 몰아낸다.

　　　　가루를 내어 먹거나 알약을 만들어 먹어도 다 좋다[본초].

肺臟폐장　폐기를 안정시킨다.

　　　　달여서 먹거나 가루 내어 먹거나 술에 담갔다 먹어도 좋다[본초].

神部신부　정신을 안정시키고 경계증, 건망증, 전광증을 치료한다.

　　　　천문동의 심을 버리고 가루를 내어 한번에 8g씩 술이나 미음에 타 먹는다, 오랫동안 먹으면 좋다[본초].

身形신형　오랫동안 먹으면 몸이 가뿐해지고 오래 살며 배고프지 않다.

　　　　천문동 뿌리를 캐 겉껍질과 심을 버린 다음 가루 내어 술에 타 먹는다. 혹은 생것을 짓찧어 즙을 내 달인 다음 고약을 만들어 1~2숟가락씩 술에 타 먹는다. 한나라 태원사람 감시는 천문동을 먹고 300여 년이나 살았다고 한다[본초].

○천문동 술을 만드는 방법은 천문동 뿌리를 캐 짓찧어 낸 즙 2말과 찹쌀밥 2말을 보드랍게 가루 내어 만든 누룩과 함께 섞어서 보통 술을 빚는 것처럼 담근다. 술이 익은 다음 청주를 떠서 마신다. 마른 것으로 가루 내어 술을 빚어 먹는 것도 좋다. 약 먹을 때 잉어를 먹지 말아야 한대입문].

虛勞허로 5로 7상을 치료하며 5장을 영양한다. 이 약은 성질이 차면서도 보한다.

천문동을 가루 내어 술에 타 먹거나 꿀로 반죽한 다음 알약을 만들어 먹거나 술을 빚어 먹거나 다 좋대본초].

▌천문동과 맥문동 天麥門冬 ▌

濕部습부 모두 조병을 치료한다.

천문동과 맥문동을 달여 먹거나 알약을 만들어 오랫동안 먹는 것이 좋대본초].

▌천산갑 穿山甲 ▌

【탕액편】 성질이 약간 차고 독이 있다. 5가지 사기와 귀매, 놀라서 몹시 우는 증, 어린이가 놀라는 증, 산람, 장학 , 치루, 악창 등을 치료한다.

○일명 능리갑이라고도 하는데 땅을 파내기 좋아하기 때문에 천산갑이라고도 한다. 생김새는 잉어이어와 비슷한데 발이 4개이다. 땅이나 물로도 다 잘 다닌다. 아무 때나 잡아서 쓰는데 잘게 썬 다음 진주조개가루와 함께 볶아 구슬처럼 만들어 가루내어 쓴다.(본초)

사수   5가지 사기로 놀라고 슬프게 우는 것을 치료한다.

태워서 가루 내어 한번에 4g씩 술이나 물에 타 먹는대본초].

▌천선자 天仙子 ▌   사리풀 씨

【탕액편】 성질은 차고 맛은 쓰고 달며 독이 많다. 치통을 멎게 하며 거기에서 벌레가 나오게 한다. 많이 먹으면 미쳐서 달아다니며 헛것이 보인다고 한다.

○일명 천선자라고도 하는데 잎은 숭람과 비슷하며 줄기에는 흰털이 있다. 음력 5월에 단지 모양의 열매가 맺히며 그 껍질 속에 많은 씨가 들어 있는데 아주 잘아서 좁쌀알 같으며 푸르스름한 빛이 난 다. 먼저 식초에 문드러지게 달여 쓴다.

牙齒이빨 이빨이 아픈 것을 치료한다.

낭탕자이다. 벌레를 나오게 한다[본초].

○벌레가 먹은 이빨이 아플 때 이 약을 구멍에 대고 물고 있으면 벌레가 나온다[본초].

○벌레가 먹은 이빨이 아플 때 사리풀씨를 태우면서 연기를 참대대롱으로 빨아서 쏘이면 벌레가 죽고 완전히 낫는다[강목].

■ 천초 川椒 ■ 조피열매

蟲部충부 노채충과 모든 기생충을 다 죽인다.

달여서 먹거나 알약을 만들어 먹어도 다 좋다[본초].

○노채를 치료한다. 홍초 0.8g과 고련근 0.4g을 쓰는데 가루를 내어 알약을 만들어 먹으면 설사가 나면서 시충이 다 나온다. 달여서 먹어도 역시 좋다[정전].

足部다리 한습으로 생긴 각기병을 치료한다.

설핀 베주머니에 넣어서 미지근한 불돌 위에 놓은 다음 발로 조피열매 주머니를 밟고 있으면 한습이 빠지고 낫는다[입문].

骨部뼈부 뼈마디에 한습이 있어 저리고 아픈 것을 치료한다.

조피열매를 달여 먹거나 알약을 만들어 먹어도 다 좋다. 또 한가지 먹는 법이 있는데 상한문을 볼 것이다[본초].

胸部가슴 냉으로 명치 밑이 아픈 것을 치료한다.

술에 달여 즙을 짜서 마신다.

○쓰고 뜨거운 것을 먹거나 얼음과 눈 등 찬 것을 너무 먹어서 적랭이 생겨 명치 밑이 아픈 지 반 년이 되어도 낫지 않는 데는 조피열매 30알을 신좁쌀죽웃물에 하룻밤 담갔다가 건져 내어 신좁쌀죽웃물로 먹으면 곧 낫고 다시는 도지지 않는다[득효].

牙齒이빨 이빨과 머리털을 충실하게 하고 이빨이 아픈 것을 멎게 한다[본초].

이빨이 아플 때에는 식초에 달여 양치한 다음 뱉어 버리면 된다[본초].

○이빨이 아픈 데는 반드시 조피열매(천초)를 써야 통증이 멎는다. 그러나 열로 아픈 데는 쓰지 말아야 한다[직지].

○이빨이 아픈 데는 조피열매(천초)와 말벌집(노봉방)을 같은 양으로 하여 쓰는데 가루를 내서 한번에 8g씩 소금 1숟가락과 함께 물에 달여서 물고 양치한 다음 뱉어 버린다. 이 약을 여신산이라고도 한다[국방].

340

■ 철장 鐵漿 ■ 무쇠를 담구어 우려낸 물

【탕액편】 성질은 평하며 맛은 맵고 독이 없다. 마음을 진정시키고 전간, 열이 있어 미쳐 날뛰는 증, 가축의 전광을 낫게 하며 뱀, 개, 범, 이리 등과 독한 가시, 벌레에게 물리고 쏘인 독을 낫게 한다.

○쇠를 물에 담가 오래두면 빛이 푸르게 되고 거품이 돋는데 이것으로 검게 물들일 수 있게 된 것이 철장이다. 여러 가지 독이 속에 들어간 것을 푼다.(본초)

○생철을 물에 담가 두고 날마다 그 물을 마신다. 오래되어 누른 기름이 생기면 더욱 좋으며 사람의 몸이 가볍고 건강하게 한다.(입문)

神部신부 전간으로 열이 나고 미쳐서 달아나는 것을 치료한다.

　　　　또한 심기로 광증이 심해져서 달아나고 소리치는 증상도 치료한다. 생철을 물 담은 그릇 속에 오랫동안 담가 둔 물을 떠서 먹는대본초].

■ 철퇴병 鐵槌柄 ■ 쇠방망이자루

사수　귀사가 침범하여 고통스러운 데 쓴다.

　　　　도노를 화살나무껍질과 함께 가루 내어 알약을 만들어 먹는대본초].

■ 첨과 甜瓜 ■ 참외

【탕액편】 성질이 차고 맛이 달며 독이 있다 독이 없다고도 한다. 갈증을 멎게 하고 번열을 없애며 오줌을 잘 나가게 한다. 3초에 기가 막힌 것을 통하게 하고 입과 코에 생긴 헌데를 치료한다.

○어느 곳에나 심는데 많이 먹으면 오래된 냉병이 동하여 배가 상하게 되고 다리와 팔의 힘이 없어진다.

○징벽이나 각기병이 있을 때에는 더욱 먹지 말아야 한다. 물에 잠겨 있고 꼭지와 배꼽이 2개씩인 것은 다 사람을 죽게 한다.(본초)

火部화부 번열을 없앤다.

　　　　참외껍질을 벗겨서 끼니 뒤에 먹는대본초].

暑部서부 무더운 여름에 먹으면 더위를 먹지 않으므로 조금씩 먹는 것이 좋대본초].

口舌입혀 입에서 냄새가 나는 것을 치료한다.

　　　　참외 씨를 가루를 내어 꿀에 반죽한 다음 앵두알 만하게 알약을 만들어 매일 아침 양치

341

를 한 다음 1알씩 물고 녹여 먹는다.

○입 안이 허는 데는 참외 속의 물을 먹는대본초].

三焦3초 3초에 기운이 막힌 것을 통하게 한다.

익은 것을 먹어야 한대본초].

■ 첨과자 甛瓜子 ■ 참외씨

【탕액편】 뱃속의 적취를 없애고 피고름이 고인 것을 헤치기 때문에 장옹이나 위옹에 써야 할 약이다. 또한 부인의 월경량이 지나치게 많은 것도 치료한다.

○햇볕에 말려 가루내서 종이로 3겹 싼 다음 눌러 기름을 빼버리고 쓴다.(본초)

癰疽옹저 뱃속에 몰려 뭉친 것을 치료하는데 고름과 피가 뭉친 것을 터져 나오게 한다.

또한 장위에 생긴 내옹치료에 가장 중요한 약이다. 가루내어 8~12g씩 술에 타서 먹는대본초].

■ 첨과체 ■ 참외꼭지

【탕액편】 성질이 차고 맛이 쓰며 독이 있다. 온몸이 부은 것을 치료하는데 물을 빠지게 하며 고독을 죽인다. 코 안에 생긴 군살을 없애고 황달을 치료하며 여러 가지 음식을 지나치게 먹어서 체했을 때 토하게 하거나 설사하게 한다.

○이것이 첨과체인데 일명 고정향이라고도 한다. 참외는 퍼런 것과 흰 것 2가지가 있는데 반드시 퍼런 참외꼭지를 써야 한다. 음력 7월에 참외가 익어서 저절로 떨어진 꼭지를 쓰는데 덩굴에서부터 약 반치 정도 되게 잘라서 그늘에 말려 밀기울 과 함께 누렇게 되도록 볶아 쓴다.(본초)

黃疸황달 황달 초기와 돌림열병으로 급황이 생긴 것을 치료한다.

꼭지를 가루 내어 양 콧구멍에 불어 넣으면 누런 물이 나온다. 또는 4g을 따뜻한 물에 타 먹어도 누런 물을 토하고 낫는대본초].

■ 청귤 靑橘 ■ 선귤

三焦3초 하초에 냉기가 있는 것을 치료한다.

달여서 먹거나 가루를 내어 먹어도 다 좋대본초].

▌청귤피 青橘皮 ▌ 선귤껍질

【탕액편】 성질은 따뜻하고 맛은 쓰며 독이 없다. 기가 막힌 것을 치료하고 소화가 잘 되게 하며 적이 뭉친 것과 가슴에 기가 막힌 것을 헤친다.(본초)

○생김새가 작고 푸르기 때문에 청피라고 한다. 이것은 족궐음경의 인경약이며 또는 수소양경의 약이다. 적을 삭히고 아픈 것을 멎게 하려면 식초로 축여 볶아서 쓴다.(입문)

○귤껍질진피은 맛이 맵기 때문에 상초의 기를 고르게 하고 선귤껍질은 맛이 쓰기 때문에 하초의 기를 고르게 한다. 선귤껍질과 귤껍질을 함께 쓰면 3초의 기를 헤친다. 이때는 흰 속을 버리고 쓴다.(역로)

○지금의 청귤은 황귤과 비슷하면서도 작은 것이 다른데 이것은 딴 종류일 것이다. 그것을 따서 속살은 버리고 볕에 말린다.(본초)

○선귤껍질은 간과 담 두 경락의 약이다. 사람이 자주 노해서 옆구리에 울적이 생긴 데 쓰면 아주 좋다.(정전)

膀胱방광 방광에 있는 오래된 열과 머물러 있는 물을 없앤다.

　　　　달여서 먹거나 가루를 내어 먹는대본초.

▌청대 靑黛 ▌

【탕액편】 성질은 차고 맛이 짜며 독이 없다. 여러 가지 약독, 돌림병으로 머리가 아프고 추웠다 열이 나는 것, 또는 열창, 악종, 쇠붙이에 다쳐서 피가 쏟는 것, 뱀과 개 등에 물린 독을 치료한다. 어린이가 감열로 여윈 것을 낫게 하고 벌레를 죽인다.

○청대는 쪽으로 만든다. 쪽으로 만든 것이라야 약에 넣어 쓸 수 있다.(본초)

○청대는 나쁜 벌레들을 죽여서 물이 되게 한다.(단심)

○열독, 충적, 감리 등을 치료하고 5장에 몰린 화를 없애며 간기를 사한다.(의감)

○빛이 푸르러 옛사람이 눈썹을 그리는 데 썼기 때문에 대라고 한다. 즉 전화이다.(입문)

瘟疫온역 대두온으로 머리와 얼굴이 벌겋게 붓는 것을 치료한다.

　　　　좋은 청대 12g, 소주 1종지, 달걀 흰자위 1알분을 고루 섞어서 먹으면 부은 것이 곧 내리는데 참으로 좋은 약이대회춘.

蟲部충부 악충을 죽여서 물이 되게 하는데 이것은 쪽잎으로 만든 것이다.

　　　　가루를 내어 물에 타서 먹는대본초.

■ 청두압 青頭鴨 ■ 머리가 퍼런 오리

浮腫부종　10가지 수종병으로 죽을 것같이 된 것을 치료한다.

대가리가 퍼런 오리 1마리를 보통 먹을 때처럼 손질하여 쌀과 함께 넣고 양념을 둔 다음 고기가 푹 무르게 죽을 쑤어 빈속에 먹는다. 흰 오리도 역시 좋다[입문].

○오리 대가리가 물을 빠지게 하고 혈열을 내리기 때문에 수종이 낫는다[입문].

■ 청량미 青梁米 ■ 푸른 차좁쌀

【탕액편】 성질이 약간 차고 맛이 달며 독이 없다. 위비와 속이 열한 것과 소갈을 치료하는데 오줌을 잘 나가게 한다. 그리고 설사와 이질을 멎게 하며 몸이 가벼워지게 하고 오래 살게 한다.(본초)

○생동찰벼이삭에는 털이 있고 벼알은 퍼렇다. 그리고 쌀알은 퍼렇고 흰 기장쌀이나 누런 기장쌀보다 잘다. 여름에 먹으면 아주 시원하다.(본초)

○퍼런 것, 누런 것, 흰 것 등 3가지가 있으나 다 조의 종류이다. 이것들은 다른 곡식에 비하여 비위를 아주 잘 보하는데 성질도 서로 비슷하다.(본초)

○조의 종류라고는 하지만 자세하게 말하면 다르다.(본초)

○생동쌀을 식초에 버무린 다음 쪄서 햇볕에 말리기를 1백번 하여 미싯가루를 만들어 양식으로 하면 다른 곡식을 먹지 않고도 살 수 있다.(본초)

胃腑위부　위병을 치료한다.

미음을 쑤어 먹어야 좋다[본초].

■ 청령 ■ 잠자리

【탕액편】 성질이 약간 차고 서늘하다고도 한다. 독이 없다. 양기를 세 지게 하고 신을 덥게 하며 유정을 멈춘다.

○일명 청정, 청랑자라고도 한다. 발이 6개이고 날개가 4개인데 시냇가나 도랑에 잘 날아다닌다. 음력 5~6월에 잡아서 말려 날개와 발을 버리고 닦아 쓴다.

○종류가 몇 가지인데 푸른빛이 나면서 눈알이 큰 것이 좋다.(본초)

精部정부　정액이 절로 나오는 것을 멎게 한다.

잠자리를 닦아서 가루 내어 그대로 먹거나 알약을 만들어 먹는다[본초].

344

▌청몽석▐ 흑운모 편암

【탕액편】 식적이 없어지지 않고 장부에 머물러 있는 것, 오랜 식체, 징괴, 어린이가 식적으로 여위는 것을 낫게 한다. 이 약에 노사, 파두, 대황, 삼릉을 더 넣어 쓰면 좋다.(본초)
○빛은 푸르고 굳으며 작은 금별 같은 것이 있다. 이는 잘 가라앉는 성질이 있으므로 염초와 같이 쓰면 습열과 담적을 대장으로 잘 몰아낸다. 청몽석과 염초를 각각 같은 양으로 약탕관에 넣고 소금을 두고 이긴 진흙으로 아가리 틈 사이를 잘 봉하고 하룻동안 불에 달구어 꺼내서 분같이 보드랍게 가루를 내어 쓴다.(입문)

痰飮담음 식적담을 치료한다.

염초와 함께 불을 구워서 먹으면 담적이 삭아서 대변으로 나온다. 알약을 만들어 먹거나 가루 내어 먹어도 다 좋다[입문].

▌청백▐ 蔥白 ▐ 파밑

面部얼굴 풍사에 상해서 얼굴과 눈이 부은 것을 치료한다.

달여서 먹고 씻는다[본초].

▌청상엽▐ 靑桑葉 ▐ 푸른뽕잎

乳部젖부 젖이 단단하면서 아픈 것을 치료한다.

푸른 뽕잎의 연한 잎(생것)을 따서 잘 짓찧어 미음으로 개어 아픈 곳에 붙인다[득효].

▌청상자▐ 靑箱子 ▐ 개맨드라미씨

【탕액편】 성질은 약간 차고 맛은 쓰며 독이 없다. 간의 열독이 눈으로 치밀어 눈에 피가 지고 예장이 생겼거나 청맹이 되거나 예막이 생기고 부은 것을 낫게 한다. 풍으로 몸이 가려운 것을 낫게 하고 3충을 죽이고 악창과 음부의 익창을 낫게 한다. 귀와 눈을 밝게 하고 간기를 진정시킨다.
○즉 지금의 계관화의 씨다. 음력 6월, 8월에 씨를 받아 약간

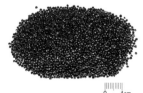

볶아 짓찧어 부스러뜨려 쓴다.(본초)

肝臟간장 간을 편안하게 하는데 주로 간의 열을 없앤다.

　　　　　가루 내어 먹는다[본초].

眼部눈부 눈 내장과 예막이 생긴 것과 청맹이 된 것, 부은 것을 치료하며 또한 내장도 낫게 한다.

　　　　　가루를 내어 한번에 4g씩 미음에 타서 먹는다[본초].

▌ 청양간 靑羊肝 ▌　푸른 양의 간

眼部눈부 청맹을 치료하는데 눈을 밝게 하여 눈이 잘 보이지 않는 것을 낫게 한다.

　　　　　○불깐 양의 간 1보를 얇게 썰어 기왓장 위에 놓아서 약한 불기운에 말린 다음 결명씨(초결명) 반 되, 여뀌씨 1홉과 함께 고소한 냄새가 나게 닦아 가루를 낸다. 한번에 4g씩 하루 세 번 꿀물에 타서 끼니 뒤에 먹는데 8g까지 먹을 수 있다. 2제를 더 쓰지 않아 눈이 아주 밝아져서 밤에 잔글자도 볼 수 있게 된다[본초].

　　　　　○눈에 피져서 보이지 않으며 아픈 데는 양의 간을 쓰는데 얇게 썰어 양념을 쳐서 먹으면 효과가 있다[본초].

　　　　　○열병을 앓은 뒤에 눈이 보이지 않는 데는 양의 간을 얇게 썰어서 눈에 붙인다. 그 다음 생것을 먹으면 더 좋다[본초].

　　　　　○푸른 양의 쓸개는 청맹을 치료하는데 눈을 밝게 한다. 눈에 넣으면 벌건 예장과 흰 예막과 바람을 맞으면 눈물이 나오는 것을 없어지게 한다.

　　　　　○열병 후에 눈이 보이지 않는 데는 양의 담즙을 눈에 넣는 것이 좋다.

　　　　　○여러 가지 눈병에는 양의 열 1개에 꿀 4g을 넣고 실로 입구를 잘 동여매서 가마에 넣고 삶아 익힌 다음 식혀서 눈에 넣으면 좋다[득효].

　　　　　○눈병에는 푸른 양의 간이 제일 좋고 검은 양과 흰 양의 간은 그 다음이다[단심].

▌ 청양미 靑粱米 ▌　생동찹쌀

消渴소갈 열중과 소갈을 주로 치료한다.

　　　　　달여서 즙을 내어 먹거나 죽을 쑤거나 밥을 지어 늘 먹어도 좋다[본초].

▌ 청염 靑鹽 ▌　돌소금

【탕액편】 성질은 차고 맛은 짜며 독이 없다. 명치 밑이 아픈 것을 낫게 하고 신을 도와

주며 정기를 보충하고 여러 가지 혈로 생긴 병을 낫게 한다.

○빛은 검푸르고 생김새는 덩어리가 지고 모가 났으며 투명한 것이 좋다. 가루내서 수비한 다음 햇볕에 말려 쓴다.(입문)

牙齒이빨 신에 들어가고 뼈에 들어가서 이빨을 든든하게 한다.

이것으로 이빨을 닦거나 입에 물고 있어도 다 좋다[득효].

○여러 가지로 이빨이 아픈 것을 치료한다. 돌소금(청염) 80g과 흰 소금(백염) 160g을 조피열매(천초) 160g을 달인 물에 축여 볶아서 쓰는데 가루를 내어 이빨을 닦은 다음 곧 더운 물로 양치하고 뱉어 버린다[입문].

眼部눈부 눈을 밝게 한다. 물에 끓여 눈을 씻으면 좋다[본초].

눈이 깔깔한 것은 소금 덩어리로 눈을 문지르면 낫는다. 소금 덩어리가 이럴 진데 돌소금이야 더 말할 것이 있겠는가. 돌소금 끓인 물로 눈을 씻거나 돌소금을 약에 넣어 먹어도 다 좋다[자생].

▌청주 清酒 ▌

汗部땀부 땀내는 것을 잘 한다[속방].

▌청피 靑皮 ▌ 선귤껍질

【탕액편】 성질은 따뜻하고 맛은 쓰며 독이 없다. 기가 막힌 것을 치료하고 소화가 잘 되게 하며 적이 뭉친 것과 가슴에 기가 막힌 것을 헤친다.(본초)

○생김새가 작고 푸르기 때문에 청피라고 한다. 이것은 족궐음경의 인경약이며 또는 수소양경의 약이다. 숨결이 밭은 사람은 쓰지 말아야 한다. 적을 삭히고 아픈 것을 멎게 하려면 식초로 축여 볶아서 쓴다.(입문)

○지금의 청귤은 황귤과 비슷하면서도 작은 것이 다른데 이것은 딴 종류일 것이다. 그것을 따서 속살은 버리고 볕에 말린다.(본초)

○선귤껍질은 간과 담 두 경락의 약이다. 사람이 자주 노해서 옆구리에 울적이 생긴 데 쓰면 아주 좋다.(정전)

脇部협부 옆구리가 아픈 데 치료한다.

선귤껍질(청피, 식초로 축여 볶은 것)을 달여 먹거나 가루를 내어 먹어도 다 좋다[의감].

○선귤껍질은 간, 담 두 경의 약이다. 성을 몹시 내는 사람은 옆구리에 간기가 몰려서 적이 생기게 되는데 이 약을 써야 풀린다. 만일 두 경에 기혈이 부족하면 반드시 먼저 혈을 보하고 선귤껍질을 조금 쓰는 것이 좋다[단심].

氣部기부　기가 막힌 데 주로 쓴다.

쌓여서 맺힌 것과 격기(기운이 막히는 것. 열격증으로 음식물이 잘 내려가지 않고 또 기운이 막히는 것을 말한다)를 헤친다. 이 약을 달여 먹거나 가루를 내어 먹어도 다 좋다[본초].

內傷내상　술이나 음식을 많이 먹고 배가 그득한 것을 치료한다.

선귤껍질(소금 40g을 물에 풀어서 재웠다가 볶는다) 160g을 가루내어 한번에 6g씩 찻가루 2g과 함께 고루 섞어서 끓인 물에 타 먹으면 좋다[본초].

肝臟간장　간기를 잘 통하게 한다.

간기가 잘 통하지 않을 때에는 선귤껍질을 써서 통하게 해야 한다. 가루 내어 먹거나 달여서 먹어도 다 좋다[단심].

乳部젖부　취유가 가렵지도 아프지도 않고 부어서 돌처럼 단단한 것을 치료한다.

선귤껍질(청피)을 약한 불기운에 말리어 가루를 낸 다음 한번에 8g씩 술에 타 먹으면 잘 낫는다[본초].

▌청호 靑蒿 ▌　제비쑥

【탕액편】 허로를 낮게 하고 식은땀을 멎게 하며 뼈마디에 있는 열매를 없애고 눈을 밝게 한다. 중초를 보하고 기를 도와주며 얼굴색을 좋게 하고 흰머리칼을 검게 하며 열황을 낮게 하고 사기와 귀독을 없앤다.

○곳곳에 있는데 요즘 청호라고 하는 것이 이것이다. 봄기운을 가장 일찍 받고 줄기와 잎은 보통 쑥과 같은데 이 쑥의 빛은 아주 푸르기 때문에 냄새가 향기롭다. 진하게 푸른 것이 좋다. 동변에 7일 동안 담갔다가 햇볕에 말려 쓴다. (본초)

諸傷외상　쇠붙이에 상한 상처에 붙이면 피와 아픈 것을 멎게 하고 새살이 살아나게 하는데 아주 좋다[본초].

생것을 비벼서 쇠붙이에 상한 상처에 붙이면 피와 아픈 것을 멎게 하고 새살이 살아나게 하는데 아주 좋다[본초].

黃疸황달　열로 생긴 황달로 명치 밑이 아픈 것을 치료한다.

짓찧어 즙을 내서 먹는다[본초].

虛勞허로　열로와 골증열을 치료한다.

제비쑥을 물 8되에 넣고 달인 다음 그 물을 다시 졸여 고가 되면 벽오동씨 만하게 알약을 만든다. 한번에 30알씩 술로 먹는다.

○어떤 처방에는 동변에 담갔다가 햇볕에 말린 다음 가루를 내어 알약을 만들어 먹어도 좋다고 하였다[본초].

火部화부 골증과 열로를 치료한다. 제일 좋은 약이다.

제비쑥을 물에 달여 먹거나 알약을 만들어 먹거나 다 좋다[본초].

▌청호자 靑蒿子 ▌ 제비쑥씨

사수 귀기와 시주를 치료한다.

가루 내어 4g씩 술에 타 먹는다.

▌초 醋 ▌ 식초

【탕액편】 성질이 따뜻하고 맛이 시며 독이 없다. 옹종을 삭히고 혈훈을 낫게 하며 징괴와 뜬뜬한 적을 헤친다.(본초)

○산후혈훈과 여러 가지 원인으로 피를 많이 흘려서 생긴 혈훈증과 가슴앓이, 목구멍이 아픈 것을 치료한다.(본초)

○일체 물고기나 고기나 남새의 독을 없앤다.(본초)

○식초를 보고 신 것이라고도 한다. 그리고 쓴 맛이 있기 때문에 민간에서는 고주라고 한다.(본초)

○고주는 쌀로 만든 식초를 말한다.

○많이 먹으면 살, 5장, 뼈가 상할 수 있다.(본초)

○약으로는 반드시 2~3년이 된 쌀초를 써야 좋은데 그것은 곡식 기운이 많기 때문이다. 밀로 만든 식초는 이것보다 못하다.(본초)

○ '초' 자는 조치한다는 '조' 자의 뜻과 같은 것인데 5가지 맛을 조절하여 알맞게 한다는 것이다.(입문)

癰疽옹저 옹종을 삭히는데 치료한다.

노래에는 다음과 같이 씌어 있다.

발배정창 험한 병을 삭힐 줄을 다 모르네

좋은 경묵 초에 갈아 4방으로 발라주고

한가운데 남겨놓고 강즙저담 발라두면

하룻밤이 지나서 씻은 듯이 낫는다네[종행].

곽란 곽란을 치료한다.

토하지도 설사도 하지 못할 때에 이틀 밤에 반 되를 마시면 좋다.

○힘줄이 뒤틀릴 때 솜을 식초에 적셔서 따뜻하게 하여 아픈 곳에 붙이는데 식으면 갈아 붙인다. 그러면 곧 낫는다[천금].

婦人부인 죽은 태아가 나오지 않는 것을 나오게 한다.

식초 3되에 검정콩(흑두) 1되를 넣고 삶아 그 물 2되를 마시면 곧 나온다[본초].

▌초결명자 草決明子 ▌ 초결명씨

夢部꿈부 오랫동안 먹으면 졸리지 않는다[본초].

▌초두구 ▌

【탕액편】 성질은 열하고 맛은 매우며 독이 없다. 모든 냉기를 낮게 하고 속을 따뜻이 하며 기를 내리고 가슴앓이와 곽란으로 토하는 것을 멎게 하며 입 안의 냄새를 없앤다.

○용안씨와 비슷한데 뾰족하며 껍질에 비늘이 없다. 속의 씨는 석류 쪽과 비슷한데 맛이 몹시 매운 것이 좋은 품종이다.(본초)

○풍한의 사기가 위의 윗구멍에 있는 것을 낮게 하고 비위에 침범한 한사를 없애며 가슴과 위가 아픈 것을 잘 멎게 한다.(탕액)

○위가 차고 아픈 것을 낮게 한다. 족태음경과 양명경에 들어간다. 밀가루 반죽한 것으로 싸서 약한 불에 구운 다음 밀가루 반죽은 버리고 쓴다.(입문)

胸部가슴 가슴과 배가 냉으로 아픈 것을 주로 치료한다.

초두구씨, 산치자(닦은 것) 등을 가루를 내어 생강즙을 두고 쑨 풀로 반죽한 다음 알약을 만들어 먹거나 초두구만 달여 먹어도 좋다[단심].

○이 약은 성질이 따뜻하여 체기를 잘 헤친다. 만일 위가 차서 아플 때 쓰면 효과가 좋다. 습담으로 아플 때 먹어도 역시 효과가 있다. 다만 열로 아프기만 한 데는 쓰지 못한다[정전].

▌초룡담 草龍膽 ▌ 용담초

肝臟간장 간과 담의 기를 보한다[본초].

달여서 먹으면 간의 습열증을 치료한다[탕액].

眼部눈부 양쪽 눈이 피지고 부은 것과 정창과 예막이 생기며 피가 뭉치고 군살이 나와 참을 수 없
이 아픈 것을 치료한다.

눈병 때 반드시 써야 할 약이다. 알약을 만들어 먹거나 달여 먹어도 다 좋대[탕액].

▌ 초목 椒目 ▌ 조피열매씨

【탕액편】 성질은 차고 맛은 쓰며 독이 없다[독이 조금 있다고도 한다]. 12가지 수종을 낫
게 한다. 물을 잘 빠지게 하고 오줌을 잘 나가게 하며 수고를 낫게 한다.(본초)

○이 약은 물을 오줌으로만 몰아내고 대변으로는 내보내지 않는다. 그렇기 때문에 물
을 내보내는 효과가 제일 빨리 나타난다.

○약간 닦아서 쓴다.(입문)

膀胱방광 방광이 켕기는 것을 치료한다.

가루를 내어 먹거나 알약을 만들어 먹는대[본초].

津液진액 식은땀이 나는 것을 멎게 하는 데는 제일 좋다.

약간 닦아서 아주 보드랍게 가루 낸다. 한번에 2g씩 돼지주둥이의 위턱을 끓인 물 1홉
에 타서 잠잘 무렵에 먹으면 낫지 않는 것이 없대[본초].

脹滿창만 수고를 치료하는데 물을 빠지게 한다.

가루 내어 4g씩 따뜻한 물에 타서 먹는대[본초].

▌ 초석 硝石 ▌

頭部머리 편두통, 정두통을 치료한다.

가루내서 적은 양을 콧구멍에 불어넣는데 머리 왼쪽이 아프면 오른쪽 콧구멍에, 머리
오른쪽이 아프면 왼쪽 콧구멍에 불어넣으면 곧 낫는다.

염초도 같대[본초].

小便오줌 5가지 임병과 오줌이 나오지 않는 것을 치료한다.

눈같이 흰 초석을 보드랍게 가루 내어 한번에 8g씩 쓰는데 노림에는 돌아욱씨를 달인
물로 먹고 혈림과 열림에는 찬물에 타서 먹으며 기림에는 으름덩굴을 달인 물로 먹고
석림에는 종이 위에 놓고 볶아서 더운물에 타 먹으며 오줌이 나오지 않는 데는 밀을 달
인 물로 먹는데 모두 빈속에 먹는다. 이것을 투격산이라고 한다. 여러 가지 약이 효과가
없다 가도 이것을 먹으면 곧 낫는대[본초].

▌촉규화 蜀葵花 ▌ 접시꽃

胞部포부 빨간 꽃은 벌건 이슬이 흐르는 것을 치료하고 흰 꽃은 흰 이슬이 흐르는 것을 치료한다.
가루 내어 한번에 8g씩 데운 술에 타 먹는다.
○잎이 하나씩 붙은 벌건 촉규화의 뿌리는 이슬이 흐르는 것을 치료하는데 피고름도
아주 잘 빨아낸다[본초].

癰疽옹저 여러 가지 옹과 창종으로 참을 수 없이 아픈 것을 치료한다.
촉규화의 뿌리를 짓찧어 헌데에 붙이면 곧 낫는다.
○황촉규화의 잎을 소금과 함께 짓찧어 붙여도 좋다[강목].

▌총 ▌ 파

諸傷외상 쇠붙이에 상하면서 놀랐기 때문에 피가 나오는 것이 멎지 않는 것을 치료한다.
파를 불에 뜨겁게 구우면서 즙을 받아 붙이면 피가 곧 멎는다.
○쇠붙이에 다친 상처에 바람이나 물이 들어가서 붓고 아픈 데는 파의 줄기와 잎을 쓰
는데 잿불에 묻어 구워 짓찧어 붙이면 곧 낫는다[본초].

352

▌총백 ▌ 파흰밑

【탕액편】 성질이 서늘하고 평하다고도 한다. 맛이 매우며 독이 없다. 상한으로 추웠다
열이 나는 것, 중풍, 얼굴과 눈이 붓는 것, 후비를 치료하고 태아
를 편안하게 하며 눈을 밝게 하고 간에 있는 사기를 없애고 5
장을 고르게 한다. 여러 가지 약독을 없애고 대소변을 잘 나
가게 하는데 분돈과 각기 등을 치료한다.

○어느 곳에나 다 심는데 겨울에 먹는 것이 좋다. 그리고
반드시 양념을 하여 먹되 많이 먹지 말아야 한다. 그것은 뼈
마디를 벌어지게 하고 땀이 나게 하여 사람을 허해지게 하기
때문이다.
○일명 동총이라고도 하는데 그것은 겨울을 지나도 죽지 않는다고 해서 붙인 이름이
다. 피밑을 갈라서 심으면 씨가 앉지 않는다. 이런 것을 먹거나 약으로 쓰는 데 제일
좋다.
○파는 대체로 발산시키는 효과가 있기 때문에 많이 먹으면 정신이 흐려진다. 또한 흰
밑은 성질이 차고 푸른 잎은 성질이 덥다. 상한에 쓸 때에 푸른 잎을 버리고 쓰는 것은

잎의 성질이 덥기 때문이다.

○파는 채소에서 첫째가는 것이므로 냄새가 나지만 많이 쓴다. 금이나 옥을 녹여 물이 되게 한다.(본초)

○수태음경, 족양명경으로 들어가 아래위의 양기를 통하게 한다. 파는 주로 풍한을 발산시키는 약이다.(탕액)

津液진액 털뿌리가 달린 채로 쓰면 표리를 풀리게 하고 땀을 나게 하여 풍사를 헤친다.

　　　물에 달여 먹는대본초].

五臟六腑 장부를 조화시킨다.

5장6부　달여서 먹어야 좋대본초].

肝臟간장 간에 있는 사기를 없앤다.

　　　달여서 물을 마시거나 즙을 내어 마신대본초].

大便대변 대소변이 나오지 않는 것을 치료한다.

　　　흰 부분을 짓찧어 식초를 타서 아랫배에 붙이면 곧 효과가 난다.

　　　○적백이질에는 파 밑 1줌을 잘게 썰어서 쌀과 함께 죽을 쑤어 먹는대본초].

大腸대장 대소장을 통하게 한다.

　　　즙을 내어 마시거나 달인 물을 마셔도 다 좋대본초].

頭部머리 상한으로 머리가 아픈 데는 달여 먹고 땀을 내면 효과가 있다.

　　　뿌리가 달린 채로 쓴다. 태양경의 약이대본초].

氣部기부 양기를 통하게 하는데 위아래의 양기를 모두 통하게 한다.

　　　푸른 것은 버리고 뿌리가 붙은 흰 밑만 달여 먹는대본초].

瘟疫온역 돌림병으로 머리가 아프고 열이 나며 미친 것을 치료한다.

　　　진하게 달여 먹는대본초].

傷寒상한 상한 초기에 머리가 아프고 열이 나면 곧 총시탕을 먹는다.

　　　한 줌, 약전국 1홉, 생강 5쪽을 물에 넣어 달여 먹고 땀을 낸다. 돌림병에도 이것을 쓴다.

　　　중풍으로 얼굴이 부은 것을 치료한다.

　　　물에 달여 먹는대본초].

汗部땀부 땀이 잘 나게 한다.

　　　이상의 약들은 다 달여서 먹는대본초].

腹部배부 배가 차서 아픈 것을 주로 치료한다.

　　　진하게 달여 먹거나 또는 잘게 썰어서 소금을 두고 뜨겁게 볶아 찜질하여도 좋대속방].

胸部가슴 가슴과 배가 아픈 것을 치료하며 또 갑자기 가슴이 아파서 이를 악물고 죽어가는 것을 치료한다.

파밑(총백, 묵은 것) 3~5대를 짓찧어 고약처럼 만들어 입을 벌리고 떠 넣은 다음 참기름 160g을 부어 넣는다. 그것이 목구멍에서 내려가면 그 환자는 반드시 살아난다. 뱃속에서 충적이 녹아 노란 물이 된 것을 조금 설사하면 곧 멎는데 완전히 낫는다[강목].

婦人부인 태동이 되어 불안하거나 태기가 가슴으로 치밀어서 안타깝고 답답해하는 것을 치료한다.

파밑(큰 것) 20개를 진하게 달여 마시면 태아가 살아 있으면 곧 편안해지고 이미 죽었으면 곧 나온다[본초].

打撲傷 타박을 받아 참을 수 없이 아픈 데 치료한다.

타박상 파 밑을 뜨거운 재속에 묻어 더워진 다음 쪼개서 그 속에 있는 즙을 상처에 붙인다. 식으면 더운 것으로 바꾸어 붙여야 잠시 후에 아픈 것이 멎는다[본초].

○또는 파 밑과 사탕가루를 같은 양으로 하여 짓찧어 상처에 붙이면 아픈 것이 곧 멎고 흠집도 생기지 않는다[단심].

▌총주▐ 파술

傷寒상한 감기에 걸린 초기에 치료한다.

파밑(총백, 뿌리가 달린 것)을 잘게 썰어서 따끈한 술에 담갔다가 술을 마시고 땀을 낸다[속방].

▌축사 縮砂 ▐ 사인

【탕액편】 성질은 따뜻하고 맛은 매우며 독이 없다. 모든 기병과 명치 아래와 배가 아프며 음식에 체하여 소화되지 않는 것과 설사와 적백이질을 낮게 한다. 비위를 덥게 하며 태동으로 통증을 멈추고 곽란을 낮게 한다.

○모양은 백두구와 비슷한데 약간 검은 것은 익지인과 비슷하다. 음력 7~8월에 받는다.(본초)

○백두구를 사약으로 쓰면 폐에 들어가고 인삼, 익지인을 사약으로 쓰면 비에 들어간다. 황백과 흰솔풍령을 사약으로 쓰면 신에 들어가고 적석지와 백석지를 사약으로 쓰면 대장과 소장에 들어간다. (탕액)

○또한 사인이라고도 한다. 수족태음경과 양명경 족소음경에 들어간다. 약한 불에 고소하게 닦아 손으로 비벼 껍질을 버리고 속씨만 받아 짓찧어서 쓴다.(입문)

^{大便대변} 속이 차서 생긴 설사와 휴식리를 치료한다.

가루 내어 한번에 4g씩 빈속에 미음에 타 먹는다[단심].

^{胃腑위부} 위를 따뜻하게 하고 음식을 소화시킨다.

달여서 먹거나 가루를 내어 먹어도 다 좋다[본초].

^{脾臟비장} 비위를 따뜻하게 한다.

가루 내어 먹거나 달여서 먹어도 다 좋다[본초].

▌출朮▌ 삽주

【탕액편】 성질은 따뜻하며 맛이 쓰고 매우며 독이 없다. 윗도리, 중간, 아랫도리의 습을 치료하며 속을 시원하게 하고 땀이 나게 하며 고여 있는 담음, 현벽, 기괴, 산람장기 등을 헤치며 풍, 한, 습으로 생긴 비증과 곽란으로 토하고 설사하는 것이 멎지 않는 것을 낫게 하며 수종과 창만을 없앤다.

○삽주의 길이는 엄지손가락이나 새끼손가락만하며 살찌고 실한 것은 구슬을 꿴 것 같으며 껍질의 빛은 갈색이고 냄새와 맛이 몹시 맵다. 반드시 쌀 씻은 물에 하룻밤 담갔다가 다시 그 물을 갈아붙여 하루동안 담가 두었다가 겉껍질을 벗기고 노랗게 볶아 써야 한다.(본초)

○일명 산정이라고 하는데 캐는 방법은 흰삽주와 같다.(본초)

○족양명과 족태음경에 들어가며 위를 든든하게 하고 비를 편안하게 한다.(입문)

○삽주는 웅장하여 올라가는 힘이 세고 습을 잘 없애며 비를 안정시킨다.(역로)

^{虛勞허로} 주로 5로 7상을 치료하며 비위를 든든하게 하고 오래 살게 한다.

이 약을 가루 내어 술에 타 먹거나 꿀로 반죽한 다음 알약을 만들어 먹거나 달인 즙을 다시 졸여서 고약을 만들어 오랫동안 먹으면 다 좋다[본초].

▌출촉엽▌ 찰기장잎

^{곽란} 곽란으로 힘줄이 뒤틀려서 힘줄이 복숭아나 오얏처럼 몹시 울룩불룩해지고 가느라들어 참기 어려운 것을 치료한다.

진하게 달여서 먹는다[종행].

▌충위▐ 익모초

婦人부인 산전 산후의 여러 가지 병을 치료한다. 혈을 잘 돌게 하고 보혈한다.

익모초라고 한다. 익모초의 줄기와 잎을 뜯어서 짓찧어 즙을 내어 은그릇이나 돌그릇에 넣고 달여 고약을 만들어 술에 타 먹는다. 난산과 죽은 태아와 태반이 나오지 않는 것을 치료한다. 짓찧어 낸 익모초 즙을 작은 잔을 1잔과 술 1홉에 타서 따뜻하게 하여 먹는다[본초].

○ 천지의 기운이 쉬지 않고 돌기 때문에 만물이 계속 생겨나서 끝이 없는 것이고 충위자는 기혈을 잘 돌게 하고 음을 보하는 효과가 있기 때문에 익모라는 이름을 지은 것이다. 그것은 잘 돌아가게 하면서도 보하는 힘이 있기 때문이다. 그래서 몸 풀기 전에는 막히게 하지 않고 몸 푼 뒤에는 허하게 하지 않는다[단심].

▌충위경모▐ 익모초의 줄기와 잎

【탕액편】 임신과 산후의 여러 가지 병을 잘 낫게 하므로 이름을 익모라 하며 임신이 되게 하고 월경을 고르게 한다. 모두 효력이 있으므로 부인들에게 좋은 약이다.(입문)

皮部피부 은진으로 가려운 데 치료한다.

진하게 달인 물로 목욕한다[본초].

癰疽옹저 정창, 유옹, 여러 가지 독종을 치료한다.

줄기와 잎을 짓찧어 즙을 내서 먹은 다음 찌꺼기를 붙이면 낫는다[본초].

▌취건반 炊乾飯▐ 누룽지

嘔吐구토 열격으로 오랫동안 음식을 먹지 못하는 것을 치료한다.

여러 해가 된 누룽지를 강물에 달여서 아무 때나 마신다. 그 다음 음식을 먹게 되면 약으로 조리해야 한다[정전].

▌측백엽▐ 측백잎

【탕액편】 맛은 쓰고 매우며 성질은 떫다. 다 옆으로 향하여 난다. 피를 토하는 것, 코피, 혈리를 낫게 하며 음을 보하는 중요한 약이다. 사시절에 각각 제철 방위에 맞는 잎을 따서 그늘에 말린다. 약에 넣을 때에는 쪄서 쓴다.(본초)

身形신형 오랫동안 먹으면 모든 병이 없어지고 오래 산다.

■백엽 柏葉 ■ 측백잎

【탕액편】측백잎을 따서 그늘에서 말린다. 이것을 가루 내어 꿀로 반죽한 다음 팥알만 하게 알약을 만들어 81알을 술로 먹는다. 1년을 먹으면 10년 더 살 수 있고 2년을 먹으면 20년을 더 살 수 있다. 여러 가지 고기와 5가지 매운 남새를 먹지 말아야 한다[본초].

○측백잎 차는 동쪽으로 뻗은 측백나무의 잎을 따다가 시루나 밥가마에 넣고 찐다. 이것을 물로 여러 번 씻어 그늘에서 말린 다음 날마다 달여 먹는다[입문].

[註] 모든 나뭇가지나 잎이 동쪽에 있는 것은 태양빛을 제일 먼저 받기 때문에 효과가 더 많다는 것과 동쪽은 해가 뜨는 좋은 방위라고 생각한 데서 나온 말이다.

血部혈부 피가 나오는 것을 멈추고 음을 보한다.

피를 토하는 것, 코피가 나오는 것, 피똥이나 피오줌을 누는 것 등 일체 피나는 증을 치료하는데 피가 나오는 것을 멈추고 음을 보한다. 가루를 내어 미음에 타서 먹거나 달여 먹어도 좋다. 즙을 내어 먹는 것도 역시 좋다[입문].

■치 雉 ■ 꿩

大便대변 오래된 이질과 대변이 참을 수 없이 자주 나오면서 음식이 소화되지 않는 것을 치료한다.

보통 먹는 것처럼 손질하여 귤껍질, 후추(호초), 파, 소금, 장으로 양념하여 만두를 만들어 먹는다[본초].

■치두 ■ 소리개 머리

【탕액편】성질이 평하고 맛이 짜며 독이 없다. 두풍과 어지러워 넘어지는 것, 전간을 치료한다.(본초)

○일명 연이라고도 하는데 쓸 때에는 불에 약간 구워서 써야 한다. 수컷이 좋다.(본초)

○독수리와 비슷하나 그보다 크다.(본초)

神部신부 주로 전간을 치료한다.

고기를 구워 먹는다. 또한 소리개 대가리 2개를 태워서 황단 40g과 같이 가루를 내어 알약을 만들어 먹는다[본초].

頭部머리 두풍증으로 어지러워서 넘어지는 것을 치료한다.

불에 태워 가루를 내서 술에 타 먹는다[본초].

▌치어▐ 숭어

【탕액편】 성질이 평하고 맛이 달며 독이 없다. 이것은 음식맛이 나게 하고 소화가 잘 되게 하며 5장을 좋아지게 하고 살찌게 하며 건강해지게 한다.

○이 물고기는 진흙을 먹으므로 온갖 약을 쓸 때도 꺼리지 않는다. 생김새는 잉어와 비슷한데 몸통은 둥글고 머리는 넓적하며 뼈는 만문하다. 강과 바다의 얕은 곳에서 산다.(본초)

胃腑위부 위기를 잘 통하게 한다.

국을 끓여서 먹거나 회를 쳐서 먹어도 다 좋다[본초].

脾臟비장 비를 보한다.

이 물고기는 진흙을 먹기 때문에 붕어와 같은 효과가 있다[본초].

▌치자 梔子▐ 산치자

【탕액편】 성질은 차며 맛이 쓰고 독이 없다. 가슴과 대소장에 있는 심한 열과 위 안에 있는 열 그리고 속이 답답한 것을 낫게 한다. 열독을 없애고 5림을 낫게 하며 오줌을 잘 나가게 하고 5가지 황달을 낫게 하며 소갈을 멎게 한다. 입 안이 마르고 눈에 피서며 붓고 아픈 것, 얼굴까지 벌개지는 주사비, 문둥병, 창양을 낫게 하고 지충의 독을 없앤다.

○잎은 추리나무잎 비슷한데 두껍고 굳으며 음력 2~3월에 흰 꽃이 핀다. 꽃은 다 6잎이며 아주 향기롭다. 늦은 여름, 초가을에 열매가 열린다. 처음에는 푸르다가 익으면 노래지는데 속은 진한 벌건색이다. 음력 9월에 열매를 따서 햇볕에 말린다.

○속씨를 쓰면 가슴 속의 열을 없애고 껍질을 쓰면 피부의 열을 없앤다. 보통 때는 생것을 쓰고 허화에는 동변에 축여 새까맣게 되도록 일곱 번 정도 볶아서 쓰고 피를 멈추는 데는 먹같이 검게 닦아서 쓴다. 폐와 위를 시원하게 하려면 술에 우려서 쓴다.(입문)

心臟심장 심열을 없애는데 가슴 속이 몹시 답답하고 괴로우며 번조증이 나는 것도 치료한다.

　　　　달여서 먹는대본초].

黃疸황달 위열로 생긴 식달을 치료한다.

　　　　물에 달여서 먹는대본초].

火部화부 적열로 가슴을 쥐어뜯는 듯한 것을 치료한다.

　　　　또는 3초의 화를 사한다. 산치자를 물에 달여 마신다. 또는 검게 닦은 산치자를 가루 내어 밀가루 풀로 반죽한 다음 알약을 만들어 먹는데 이것을 유금환이라 한다. 만일 꿀로 반죽하여 알약을 만들었으면 산치환이라 하는데 가슴에 있는 번열을 없앤대입문].

傷寒상한 상한과 열병의 노복증을 치료한다.

　　　　산치자 10알을 짓찧어 물에 달여 먹고 약간 땀을 낸대본초].

吐部토부 잘 토하게 한다.

　　　　가슴이 번조하면 달여서 먹고 토해야 한대자화].

　　　　○치자 달인 물이 원래 토하게 하는 약은 아니다. 조열이 몰린 것이 심해서 치는 성질이 있는 약을 써도 풀리지 않을 때 이것을 쓰면 풀린다.

　　　　○산치자는 약전국과 같이 쓰지 않으면 시원히 토하게 하지 못한대입문].

　　　　○몰리고 맺힌 데 쓰면 기가 통하고 잘 돌게 된대단심].

胸部가슴 위구에 열이 있어 아플 때에는 산치자가 아니면 안 된다.

　　　　반드시 생강즙을 좌약으로 하고 궁궁이(천궁)로 풀어 주어야 한다.

　　　　○가슴앓이에는 큰 산치자 15개(껍질을 버리고 닦는다)를 진하게 달여 작은 잔으로 생강즙 1잔을 넣어 맵게 한 다음 궁궁이(천궁)가루 4g을 넣고 다시 달여 먹으면 곧 효과가 나타난다.

　　　　○또 한 가지 방법은 산치자(닦은 것)를 가루를 내어 생강즙을 두고 쑨 풀로 반죽한 다음 알약을 만들어 먹어도 효과가 있대단심].

小便오줌 5가지 임병을 낫게 하는데 오줌을 잘 나오게 한다.

　　　　피가 몰려 오줌이 잘 나오지 않는 것과 열림과 혈림을 치료한다. 더 좋다.

　　　　○산치자가 실지는 오줌을 잘 나오게 하는 것이 아니라 폐를 서늘하게 하는데 폐기가 서늘해지면 방광이 그 기를 받아 기화작용을 잘할 수 있게 된다. 그러므로 오줌이 나오게 된대탕액].

大腸대장 대소장에 열이 심한 것을 치료한다.

　　　　물에 달여서 먹거나 가루를 내어 물에 타 먹는대본초].

小腸소장 소장에 열이 있는 것을 치료한다.

　　　　물에 달여서 먹는대본초].

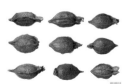

■ 침사 鍼砂 ■　바늘을 만들 때 줄로 쓸어 나온 가루

【탕액편】 성질은 평하고 독이 없다. 적취를 삭이고 수염과 머리털을 검게 한다. 흰 천에도 검게 물든다.

○바늘 만들 때 줄로 쓸은 보드라운 가루를 침사라 한다. 불에 달구워 식초에 담갔다가 수비한 가루는 철분과 효능이 같다.(본초)

○약에 넣어 쓸 때는 깨끗하게 하여 식초에 담갔다가 꺼내서 햇볕에 말려 다시 식초에 담가 약한 불에 두세 번 볶아서 자줏빛이 된 것을 쓴다.(입문)

毛髮모발　희어진 머리털을 검어지게 한다.

　　　　8g을 식초에 7일 동안 담가 두었다가 햇볕에 말려서 거멓게 되도록 닦은 다음 몰석자 1개를 가루 낸 것과 섞어서 위와 같은 방법으로 바른다[본초].

■ 침향 沈香 ■

【탕액편】 성질은 열하고 맛은 매우며 쓰다고도 한다. 독이 없다. 풍수나 독종을 낫게 하며 나쁜 기운을 없애고 명치끝이 아픈 것을 멎게 한다. 신정을 돕고 성기능을 높이며 냉풍으로 마비된 것, 곽란으로 토하고 설사하거나 쥐가 이는 것을 낫게 한다.

○침향은 여러 가지 기를 돕는데 위로는 머리끝까지 가고 아래로는 발밑까지 가므로 사약으로 쓰인다.(탕액)

○달이는 약에는 갈아서 타 먹고 알약이나 가루약에는 따로 보드랍게 가루내어 먹는다.(입문)

腎臟신장　명문의 화가 부족한 것을 보한다.

　　　　가루 내어 약에 넣어 쓰거나 물에 갈아 즙으로 먹는다[본초].

氣部기부　진기를 잘 오르내리게 한다.

　　　　또한 여러 가지 기를 잘 보양하며 기를 위로는 머리까지 가게하고 아래로는 발바닥까지 가게 한다. 사약으로도 쓴다[탕액].

　　　　○오약을 좌약으로 해서 쓰면 기를 잘 헤친다[본초].

　　　　○입문에는 '위기를 보하고 조화시킨다. 탕약에 넣어 쓰기도 하고 갈아서 즙을 내어 먹기도 한다. 알약이나 가루약에 넣어 쓰는 데는 아주 보드랍게 가루를 낸다.' 고 씌어 있다.

■ 탁목조 啄木鳥 ■ 딱따구리

【탕액편】 성질이 평하고 독이 없다. 치루, 치감, 치닉, 충치를 치료한다.(본초)

○이 새는 갈색인 것과 얼룩무늬가 있는 것이 있는데 갈색인 것은 암컷이고 얼룩무늬가 있는 것은 수컷이다. 나무를 쪼아서 벌레를 잡아먹는다. 일명 열 이라고 하는 것이 이것이다. 회남자가 나무를 쪼는 것으로 충치를 낫게 한다고 한 것이 이것을 두고 한 말이다.(본초)

○또한 산에 있는 딱따구리는 크기가 까치만하고 검푸른 빛이며 머리 위에 빨간 털이 있다.(본초)

○단오날에 잡은 것이 좋다.(입문)

牙齒이빨 벌레가 먹은 이빨을 낫게 한대회남].

딱따구리가 쪼인 나뭇조각은 벌레가 먹은 이빨을 낫게 한대회남].

○이빨에 벌레가 먹어 구멍이 뚫리고 아픈 데는 딱따구리의 혀끝을 잘라서 쓰는데 솜에 싸서 아픈 곳에 대고 물고 있으면 곧 낫는대본초].

○이빨 감닉창에는 딱따구리를 태워 가루를 내서 쓰는데 벌레 먹은 구멍에 넣으면 세 번 넘지 않아 낫는대본초].

蟲部충부 노채충을 죽인다.

딱따구리 1마리를 산 채로 잡아서 주사가루 160g과 잘게 썬 돼지살코기 160g을 버무린 것을 하루 동안에다 먹인 다음 소금을 섞어 이긴 진흙으로 싸 발라 불에 묻어 하룻밤 굽는다. 다음날 꺼내어 햇볕도 보이지 말고 또 터뜨리지도 말고 2자 정도 땅 속 깊이에 하루 동안 파묻어 두었다가 꺼내서 싸 발랐던 진흙을 떼어 버리고 은그릇에 담아 보드랍게 가루를 낸다. 이것을 한 번에 다 먹는데 사향을 조금 넣은 좋은 술에 타서 먹는다. 그 다음 방 안에 문을 꼭 닫고 있으면 충이 입과 코로 반드시 나오는데 그것을 빨리 쇠집게로 집어 끓는 기름 속에 넣어 죽여야 한대정전].

■ 택사 澤瀉 ■

【탕액편】 성질은 차며 맛이 달고 짜며 독이 없다. 방광에 몰린 오줌을 잘 나가게 하며 5림을 치료하고 방광의 열을 없애며 오줌길과 소장을 잘 통하게 하며 오줌이 방울방울 떨어지는 것을 멎게 한다.

○택사는 못에서 자라는데 어느 곳에나 다 있다. 음력 8월,9월에 뿌리를 캐어 볕에 말린다.(본초)

○족태양경과 족소음경에 들어간다. 습을 없애는 데 아주 좋은 약이다. 그러나 신기를 사하므로 많이 먹거나 오랫동안 먹을 수 없다. 신농본초경에는 많이 먹으면 눈병이 생기게 된다고 하였다.(탕액)

○약에 넣을 때에는 술에 하룻밤 담가 두었다가 볕에 말려 쓴다. 중경이 쓴 팔미환에는 술로 축여 싸서 쓴다고 하였다.(입문)

小便오줌 5가지 임병을 치료하는데 오줌이 잘 나오지 않으면서 잦은 것을 멎게 한다.
오줌깨 속에 앉은 깡치를 없애고 오줌이 방울방울 떨어지는 것을 멎게 한다. 짠 맛은 스며들어간 물을 빠지게 하고 오줌깨 속에 오랫동안 깡치가 있는 것을 없앤다. 달여서 먹거나 가루 내어 먹어도 다 좋다[탕액].

膀胱방광 방광에 있는 열을 없애고 오줌을 잘 나오게 한다.
물에 달여서 먹는다[본초].

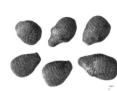

小腸소장 소장을 잘 통하게 하고 오줌을 잘 나오게 한다.
물에 달여서 먹는다[본초].

浮腫부종 방광과 3초에 머물러 있는 물을 빠지게 하는데 치료한다.
썰어서 달여 먹거나 가루 내어 끓인 물에 타서 먹는다. 하루 두세 번 쓴다[본초].

▌토간 兎肝 ▌ 토끼간

【탕액편】 눈이 어두운 것을 치료하는데 눈을 밝게 하고 허로증 때 보한다.(본초)

眼部눈부 눈을 밝게 한다. 눈이 잘 보이지 않는 것을 치료한다.
결명씨(결명자)와 섞어서 알약을 만들어 먹는다.
○열독이 치밀어 올라 눈이 잘 보이지 않는 데는 생간을 먹는 데 먹는 방법은 양의 간을 먹는 것과 같다.
○눈이 잘 보이지 않으면서 아픈 데는 생간을 즙을 내어 쓰는데 젖에 넣고 고루 개서 눈에 넣으면 좋다[본초].

▌토과근 土瓜根 ▌ 쥐참외 뿌리

面部얼굴 얼굴에 생긴 두툴두툴한 흠집을 없앤다.
보드랍게 가루를 내어 신좁쌀죽웃물에 타서 쓰는데 잘 때에 신좁쌀죽웃물로 얼굴을 씻은 다음 발랐다가 그 이튿날 아침에 씻어 버린다. 이와 같이 하면 곧 얼굴이 윤택해지고 주름이 펴진다. 백날만 하면 눈이 부실 정도로 얼굴이 윤택해진다[본초].

大便대변 대변이 나오지 않는 것을 치료한다.

　　　　짓찧어 즙을 내어 참대대롱으로 항문에 넣으면 대변이 곧 나온다[강목].

▌토두골 兎頭骨 ▌　토끼머리뼈

【탕액편】 성질이 평하며 독이 없다. 난산과 태반이 나오지 않는 데 쓴다. 산후에 오로가 나오지 않고 가슴으로 치밀어서 죽을 것같이 된 것을 치료한다. 머리뼈, 가죽, 털, 골수 등을 다 태워 술에 타서 먹거나 알약을 만들어 먹는다.

○토끼 고기는 제일 맛있는 음식이다. 토끼한테는 구멍이 6~7개가 있다. 임신부는 먹지 말아야 한다. 그것은 언청이가 생기지 않게 하자는 데 있다.(본초)

婦人부인 아이를 빨리 낳게 하고 태반을 나오게 하며 또는 몸 푼 뒤 궂은 피가 나오지 않는 것을 치료한다.

　　　　토끼대가리뼈(털과 골수가 있는 것을 태워 재를 낸 것)를 가루 내어 한번에 4g씩 술에 타 먹으면 좋다[본초].

▌토사자 兎絲子 ▌　새삼씨

【탕액편】 성질은 평하며 맛이 맵고 달며 독이 없다. 주로 음경 속이 찬 것, 정액이 절로 나오는 것, 오줌을 누고 난 다음에 방울방울 떨어지는 것을 치료한다. 또한 입맛이 쓰고 입이 마르며 갈증이 나는데 쓴다.

정액을 돕고 골수를 불쿠어 주며 허리가 아프고 무릎이 찬 것을 낫게 한다.

○어디에나 있는데 흔히 콩밭 가운데서 자란다. 뿌리가 없이 다른 식물에 기생하며 가늘게 뻗어 올라간다. 빛은 누르며 음력 6~7월에 씨가 여무는데 몹시 잘아서 누에씨와 같다. 9월에 씨를 받아서 볕에 말린다. 술과 같이 쓰면 좋다.

○물에 씻어서 모래와 흙을 버린 다음 햇빛에 말려 봄에는 5일 여름에는 3일, 가을에는 7일, 겨울에는 10일간 술에 담가 두었다가 꺼내어 쪄서 익힌 다음 짓찧어 덩어리를 만든다. 이것을 햇볕에 말린다. 그리고 다 줌짓찧어 가루내서 약에 넣는다. 만일 급하게 쓰려면 술에 넣고 푹 무르게 달여 볕에 말린다. 이것을 짓찧어 가루내어 써도 좋다.(입문)

虛勞허로 허로를 치료하는데 진양이 부족한 것을 보한다.

　　　　대개 사람들이 기혈이 온전하지 못한 때에 섭생을 잘 하지 못하면 여러 가지 허증이 생긴다. 이 약을 술에 담갔다가 찌꺼기를 아홉 번 한 다음 가루를 내어 한번에 8g씩 하루 두 번 술에 타 먹는대본초].

腰部허리 허리가 아프고 무릎이 시린 것을 치료한다.

　　　　술에 달여 가루를 낸 다음 한번에 8g씩 데운 술로 먹는다.

　　　　○새삼씨, 쇠무릎(우슬) 각각 40g을 5일 동안 술에 담갔다가 햇볕에 말린다. 이것을 가루를 내어 술을 두고 쑨 풀로 반죽한 다음 알약을 만들어 먹는다.

　　　　○새삼씨가루 80g과 두충(꿀을 발라 구워 가루를 낸 것) 40g을 마가루에 술을 두고 쑨 풀로 반죽한 다음 알약을 만든다. 한번에 50~70알씩 술로 먹는다. 이것을 고양단이라고 한대본초].

腎臟신장 신의 양기를 보하는데 신이 찬 것을 치료한다.

　　　　술에 담갔다가 가루 내어 술에 타서 먹거나 약에 넣어 쓴다.

精部정부 정액이 절로 나오는 것을 치료한다.

　　　　정을 돋워 주고 골수를 보하는데 음경 속이 찬 것과 정액이 절로 나오는 것을 치료한다. 또한 헛것과 성교하여 정액이 나오는 것을 치료한다. 새삼 씨를 가루 내어 먹거나 알약을 만들어 먹기도 하는데 다 좋대본초].

身形신형 오랫동안 먹으면 눈이 밝아지고 몸이 가뿐해지며 오래 산다.

　　　　새삼 씨를 술에 담갔다가 쪄서 햇볕에 말리기를 아홉 번 하여 가루 낸다. 한번에 8g씩 하루 두 번 데운 술에 타서 빈속에 먹는대본초].

▌토사자묘 兎絲子苗 ▌ 새삼씨 싹

面部얼굴 얼굴에 생긴 기미와 분가시, 얼룩점을 없애준다.

　　　　짓찧어 즙을 내서 늘 바른대본초].

▌토육 兎肉 ▌ 토끼고기

【탕액편】 성질이 차고 평하며 맛이 맵고 시다고도 한다. 독이 없다. 갈증을 멎게 하고 비를 든든하게 한다. 그러나 성질이 서늘하므로 많이 먹으면 원기가 상하고 혈맥이 끊어지며 성욕이 약해지고 얼굴이 누렇게 되면서 윤기가 없어진다.(본초)

○음력 섣달에 고기로 장을 만들어 먹으면 어린 아이의 완두창을 없애준다.

○8월부터 10월 사이에 토끼고기를 술에 담갔다가 구운 것은 광물성 약을 먹고 열이

나는 데 좋다. 그것은 성질이 서늘하기 때문이다.

○흰토끼는 금金의 기운을 완전히 받은 것이기 때문에 약으로는 제일 좋다. 토끼는 천년을 사는데 5백년이 지나면 털이 희어진다. 토끼고기는 늦은 가을에 먹어야 한다. 그것은 이때에야 금의 기운을 완전히 받기 때문이다.(본초)

小兒소아 음력 섣달에 잡은 토끼고기를 짓찧어 장조림을 만들어 먹이면 어린이의 마마를 생기지 않게 한다.

그것이 생겼다 하더라도 드물게 구슬이 돋는대본초].

■ 통초 通草 ■   으름넝굴

【탕액편】 성질은 평하고 약간 차다고도 한다. 맛은 맵고 달며 독이 없다. 다섯 가지 임병을 낫게 하고 오줌을 잘 나가게 하며 관격된 것을 풀어 주고 수종을 낫게 하며 번열을 멎게 하고 9규를 잘 통하게 한다. 말소리를 잘 나오게 하고 비달로 늘 자려고만 하는 것을 낫게 한다. 유산시키고 3충도 죽인다.

○씨는 검고 속은 흰데 먹으면 단맛이 있기 때문에 이것을 연복자라고 한다. 음력 정월, 2월에 가지를 베어 그늘에서 말린다.

○통초는 즉 으름덩굴이다. 속이 비고 결이 있어 가볍고 색이 희며 아주 곱다. 껍질과 마디를 버리고 생것으로 쓴다. 12경맥을 통하게 하기 때문에 통초라고 했다.(입문)

○으름덩굴의 성질은 평하고 맛은 달며 슴슴하다. 오줌이 잘 나가지 않는 데 쓴다. 소장의 열을 내리며 경맥을 통하게 하고 9규를 잘 통하게 한다.(탕액)

脈部맥부 9규와 혈맥을 잘 통하게 하고 또 여러 경맥이 막혀 기가 잘 통하지 못하는 것을 통하게 한다.

통초를 물에 달여 먹는대본초].

乳部젖부 젖을 나오게 한다.

통초 40g을 썰어서 물에 달여 먹는대본초].

脾臟비장 비와 관련된 황달로 늘 자려고만 하는 것을 치료한다.

물에 달여서 먹는대본초].

聲音성음 목소리를 내게 하는데 달여서 먹으면 좋대본초].

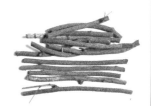

목소리를 내게 하는데 달여서 먹으면 좋다[본초].

夢部꿈부 비달(비와 관련된 황달을 말하는데 이때의 증상은 주로 잠이 많은 것이다)로 늘 졸음이
　　　　오는 것을 치료한다.

　　　　달여 먹는다[본초].

▌파고지 破故紙 ▌ 보골지

【탕액편】 성질은 몹시 따뜻하고 맛은 매우며 쓰다고도 한다. 독이 없다. 허로, 손상으로
골수가 줄어들고 신이 차서 정액이 저절로 나오고 허리가 아프며 무릎이 차고 음낭이
축축한 것을 낫게 한다. 오줌이 많이 나오는 것을 좋게 하고 뱃속이 찬 것을 낫게 하며
음경이 잘 일어나게 한다.

○일명 파고지라고도 하는데 씨가 삼씨같이 둥글고 납작하면서 검다. 음력 9월에 딴
다.(본초)

○급히 쓰려면 약간 닦아 쓴다. 설사를 멈추려면 밀가루와 같이 볶고 신을 보하려면
삼씨와 함께 볶는다.(입문)

腰部허리 요통이 신기하게 낫는다.

　　　　파고지를 닦아서 가루를 내어 한번에 8g씩 술로 먹는다[본초].

腎臟신장 신을 따뜻하게 하고 보하며 약 기운을 신으로 끌어간다.

　　　　닦아서 가루 내어 약에 넣어 쓰거나 가루로 먹어도 된다[본초].

▌파두 巴豆 ▌

【탕액편】 성질은 열하며 생으로 쓰면 따뜻하고 익혀 쓰면 차다고도 한다. 맛은 맵고 독
이 많다. 5장 6부를 확 씻어 내어 깨끗이 하고 막힌 것을 통하게 하며 대소변을 잘 나
가게 한다. 징가, 적취, 담벽, 유음과 10가지 수종병을 낫게 한다. 귀주, 고독, 악창을
낫게 하고 군살을 삭히며 유산시킨다. 또한 벌레, 물고기 및 반묘독을 없애고 뱃속의
벌레를 죽인다.

○사천성에서 난다. 생김새는 콩 비슷한데 설사를 아주 세게 시킨다. 햇것이 좋고 불에 법제한 것이 좋다.

○파두 가운데 일명 강자라고 하는 것도 있는데 알이 잘고 대추씨처럼 생겼다. 양쪽 끝이 뾰족한 것은 쓰지 못한다. 쓰면 사람을 죽일 수 있다.(본초)

○성문을 지키는 장수를 찔러 죽이고 적진지를 빼앗은 장군과 같은 약이므로 경솔히 쓰지 말아야 한다. 만일 급히 대소변을 통하게 할 약으로 쓰려면 껍질과 심과 막을 버리고 기름을 뺀 다음 생것으로 쓴다. 만일 천천히 효과를 내게 하려거나 또는 딴딴한 것 또는 적을 삭이려는 약으로 쓰려면 물을 갈아 부으면서 다섯번 삶아 연기가 나지 않고 빛이 검은 자줏빛이 될 때까지 볶아 가루내서 쓴다. 설사도 시키고 설사를 멎게도 한다.(탕액)

○쓸 때에 껍질과 심과 막을 버린다.(본초)

牙齒이빨 이빨이 아픈 것을 치료한다.

파두 1알을 잿불에 묻어 구워서 껍질을 버린다. 다음 마늘쪽 가운데를 파고 그 안에 파두를 넣고 봉한다. 이것을 솜에 싸서 아픈 이빨이 있는 쪽 귓구멍을 막는다(본초).

○벌레가 먹은 이빨이 아픈 데는 파두살 1개와 조피열매(천초)가루 4g을 쓰는데 밥에 반죽하여 삼씨(마자)만하게 알약을 만든 다음 솜에 싸서 귓구멍을 막는다(직지).

○벌레가 먹은 이빨이 아픈 것을 치료한다. 파두 1알의 살을 쓰는데 기름불에 태워서 벌레가 먹은 구멍을 막는다(강목).

耳部귀부 귀가 먹은 지 오래되지 않은 것이나 오래된 것, 귀가 아픈 것을 치료한다.

파두살 40g과 송진(송지) 120g을 함께 넣고 잘 짓찧은 다음 대추씨만큼을 솜에 싸서 귓구멍을 막는데 매일 한 번씩 갈아야 한다(본초).

○파두 1알을 껍질을 버리고 황랍으로 싸 바른 다음 바늘로 양쪽이 서로 통하게 구멍을 뚫는다. 이것으로 귓구멍을 막는다(본초).

○파두 14알의 살을 갈아서 녹인 게사니기름 20g과 함께 반죽하여 알약을 만들어 솜에 싸서 귓구멍을 막는다(단심).

下部설사 위 속에 몰린 한사를 없애고 대소변이 잘 나가게 한다.

껍질을 버리고 기름을 뺀 다음 가루내서 알약이나 가루약에 넣어 쓴다(본초).

■ 파초유 芭蕉油 ■　파초기름

【탕액편】 두풍으로 머리털이 빠지는 것과 끓는 물이나 불에 덴 것을 낫게 한다. 또 풍간으로 거품을 물면서 아찔해서 넘어지려고 하는 데 마시면 곧 토하고 이내 낫는다.
○대롱을 껍질 속에 꽂아 놓고 옻을 내는 법과 같이 진을 받는다.(본초)

毛髮모발 부인의 머리털이 빠지는 것을 치료한다.
　　　　　바르면 머리털이 길어지고 검어진다[본초].
皮部피부 유풍, 풍진, 단독 등을 치료한다.
　　　　　진을 내어 바른다[본초].

■ 패모 貝母 ■

【탕액편】 성질은 평하고 약간 차다고도 한다. 맛은 맵고 쓰며 독이 없다. 담을 삭게 하고 심과 폐를 눅여 준다. 폐위로 기침하고 폐옹으로 피고름을 뱉는 것을 낫게 하며 속이 답답한 것을 없애고 갈증을 멎게 하며 쇠붙이에 다친 것과 악창을 낫게 한다. 연교와 같이 쓰면 목에 생긴 영류를 낫게 한다.

○일명 맹근이라고도 하는데 누르고 흰빛이 나는 여러 조각으로 되어 있으면서 모양이 조개를 모아 놓은 것과 같기 때문에 이름을 패모라고도 한다. 음력 8월과 10월에 뿌리를 캐어 햇볕에 말린다.(본초)
○패모는 가슴에 몰린 기를 헤쳐 버리는 데 특수한 효과가 있다.
○버드나무재에 묻어 구운 다음에 심을 버리고 쓴다. 또한 생강즙에 축여서 구워 쓰기도 한다.(입문)

肺臟폐장 폐를 눅여 준다.
　　　　　가루 내어 사탕과 섞은 다음 알약을 만들어 입에 물고 녹여 먹거나 달여서 먹으면 좋다.
　　　　　담을 삭이는 데는 가슴에 생긴 담병을 잘 낫게 한다[본초].
痰飮담음 패모환은 패모를 동변에 3일 동안 담갔다가 씻어서 햇볕에 말린 다음 가루 내어 사탕물에 반죽해서 만드는데 아무 때나 먹는다[입문].

■ 패천공 敗天公 ■　헌 패랭이

【탕액편】 성질은 평하다. 귀주와 헛것에 들린 것을 낫게 한다.

○이는 사람이 오래 쓰고 다니던 참대로 만든 삿갓이다. 이것을 태워 술에 타서 먹는다.(본초)

死嗽 사수와 귀주를 치료한다.
　　　태워서 가루 내어 술에 타 먹는다[본초].

▌편복▌ 박쥐

【탕액편】 성질이 평하고 약간 열하다고도 한다. 맛이 짜며 독이 있다고도 한다. 눈이 어둡고 가려우면서 아픈 것을 치료하는데 눈을 밝게 한다. 5림을 낮게 하고 오줌을 잘 나가게 한다. 일명 편복 이라고도 한다.(본초)
○복익이라고 한 것은 낮에는 엎드려 있고 날개가 있다는 것이다.(본초)
○이것은 산골짜기나 지붕 사이에서 산다. 입하 후에 잡아서 볕에 말려 쓴다.(본초)
○이것은 공기를 먹기 때문에 오래 살 수 있다.(본초)
○쓰는 방법은 먼저 털을 없애버린 다음 내장과 주둥이와 다리를 떼버리고 구워서 말려 쓴다.(입문)

諸傷외상 쇠붙이에 상하여 피가 속으로 흘러내리는데 쓴다.
　　　2마리를 태워 가루 내어 한번에 4g씩 물에 타서 먹되 하루 동안에 다 먹으면 뒤로 물 같은 것이 나오는데 이것은 못쓸 피가 녹아내리는 것이다[본초].

▌편자강황▌ 片子薑黃 ▌ 강황

【탕액편】 성질은 열하며 맛은 맵고 쓰며 독이 없다. 징가(배 속에 덩어리가 생기는 병)와 혈괴, 옹종을 낮게 하며 월경을 잘하게 한다. 다쳐서 어혈이 진 것을 삭게 한다. 냉기를 헤치고 풍을 없애며 기창을 삭아지게 한다.

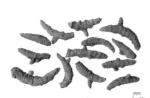

○몸푼 뒤에 궂은 피가 가슴으로 치미는 것을 낮게 하는데 매우 좋다. 일명 편자강황이라고도 하는데 심어서 삼년 이상 되는 강황은 꽃이 피고 뿌리의 마디가 굳고 단단하며 냄새와 맛은 몹시 맵다. 음력 8월에 뿌리를 캐 조각이 지게 썰어서 햇볕에 말린다.
○효과가 울금보다 센데 썰어서 식초에 축여 볶아 쓴다.(단심)

기병을 치료하는데 제일 좋다. 냉기로 찌르는 듯이 아픈 것을 잘 낫게 한다.

강황을 가루를 내어 먹거나 달여 먹어도 다 좋다[본초].

황기 탕액편에는 '위기를 실하게 하고 분육을 따뜻하게 하며 살갗을 충실하게 하고 주리를 든든하게 한다. 또한 3초의 속과 겉의 기를 보한다.' 고 씌어 있다.

○동원에는 '살빛이 희고 기가 허한 사람은 황기를 많이 먹는 것이 좋다. 얼굴이 검푸르고 기가 실한 사람은 황기를 쓰지 말고 달여 먹으면 좋다.' 고 하였다.

▮ 편축 篇蓄 ▮ 마디풀

【탕액편】 성질은 평하고 맛은 쓰며 달다고도 한다. 독이 없다. 퍼진 옴, 가려운 증, 옹저, 치질을 낫게 하고 3충을 죽인다. 회충을 없애고 열림을 낫게 하며 오줌을 잘 나가게 한다.

○곳곳에 있는데 싹은 패랭이꽃구맥과 비슷하고 잎은 풀빛이고 대잎 비슷하며 가늘다. 마디쯤에 꽃이 피는데 아주 잘다. 음력 5월에 뜯어 그늘에서 말린다.(본초)

○대소변이 잘 나가지 않는 데 쓴다. 물가에서 자라며 자줏빛 꽃이 피는 것이 좋다. 짓찧어 즙을 내어 먹는다.

黃疸황달 열로 생긴 황달을 치료한다.

짓찧어 즙을 내서 작은되로 1되를 단번에 먹는다[본초].

▮ 편황금 片黃芩 ▮ 속썩은풀

【탕액편】 성질은 차고 맛은 쓰며 독이 없다. 열독, 골증, 추웠다 열이 났다 하는 것을 치료하고 열로 나는 갈증을 멎게 하고 황달, 이질, 설사, 담열, 위열을 낫게 한다. 소장을 잘 통하게 하고 유옹, 등창, 악창과 돌림열병을 낫게 한다.

○들과 벌판에 나는데 곳곳에서 다 자란다. 음력 3월 초나 2월과 8월에 뿌리를 캐 햇볕에 말린다. 그 속이 전부 썩었기 때문에 일명 부장이라고도 한다. 색이 진하고 속이 비지 않고 단단한 것이 좋다. 둥근 것은 자금이라 하고 갈라진 것은 숙금이라 한다.(본초)

○속이 마르고 퍼석퍼석하기 때문에 폐 속에 화를 사할 수 있고 담을 삭게 하고 기가 잘 돌게 한다.

○수태음경에 들어가며 뿌리가 가늘고 단단하면서 속이 비지 않는 것은 하초의 병을 낫게 하고 대장의 화를 사한다. 물에 넣어서 가라앉는 것을 약에 쓴다. 술로 축여 볶으면 약 기운이 올라가고 동변에 축여 볶으면 내려간다. 보통 때는 생것을 쓴다.(입문)

肺臟폐장 폐열을 치료한다.

알약을 만들어 먹거나 달여서 먹거나 가루 내어 먹으면 좋다[본초].

█ 포공영 蒲公英 █ 민들레

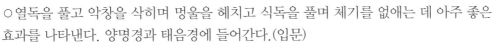

【탕액편】 성질은 평하고 맛은 달며 독이 없다. 부인의 유옹과
유종을 낫게 한다.
○곳곳에서 나는데 잎은 거의 고거쑴 와 비슷하다. 음력
3~4월에 국화 비슷한 누른 꽃이 핀다. 줄기와 잎을 끊으면
흰 진이 나오는데 사람들이 이것을 모두 먹는다. 민간에서는 포
공영이라고 한다.(본초)
○열독을 풀고 악창을 삭히며 멍울을 헤치고 식독을 풀며 체기를 없애는 데 아주 좋은
효과를 나타낸다. 양명경과 태음경에 들어간다.(입문)
○일명 지정이라고도 한다. 정종을 낫게 하는 데 가장 효과적이다.(입문)

乳部젖부 투유와 유옹으로 붓고 아픈 것을 치료한다.

민들레를 깨끗이 씻어서 짓찧어 인동덩굴과 함께 진하게 달여 술을 조금 두고 먹으면
곧 잠을 자려고 한다. 이것은 약효가 나는 것이다. 잠을 자고 나면 곧 편안해진다[단심].
○또는 민들레를 캐어 물에 달여 마시거나 짓찧어 아픈 곳에 붙이면 곧 삭는다[입문].

█ 포도 蒲萄 █

【탕액편】 성질이 평하고 맛은 달며 달고 시다고도 한다. 독이 없다. 습비와 임병을 치료
하고 오줌이 잘 나가게 하며 기를 돕고 의지를 강하게 하며 살찌게 하고 건강하게 한다.
○열매에는 자줏빛과 흰빛의 2가지가 있는데 자줏빛이 나는 것을 마유라 하고 흰빛이
나는 것을 수정이라고 한다. 그리고 둥근 것도 있고 씨가 없는 것도 있는데 음력 7~8
월이 되면 익는다. 북쪽 지방의 과실이 매우 좋다.
○많이 따두었다가 마마 때 구슬이 내돋지 않는 데 쓰면 효과가 매우 좋다. 많이 먹으
면 눈이 어두워진다.
○이 즙으로 만든 술을 포도주라고 한다.(본초)

小兒소아 꽃이 내돋지 않는 데 먹이면 다 나온다.

혹 술에 풀어먹어도 좋다[본초].

■ 포도근 蒲萄根 ■ 포도나무 뿌리

【탕액편】 이것을 달여 그 물을 마시면 구역과 딸꾹질이 멎는다. 그리고 임신한 후 태기가 명치를 치밀 때에 마시면 곧 내려간다.

○이 뿌리는 오줌을 잘 나가게 한다.(단심)

婦人부인 임신 후에 태아가 가슴으로 치미는 것을 치료한다.

포도나무뿌리를 푹 삶아서 진한 즙을 내어 마시면 곧 내려가며 태아도 편안해진다[본초].

嘔吐구토 토하는 것과 딸꾹질을 멎게 한다.

진하게 달여서 조금씩 마신다[본초].

■ 포황 蒲黃 ■ 부들꽃 가루

【탕액편】 성질은 평하고 맛이 달며 독이 없다. 9규에서 피가 나오는 것을 멎게 하고 어혈을 삭힌다. 혈리, 붕루, 대하, 후배앓이, 하혈, 유산 등을 치료한다.

○못에서 자라는데 어느 곳에나 다 있다. 즉 부들꽃 방망이에 있는 노란 가루이다. 가루가 날리기 전에 털어 쓴다.

○어혈을 헤치고 부은 것을 내리려면 생것을 쓴다. 혈을 보한다. 피를 멎게 하려면 닦아 쓴다. 채로 친 뒤에 빨간 무거리가 있는 것은 꽃받침인데 닦아 쓰면 장을 몹시 조여들게 하므로 뒤로 피를 쏟는 것과 혈리를 멎게 한다.(본초)

小兒소아 어린이의 허열을 치료한다.

부들꽃가루를 꿀로 반죽한 다음 과식을 만들어 먹이면 아이가 튼튼해진다[본초].

婦人부인 몸푼 뒤에 피를 너무 많이 흘려서 갈증이 나는 것을 치료한다.

좋은 부들꽃가루를 8g을 끓인 물에 타서 마신다. 갈증이 심할 때에는 우물물에 타서 마신다[본초].

打撲傷 타박을 받아 속에 어혈이 생겨서 안타깝게 답답한 것을 치료한다.

타박상 한번에 12g씩 따끈한 술에 타서 먹는다[득효].

口舌입혀 중설과 혀가 허는 것을 치료한다.

약간 닦아서 뿌리면 곧 낫는다[본초].

○혀가 입 안에 가득 차게 부었을 때에는 부들꽃가루를 혓바닥에 뿌린 다음 황련탕을 달여서 먹어 심화를 내리게 해야 한다[정전].

胞部포부 붕루와 벌겋고 흰이슬이 흐르는 것을 멎게 한다.

닦아서 8g씩 더운물에 타 먹거나 알약을 만들어 먹는다[본초].

血部혈부 일체 피가 나오는 것을 멎게 한다.

어혈을 없애는 데는 생으로 쓰고 피를 보하는 데는 닦아서 8~12g씩 찬물에 타 먹는다[본초].

乳部젖부 투유와 유옹으로 붓고 아픈 것을 치료한다.

부들(생뿌리)을 짓찧어 부은 위에 붙이되 하루 두 번 갈아 붙인다. 먹어도 좋다. 잎을 달여 먹는 것도 역시 좋다[본초].

▌표육 豹肉 ▌ 표범고기

【탕액편】 성질이 평하며 맛이 시고 독이 없다 독이 약간 있다고도 한다. 5장을 편안하게 하고 힘줄과 뼈를 든든하게 하며 몸이 가벼워지게 하고 기를 도와주며 용감해지게 한다. 또한 가위에 눌린 것과 귀신 들린 것을 낫게 한다.(본초)

○표범털은 빛이 붉으면서 누렇고 무늬는 돈잎 같으면서 거멓고 가운데가 비었는데 줄지어 있다. 표범은 범보다 더 날쌔다. 때문에 5장을 안정시키고 몸을 가벼워지게 한다.(본초)

사수 헛것과 사기를 물리치는데 지져 먹는 것이 좋다.

표범의 코를 떼어 달여 먹으면 여우에게 홀린 것이 낫는다[본초].

▌피마엽 麻葉 ▌ 아주까리잎

足部다리 각기병으로 붓고 아픈 것을 치료한다.

잎을 쪄서 하루 세 번 다리에 찜질하면 낫는다[본초].

▌피마자 麻子 ▌ 아주까리씨

浮腫부종 10가지 수기, 5가지 고창과 장기를 받은 것을 치료한다.

아주까리씨를 껍질을 버리고 베천에 싸서 눌러 기름을 짜
낸다. 이것을 나무바가지에 얇게 발라서 가마물 위에 띄워
놓고 솥뚜껑을 덮은 다음 20여 번 끓어오르게 달이되 흰빛
이 없어질 때까지 달여 꺼낸다. 한번에 24g씩 빈속에 따뜻한
물에 풀어서 먹는다. 2~3제를 쓰지 않아 오줌이 잘 나오고 효과가
난다[의감].

▌하고초 夏枯草 ▌ 꿀풀

【탕액편】 성질은 차고 맛은 쓰며 맵고 독이 없다. 추웠다 열이 났다 하는 나력, 서루와 머리에 헌데가 난 것을 낫게 하며 징가와 영류를 삭이고 기가 몰린 것을 헤치고 눈 아픈 것을 낫게 한다.

○곳곳에서 난다. 겨울에도 얼지 않는다. 봄에 흰 꽃이 피는데 음력 5월에 가면 마른다. 4월에 채취한다.(본초)

○예기 월령에 미초 죽은 것이 가을 기운을 받아서 살아나고 여름에 화가 왕성한 시절에 가서 죽는다고 하였다. 음력 4월에 채취하여 그늘에서 말린다.(입문)

○이 풀은 본래 순수 양의 기운을 받은 것이므로 음기를 만나면 말라든다. 궐음의 혈맥을 보하는 효과가 있다. 그렇기 때문에 눈 아픈 것을 신기하게 고치는데 이것은 양으로 음병을 낫게 하는 이치이다.(강목)

皮部피부 자전풍과 백전풍에 쓴다.

꿀풀을 진하게 달인 물로 하루 여러 번 씻는다[단심].

眼部눈부 눈알이 아픈 것이 밤이 되면 더 심해지는 것을 치료한다.

꿀풀 20g과 향부자 40g을 가루를 내어 한번에 4g씩 찻물에 타서 먹는다[본초].

○이 약초는 음력 3~4월이 되면 꽃이 피고 하지가 되면 음기가 생기면서 말라 버린다. 이 약은 본래 순양의 기를 받아 궐음경의 혈맥을 보양하는 효력이 있으므로 검은자위가 아픈 것을 치료하면 잘 낫는다. 이것이 양약으로 음병을 치료하는 것이다[강목].

▌하마 ▌ 두꺼비

【탕액편】 성질이 차고 독이 없다. 옹종과 악창을 치료하고 열이 몰려서 부은 것을 내리게 한다.

○등에는 검은 반점이 있는데 생김새가 작고 배가 크며 잘 뛰어다니면서 여러 가지 벌레를 잡아먹는다. 때로는 '압압' 하는 소리를 내면서 몹시 빨리 움직이는데 못에서 산다.(본초)

脹滿창만 고창을 치료한다.

1마리를 잡아 내장을 버린 다음 그 속에 도루래(누고) 7마리를 넣어서 새 기왓장 위에 놓고 볶아 말린다. 다음 이것을 가루 내어 풀에 반죽해서 알약을 만들어 술로 먹는다 [강목].

浮腫부종 수종으로 배가 팽팽하게 불러 오르는 것을 치료하는데 잘 낫는다.

두꺼비 큰 것으로 1마리를 잡아서 사인 7알을 먹인 다음 약탕관에 넣고 뚜껑을 덮는다. 그 다음 소금을 두고 이긴 진흙으로 잘 싸 발라서 숯불에 벌겋게 되도록 굽는데 연기가 나지 않을 때까지 구워서 꺼내 식힌다. 그 다음 흙을 털어버리고 가루 내어 술이나 귤껍질을 달인 물에 타서 단번에 먹으면 방귀가 많이 나가고 낫는다(이것이 바로 아래에 있는 금섬산이다).

○또 한 가지 처방은 수종으로 배가 불러 오르고 그득한 것을 치료하는 것인데 다음과 같다. 두꺼비 2~3마리를 수퇘지 위속에 넣어서 술에 2시간 동안 달인다. 다음 두꺼비를 버리고 돼지 위와 그 술을 다 먹으면 방귀가 몹시 나가고 설사가 나면서 물이 빠지고 부은 것이 저절로 내린다[의감].

■ 하수오 何首烏 ■　은조롱

【탕액편】 강원도에서는 은조롱이라고 하고 황해도에서는 새박뿌리라 하는데 성질은 평하고 따뜻하며 맛은 쓰고 떫고 달다고도 한다. 독이 없다. 나력, 옹종과 5가지 치질을 낫게 하며 여러 해 된 허로로 여윈 것, 담벽, 풍허로 몸이 몹시 상한 것을 낫게 한다. 부인이 몸푼 뒤에 생긴 여러 가지 병과 적백대하를 멎게 한다. 혈기를 보하며 힘줄과 뼈를 든든하게 하고 정수를 보충하며 머리털을 검게 한다. 또 얼굴빛을 좋게 하고 늙지 않게 하며 오래 살게 한다.

○덩굴은 자줏빛이고 꽃은 황백색이며 잎은 마와 비슷한데 광택은 없으며 반드시 맞대서 난다. 뿌리가 주먹만하여 붉은 빛, 흰빛의 2가지 종류가 있는데 붉은 것은 수컷이고 흰 것은 암컷이다. 뿌리의 생김새가 아름다운 산처럼 생긴 것이 아주 좋은 것이다.

○늦은 봄, 초가을에 날씨가 맑은 날에 암컷, 수컷을 다 캐어 참대칼이나 구리칼로 겉껍질을 긁어 버리고 얇게 썰어 쪄서 햇볕에 말린다. 일명 교등, 야합, 구진등이라고도 하는데 이 약을 다룰 때는 처음부터 마지막까지 쇠를 대지 말아야 한다. 파, 마늘, 무, 돼지피, 양의 피, 비늘 없는 생선을 먹지 말아야 한다. 법제하여 약을 쓸 때는 반드시 붉은 빛이 나는 것과 흰 빛이 나는 것을 합하여 먹어야 효과가 있다.(본초)

○쌀 씻은 물에 하룻밤 담갔다가 조각나게 썰어서 햇볕에 말려 짓찧어 부스러뜨린다. 알약을 지으려면 검정콩흑두 달인 물에 버무려 찐 다음 햇볕에 말려서 쓴다.(입문)

375

虛勞허로　허로와 5로 7상을 치료하는데 혈기를 잘 보하며 음을 도와주고 양을 든든하게 한다.
그 뿌리를 가루 내어 술에 타 먹거나 알약을 만들어 오랫동안 먹는 것이 좋다[입문].

足部다리　뼈가 연약한 것과 풍으로 허리와 무릎이 아픈 것을 치료한다.
은조롱 600g과 쇠무릎(우슬) 300g을 섞어서 검정콩(흑두) 3되를 삶은 물에 버무려 세
번 찐 다음 풀기 있게 짓찧는다. 이것을 볕에 말려 가루내서 대추살에 반죽하여 벽오동
씨 만하게 알약을 만든다. 한번에 50~70알씩 술로 먹는다[입문].

筋部힘줄　힘이 나게 한다.
알약을 만들거나 가루를 내거나 술에 담갔다가 먹되 다 오랫동안 먹으면 좋다[본초].

脈部맥부　기가 웅장하여 12경락을 잘 통하게 한다.
은조롱을 가루를 내어 먹거나 알약을 만들어 먹어도 다 좋다[입문].

肉部살부　여러 해 된 허로로 몸이 여윈 것을 치료하여 살찌게 한다.
은조롱을 가루를 내어 먹거나 알약을 만들어 먹어도 다 좋다[본초].

精部정부　정과 수를 보한다.
뿌리를 캐 쌀 씻은 물에 하룻밤 담갔다가 참대 칼로 껍질을 긁어 버리고 검정콩을 달인
물에 버무려 햇볕에 말린 다음 가루 내어 술에 타 먹는다. 혹은 꿀로 알약을 만들어 먹
는 것도 다 좋다[입문].

毛髮모발　수염과 머리털을 검어지게 하는데
가루내서 먹거나 알약을 만들어 먹거나 술을 빚어 먹어도 다 좋다[본초].

■ 하엽 荷葉 ■　연잎

【탕액편】 갈증을 멎게 하고 태반을 나오게 하며 버섯중독을 풀어 주고 혈창으로 배가
아픈 것을 치료한다.
○하비는 성질이 평하고 맛은 쓰며 독이 없다. 혈리를 치료하고 안태시키며 궂은 피를
없앤다. 하비는 즉 연잎의 꼭지이다. (본초)

打撲傷　얻어맞았거나 떨어져 상하여 궂은 피가 심으로 치밀어 올라 답답해서 날치는데 치료
타박상　한다.
마른 잎을 태워 가루 내어 한번에 8g씩 뜨거운 물에 타서 하루 3번 먹는다.
○피지 않은 연잎을 가루 내어 물에 타 먹으면 설사로 궂은 물이 나간다[강목].

■ 하즙 鰕汁 ■　새우즙

吐部토부 잘 토하게 한다.

또한 풍담도 잘 토하게 한다. 새우 300g에 간장, 생강, 파 등을 넣고 달여서 먼저 새우를 먹은 다음 국물을 마신다. 다음 목구멍에 무엇을 넣어 자극하여 토하게 해야 한다[단심].

▌학슬▐ 담배풀열매

【탕액편】성질은 평하고 서늘하다 고도 한다. 맛은 쓰며 조금 독이 있다. 5장에 있는 충과 회충을 죽이며 학질을 낫게 한다. 겸하여 악창에 붙이기도 한다.

○싹과 잎이 쭈글쭈글하여 차조기와 비슷한데 음력 7월에 누르고 흰 꽃이 핀다. 8월에 열매가 달리는데 씨가 아주 잘다. 아무 때나 줄기와 잎을 함께 따서 쓴다.(본초)

蟲部충부 5장충을 죽이는데 충을 죽이는 약에서는 제일 중요한 것이다.

회충증과 요충증을 주로 치료한다.

○회궐로 가슴앓이가 생긴 데는 가루를 내어 꿀에 반죽한 다음 벽오동씨 만하게 알약을 만들어 한번에 40~50알씩 빈속에 꿀물로 먹는다.

○기생충으로 아픈 데는 가루를 내어 한번에 8g씩 쓰는데 빈속에 식초 끓인 물에 타서 먹으면 충이 반드시 나온다[본초].

○대장충이 계속 나오거나 멎었다가 다시 나오는 데도 담배풀 열매가루를 쓰는데 물에 타서 먹는다[득효].

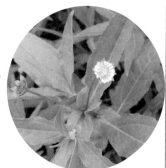

▌한련초 旱蓮草 ▐

毛髮모발 수염과 머리털을 자라게 하고 희어진 털을 검어지게 한다.

음력 6월에 채취하여 즙을 내서 생강즙, 꿀과 함께 넣고 달여 고약을 만들어 한번에 1순가락씩 먹는다[본초].

▌합분 蛤粉 ▐ 조가비가루

胸部가슴 가슴이 참을 수 없이 아픈 데 치료한다.

조가비가루를 닦아서 끓인 물에 타 먹으면 좋다[단심].

○조가비가루와 향부자 가루를 섞어서 생강즙에 타 먹으면 담으로 가슴이 아픈 데 효과가 좋다[단심].

○열심통에는 조가비가루와 가루를 낸 백초상을 찻물이나 찬물에 타 먹는다[단심].

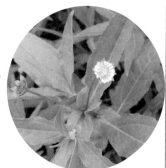
377

痰飲담음 담을 몰아내고 단단한 것을 물러지게 한다.

조가비를 소금을 넣어 이긴 진흙으로 잘 싸서 구운 것이 해합분이다. 가루 내어 먹어도 좋고 알약을 만들어 먹어도 좋다[단심].

■ 합환 合歡 ■ 자귀나무

神部신부 성내는 것을 누르고 기쁘게 하여 근심을 없게 한다.

자귀나무를 정원에 심어 놓으면 성을 내지 않게 된다[본초].

■ 합환피 合歡皮 ■ 자귀나무껍질

【탕액편】성질은 평하며 맛은 달고 독이 없다. 5장을 편안하게 하고 정신과 의지를 안정시키며 근심을 없애고 마음을 즐겁게 한다.

○나무는 오동나무 비슷한데 가지가 아주 부드럽고 약하다. 잎은 주염나무나 홰나무 비슷한데 아주 잘고 빽빽이 나는데 서로 맞붙었다. 그 잎이 저녁이면 맞붙기 때문에 합혼이라고도 한다. 음력 5월에 누르고 흰빛의 꽃이 핀다. 화판은 색실 비슷하다. 가을에 콩꼬투리 같은 열매가 열리는데 씨는 아주 얇고 작다. 아무 때나 껍질과 또는 잎을 채취하여 쓴다. 또한 야합피라고도 한다.(입문)

○폐옹으로 고름을 뱉는 증을 낫게 하며 충을 죽이고 힘줄과 뼈를 이으며 옹종을 삭인다.(입문)

○양생론에서 합환이 분을 삭인다고 한 것이 바로 이것이다. 뜰에 이 나무를 심으면 사람이 성내지 않게 된다고 하였다.(입문)

○영화수의 껍질이란 즉 자귀나무뿌리를 말한 것이다.

骨筋골절 주로 뼈가 부러진 것을 잘 붙게 하는 약이다.

자귀나무껍질(검은 빛이 나도록 볶은 것) 160g, 흰겨자(닦은 것) 40g을 가루내어 한번에 8g씩 술에 타서 먹고 찌꺼기는 상처에 붙인다[단심].

■ 해 蟹 ■ 게

【탕액편】성질이 차고 서늘하다 고도 한다. 맛이 짜며 독이 있다 약간 독이 있다고도

한다. 가슴에 열이 몰린 것을 헤치고 위기를 도와주어 음식이 소화되게 하며 옻이 오른 것과 몸푼 뒤에 배가 아픈 것, 궂은 피가 내리지 않는 것을 치료한다.

○ 옅은 바닷가, 시냇물, 호수, 못 등에서 산다. 발이 8개인데 집게발이 둘이다. 발가락을 폈다 굽혔다 하면서 기어가는데 옆으로 가기 때문에 방해라고도 한다. 맛이 좋은 반찬이다.

○ 여름과 초가을에 매미처럼 허물을 벗는다.

○ 음력 8월 전에는 게의 뱃속에 벼가시랭이 같은 덩어리가 있는데 이것은 몸에 나쁘다. 그러므로 8월이 지나야 먹을 수 있다.

○ 서리가 내린 때에 맛이 더 좋다. 서리가 내리기 전에는 독이 있다.(본초)

○ 집게발과 눈이 하나씩 있거나 발이 4개이거나 6개인 것은 다 독이 있기 때문에 먹지 말아야 한다. 바다에 있는 큰 게는 약으로 쓰지 못한다.(본초)

小兒소아 숫구멍이 아물지 않는 데 치료한다.

　　게의 집게발과 백급가루를 한데 짓찧어 숫구멍 위에 붙이면 곧 아문다[본초].

骨筋골절 게다리 속의 살과 게장은 다 뼈나 힘줄을 잘 붙게 하는데 좋다.

　　짓찧어 약간 닦아서 상처 속에 넣으면 힘줄이 곧 이어지게 된다.

　　○ 힘줄이 끊어지고 뼈가 부러진 데는 생것을 짓찧어 볶아서 붙이면 좋다[본초].

內傷내상 위기를 고르게 하여 음식을 소화시킨다.

　　게장에 양념을 쳐서 날것으로 먹는다[본초].

火部화부 가슴에 몰린 열을 치료한다.

　　게장에 생강과 식초를 두고 버무려 먹는다[본초].

▌해금사 海金沙 ▌　실고사리알

【탕액편】 소장을 잘 통하게 한다.

○ 실고사리풀이 처음 돋아났을 때에는 포기가 작지만 키가 1~2자까지 되게 자란다. 음력 7월에 뜯어서 햇볕에 말린 다음 종이를 펴고 털어서 그 위에 떨어진 것을 받아 쓴다.(본초)

小便오줌 오줌을 잘 나가게 한다. 사림으로 오줌이 나오지 않는 데 쓴다.

　　40g을 좋은 찻가루 20g과 고루 섞어서 한번에 12g씩 생강과 감초를 달인 물에 타 먹는다 [본초].

■ 해백 ■ 염교흰밑

大便대변 오래된 이질과 속이 차서 생긴 설사를 낫게 하는데 늘 삶아 먹는다.
적백리에는 흰 부분을 쌀에 섞어 죽을 쑤어 먹는다[본초].

■ 해송자 海松子 ■ 잣

【탕액편】 성질은 조금 따뜻하고 맛이 달며 독이 없다. 골절풍과 풍비증, 어지럼증 등을 치료한다. 피부를 윤기나게 하고 5장을 좋게 하며 허약하고 여위어 기운이 없는 것을 보한다.(본초)

○어느 곳에나 다 있으며 깊은 산 속에서 자란다. 나무는 소나무나 측백나무와 비슷하고 열매는 오이씨 같은데 그 씨를 깨뜨려서 속꺼풀을 벗겨 버리고 먹는다.(속방)

五臟六腑 5장을 든든하게 하고 눅여 준다.
5장6부 죽을 쑤어 늘 먹으면 아주 좋다[본초].

身形신형 오랫동안 먹으면 몸이 가뿐해지고 오래 살며 배고프지 않고 늙지 않는다.
죽을 쑤어 늘 먹는 것이 제일 좋다[본초].

骨部뼈부 골절풍을 치료한다.
잣으로 죽을 쑤어 늘 먹는다[본초].

肉部살부 허해서 몸이 여윈 것을 치료하여 살찌고 건강하게 한다.
잣으로 죽을 쑤어 늘 먹으면 매우 좋다[본초].

■ 행 杏 ■ 살구

心臟심장 심병에 좋다.
심병에 먹으면 좋다[본초].

■ 행인 杏仁 ■ 살구 씨

【탕액편】 성질은 따뜻하며 맛이 달고 쓰며 독이 있다 조금 독이 있다고도 한다. 기침이 나면서 기가 치미는 것, 폐기로 숨이 찬 것 등을 치료하고 해기(땀을 갑자기 많이 내지 않고 축축하게 약간 내는 땀내는 방법의 한 가지)하여 땀이 나게 하며 개의 독을 없앤다.

○어느 곳에나 다 있는데 산살구는 약에 쓸 수 없고 반드시 집 근처에 심은 살구나무의 열매를 음력 5월에 따서 쓴다.

○수태음경에 들어간다. 씨를 깨뜨려 속의 알맹이를 발라 끓는 물에 담갔다가 꺼풀과 끝과 두알들이를 버리고 밀기울과 함께 노랗게 볶아서 쓴다.

○날것으로 먹으나 익혀 먹어도 다 좋은데 절반은 익고 절반은 설게 하여 먹으면 사람을 죽인다.(본초)

○화기가 있거나 땀이 나는 환자에게는 동변에 3일 동안 담갔다가 쓴다.(입문)

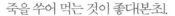

津液진액 땀을 나게 하는데 물에 달여서 먹는다[본초].

肺臟폐장 폐의 병을 치료하는데 마른 것을 눅여 주고 맺힌 것을 헤친다.

죽을 쑤어 먹는 것이 좋다[본초].

聲音성음 졸인 젖과 섞어 달여서 먹으면 목소리가 더 미끈하고 힘있게 나온다.

○목소리를 좋게 하려면 살구 씨(행인) 1되를 껍질과 끝을 버리고 졸인 젖 40g에 넣어 끓인 다음 꿀을 약간 넣고 반죽하여 벽오동씨 만하게 알약을 만들어 한번에 15~20알씩 미음으로 먹어야 한다.[본초].

犬傷견상 개독을 치료한다.

늘 죽을 쑤어 먹으면서 짓찧어 상처에도 붙이면 아주 좋다[본초].

咳嗽기침 주로 기침이 나고 기가 치밀어 오르는 것과 숨이 찬 것, 효수를 치료한다.

살구씨 40g을 쓰는데 껍질과 끝은 버리고 동변(童便)에 15일 동안 담가 두었다가(동변은 매일 한 번씩 갈아주어야 한다) 갈아서 한 번에 대추씨만큼씩 박하잎과 꿀(봉밀)을 조금 넣어서 달인 물로 먹는다. 2제만 먹으면 낫는다[강목].

○또는 늙은이의 오래된 천식과 기침에는 살구씨, 호두를 각각 같은 양으로 하여 가루 내서 꿀에 반죽한 다음 달걀 노른자위 만하게 알약을 만들어 쓰는데 씹어서 생강을 달인 물로 넘긴다[회춘].

○살구씨는 폐기와 풍열을 헤쳐 버리기는 하나 그 성질이 실지는 뜨겁기 때문에 찬 기운으로 생긴 기침에 쓴다[단심].

○동변에 살구씨를 담가두는 것은 폐기가 순조롭게 되도록 눅여주기 위해서이다[강목].

風部풍부 모든 상처에 바람과 물이 들어가 벌겋게 부어오르면서 파상풍이 되려고 하는 것을 치료한다.

짓찧어 밀가루와 함께 물에 반죽하여 바르면 곧 부은 것이 내린다[본초].

牙齒이빨 이빨과 잇몸이 아픈 데 치료한다.

살구 씨 1백 알과 소금 4g을 물 1되에 넣고 거품이 나도록 달여서 쓰는데 그 물로 양치하고 뱉어 버리는 것을 세 번 하면 낫는다[본초].

○살구 씨를 태워서 끈적끈적하게 갈아 솜에 싸서 감닉창으로 이빨에 구멍이 난 데 넣으면 벌레가 잘 죽는다[본초].

○풍으로나 벌레가 먹어서 이빨이 아픈 데는 살구 씨를 쓰는데 침에 꽂아 가지고 참기름 등불에서 나는 연기에 뜨겁게 쏘여 병든 이빨에 붙인다. 7알을 연거푸 쓰면 아픈 것이 완전히 낫는다[득효].

耳部귀부 귀가 아프면서 고름이 나오는 것을 치료한다.

살구씨(행인)를 벌겋게 되도록 닦아 가루를 내어 파의 진에 반죽한 다음 알약을 만든다. 이것을 솜에 싸서 귓속에 넣는데 하루 세 번 갈아 넣는다[본초].

面部얼굴 얼굴에 생긴 기미를 없앤다.

가루를 내어 달걀 흰자위에 타서 잠잘 무렵에 얼굴에 발랐다가 이튿날 아침에 데운 술로 씻어 버린다.

○풍사에 상해서 얼굴이 부은 데는 살구 씨를 짓찧어 붙인다[본초].

▌향부자 香附子 ▐

【탕액편】 성질은 약간 차고 맛은 달며 독이 없다. 기를 세게 내리고 가슴 속의 열을 없앤다. 오래 먹으면 기를 보하고 기분을 좋게 하며 속이 답답한 것을 풀어 준다. 통증을 멈추며 월경을 고르게 하고 오랜 식체를 삭게 한다. 사초의 뿌리에 달린 대추씨 같은 것을 향부자라 하고 또한 작두향이라고 한다. 음력 2월, 8월에 캔다.(본초)

○향부자는 부인에게 아주 좋은 약이다. 부인의 성격은 너그럽지 못하여 맺힌 것을 풀 줄 모르는 때가 많은데 이 약은 맺힌 것을 잘 헤치고 어혈을 잘 몰아낸다. 캐서 볏짚불로 잔털을 잘라 버리고 돌절구에 넣고 찧으면 깨끗해진다. 기병에는 약간 닦아 쓰고 혈병에는 술에 달여 쓰며 담병에는 생강즙에 달인다. 하초가 허약한 데는 소금물에 달이고 혈이 허하여 화가 있을 때는 동변에 달여 쓰면 시원해진다. 냉적에는 식초에 담갔다가 볶아 쓰면 더워지고 소금물에 축여 볶아 쓰면 신의 원기를 보한다. 단향에 향부자를 좌약으로 하면 모든 기를 이리저리 옮겨 가게 하는 데 아주 좋다.(입문)

氣部기부 기를 잘 내린대[본초].

　　o단계는 '향부자는 기분(기가 잘 통하지 않아서 생긴병. 부종의 한 가지)의 병에 주로
쓰는데 목향을 좌약으로 하면 막힌 기를 헤치고 폐기를 잘 내보낸다. 침향을 좌약으로
쓰면 기가 잘 오르내리게 된다. 또한 침향은 향부자를 도와서 모든 기를 잘 돌아가게 하
는데 매우 좋다. 대체로 사람이 병들면 기가 막혀서 여위기 때문에 향부자는 기분에 들
어가서 주약이 된다. 향부자를 가루를 내어 먹거나 달여 먹거나 알약을 만들어 먹기도
하는데 다 좋다.'고 하였다.

▮ 향유 ▮　노야기

【탕액편】 성질이 약간 따뜻하고 맛이 매우며 독이 없다. 곽란으로 배가 아프고 토하며
설사하는 것을 치료한다. 수종을 내리게 하고 더위먹은 것과 습증을 없앤다. 위기를
덥히고 번열을 없앤다.

o집집마다 심는다. 여름철에는 채소로 먹는다. 음력 9~10월에 이삭이 나온 다음에
베서 말린다.(본초)

o일명 향여라고도 하는데 그것은 채소로 먹을 수 있다고 하여 붙인 이름이다.(입문)

口舌입혀 입에서 냄새가 나는 것을 치료하는데 효과가 대단히 빠르므로 정향보다 낫다.

　　　　이 약을 달여 즙을 내서 마시거나 양치하면 잘 낫는다[단심].

곽란　　곽란으로 토하고 설사하며 힘줄이 뒤틀리는 것을 치료한다.

　　　　진하게 달여 마시면 곧 멎는다.

　　　　o곽란을 치료할 때에 없어서는 안 될 약이다[본초].

暑部서부 일체 서병과 곽란으로 토하고 설사하는 데 치료한다.

　　　　노야기를 달여 짜먹거나 날것으로 즙을 내어 먹어도 좋다[본초].

▮ 현각 ▮　가막조개 껍질

痰飮담음 담을 몰아내고 단단한 것을 물러지게 한다.

　　　　불에 구워 흰 재를 만들어 미음에 타서 먹는다.

　　　　o가슴 속에 있는 담수를 없앤다[본초].

火部화부 갑자기 나는 열을 없애고 열기를 내린다.

　　　　가막조개살에 생강과 식초를 두고 생으로 먹는다[본초].

■ 현호색 玄胡索 ■

【탕액편】 성질은 따뜻하고 맛은 매우며 쓰다고도 한다. 독이 없다. 몸푼 뒤에 어혈로 생긴 여러 가지 병을 낫게 한다. 월경이 고르지 못한 것, 뱃속에 있는 결괴, 붕루, 몸푼 뒤 혈훈을 낫게 한다. 다쳐서 생긴 어혈을 삭게 하고 유산시키며 징벽을 삭이고 어혈을 헤친다. 기병과 가슴앓이와 아랫배가 아픈 것을 낫게 하는 데 효과가 좋다.

○곳곳에서 자라는데 뿌리는 끼무릇 반하 비슷하고 빛이 노랗다.(본초)

○수족태음경과 족궐음경에 들어간다. 식초에 달여서 쓴다.(입문)

胸部가슴 가슴앓이를 멎게 한다.

현호색을 가루를 내어 술에 타 먹는다. 뇌공은 가슴앓이로 죽을 것 같은 데는 빨리 현호색을 찾으라고 한 것은 이것을 말한 것이다[본초].

○또한 어혈로 찌르는 듯이 가슴이 아픈 것을 치료한다. 현호색을 기와 위에 놓고 닦아서 가루를 내어 8g을 데운 술에 타 먹으면 곧 낫는다[득효].

胞部포부 달거리가 고르지 못한 것과 피가 나오면서 이슬이 조금씩 섞여 나오는 것을 치료한다. 달여서 먹거나 가루를 내어 먹거나 알약을 만들어 먹어도 다 좋다[본초].

婦人부인 몸 푼 뒤에 혈훈과 궂은 피가 심으로 치밀거나 후배앓이로 숨이 끊어지는 것 같을 때 치료한다.

현호색을 가루 내어 4g씩 술에 타 먹으면 곧 낫는다.

○또는 현호색, 계심 각각 20g, 당귀 40g을 가루 내어 한번에 8g씩 물이나 따끈한 술에 타 먹인다[득효].

積聚적취 징과 벽을 없앤다.

현호색을 삼릉, 자라등딱지(별갑), 대황과 같은 양으로 하여 가루내서 한번에 8g씩 술로 먹으면 효과가 있다[본초].

■ 혈갈 血竭 ■ 기린갈 수지

【탕액편】 여러 가지 악창과 옴과 버짐을 낫게 하며 쇠붙이에 다친 것을 낫게 한다. 지혈과 통증을 멎게 하며 새살이 살아나게 한다. 그러나 성질이 급하기 때문에 많이 쓸 수 없다. 많이 쓰면 도리어 고름이 생기게 한다.

○일명 기린갈이라고도 하는데 기린나무의 진이 엉킨 것이며 빛이 벌겋다. 맛이 약간

짜고 달며 산치자 냄새가 나고 씹어서 헤어지지 않고 황랍과 같이 되는 것이 좋다. 맛이 몹시 짜고 비린내가 나는 것은 이 약이 아니다. 따로 갈아 약에 넣어 쓴다.(입문)

諸傷외상 쇠붙이에 상한 것을 치료한다.

피와 아픔을 멎게 하고 새살이 살아나게 하는데 아주 묘하다. 이것을 가루내서 붙이는데 이 약은 성질이 세므로 많이 쓰지 않는 것이 좋다[입문].

▌ 형개 荊芥 ▌

【탕액편】 성질이 따뜻하고 맛이 매우면서 쓰며 독이 없다. 악풍, 적풍, 온몸에 감각이 없는 것, 상한으로 머리가 아프고 힘줄과 뼈가 달면서 아픈 것과 혈로, 풍기를 치료하며 나력과 창양을 낫게 한다.

○밭에 심는다. 어릴 때는 향기롭고 맛이 맵기 때문에 채소로 먹을 수 있는데 생으로도 먹고 익혀서도 먹는다. 또한 달여 차를 만들어 먹으면 머리와 눈이 시원하다.

○꽃과 씨로 이삭을 이룬 것을 베서 햇볕에 말려 약으로 쓴다.(본초)

○본래 이름은 가소라고 하는데 그것은 냄새와 맛이 차조기 비슷하기 때문이다.(입문)

津液진액 땀을 나게 하여 표를 푼다.

물에 달여 먹는다[본초].

癰疽옹저 짓찧어 식초에 개어 정창에 붙이면 효과가 좋다.

물에 진하게 달여서 먹어도 좋다[본초].

傷寒상한 상한으로 머리가 아플 때에 치료한다.

형개수 40g을 진하게 달여 먹는다[본초].

風部풍부 중풍으로 입과 눈이 비뚤어지고 저린 것과 모든 풍증을 치료한다.

물에 달여 먹는다[본초].

汗部땀부 땀이 나게 한다.

또한 혈풍도 치료하는데 물에 달여서 먹는다[단심].

筋部힘줄 손과 발의 힘줄이 땅기는 것을 치료한다.

물에 달여 먹는다. 만문한 것으로 생절이를 해 먹어도 좋다[본초].

頭部머리 머리가 핑핑 돌고 눈앞이 어지러운 것을 치료하는데 두풍증에 중요하게 쓰는 약이다.

달여 먹거나 가루를 내어 먹어도 다 좋다[본초].

○두풍을 치료하는데 형개수와 석고(달군 것)를 각각 같은 양으로 하여 가루를 내서 한 번에 8g씩 생강이나 파를 달인 물에 타 먹는다. 일명 형개산이라고도 한다[강목].

▌형개수 荊芥穗 ▌

胞部포부 붕루가 멎지 않는 것을 치료한다.

약성이 남게 태워 가루 내어 한번에 8g씩 먹는대[양방].

▌호 葫 ▌ 마늘

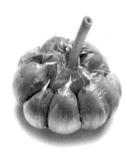

【탕액편】 성질이 따뜻하고 열하다고도 한다. 맛이 매우며 독이 있다. 옹종을 헤치고 풍습과 장기를 없애며 현벽을 삭히고 냉과 풍증을 없애며 비를 든든하게 하고 위를 따뜻하게 하며 곽란으로 쥐가 이는 것, 온역, 노학을 치료하며 고독과 뱀이나 벌레한테 물린 것을 낫게 한다.

○밭에는 다 심을 수 있는데 가을에 심어서 겨울난 것이 좋다. 음력 5월 5일에 캔다.

○마늘은 냄새가 나는 채소이다. 요즘은 6쪽 마늘만 보고 마늘이라고 하는데 몹시 냄새가 나서 먹을 수 없다. 오랫동안 먹으면 간과 눈이 상한다.

○한 톨로 된 것은 통마늘이라고 하는데 헛것에 들린 것을 낫게 하고 아픈 것을 멎게 한다. 이것은 옹저에 뜸을 뜰 때에 많이 쓴다.

○오랫동안 먹으면 청혈작용을 하여 머리털을 빨리 희게 한다.(본초)

癰疽옹저 달래도 쓴다. 옹독과 창종으로 아파서 고함을 치고 눕지 못하는 것을 치료한다.

외톨마늘을 잘 짓찧어 참기름에 개어 헌데에 두껍게 붙인다. 마르면 갈아 붙이는 것이 좋다[본초].

▌호골 虎骨 ▌ 범뼈

【탕액편】 성질이 평하며 약간 열하다고도 한다. 맛이 맵고 독이 없다. 머리뼈와 정강이뼈를 쓴다.

○일명 대충이라고도 한다. 대체로 누런 빛깔의 범이 좋은데 수컷이 더 좋다.

○범이 사는 기간은 천년인데 5백년이 지나면 털이 허옇게 된다.(본초)

風部풍부 독풍으로 힘줄과 뼈가 켕겨서 굽혔다 폈다 하기 힘들며 여기저기가 아픈 것을 치료한다.

범뼈를 가루 내어 술에 담가 두고 그 술을 먹는다. 이것을 일명 호골주라고도 한다[본초].

小兒소아 귀주, 경간을 낫게 한다.

범뼈를 곤 물로 어린이를 목욕시키면 헌데나 귀주, 경간을 낫게 한다.

○범의 발톱을 어린이의 팔에 달아매 주면 악귀를 몰아낸다[본초].

○놀라서 우는 것과 객오에는 범의 눈알을 가루를 내어 참대기름에 타 먹인다[본초].

▌호골주 虎骨酒 ▌

手部팔부 팔다리가 몹시 아프거나 몹시 아프지 않거나를 물론하고 쓰면 다 효과가 있다.

범의 정강이뼈(누렇게 되도록 구워서 가루 낸 것) 80g, 영양각(가루 낸 것) 40g, 집함박꽃 뿌리(백작약) 80g을 썰어서 한데 섞어 좋은 술 5되에 담그는데 봄과 여름에는 7일 동안, 가을과 겨울에는 14일 동안 담갔다가 매일 빈속에 1잔씩 마신다. 겨울에 빨리 쓰려면 은 으로 만든 그릇에 담아서 화로 가운데 놓아두었다가 쓰는데 2~3일 동안 놓아두었다가 쓰면 된다[본초].

▌호도 胡桃 ▌

【탕액편】 성질은 평하며 열하다고도 한다. 맛이 달고 독이 없다. 월경을 통하게 하며 혈 맥을 운활하게 한다. 수염을 검게 하며 살찌게 하고 몸을 튼튼하게 한다.

○성질이 열하므로 많이 먹어서는 안 된다. 그것은 눈썹이 빠지고 풍을 동하게 하기 때문이다. 여름에는 먹지 말아야 한다. 비록 살찌게는 하나 풍을 생기게 한다.

○남방에서 나며 과실의 겉은 푸른 껍질로 싸여 있는데 호 두가 그 씨이다. 그 속에 있는 살이 호두살이다. 끓는 물에 담 갔다가 얇은 꺼풀을 벗겨 버리고 쓴다.

○호두 속의 살이 쭈그러져 겹친 것이 폐의 형체와 비슷한데 이것은 폐 를 수렴시키므로 폐기로 숨이 가쁜 것을 치료하며 신을 보하고 허리가 아픈 것을 멎게 한다. 본래 호지에서 나는 것이고 겉에는 푸른 껍질로 되어 있으며 그 생김새가 복숭 아 같으므로 호두라고 한다. (입문)

毛髮모발 퍼런 겉껍질과 올챙이를 한데 섞어서 풀기 있게 짓찧어 희어진 털에 바르면 검어진다.
　　　　호도씨 기름을 수염이나 머리털에 발라도 검어지면서 윤기가 난다[본초].
腰部허리 허손으로 허리가 아픈 것을 치료한다.
　　　　호두살을 두충, 회향과 함께 술에 담갔다가 우러난 술을 빈속에 마신대[입문].
肺臟폐장 폐기를 걷어 들이고 숨찬 것을 멈추게 한다.
　　　　늘 먹어야 한대[탕액].
打撲傷　깔렸거나 얻어맞아 상한 것을 치료한다.
타박상　호두살을 잘 짓찧어 데운 술에 타서 단번에 먹으면 곧 낫는대[본초].
咳嗽기침 가래가 성하는 천식을 치료한다. 폐기를 잘 걷어 들인다.
　　　　호두 3알을 겉껍질은 버리고 속꺼풀은 벗기지 않고 생강 3쪽과 함께 잠잘 무렵에 잘 씹어서 따뜻한 물에 넘긴대[득효].

▌호동루 胡桐淚 ▌ 호양의 수지

【탕액편】 성질은 몹시 차며 맛은 짜고 쓰며 독이 없다. 심한 독열로 명치 밑이 답답하고 그득한 것과 풍열로 오는 치통을 낫게 한다. 또 소와 말의 급황병을 낫게 한다.
○생김새가 황반과 비슷하고 단단하며 속이 비지 않으면서 썩은 나무가 들어 있는 것은 서역의 호동나무진이다. 맛을 쓰고 짠데 쓴 맛은 물에 들어가면 곧 없어진다.
○입과 이빨병에 매우 필요한 약이다. 또한 금과 은을 땜하는 데 쓰기도 한다. 모든 물체를 무르게 하는 작용이 있다.(본초)
○식초에 조금 넣으면 곧 끓는 것이 진짜이다.(본초)
○나력과 멍울은 이 약이라야 없앨 수 있다.(탕액)

牙齒이빨 풍이나 감닉으로 이빨이 아픈 것이나 골조풍이 오래된 것을 치료한다.
　　　　가루를 내서 이빨을 문지른대[본초].
　　　　○이 약은 이빨병을 치료한다. 아주 좋은 약이대[본초].
　　　　○한사로 이빨이 아픈 데는 쓰지 말아야 한대[강목].

▌호두골 虎頭骨 ▌ 범대가리뼈

【탕액편】 사기와 나쁜 기운을 없애고 귀주의 독을 없애며 놀란 것처럼 가슴이 두근거리는 것을 멎게 한다. 또한 온학을 낫게 하고 개한테 물린 독을 푼다.
○베개를 만들어 베면 가위에 눌리지 않게 되고 문 위에 걸어두면 헛것이 없어진다.

^{虐疾}학질 온학을 치료한다.

졸인 젖을 발라 누렇게 되도록 구워 가루 내어 한번에 8g씩 데운 술로 먹는다. 또는 고기를 삶아서 먹기도 한다. 또는 가죽을 몸에 덮기도 한다[본초].

▌호마 胡麻 ▌ 검은참깨

[탕액편] 성질이 평하고 맛이 달며 독이 없다. 기운을 돕고 살찌게 하며 골수와 뇌수를 충실하게 하고 힘줄과 뼈를 든든하게 하며 5장을 눅여 준다. (본초)

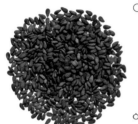

○골수를 보하고 정을 보충해주며 오래 살게 하고 얼굴빛이 젊어지게 한다. (의감)

○환자가 허해져 말할 기운조차 없어할 때에는 검정참깨를 쓴다. (서례)

○보약으로 쓸 때에는 쪄서 햇볕에 말리기를 아홉 번해서 닦아 짓찧어 쓴다. 이것의 성질은 솔풍령복령과 비슷한데 오랫동안 먹으면 다른 곡식을 먹지 않아도 배가 고프지 않다. (본초)

○호마란 호라는 지방의 검정참깨라는 것이다. 끓인 물에 씻어 일어서 뜨는 것을 버리고 술에 한나절 찐 다음 햇볕에 말린다. 다음 절구에 찧어서 거치른 껍질은 버리고 약간 닦아 쓴다. (입문)

五臟六腑 5장을 눅여 준다.
5장6부　밥을 짓거나 가루 내어 늘 먹는 것이 제일 좋다. 검정참깨를 써야 한다[본초].

虛勞허로 허손으로 몸이 여윈 것을 치료하며 5장을 보한다.

참깨를 쪄서 햇볕에 말리기를 아홉 번 한 다음 짓찧어 가루를 낸다. 한번에 12g씩 하루 세 번 술이나 미음으로 먹는다. 혹은 알약을 만들어 늘 먹는다[본초].

毛髮모발 생기름을 내서 대머리에 바르면 머리털이 나온다.

그리고 검정참깨를 쪄서 말리기를 아홉 번 해서 가루 내어 대추살고에 반죽한 다음 알약을 만들어 먹어도 희어졌던 머리털이 검어진다. 참깨 잎을 달인 물로 머리를 감으면 머리털이 길게 자란다[본초].

肉部살부 살찌고 건강하게 한다.

참깨를 쪄서 햇볕에 말려 오랫동안 먹으면 좋다[본초].

腰部허리 요통을 치료한다.

참깨를 고소하게 닦아서 가루를 내어 한번에 12g씩 술이나 미음, 꿀물이나 생강을 달인 물에 타 먹되 하루 세 번 먹으면 다시 도지지 않는다[본초].

精部정부　정과 수를 보한다.

흑지마이다. 참깨에 술을 축여 반날 동안 쪄서 햇볕에 말려 가루 낸 다음 그대로 먹거나 알약을 만들어 먹어도 다 좋다[본초].

身形신형　오랫동안 먹으면 몸이 가뿐해지고 늙지 않으며 배고프거나 목이 마르지 않으며 오래 산다.

검은 참깨이다. 참깨를 일명 거승이라고도 한다. 꿀 1되에 참깨 1되를 합해서 만든 것을 일명 정신환이라고 한다. 먹는 방법은 참깨를 아홉 번 찌고 아홉 번 햇볕에 말려 고소하게 닦아서 가루 낸 다음 꿀로 반죽하여 달걀 노른자위 만하게 알약을 만들어 한번에 1알씩 술로 먹는다. 독 있는 물고기나 채소를 먹지 말아야 한다. 오랫동안 먹으면 오래 산다.

○노나라 여자가 참깨와 삽주(창출)를 먹고 곡식으로 만든 음식을 끊은 지 80년이 되었는데 매우 젊고 건강하여 하루에 300리 길을 걸었다고 하였다.

○참깨와 콩, 대추를 같이 아홉 번 찌고 아홉 번 햇볕에 말려 단을 만들어 먹으면 오래 살 수 있고 곡식으로 만든 음식을 끊을 수 있다[본초].

▌호마유 胡麻油 ▌　검정참깨기름

【탕액편】성질이 약간 차다 몹시 차다고도 한다. 돌림열병으로 변비가 되고 장 속에 열이 몰린 것을 풀며 충을 죽인다.(본초)

○대변이 잘 나가게 하고 태반이 나오지 않는 것을 나오게 한다. 창종과 악창에도 바르는데 머리털이 빠진 것도 나오게 한다.(본초)

○이것은 생검정참깨를 짜서 낸 기름이다. 찌거나 볶아서 낸 것은 먹거나 등불기름으로 쓰고 약으로는 쓰지 못한다.(본초)

婦人부인　태반이 나오지 않는 데 치료한다.

검은 참깨다. 검은 참깨(호마, 날 것)을 짓찧어 기름을 받아 마시면 곧 나온다[본초].

聲音성음　벙어리를 치료한다. 주로 쓴다.

폐를 눅여 주려면 참대기름이나 생강 즙 같은 것을 타서 먹어야 좋다.

▌호박 琥珀 ▌

【탕액편】성질이 평하고 맛이 달며 독이 없다. 5장을 편안하게 하고 정신을 안정시키며 헛것에 들린 것을 낫게 한다. 몸푼 뒤에 궂은 피로 꽃돌이가 생기면서 아픈 것을 낫게 한다. 오줌을 잘 나가게 하며 5림을 낫게 하고 눈을 밝게 하며 눈의 예막을 없앤다.

○피 같은 색이고 천에 세게 비벼 대서 지푸라기가 들어 붙는 것이 진품이다. 쓸 때는 따로 분처럼 가루내어 다시 채로 쳐서 쓴다.(본초)

○솔풍령과 호박은 다 소나무에서 나는데 성질은 서로 다르다. 솔풍령은 음에서 나서 음에서 자라고 호박은 양에서 나서 음에서 자란다. 그렇기 때문에 다 영을 고르게 하고 심을 편안하게 하며 오줌을 잘 나가게 한다.(입문)

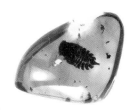

小便오줌 5가지 임병을 낫게 한다. 그리고 여러 가지 사림이나 석림에 쓰면 오줌이 잘 나온다.

　　가루 내어 한번에 8g씩 파 밑(총백) 달인 물에 타서 빈속에 한번 먹으면 곧 낫는다(강목).

諸傷외상 피를 멎게 하고 새살이 살아나게 하여 상처를 아물게 하는데 쇠붙이에 상하였을 때 치료한다.

　　가루 내어 붙인다.

　　○쇠뇌화살에 맞아서 까무러친 데는 호박가루 4g을 물에 타서 먹이면 좋다[본초].

▮호분 胡粉 ▮　연분

【탕액편】 성질은 차며 서늘하다 고도 한다. 맛은 맵고 독이 없다. 복시나 독한 벌레에게 쏘인 것을 낫게 하고 3층을 죽이며 별가를 없앤다. 또 악창을 낫게 하며 유산시키고 징가, 적취, 오랜 이질로 감질이 된 것, 옹종에 누관이 생기고 물크러지는 것을 낫게 한다.

○즉 지금 연을 녹여 만든 호분이다. 일명 정분, 일명 광분, 와분이라고도 한다.(본초)(탕액)

○호분은 즉 진짜 연분이다. 소주에서 나는 것은 소분이고 정주에서 나는 것은 정분이며 통틀어 말할 때 광분인데 수렴하는 성질이 있기 때문에 창자를 수렴하여 이질을 낫게 한다.

小兒소아 어린이에게 갑자기 병이 나서 뱃가죽이 검푸르게 된 것은 빨리 치료하지 않으면 죽을 수 있다.

　　호분을 술로 개어 배에 발라 주되 마르면 다시 발라 준다. 또는 뜸도 뜬다[자생].

蟲部충부 3시충을 죽이고 시충을 몰아내는 데는 아주 좋다.

　　촌백충증을 치료한다. 연분(닦은 것) 4g을 쓰는데 빈속에 고깃국에 섞어서 먹으면 효과가 아주 좋다[본초].

▌호유▌ 고수

【탕액편】 성질이 따뜻하고 평하다고도 한다. 맛이 매우며 독이 약간 있다. 음식이 소화되게 하고 소장기와 심규를 통하게 하며 홍역 때 꽃과 마마 때 구슬이 잘 돋지 않는 것을 치료한다.

○밭에 심는다. 대체로 생것을 먹는다. 고수도 역시 냄새가 나는 채소이다. 오랫동안 먹으면 정신이 나빠지고 잊어버리기를 잘한다. 그리고 겨드랑이에서 냄새가 나게 된다.

○북쪽 사람들은 남북조시대 후조의 왕 석륵의 이름이 호이므로 그것을 피하느라고 이 채소의 이름을 향유라고 하였다.(본초)

鼻部코부 코 안에 생긴 군살을 치료한다.

　　　　짓찧어 코를 막으면 군살이 저절로 떨어진다[단심].

▌호육 虎肉 ▌ 범고기

【탕액편】 성질이 평하며 맛이 시고 독이 없다. 기력을 돕고 메스꺼운 것惡心과 토하려고 하는 것을 낫게 한다. 학질과 36가지 헛것에 들린 병을 없앤다.

○범고기를 먹고 산에 들어가면 범이 무서워한다고 한다. 범고기를 뜨겁게 하여 먹으면 이빨이 상한다.(본초)

사수 36가지의 나쁜 정기와 사귀를 물리치는데 지져 먹는 것이 좋다.

　　　범의 눈알, 범대가리뼈, 범의 발톱은 다 귀사를 물리치기 때문에 늘 몸에 띠고 있거나 침대의 양 옆에 놓아둔다[본초].

▌호육 狐肉 ▌ 여우고기

사수 여우에게 홀린 것을 치료한다.

　　　여우나 삵에게 홀리면 산과 들을 허투루 돌아다니거나 손을 맞쥐고 아무에게나 절하거나 조용한 곳에서 혼자 말을 한다. 그리고 옷을 벗고 사람을 대하고 손을 들어 절을 수 없이 하며 입을 다문 다음 손을 맞쥐고 앉아서 지나치게 예절을 차리며 대소변을 아무 곳에서나 보기도 한다. 여우의 고기를 구워서 먹거나 장이나 위로 국을 끓여 먹는다.

　　　○또한 여우의 가죽이나 코끝의 검은 곳을 떼어 내서 가루 내어 술에 타서 먹어도 효과가 있다.

　　　○여우의 대가리와 꼬리, 시를 태우면 사귀나 악귀가 없어진다[본초].

瘧疾학질 한학과 열학을 치료한다.

5장과 창자를 빼버리고 보통 먹는 방법대로 손질하여 양념을 쳐서 삶아 먹으면 좋다[본초].

■ 호음경 狐陰莖 ■ 여우의 음경

【탕액편】 성질이 약간 차고 맛이 달며 독이 있다. 임신하지 못하는 것과 음부가 가려운 것, 어린이가 퇴산으로 음낭이 부은 것을 치료한다.
○여우는 잘 홀리게 한다.
○생김새는 누렁개와 비슷하나 그보다 작고 코끝이 뾰족하며 꼬리가 길다.(본초)

小兒소아 어린이의 퇴산과 고환이 부은 데 치료한다.

여우의 음경을 끓이거나 구워서 마음대로 먹게 한다[본초].

■ 호장근 虎杖根 ■ 범싱아뿌리

【탕액편】 성질은 약간 따뜻하고 평하다고도 한다. 맛은 쓰며 독이 없다. 몰려 있는 피와 징결을 헤치고 월경을 잘하게 하며 몸푼 뒤에 오로를 잘 나가게 하고 고름을 빨아낸다. 창절, 옹독과 다쳐서 생긴 어혈에 주로 쓰며 오줌을 잘 나가게 하고 5림을 낫게 한다.
○일명 고장 또는 대충장이라고도 한다. 줄기는 참대순 비슷한데 그 위에 벌건 반점이 있다. 곳곳에서 나는데 음력 2월과 8월에 캐서 쓴다.(본초)

小便오줌 5가지 임병을 낫게 하는데 오줌을 잘 나오게 한다.

40g을 물에 달인 다음 사향과 유향가루를 조금씩 타서 빈속에 먹으면 곧 낫는다. 민간에서는 두우슬이라고 한다[본초].

積聚적취 징가가 뭉친 것과 갑자기 징가가 생겨 죽을 것같이 아픈 것을 치료한다.

뿌리를 거칠게 가루내어 술에 풀어서 하루 세 번 먹는다[본초].

■ 호초 胡椒 ■ 후추

【탕액편】 성질은 몹시 따뜻하며 맛은 맵고 독이 없다. 기를 내리고 속을 따뜻하게 하며 담을 삭이고 장부의 풍과 냉을 없애며 곽란과 명치 밑에 냉이 있어 아픈 것, 냉리를 낫게 한다. 또한 모든 생선, 고기 및 버섯 독을 풀어 준다.

393

○남방에서 난다. 생김새는 우엉씨 대력자 비슷하다. 양념으로 쓴다. 양지 쪽으로 향하여 자란 것이 후추이고 음지 쪽으로 향하여 자라는 것이 필징가인데 가루내어 약으로 쓴다. 일명 부초라고도 한다.

胸部가슴　가슴과 배가 냉으로 아픈 것을 치료한다.

　　　　술에 달여 즙을 내어 먹는다.

　　　　○또 후추 49알과 유향 4g을 가루를 내어 남자는 생강을 달인 물로 먹고 여자는 당귀를 달인 물로 먹는대단심].

▌호화상비아 瓠花上飛蛾 ▌　박꽃에 날아다니는 나비

咽喉인후　목구멍이 부어서 아프고 막힌 것을 치료한다.

　　　　태워서 가루를 내서 목구멍에 불어넣으면 곧 낫는대속방].

▌호황토 好黃土 ▌　좋은 황토

【탕액편】 성질이 평하고 맛이 달며 독이 없다. 설사와 적백이질, 열독으로 뱃속이 비트는 것같이 아픈 것을 치료한다.(본초)

○또한 모든 약에 중독된 것, 고기에 중독된 것, 입이 벌어지지 않은 조피열매에 중독된 것, 버섯에 중독된 것을 푼다.(본초)

○또한 소와 말의 고기나 간을 먹고 중독된 것도 푼다.(본초)

○땅 위에서 밑으로 3자 깊이까지의 흙은 다 거름이라고 하고 3자 깊이 아래에 있는 것을 흙이라고 한다. 위에 있는 나쁜 것을 버리고 다른 물이 스며 들지 않은 흙을 참흙이라고 한다.(본초)

○땅은 만물의 독을 빨아들인다. 그러므로 옹저, 발배, 갑자기 생긴 병, 급황과 열이 성한 것을 치료한다.(본초)

大便대변　설사와 적백이질로 배가 아프고 피를 누는 것을 치료한다.

　　　　좋은 황토를 물에 세 번에서 다섯 번 끓어오르게 달여서 찌꺼기를 버리고 1~2되를 따뜻하게 하여 먹는대본초].

▌홍시 紅柿 ▌　연감

【탕액편】 성질은 차고 싸늘하다고도 한다. 맛은 달며 독이 없다. 심폐를 눅여 주며 갈증

을 멈추고 폐위와 심열을 치료한다. 또 음식맛을 나게 하고 술독과 열독을 풀어 주며 위의 열을 내리고 입이 마르는 것을 낫게 하며 토혈을 멎게 한다.

○감은 붉은 과실이기 때문에 우심홍주라고도 한다. 볕에 말린 것은 백시라 하고 불에 말린 것은 오시라고 하며 백시의 겉에 두텁게 내돋은 것을 시상이라고 한다.(입문)

消渴소갈 갈증을 멎게 하는데
> 그대로 먹는다[본초].

▌홍화 紅花 ▌ 잇꽃

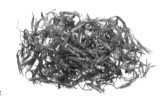

【탕액편】 성질은 따뜻하고 맛은 매우며 독이 없다. 몸푼 뒤의 혈훈과 뱃속에 굳은 피가 다 나가지 못하여 쥐어트는 듯이 아픈 데와 태아가 뱃속에서 죽은 데 쓴다.

○지금의 홍화이다. 이것으로 진홍색으로 물들이며 연지를 만든다.

○잇꽃을 약에 넣을 때에 0.8g이면 심에 들어가서 양혈하고 많이 쓰면 피를 헤친다. 또 많이 쓰면 피를 헤치고 적게 쓰면 보혈한다고 한다.(단심)

婦人부인 몸 푼 뒤에 혈훈으로 이를 악물고 까무러쳤을 때 치료한다.
> 잇꽃 40g을 술 두 잔에 넣고 달여 한 잔이 된 때 두 번에 나누어 먹이면 곧 효과가 난다[십삼방].

▌화피 樺皮 ▌ 봇나무 껍질

皮部피부 폐의 풍독으로 몸이 가려운 데 쓴다.
> 봇나무 껍질을 달여 먹는다[본초].

▌활서 活鼠 ▌ 산 쥐

頸項목부 목이 뻣뻣하면서 등뼈가 당기는 것을 치료한다.
> 산쥐를 잡아서 배를 가르고 내장은 버린 다음 따뜻하게 하여 목에 붙이면 곧 낫는다[본초].

▌활석 滑石 ▌ 곱돌

【탕액편】 성질은 차며 맛은 달고 독이 없다. 설사와 이질, 젖이 잘 나오지 않는 데, 오줌이 막힌 증을 낫게 한다. 오줌을 잘 나가게 하고 위밥 속의 적취를

확 씻어 내며 또한 9규와 6부의 진액을 잘 통하게 하여 몰리지 않게 하며 갈증을 멈추고 번열이 나고 속이 마르는 감을 낫게 한다. 5림과 난산, 유옹을 낫게 하며 진액을 잘 돌게 한다.
○대개 곱돌은 얼음 같고 희고 푸른빛이며 돌에다 그으면 희고 번지르한 금이 그어지는 것이 진짜이다.(본초)
○족양명경에 들어간다. 빛이 흰 것이 좋으며 보드랍게 갈아 수비하여 쓴다. 대개 쓸 때는 반드시 감초와 함께 쓴다.(입문)
○우리나라에는 충주에서 나는 것이 쓸 만하다.(속방)

小便오줌 구멍을 잘 통하게 하여 오줌이 잘 나오게 한다.
성질이 몹시 조열한 약이다[탕액].
○오줌을 잘 나가게 하기 때문에 임병으로 오줌이 잘 나가지 않는 것을 치료한다. 흔히 곱돌 한가지를 쓰는데 그것이 바로 익원산(처방은 서문에 있다)이다[본초].

消渴소갈 갈을 치료한다.
가루 내어 12g을 깨끗한 물이나 꿀물에 타서 먹는다. 이것이 바로 익원산이다. 일명 신백산이라고도 한다[의감].

嘔吐구토 반위와 뭉친 담음을 치료한다.
곱돌가루를 생강 제 몸의 즙에 가라앉힌 녹마로 반죽하여 알약을 만들어 때때로 먹는다.
○갑자기 토하거나 구역이 나는 데는 곱돌가루를 따뜻한 물에 8g씩 타서 먹으면 좋다[본초].

▌황과루 黃瓜蔞 ▌ 누른하눌타리 열매

乳部젖부 유옹이 붓고 아픈 것을 치료한다.
누른하눌타리 열매 1~2개(껍질과 씨째로 썬다)를 부스러뜨려 좋은 술 2되에 달여 1되가 되면 따뜻하게 해서 수시로 먹는다. 술이 다 없어지면 또 그렇게 달여 먹으면 곧 낫는다.
○하눌타리 씨도 역시 젖을 나오게 하는데 닦아 가루를 내어 한번에 4g씩 술에 타 먹는다.
○뿌리도 역시 젖을 나오게 한다. 뿌리를 짓찧어서 가루를 내어 한번에 4g씩 물에 타 먹는다[본초].

■ 황구두골 黃狗頭骨 ■ 누렁개의 머리뼈

大腸대장 설사와 이질을 멎게 하는데 대변이 줄줄 나가는 것을 멈춘다.
누렇게 구워 가루를 내서 미음에 타 먹거나 알약을 만들어 먹는다[본초].

■ 황구육 黃狗肉 ■ 누런 개고기

氣部기부 기를 돕고 양기를 보한다.
잘 삶아서 양념을 쳐서 먹는다[본초].

三焦3초 하초를 든든하게 한다.
푹 삶아서 양념을 하여 먹는다[본초].

胃腑위부 위를 보하고 창자를 든든하게 한다.
푹 삶아서 먹거나 말려 두었다가 구워서 먹는다[본초].

精部정부 정과 수를 보한다.
양념을 두고 푹 삶아서 빈속에 먹는다[본초].

骨部뼈부 골수를 보한다.
푹 삶아 먹는다[본초].

脈部맥부 혈맥을 보하여 준다.
개고기에 양념을 두고 푹 삶아 빈속에 먹는다[본초].

腰部허리 허리와 무릎을 덥게 하고 아픈 것을 멎게 한다.
개고기를 푹 삶아서 양념을 두고 빈속에 먹는다[본초].

虛勞허로 5로 7상으로 허한 것을 세게 보한다.
고기를 푹 삶아서 양념을 두고 먹는다.
○무술주는 아주 잘 보한다(처방은 잡방에 있다).

■ 황금 黃芩 ■ 속썩은풀

【탕액편】 성질은 차고 맛은 쓰며 독이 없다. 열독, 골증, 추웠다
열이 났다 하는 것을 치료하고 열로 나는 갈증을 멎게 하고
황달, 이질, 설사, 담열, 위열을 낮게 한다. 소장을 잘 통하
게 하고 유옹, 등창, 악창과 돌림열병을 낮게 한다.
○들과 벌판에 나는데 곳곳에서 다 자란다. 음력 3월 초나 2
월과 8월에 뿌리를 캐 햇볕에 말린다. 그 속이 전부 썩었기 때

문에 일명 부장이라고도 한다. 색이 진하고 속이 비지 않고 단단한 것이 좋다. 둥근 것은 자금이라 하고 갈라진 것은 숙금이라 한다.(본초)

婦人부인 몸풀기 전에 안태시키는 데는 속썩은풀(황금)과 흰삽주(백출)가 잘 듣는 약이다.
    속썩은풀(황금)이 안태하는 작용이 있는 것은 화를 내려가게 하기 때문이다.
    ○속썩은풀(황금)은 안태하는 데 아주 좋은 약이다. 민간에서는 성질이 열하고 온한 약들만이 태아를 잘 자라게 한다고 하면서 함부로 쓰지만 몸풀기 전에 열을 내리고 혈을 보하며 혈이 경맥을 따라 잘 돌게 하여 허투루 돌아가지 않게 하는 것이 태아를 잘 자라게 한다는 것임을 모른다. 속썩은풀(황금)은 반드시 가늘고 곧으면서 묵직한 것을 골라 쓸 것이다. 금출환에 쓰는 것이 이것이다[단심].

火部화부 열독으로 생긴 골증을 치료한다.
    속썩은풀(황금)을 술로 축여 볶아 쓰면 폐화를 내린다. 혹은 그것을 가루 내어 천문동 고로 반죽한 다음 알약을 만들어 먹는데 청금환이라고 한다.
    ○조금은 대장의 화를 내리는데 달여 먹거나 알약을 만들어 먹어도 다 좋다[단심].

大便대변 이질과 적백리로 배가 아프고 열이 나는 것을 주로 치료한다.
    집함박꽃 뿌리(백작약)와 함께 달여서 먹거나 알약을 만들어 먹거나 가루내어 먹어도 다 좋다[탕액].

小便오줌 5가지 임병을 치료한다.
    또한 열림과 혈림도 낫게 한다. 물에 달여서 먹는대[본초].

胞部포부 달거리가 중단된 것과 이슬이 조금씩 나오면서 하혈하는 것을 치료한대[본초].
    혈붕에는 속썩은풀(황금)을 가루 내어 8g씩 쓰는데 불에 달군 저울추를 담갔던 술에 타서 빈속에 먹는대[양방].

▋황기▋ 단너삼

【탕액편】 성질은 약간 따뜻하고 맛은 달며 독이 없다. 허손증으로 몹시 여윈 데 쓴다. 기를 돕고 살찌게 하며 추웠다 열이 나는 것을 멎게 하고 신이 약해서 귀가 먹은 것을 치료하며 옹저를 없애고 오래된 헌데에서 고름을 빨아내며 아픈 것을 멎게 한다. 또한 어린이의 온갖 병과 붕루와 대하 등 여러 가지 부인병을 치료한다.

    ○벌판과 들에서 자라는데 어느 곳에나 다 있다. 음력 2월, 10월에 뿌리를 캐어 그늘에서 말린다.(본초)
    ○희멀쑥하게 살찐 사람이 땀을 많이 흘리는 데 쓰면 효과가 있고 빛이 검푸르면서 기가 실한 사람에게는 쓰지 못한다.(정전)

○솜처럼 만문하면서 화살같이 생긴 것이 좋다. 창양에는 생것으로 쓰고 폐가 허한 데는 꿀물을 축여 볶아 쓰며 하초가 허한 데는 소금물을 축여 볶아 쓴다.(입문)

癰疽옹저 옹저와 오랫동안 진물어 있는 헌데를 치료하는데 고름을 빼내고 아픈 것을 멎게 한다.

　　　　진하게 달여서 먹는데 음증창양 때에는 내탁하기 위해서 꼭 써야 할 약이다[동원].

三焦3초 3초를 보하고 위기를 든든하게 한다.

　　　　이것은 상초, 중초, 하초의 겉과 속에 생긴 3초병에 쓰는 약인데 물에 달여서 먹는다.

津液진액 표가 허한 것을 든든하게 하여 저절로 땀이 나는 것을 멈춘다.

　　　　꿀물에 축여 볶아서 감초(닦은 것) 조금과 함께 물에 달여 늘 먹어야 한다.

　　　　○ 저절로 땀이 나는 데는 황기를 쓰는데 봄과 여름에 써야 한다[동원].

消渴소갈 소갈을 주로 치료한다.

　　　　여러 가지 소갈로 헌데가 생기려 하는 데와 옹저가 생긴 다음 갈증이 나는 데는 단너삼(황기)을 많이 달여서 먹으면 좋다[강목].

虛勞허로 허로로 몸이 여윈 것과 여러 가지 허손증을 보하며 허화를 내린다.

　　　　단너삼을 썰어서 꿀물로 축여 볶아서 달여 먹는다[동원].

■ 황단 黃丹 ■

【탕액편】 성질은 약간 차며 서늘하다 고도 한다. 맛은 맵고 독이 없다. 마음과 정신을 진정시키며 경간, 전질, 독열, 경계증, 미쳐 날뛰는 증을 낫게 하고 구토, 반위, 피를 토하는 것, 기침 등을 멎게 한다. 또 쇠붙이에 다친 것, 끓는 물이나 불에 덴 것을 낫게 한다. 수염을 검게 하며 고약을 만들어 쓰면 통증을 멎게 하고 새살을 살아나게 한다.
○일명 연단이라고 하는데 즉 황단이다. 또 연화라고도 하는데 연으로 만든다.(본초)
○연을 달구어 단을 만드는데 그 빛이 누렇기 때문에 황단이라 한다. 약에 넣을 때는 닦아 빛이 자줏빛으로 변한 다음 보드랍게 갈아서 두 번 수비하여 쓴다.(입문)

心臟심장 마음을 진정시키고 정신을 안정시킨다.

　　　　수비하여 약에 넣어 쓴다[본초].

神部신부 경간과 전광증으로 달아나는 것을 치료한다.

　　　　마음을 진정시키고 정신을 안정시키며 신기를 수렴하여 놀라는 것을 멎게 한다. 한 가지만으로 알약을 만들어 먹는다. 혹은 알약이나 가루약을 만드는데 같이 넣어 쓰기도 한다[본초].

嘔吐구토 위중을 치료한다.

　　　　황단 40g과 백반 80g을 약탕관에 넣어 불에 달구었다가 식힌 다음 가루 내어 증병에 반죽해서 벽오동씨 만하게 알약을 만든다. 한번에 5~7알씩 데운 술로 먹는다[강목].

▌황련 黃連 ▌

【탕액편】 성질은 차고 맛이 쓰며 독이 없다. 눈을 밝게 하고 눈물이 흐르는 것을 멎게 하며 간기를 진정시키고 열독을 없애며 눈에 피져서 잘 보이지 않고 아픈 데 넣으며 이질로 피고름이 섞여 나오는 것을 치료한다. 소갈을 멎게 하고 놀라서 가슴이 두근거리는 것, 번조증이 나는 것 등을 낫게 하며 담을 이롭게 한다. 입 안이 헌것을 낫게 하며 어린이의 감충을 죽인다.

○음력 2월과 8월에 캐는데 마디가 구슬을 꿰놓은 듯 하면서 딴딴하고 무거우며 마주쳐서 다글다글 소리나는 것이 좋은 것이다. 어떤 책에는 매발톱 같이 생긴 것이 좋은 것이라고 하였다. 쓸 때에는 잔털을 뜯어버리고 쓴다.(본초)

○생것으로 쓰면 심을 사하고 열을 내리며 술로 축여 볶으면 장위를 든든하게 하고 생강즙으로 법제하면 구토를 멎게 한다.

○수소음경에 들어가는데 맛이 쓰고 조하므로 화의 장기인 심에 들어간다. 그것은 화는 조한 데를 따라가게 마련이기 때문이다. 심을 사한다고 하지만 사실은 비위 속의 습열을 사하는 것이다.(탕액)

心臟심장 심열을 내리고 가슴 속에 있는 궂은 피를 잘 없앤다.
　　　　달여서 먹거나 가루 내어 먹어도 다 좋다[본초].

肝臟간장 간을 편안하게 하고 열독을 없앤다.
　　　　가루 내어 먹거나 달여서 먹으면 좋다[본초].

神部신부 경계증과 번조증을 주로 치료하고 심열을 내린다.
　　　　황련을 가루를 내어 4g을 꿀물에 타 먹는다. 혹은 알약을 만들어 먹으면 더욱 좋다[본초].

小兒소아 감충을 죽인다.
　　　　저두를 쪄서 황련과 함께 짓찧어 알약을 만들어 먹인다.
　　　　○또한 비감으로 코밑이 헌 것을 치료한다. 황련을 가루를 내어 하루 세 번씩 헌데에 붙인다[본초].

消渴소갈 소갈을 치료하는 묘한 약이다.
　　　　술에 담갔다가 쪄서 햇볕에 말린 다음 가루 낸다. 다음 꿀에 반죽하여 알약을 만들어 한번에 50~70알씩 끓인 물로 먹는다[강목].

火部화부 일체 열증과 혈열, 술로 생긴 열을 치료한다.

황련을 깨끗한 물에 담갔다가 사기그릇에 담아 중탕으로 달여 웃물을 먹는대직지].

胸部가슴 갑자기 가슴이 아픈 것을 치료한다.

황련을 썰어서 물에 달여 하루에 세 번 먹는다.

ㅇ황련은 명치 아래가 트직하고 그득한 것을 치료한다. 반드시 써야 할 약이다. 중경은 명치 아래가 트직한 9가지 병을 치료한다. 5가지의 사심탕을 다 썼다.

ㅇ황련은 명치 아래의 습토의 사기를 사해 버리므로 더부룩한 증을 치료한다. 가장 효과가 있대탕액].

口舌입혀 입 안과 혀가 허는 것을 치료한다.

좋은 술에 달여서 그 술을 입에 머금었다가 넘기면 곧 낫는대단심].

眼部눈부 눈을 밝게 하고 청맹과 내장과 예막, 열기로 눈이 아프고 눈의 내자와 외자가 진물 면서 눈물이 나오는 것을 치료한다.

달여 먹거나 가루를 내어 먹어도 다 좋다.

ㅇ황련을 젓에 담그고 그 젓을 눈에 넣으면 눈에 생긴 모든 병이 낫는다. 눈의 내자와 외자가 상하여 눈물이 나오는 데는 황련을 달인 물을 솜에 문혀 눈을 자주 씻으면 좋다.

大便대변 적백이질로 배가 아프거나 피곱이 나오는 것을 치료한다.

황련 12g을 술에 달여서 먹거나 가루 내어 달걀 흰자위에 반죽해서 알약을 만들어 먹어도 역시 좋다. 황련은 이질을 치료하는데 그것은 쓴 맛과 조한 성질이 있기 때문이다. 그러나 열리나 혈리에 쓰는 것이 좋지 냉리에는 쓰지 못한대본초].

膽腑담부 담을 보한다.

달여서 먹거나 알약을 만들어 먹거나 가루를 내어 먹는대본초].

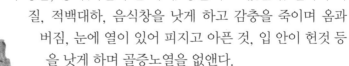

■ 황백 黃柏 ■ 황백나무 껍질

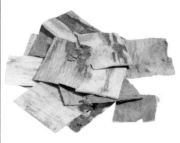

【탕액편】 성질은 차며 맛이 쓰고 독이 없다. 5장과 장위 속에 몰린 열과 황달, 장치(치질의 한 가지) 등을 주로 없앤다. 설사와 이질, 적백대하, 음식창을 낫게 하고 감충을 죽이며 옴과 버짐, 눈에 열이 있어 피지고 아픈 것, 입 안이 헌것 등을 낫게 하며 골증노열을 없앤다.

ㅇ산의 곳곳에서 난다. 음력 5월과 6월에 껍질을 벗겨 겉껍질을 긁어 버리고 햇볕에 말린다.(본초)

ㅇ구리칼로 겉껍질을 긁어 버리고 꿀물에 한나절 담갔다가 꺼낸 다음 구워 말려 쓴다. 또한 약 기운을 아래로 내려가게 하려면 소금을 푼 술에 축여 볶아서 쓰고 화

가 성한 때에는 동변에 담갔다가 쪄서 쓴다.(입문)

○구리칼로 썰어 꿀물, 술, 젖, 동변 등에 축여 볶아 쓰고 혹 생것대로도 쓴다. 음이 허한 것을 잘 낫게 한다.

膀胱방광　방광에 있는 열을 없애고 아랫구멍을 잘 통하게 한다.

　　　　달여서 먹거나 알약을 만들어 먹는다[본초].

火部화부　5장과 장위 속에 몰린 열을 치료하며 또 신화와 방광화를 내린다.

　　　　황백으로 알약을 만들어 먹거나 달여 먹거나 다 좋다[본초].

□舌입혀　입 안이 허는 것을 치료하는데 아주 잘 듣는다.

　　　　꿀물에 축여 볶아서 가루를 내어 바른다[탕액].

　　　　○황백을 식초에 담갔다가 머금고 있어도 낫는다[본초].

　　　　○심과 비에 열이 있어서 혀와 볼이 헐었을 때에는 꿀물에 축여 볶은 황백과 청대를 가루를 내서 입 안에 뿌리면 낫는다[본초].

▌황백 黃栢 ▌　황경피나무껍질

消渴소갈　소갈을 주로 치료한다.

　　　　물에 달여서 먹거나 가루 내어 물에 반죽한 다음 알약을 만들어 먹는다[본초].

眼部눈부　눈에 열이 있어서 피지고 아프며 눈물이 많이 나오는 것을 치료하는데 간열을 없애고 눈을 밝게 한다.

　　　　달여서 눈을 씻으면 매우 좋다[본초].

　　　　○황경피나무껍질을 젖을 발라 잿불에 구워 짜서 즙을 내어 눈이 아픈 데 넣으면 매우 좋다[강목].

黃疸황달　황달을 치료한다.

　　　　물에 달여서 먹는다[본초].

▌황상엽 黃桑葉 ▌　누렇게 된 뽕잎

癰疽옹저　옹저의 구멍이 커서 빨리 아물지 않을 때 치료한다.

　　　　서리 맞은 누런 뽕잎을 가루내서 자주 뿌리거나 달인 물로 씻으면 좋다[본초].

▌황송절 黃松節 ▌ 소나무마디

【탕액편】 백절풍, 다리가 저린 것, 뼈마디가 아픈 것 등을 낫게 한다. 술을 만들어 먹으면 다리가 연약한 것을 낫게 한다.(본초)

風部풍부 편풍으로 입과 눈이 비뚤어진 것과 독풍으로 힘줄이 켕기고 뼈가 아픈 것을 치료한다. 술에 우려서 먹는다. 이것을 일명 송절주(처방은 탕액편 곡식문에 있다)라고 한다.

▌황우뇌수 黃牛腦髓 ▌ 누런 소의 골

頭部머리 편두통, 정두통을 치료한다. 골 한마리 분을 구릿대(백지)와 궁궁이(천궁)가루 각각 12g을 사기그릇에 담은 다음 술을 붓고 푹 달여서 따뜻할 때 마음껏 먹고 취했다가 깨어나면 병이 낫는다[입문].

▌황웅계 黃雌 ▌ 누른암탉

虛勞허로 허로를 치료하며 비위를 보한다. 위의 방법과 같이 삶아 먹는다[본초].

▌황웅구두골 黃雄狗頭骨 ▌ 누렁숫개머리뼈

大便대변 구리, 노리, 휴식리를 주로 치료한다. 대가리 뼈를 누렇게 구워 가루 내어 한번에 8g씩 미음에 타서 먹거나 혹은 꿀에 반죽하여 알약을 만들어 먹기도 한다[본초].

▌황자계 ▌ 누런 암탉

大便대변 적백리와 오래된 이질을 치료한다. 1마리를 보통 먹는 것처럼 손질하여 국을 끓여서 늘 먹는다. ○대변이 참을 수 없이 자주 나오는 것과 이질에는 1마리를 보통 먹는 것처럼 손질하여 불에 구운 다음 소금과 식초를 치고 또 구워 말려서 빈속에 먹는다. 이것을 자계산이라고 한다[본초].

胃腑위부　위를 보한다.

　　　　　푹 무르게 국을 끓여서 먹는다[본초].

五臟六腑　5장을 보한다.

5장6부　푹 삶아 양념을 쳐서 먹는다[본초].

內傷내상　주로 비위가 허약하여 음식을 잘 먹지 못하고 얼굴빛이 누르스름하게 된 것을 치료한다.

　　　　　닭고기 200g, 밀가루 280g, 파밑(총백, 썬 것) 2홉 등으로 만두를 만들어 양념을 넣어 삶아 먹는다[입문].

消渴소갈　소갈을 주로 치료한다.

　　　　　잘 끓여서 국물을 마시는데 고기까지 다 먹어도 좋다[본초].

肉部살부　몸이 여위어 자리에서 잘 일어나지 못하는 것을 치료하여 살찌게 한다.

　　　　　잘 풀어지도록 국을 끓여 먹는 것이 더 좋다[본초].

■ 황정 黃精 ■　낚시둥굴레

【탕액편】 성질은 평하고 맛이 달며 독이 없다. 중초를 보하고 기를 도우며 5장을 편안하게 하고 5로 7상도 보하며 힘줄과 뼈를 든든하게 하고 비위를 보하며 심폐를 눅여 준다.

○ 일명 선인반이라고도 한다. 음력 3월에 돋아나며 키는 1~2자이다. 잎은 참대잎 같으나 짧고 줄기에 맞붙어 나온다. 줄기는 부드럽고 연한데 복숭아나무가지와 거의 비슷하다. 밑은 누르고 끝은 붉다.

음력 4월에 푸르고 흰빛의 잔 꽃이 피며 씨는 흰 기장과 같다. 씨가 없는 것도 있다. 뿌리는 풋생강 비슷한데 빛은 누르다. 음력 2월과 8월에 뿌리를 캐어 볕에 말린다. 뿌리와 잎, 꽃, 씨 등을 다 먹을 수 있다.

○ 낚시둥굴레는 태양의 정기를 받은 것이다. 약으로는 생것대로 쓴다. 만일 오랫동안 두고 먹으려면 캐어 먼저 물에 우려서 쓴 맛을 빼버리고 아홉 번 찌고 아홉 번 말려 쓴다.(입문)

○ 우리나라에서는 다만 평안도에만 있다. 평상시에 나라에 바쳤다.(속방)

蟲部충부　오랫동안 먹으면 3시충이 나온다.

　　　　　가루를 내어 먹거나 알약을 만들어 먹는다. 상시충은 보물을 좋아하는데 이 약을 100일 동안 먹으면 나온다. 중시충은 5가지 맛을 좋아하는데 이 약을 60일 동안 먹으면 나온다. 하시충은 5가지 색을 좋아하는데 이 약을 30일 동안 먹으면 나온다. 그런데 모두 물크러져서나온다[본초].

身形신형 오랫동안 먹으면 몸이 가뿐해지고 얼굴이 좋아지며 늙지 않고 배가 고프지 않다.

　　　　낚시둥글레의 뿌리, 줄기, 꽃, 열매를 다 먹는다. 뿌리를 캐서 먼저 물에 우려 쓴맛을 뺀 다음 아홉 번 찌고 아홉 번 말려 먹는다. 혹은 그늘에서 말려 가루 낸 다음 날마다 깨끗한 물에 타 먹는다. 약 먹을 때에 매화열매를 먹지 말아야 한다[본초].

虛勞허로 허손과 5로 7상을 치료한다. 5장을 편안하게 한다.

　　　　그 뿌리와 줄기, 꽃, 씨를 모두 먹는다. 혹 뿌리를 캐어 쪄서 볕에 말려 먹거나 가루를 내어 하루 세 번씩 깨끗한 물에 타 먹는다[본초].

▌회향 茴香 ▌

【탕액편】 성질은 평하고 맛은 매우며 독이 없다. 음식을 잘 먹게 하며 소화를 잘 시키고 곽란과 메스껍고 뱃속이 편안치 못한 것을 낫게 한다. 신로와 퇴산, 방광이 아픈 것, 음부가 아픈 것을 낫게 한다. 또 중초를 고르게 하고 위를 덥게 한다.

　　　　○잎은 늙은 고수나물과 같은데 아주 성기고 가늘며 무더기로 나며 씨는 보리 비슷하면서 조금 작은 것이 달리는데 푸른색이다. 음력 8월, 9월에 씨를 훑어 그늘에서 말린다. 술과 같이 쓰면 좋다.(본초)

　　　　○신과 방광, 소장을 덥게 하고 수족소음과 태양경으로 들어간다. 본래 방광을 치료하는 약이다.

○하룻밤 술에 담갔다가 노랗게 되도록 볶아서 짓찧어 쓴다.(입문)

○또 한 가지 종류는 팔각회향인데 성질과 맛이 조열하며 주로 요통에 쓴다.(입문)

膀胱방광 방광을 따뜻하게 하고 냉기를 없앤다.

　　　　닦아서 가루를 내어 물에 타 먹거나 달여 먹는다[본초].

口舌입혀 입에서 냄새가 나는 것을 없애준다.

　　　　싹과 줄기로 국을 끓여서 먹거나 생것을 먹어도 좋다[본초].

▌후박 厚朴 ▌

【탕액편】 성질은 따뜻하며 맛이 쓰고 맵다고도 한다. 독이 없다. 여러 해 된 냉기, 배가 창만하고 끓으면서 소리가 나는 것, 식체가 소화되지 않는 것을 낫게 하며 위기를 몹

시 덥게 한다. 곽란으로 토하고 설사하며 쥐가 이는 것을 낫게 하고 담을 삭이며 기를 내리고 장위의 기능을 좋게 한다. 또는 설사와 이질, 구역을 낫게 하고 3충을 죽이며 5장에 몰려 있는 모든 기를 내보낸다.

○살이 두텁고 자줏빛이면서 윤기가 나는 것이 좋고 엷고 흰 것은 쓰지 못한다. 투들투들한 겉껍질을 깎아 버리고 생강즙에 축여서 볶아 쓴다. 생강으로 법제하지 않으면 목구멍과 혀를 자극한다.(본초)

腹部배부 배가 아프고 불러 올라 그득하며 몹시 끓는 것을 치료한다.

생강즙으로 법제하여 물에 달여 먹거나 가루를 내어 생강을 달인 물에 타 먹는다[본초].

비장脾臟 비를 따뜻하게 하고 비기를 잘 돌게 한다.

물에 달여서 먹는다.

氣部기부 5장의 모든 기병에 주로 쓴다.

또한 냉기를 몰아낸다. 이 약을 달여 먹으면 좋다[본초].

脹滿창만 배가 불러 오른 것을 치료하는데 뭉친 것을 헤치는 좋은 약이다[탕액].

어떤 사람이 명치 밑이 불러 오르고 그득하여 오직 후박 1가지를 잘게 썰어서 생강즙에 법제하여 한번에 20~28g씩 생강 7쪽과 함께 달여서 먹은 다음 그 찌꺼기를 다시 달여 먹었는데 대여섯 번 먹고 곧 나았다고 한다[자생].

○배가 불러 오른 데는 반드시 후박을 조금씩 좌약으로 넣어 쓰는데 그것은 이 약의 맛이 매워서 상초에 몰린 기운을 헤치기 때문이다[단심].

內傷내상 음식물을 소화시킨다.

갈뿌리와 후박을 강물에 달여 먹으면 곧 낫는다.

○뇌공이 말하기를 음식을 더 먹고 술을 더 먹으려면 반드시 갈뿌리와 후박을 달여 먹으라고 한 것은 바로 이것을 말한 것이다[본초].

■ 훤초 萱草 ■   원추리

神部신부 마음과 정신을 편안하게 하고 기쁘게 하며 근심이 없게 한다.

원추리(훤초)는 정원에 심어서 늘 구경하는 것이 좋다[본초].

■ 훤초근 萱草根 ■   원추리뿌리

【탕액편】 성질은 서늘하고 맛은 달며 독이 없다. 오줌이 빨가면서 잘 나오지 않는 것과 몸에 번열이 나는 것, 사림을 낫게 한다. 수기를 내리며 주달을 낫게도 한다.

黃疸황달 주달을 치료하는데 즙을 내어 먹는다.

　　　또는 어린 싹을 달여서 먹어도 된다[본초].

大便대변 대변이 나오지 않는 것을 치료한다.

　　　한줌을 생강과 함께 짓찧어 즙을 내어 먹으면 대변이 곧 나온다[강목].

小便오줌 오줌이 잘 나오지 않으면서 아픈 것과 사림과 석림을 치료한다.

　　　뿌리를 짓찧어 즙을 내어 빈속에 먹는다[단심].

▌흑견우자 黑牽牛子 ▌　나팔꽃검은씨

下部설사 검은씨는 수기를 주로 다스리고 흰 씨는 기를 주로 다스린다.

　　　맏물가루를 내서 한번에 8g씩 먹으면 곧 설사가 난다. 알약을 만들어 먹어도 좋다[본초].

大便대변 대소변을 잘 나오게 한다.

　　　대변이 나오지 않는 데는 절반은 생것으로, 절반은 닦은 것으로 가루 내어 한번에 8g씩 생강 달인 물에 타서 먹는다. 그래도 나오지 않으면 다시 뜨거운 찻물에 타서 먹는다.
　　　○풍으로 변비가 생긴 데는 약간 닦아 가루 낸 것 40g을 밀기울, 볶은 복숭아가루 20g과 함께 꿀에 반죽하여 벽오동씨 만하게 알약을 만들어 쓰는데 한번에 30알씩 따뜻한 물로 먹는다[본초].

▌흑두 黑豆 ▌　검은콩

足部다리 각기충심을 치료한다.

　　　검정콩을 진하게 달여서 그 물을 마신다. 감초와 함께 달여 먹으면 더 좋다[본초].

頸項목부 머리와 목덜미가 뻣뻣해서 잘 돌리지 못하는 것을 치료한다.

　　　검정콩을 쪄서 주머니에 넣어 베면 좋다[본초].

小腸소장 물에 삶아서 그 물을 마시면 장 속에 머물러 있던 물기가 없어진다.

　　　장이 아픈 것을 치료할 때에는 닦아서[熬] 술에 담갔다가 달여서 먹어야 한다[본초].

腎臟신장 소금과 함께 넣어 삶은 것은 신을 잘 보한다.

　　　늘 먹어야 좋다[식료].

五臟六腑 5장에 뭉친 적을 헤친다.

5장6부　물에 불려 싹을 낸 것을 개완두싹이라고 하는데 이것은 주로 5장의 기운과 위기가 뭉쳐

적이 생긴 데 삶아 먹으면 좋다[본초].

婦人부인　몸 풀기 할 달이 차기 전에 태아가 뱃속에서 죽어 산모가 까무러쳤을 때와 태반이 나오지 않을 때 먹는다.

검정콩 3되를 식초에 삶아 진한 즙을 단번에 먹으면 곧 나온다[본초].

脹滿창만　배가 불러 오른 데 효과가 있다[본초].

뽕나무잿물에 넣고 달여서 먹으면 수고와 배가 불러 오른 데 효과가 있다[본초].

浮腫부종　부종을 치료한다.

검정콩 1되를 물 5되에 넣고 3되가 되게 달인 다음 찌꺼기를 버린다. 다음 술 5되를 또 넣고 다시 3되가 되게 달인다. 다음 찌꺼기를 버리고 세 번에 나누어 먹는데 낫지 않으면 또 달여 먹어야 한다[본초].

火部화부　일체 열독으로 번갈이 나는 것과 대변이 굳고 오줌이 잘 나가지 않는 것을 치료한다.

검정콩 2홉, 감초 8g, 생강 7쪽을 물에 넣고 달여 먹는데 이것을 감두탕이라고 한다[입문].

風部풍부　중풍으로 이를 악물고 말을 하지 못하며 눈과 입이 비뚤어지고 팔다리를 쓰지 못하는 것을 치료한다.

검정콩(흑두)을 닦아서 뜨거운 채로 술병에 넣고 꼭 덮어 두었다가 그 술을 하루 세 번 마신다. 이것을 일명 두림주라고도 한다[본초].

408

▌흑상심▐ 익은 오디

毛髮모발　희어진 머리털을 검어지게 하는데 술을 빚어 먹어야 좋다.

또한 익은 오디 600g을 올챙이 1되와 함께 병에 넣고 마개를 막아서 동쪽 처마 밑에 1백일 동안 매달아 두면 다 녹아 거멓게 되고 풀기가 있게 된다. 이것을 희어진 머리털이나 수염에 바르면 옻칠한 것같이 검어진다[본초].

▌흑연▐ 黑鉛

嘔吐구토　토하면서 구역하는 것을 치료한다.

흑연을 닦아서 재를 만들어 빈랑과 같은 양으로 하여 가루내서 미음에 타서 빈속에 먹는다[단심].

▌흑연회▐ 黑鉛灰

蟲部충부　충적이 생겨 절로 기생충을 토하는 것을 치료한다.

흑연을 재가 되도록 닦아서 빈랑과 함께 가루를 내어 한번에 8g씩 미음에 타 먹는다.

○촌백충증을 치료한다. 흑연 태운 재 16g을 쓰는데 빈속에 먼저 살찐 고기를 조금 씹어 삼킨 다음 사탕 물에 타서 먹으면 촌백충이 다 나온다[강목].

▌흑우수 黑牛髓 ▌ 검정소의 골수

肉部살부 여위는 병을 치료하여 살찌게 한다.

지황즙과 꿀을 각각 같은 양으로 하여 달여 먹으면 좋다[본초].

▌희렴 ▌ 진득찰

【탕액편】 성질은 차고 맛은 쓰며 조금 독이 있다. 열로 속이 답답하고 그득한 것을 낫게 하고 풍비를 낫게 한다. 먹는 법은 신농본초경에 자세히 씌어 있다.

○곳곳에 있는데 일명 화험초라고도 하며 냄새가 도꼬마리의 냄새 비슷한데 쪄서 말리게 되면 날아간다. 음력 5월, 6월, 9월에 줄기와 잎을 베어 햇볕에 말린다.(본초)

風部풍부 중풍이 오래되어 온갖 치료를 다 하여도 낫지 않는 것을 치료한다.

음력 5월 5일에 잎사귀와 연한 가지를 따서 술과 꿀에 버무려 아홉 번 쪄서 아홉 번 볕에 말려 가루를 낸다. 다음 꿀에 반죽하여 벽오동씨 만하게 알약을 만든다. 한번에 50~70알씩 데운 술이나 미음으로 먹는다. 오랫동안 먹으면 눈이 밝아지고 몸이 든든해지며 희어졌던 머리털이 다시 검어진다[본초].